"十四五"职业教育国家规划教材

供中等职业教育护理等医学相关专业使用

护理学基础

（第5版）

主　　编　付能荣　王冬梅
副 主 编　冉国英　周小菊
编　　者（按姓氏汉语拼音排序）
池东东（广西医科大学附设玉林卫生学校）
崔雪艳（威海市卫生学校）
付能荣（四川护理职业学院）
何冬梅（广元市利州中等专业学校）
贺建红（吕梁市卫生学校）
李　莉（成都铁路卫生学校）
宁一静（北海市卫生学校）
冉国英（重庆市医药卫生学校）
任艳萍（酒泉卫生学校）
王冬梅（成都铁路卫生学校）
韦荣泉（广西医科大学附属肿瘤医院）
邢丽娜（长治卫生学校）
徐　琍（首都医科大学附属北京地坛医院）
杨　娜（太原市卫生学校）
杨　威（朝阳市卫生学校）
周小菊（梧州职业学院）
编写秘书　李　莉

科学出版社
北　京

内 容 简 介

全书共十八章，包括绪论、护理程序、护理安全与防护、医院和住院环境、患者入院和出院的护理、卧位和安全的护理、医院感染的预防与控制、清洁护理技术、生命体征的评估及护理、饮食的护理、排便和排尿护理、冷热疗技术、给药技术、静脉输液和输血技术、标本采集技术、危重患者的护理及抢救技术、临终患者的护理、医疗护理文件的书写与保管。

本书深度挖掘思政元素，注重岗课赛证融合，融入三新技术，以真实生产项目、典型工作任务、临床实际案例为载体，以基于工作过程的护理程序为框架组织教学资源，内容丰富、逻辑严密、语言活泼、图文并茂，并有配套数字资源，适合新时代师生的教与学。

本书可供中等职业教育护理等医学相关专业学生使用，也可供其他护理人员使用。

图书在版编目（CIP）数据

护理学基础 / 付能荣，王冬梅主编 .—5 版 .—北京：科学出版社，2024.6
"十四五"职业教育国家规划教材
ISBN 978-7-03-077638-9

Ⅰ. ①护…　Ⅱ. ①付…　②王…　Ⅲ. ①护理学 – 中等专业学校 – 教材
Ⅳ. ① R47

中国国家版本馆 CIP 数据核字（2024）第 015785 号

责任编辑：谷雨擎 / 责任校对：周思梦
责任印制：赵　博 / 封面设计：涿州锦晖

科学出版社 出版
北京东黄城根北街16号
邮政编码:100717
http://www.sciencep.com
三河市春园印刷有限公司印刷
科学出版社发行　各地新华书店经销
*
2004年 9 月第　一　版　开本：850×1168　1/16
2024年 6 月第　五　版　印张：22　1/2
2026年 1 月第四十三次印刷　字数：524 000
定价：99.80元
（如有印装质量问题，我社负责调换）

前　言

党的二十大报告指出：“人民健康是民族昌盛和国家强盛的重要标志。把保障人民健康放在优先发展的战略位置，完善人民健康促进政策。”贯彻落实党的二十大决策部署，积极推动健康事业发展，离不开人才队伍建设。党的二十大报告指出：“培养造就大批德才兼备的高素质人才，是国家和民族长远发展大计。”教材是教学内容的重要载体，是教学的重要依据、培养人才的重要保障。本次教材修订旨在贯彻党的二十大报告精神和党的教育方针，落实立德树人根本任务，坚持为党育人、为国育才。

本教材是在第 4 版的基础上，进行修订编写的。本教材编写坚持“三基五性”原则，坚持落实立德树人根本任务，内容以“必须、够用”为标准。

在编写内容上，力求体现临床护理工作实际情景。围绕中职护理专业人才培养目标，注重岗课赛证融合，深度对接行业标准和岗位能力要求，遵循传承与创新相结合原则，保留了一些基层医院仍在广泛应用的传统技术和方法。与第 4 版相比，主要变化有：一是增加了“医者仁心”板块。二是融入“三新”：即有机融入新规范、新技术、新工艺。如在“医疗护理文件的书写与保管”章节，增加了医院信息化系统相关内容；“医院感染的预防和控制”更新了部分消毒灭菌标准和质量标准，增加了“戴医用防护口罩”“穿脱防护服”等新技术；在“生命体征的评估及护理”的血压部分、“给药技术”的青霉素和头孢菌素类过敏试验、“静脉输液和输血技术”静脉输液和输血反应中融入了新规范或新指南；“清洁护理技术”增加了压力性损伤分期新内容；“给药技术”吸入给药法处增加新型的空气压缩雾化器的使用等。

在编写体例上，为了适应中职学生的学习特点，章内设有案例、链接、考点、自测题模块。全书以彩色印刷，提高了教材的品质及内容的表现力，增强了可读性。全部教学内容有配套课件，并配套数字资源，可实现免费在线使用。

该课程是护理专业核心课程。本教材内容设计有一定的深度和广度，适用于中职护理、五年高职护理等相关专业教学使用，也可供其他护理人员参考使用。各校可根据实际情况，做内容和学时的适当调整。

本教材是在第 4 版基础上修订的，特向第 4 版的编写老师表示诚挚的谢意！本教材编写团队精诚合作、严谨认真。编写得到了各参编学校、医院的领导和同事的大力支持。在此，表示由衷的感谢！

由于编者的能力和水平有限，教材中难免有不足之处，恳请使用本教材的师生给予指正。

编　者

2023 年 11 月

配 套 资 源

欢迎登录“中科云教育”平台，**免费**数字化课程等你来！

本教材配有图片、视频、音频、动画、题库、PPT 课件等数字化资源，持续更新，欢迎选用！

“中科云教育”平台数字化课程登录路径

电脑端

- 第一步：打开网址 http://www.coursegate.cn/short/JA8EU.action
- 第二步：注册、登录
- 第三步：点击上方导航栏“课程”，在右侧搜索栏搜索对应课程，开始学习

手机端

- 第一步：打开微信“扫一扫”，扫描下方二维码
- 第二步：注册、登录
- 第三步：用微信扫描上方二维码，进入课程，开始学习

PPT 课件：请在数字化课程各章节里下载！

目　录

第 1 章 绪论

护理学是综合自然科学、社会科学和人文科学的应用性学科，是研究关于人类健康的维护、促进、恢复的护理理论、知识和技能的科学。护理学自开创以来，通过实践、研究、吸取相关学科的知识，不断发展形成自己独特的理论体系和实践体系，并通过科学的方法对护理学现象进行研究，揭示其本质及发展规律，达到促进人类健康目的。随着时代的不断进步，科学的飞速发展，人们对健康的需求不断增加，护理学的研究内容、范畴和任务随之不断深入和发展。

护理学包括理论与实践两大范畴，护理学基础是护理学实践范畴的重要组成部分之一，对培养具有高尚医德、扎实基本知识和娴熟基本技能的护理专业人才，起到重要作用。

第 1 节 护理学发展史

一、护理学的形成与发展

护理学的形成和发展与人类文明的进步和科学的发展息息相关。

（一）护理学的形成

原始人类为了生存，在同自然界斗争的过程中，积累了丰富的经验，如使用抚摸、按压或舔、吸、吹、抓、揉等动作，来解除不适和痛苦，慢慢形成早期的“自我治疗、自我照料”式的医护照顾。后来，人们为了抵御恶劣的生活环境，逐渐按血缘关系聚居，形成以家族为中心的母系氏族公社，妇女担负起照顾家中伤病者的责任，用一些原始的治疗、护理方法，如包扎伤口、冷热敷、按摩等为伤病者减轻痛苦，形成了原始社会“家庭式”的医疗照顾。

中世纪护理的发展受到宗教和战争两个方面的影响，形成了一些为患者提供初步护理的宗教、军队和民间的护理社团，使护理服务逐渐由“家庭式”转向了“社会化和组织化服务”。

文艺复兴时期，科学迅猛发展，医学科学发展迅速，但此时护理的发展却与医学的进步极不相称，护理工作停滞在中世纪的状态长达 200 年之久。

19 世纪中叶，南丁格尔推动护理学成为一门独立的科学，使护理学迈入了科学的发展道路，也使护理成为一种职业，是护理学发展的一个重要转折点。

（二）护理学的发展历程

从护理学的实践和理论研究来看，现代护理学的发展经历了三个阶段，即以疾病为中心、以患者为中心、以人的健康为中心的护理阶段。

1. 以疾病为中心的护理阶段　20 世纪前半叶，自然科学的不断发展使医学科学逐渐摆脱了宗教和神学的影响，各种科学学说纷纷建立。在解释健康与疾病的关系上，人们认为疾病是由于细菌或外伤等袭击人体后，所引起的机体组织结构改变和功能异常，从而形成了“以疾病为中心”的医学指导思想。受这一思想的影响，协助医生诊断和治疗疾病成为这一时期指导和支配护理工作的基本理论观点。

此时期护理特点：①护理已成为一个专门的职业，护士从业前需要经过专门的训练。②护理从属于医疗，护士是医生的助手。③护理工作的主要内容是执行医嘱、执行各项护理技术操作。④护理还没有形成单独的理论体系，护理教育课程设置类同于医学教育课程，护理知识涵盖较少。

2. 以患者为中心的护理阶段　20 世纪的中叶，系统论、人的基本需要层次论、人和环境的相互关系等许多有影响的理论和学说的相继提出和确立，为人们提供了重新认识人类疾病和健康的基础。1948 年，世界卫生组织（WHO）提出了新的健康定义。1955 年，美国护理学者莉迪亚・海尔首次提出了护理是一个程序，用系统论的观点解释护理工作，使护理有了科学的工作方法。1977 年，美国医学家恩格尔提出“生物 - 心理 - 社会医学模式”。这一新的医学模式引起了健康科学领域认识观的根本性变革，从“以疾病为中心”开始转向“以患者为中心”的模式。

此时期的护理特点：①强调护理是一个专业。护理逐步建立了自己的护理专业理论基础。②护士不再是单纯被动地执行医嘱和护理技术操作，而是按护理程序的工作方法，对患者实施系统的整体护理，满足患者的身、心、社会等全方位的健康需求。③医护双方为合作伙伴关系。④护理教育开始摆脱了类同医学教育课程设置的模式，形成了独立的学科理论知识体系，建立了“以患者为中心”的护理教育和护理临床实践。

3. 以人的健康为中心的护理阶段　随着医学科学技术的日新月异、社会经济的快速发展，人们生活水平的不断提高，过去威胁人类健康的一些细菌性疾病得到了很好的控制，但与人的行为、生活方式相关的疾病，如心脑血管疾病、恶性肿瘤、糖尿病、精神病、意外伤害等，成为威胁人类健康的主要问题。疾病谱的变化，促使人们的健康观念发生转变，加深了对健康与疾病关系的理解与认识，人们对主动寻求健康的行为非常认同。

此时期的护理特点：①护理工作的范畴，从原有的对患者的护理，扩展到对人的生命全过程的护理、从个体到群体的护理。②护理的工作场所，从医院扩展到家庭和社区。③护理教育内容，包括了自然科学、社会科学理论和护理自身独有的理论与护理技术操作。④护士角色多元化，护士既是医生的合作伙伴，还是患者健康问题的诊断者，护理计划的制订者、实施者，患者的照顾者、教育者、代言人等。⑤护理研究覆盖了预防、治疗、保健、康复、计划生育、健康教育、健康促进等多学科领域，护理逐步成为现代科学体系中一门独立的、综合自然科学与社会科学的、为人类健康服务的应用性科学，护理事业得到快速发展。

考点 现代护理学的发展的三个阶段

二、南丁格尔对近代护理学的贡献

南丁格尔被誉为近代护理教育的创始人和奠基人，她开创了科学的护理学，毕生奉献于护理事业，被尊为现代护理的鼻祖。

（一）南丁格尔生平

弗洛伦斯·南丁格尔（图 1-1）1820 年 5 月 12 日出生于英国一个富有的家庭，接受了良好的家庭教育。从小她就表现出深厚的爱心，并立志要成为一名为患者带来幸福的护士。1850 年，她不顾家人的反对，冲破重重阻力，慕名前往德国凯塞威尔斯的护士训练班接受三个月的护理训练，开始了她的护理生涯，也奠定了她献身护理事业的基础。

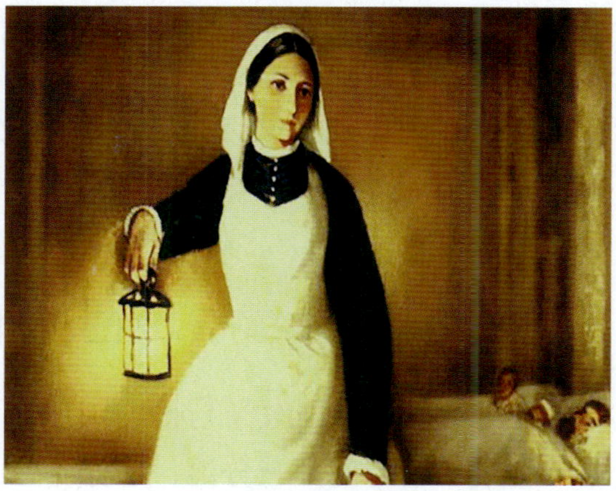

图 1-1　弗洛伦斯·南丁格尔

1853 ～ 1856 年，克里米亚战争爆发，当时在前线的英国士兵，由于得不到合理的救护，伤员死亡率高达 42%。南丁格尔获悉后，立即去函给当时的英国陆军大臣，自愿要求带领护士赴战地医院救护伤者。她带领 38 名护士，克服重重困难，抵达战地医院。她组织护士清理垃圾，改善医院环境；想方设法改善士兵的伙食，加强他们的营养；为士兵清洗伤口，消毒物品，设立洗衣房，以清洗脏衣物；建立了阅览室和游艺室，丰富伤兵的生活；帮助士兵们书写家信，缓解他们的思乡之情；她经常手持油灯巡视病房。南丁格尔夜以继日地辛勤工作，让战地医院状况在短短数月得到了巨大的改善。半年后，英军伤兵的死亡率降至 2.2%。南丁格尔卓有成效的工作和忘我的献身精神赢得了医护人员的信任和尊重，士兵们出于对她的感激和敬重，称她为“提灯女神”“克里米亚天使”。

1907 年，英国国王授予南丁格尔最高国民荣誉勋章，这是第一位获此殊荣的英国妇女。1910 年 8 月 13 日南丁格尔逝世，享年 90 岁。她对护理事业的献身精神成为全世界护士的楷模。为纪念这位护理专业奠基人，英国伦敦和南丁格尔的出生地——意大利佛罗伦萨都铸有她的铜像。1912 年，国际护士会建立了南丁格尔国际基金会，设立奖学金奖励各国优秀护士进修学习，并将她的生日 5 月 12 日定为国际护士节。

（二）南丁格尔对护理事业的伟大贡献

1. 创建世界上第一所护士学校　1860 年，南丁格尔在英国圣托马斯医院，创办了世界上第一所正式的护士学校。自圣托马斯医院护士学校建立后，欧美各国南丁格尔式护士学校便如雨后春笋般纷纷成立，受过训练，具有专业知识的护士不断增加，使护理工作有了崭新的面貌，护理事业得以迅速发展。这个时期也被称为护理发展史上的“南丁格尔时代”。

2. 撰写著作指导护理工作　1857 年后，南丁格尔根据她的护理实践经验，撰写多部护理论著。她撰写的《护理札记》被认为是护士必读的经典著作。撰写的《医院札记》则阐述了她对改革医院管理及建筑方面的意见、想法和构思。南丁格尔的论著奠定了近代护理专业的理论基础，直至今日，她的理论和思想对护理实践仍有重要指导意义。

3. 开创了科学的护理专业　南丁格尔以在克里米亚的成功护理实践经验，对护理专业及其理论作出精辟论述、提出心理护理的理念等，形成了护理学知识体系的雏形，奠定了近代护理理论基础，确立了护理专业的社会地位和科学地位，为护理学成为一门独立的学科奠定了基础。

4. 创立了护理制度　南丁格尔主张“护理人员应由护理人员来管理”，提出护理要采用系统化的管理方式，制订了一些医院设备、环境方面的管理要求，促进了护理工作质量的提高。

考点 南丁格尔的贡献及国际护士节的由来

三、我国护理事业的发展

（一）中国传统医学与护理

传统医学中的“三分治，七分养”，其中的“养”就包含护理。在古代，护理包含于医学之中，有关护理理论与技术的记载非常丰富。春秋时期名医扁鹊提出的“切脉、望色、听声、写形、言病之存在”，就是护理观察病情的具体方法；《黄帝内经》记载了许多护理原则，如“病热少愈，食肉则复，多食则遗，此其禁也”，阐述了高热患者的饮食护理；唐代杰出医药学家孙思邈所著的《备急千金要方》一书，提出了“凡衣服、巾、栉、枕、镜不宜与人同之”的预防、隔离知识，还首创了细葱管导尿法；宋朝名医陈自明所著《妇人大全良方》中对孕妇产前、产后护理提出了许多宝贵论述；明代的巨著《本草纲目》的作者李时珍，给患者看病时，还给患者煎药、送药、喂药。

（二）中国近现代护理

1. 护理专业队伍的形成　我国近代护理学的形成和发展，一方面受西方护理学的影响，另一方面和中国护理界前辈的不懈努力息息相关。1888 年，我国第一所护士学校在福州医院开办。1900 年，随着外国传教士、医生、护士陆续来到中国，并在各大城市开办了许多教会医院等慈善机构，各地相继开设护士训练班或护士学校，为我国培养了最早的一批护理人员，并逐渐形成了我国的护理专业队伍。

2. 护理工作的发展　我国近代史上杰出的妇女民主革命活动家秋瑾，非常重视护理教育，翻译了大量护理书籍，她把护理工作看作是妇女解放运动独立就业的一个方面，对我国的护理工作发展具有现实的指导意义。

1909 年，中国护理界的群众性学术团体“中华护士会”在江西牯岭正式成立（1936 年更名为中华护士学会，1964 年更名为中华护理学会），学会的主要任务是制订护理教学计划，编译及修订教材，办理全国护士学校的注册，组织全国护士统一毕业会考和颁发执照，编辑出版护理书籍等。

1914 年，担任“中华护士会”副理事长的钟茂芳，将“nurse”一词译为“护士”。她认为，从事护理工作的人员应具有必要的科学知识。

1920 年，《护士季报》创刊，这是我国第一份护理专业报刊。

1922 年，中华护士会加入国际护士会，成为国际护士会第十一个会员。

1931 年，中央红色护士学校在江西汀州开办。

1941 年 5 月 12 日，中华护士学会延安分会在延安成立。

1941 年和 1942 年的护士节，毛泽东同志先后亲笔题词“护士工作有很大的政治重要性”“尊重护士，爱护护士”。

3. 护理实践领域逐渐扩展 护理实践是从事护理职业的人们工作的具体内容。中华人民共和国成立后，我国的护理实践有了很大的发展，主要表现在基础护理和专科护理两方面。基础护理内容，从满足患者的治疗需要，发展到满足患者的生理、心理需要；专科护理的内容，从协助医生诊治疾病，发展到主动收集患者的有关资料，找出健康问题，解决健康问题。人们对健康观念的更新，使护理工作的范围扩展到家庭和社区，中西医结合护理、老年护理、社区护理和家庭护理等也得到了迅速发展，重症监护、器官移植、介入治疗等专科护理也在迅速发展，推动了护理实践的发展。

4. 护理教育体制日趋完善 ① 1950年，国家卫生部召开了第一届全国卫生工作会议，将护理教育列为中专教育之一，纳入正规教育体系，制定全国统一教学计划和编写统一教材。② 1983年天津医学院率先在国内开设了五年制护理本科专业，学生毕业后授予学士学位。1984年1月，卫生部和教育部联合召开了全国高等护理专业教育座谈会，讨论了护理教育的层次、规格、学习年限及教学大纲，明确了高等护理教育的地位和作用。③ 1992年，北京等地开始了护理硕士研究生的教育。④ 1997年，中华护理学会在无锡召开继续护理教育座谈会，制定了继续护理教育的法规，促进了护理人才的培养，体现了终身教育对护理队伍建设的意义，使继续护理教育开始走向制度化、规范化、标准化。⑤ 2004年，中国协和医科大学及第二军医大学分别开始招收护理专业博士研究生。我国护理教育由此完善了中专、大专、本科、硕士、博士等多个教育层次，形成了完整的护理教育体系。

5. 护理科研水平不断提高 随着高等护理教育的恢复和发展，以及多层次、多规格护理教育的开展，护理人员的科研能力、学术水平不断提升。护理科学研究在选题的先进性、方法的科学性、结果的准确性、讨论的逻辑性等方面均有较大进展。护理期刊相继创刊，护理论著、护理教材相继出版，护理研究和护理科普文章如雨后春笋般涌现，标志着护理学已成为一门独立的学科。1993年，中华护理学会设立了护理科技进步奖，每两年评选一次，通过此项活动，使护理人员的科研能力和学术水平不断提高，护理学科迈入了健康发展的轨道。

6. 护理管理体制逐步健全

（1）建立健全护理管理体系 1982年，国家卫生部医政司设立了护理处，制定有关政策法规，负责全国的护士管理；各省、自治区、直辖市卫生厅（局）于医政处下设专职护理干部，负责管辖范围的护理管理。300张以上床位的医院设立护理部，实行护理三级管理制；300张床位以下的医院由总护士长负责，实行护理二级管理制。

（2）建立晋升考核制度 1979年，卫生部颁发的《卫生技术人员职称及晋升条例（试行）》明确规定了护士的技术职称为“主任护师”“副主任护师”“主管护师”“护师”和“护士”。根据这一条例，各省、自治区、直辖市制定了护士晋升考核的具体内容和方法。

（3）建立护士执业注册制度 为与国际护理接轨，并与国际护理发展保持同步。1993年，国家卫生部颁发了中华人民共和国成立以来第一个关于护士执业和注册的部长令与《中华人民共和国护士管理办法》。1995年6月全国举行首届护士执业考试，考试合格者获护士执业证书。2008年，国务院颁布了《护士条例》，卫生部颁发了《护士执业注册管理办法》，并于2008年5月12日起施行，护士执业管理正式走上法治轨道。

7. 护理学术交流日益增多　中华护理学会与许多国家建立了良好的学术联系，采取互访交流、互派讲学、培训师资等方式进行有效的沟通。1985年，卫生部在北京设立了全国护理中心。全国护理中心加强了我国护理界与国际护理界的交流，通过国际学术交流活动，开阔了我国护理人员的视野，增进了我国护理界与世界各国护理界的友谊，搭建了以护理学术探究为基础的护理学术大舞台，促进了中国护理事业的发展。

第2节　护理学的性质、任务、范畴及工作方式

一、护理学的性质

护理学是医学科学领域的一门独立的学科。它包含了自然科学，如生物学、物理学、化学、解剖学、生理学等的知识。护士只有通过学习这些知识，才能认识解剖部位和分辨生理、病理的变化，才能及时观察病情和准确无误地执行医嘱，如观察病情、注射药物、进行鼻饲等。同时，护理学还包含了社会及人文科学知识，如心理学、伦理学、社会学、美学等的知识。护士通过学习这些知识，才能认识个体心理需求和社会环境对人的健康的影响，为服务对象提供心理护理、创造良好的环境，促进服务对象健康。

护理学也是一门应用学科，实践性较强，它结合了自然科学与社会科学理论，形成了护理的理论体系与护理技术操作。

护理学与临床医学、药学、营养学等同为医学领域的独立学科。在卫生保健事业中，护理学与临床医学、预防医学起着同等重要的作用。

二、护理学的任务

随着医学科学的不断发展，护理的对象也在发生变化。护理工作的范围也超越了原来的疾病护理，扩展到人的生命全过程的护理，促使护理学任务发生了深刻的变化。护理学任务就是在尊重人的需要和权利的基础上，“促进健康、预防疾病、恢复健康、减轻痛苦”，提高人的生存质量。

（一）促进健康

促进健康的目标是帮助服务对象维持最佳的健康水平或健康状态。这类护理实践活动包括教育人们自己对自己的健康负责、建立健康的生活方式、合理平衡膳食、适当运动和休息，以及定期检查身体等。

（二）预防疾病

预防疾病的目标是通过预防措施帮助护理对象达到最佳的健康状态。这类护理实践活动包括开展妇幼保健的健康教育、增强服务对象机体的免疫力、帮助服务对象预防各种传染病、向服务对象提供疾病自我监测的技术和保健设施等。目的是避免或延迟疾病的发生发展，阻止疾病的进一步恶化，减少残疾、促进康复。

（三）恢复健康

恢复健康是帮助服务对象在患病后或出现了影响健康的问题后，改善其健康水平和状况。这类护理实践活动包括为服务对象直接提供护理，如执行药物治疗、生活护理；进行护理评估，如进行生命体征测量等；也包括和其他医技人员一起对服务对象进行康复护理，帮助服务对象改善健康状况，并力争达到最佳水平。

（四）减轻痛苦

减轻痛苦就是运用所学的护理知识和技能，帮助处于疾病状态的服务对象解除身心痛苦，从而让他们战胜疾病。这类活动包括帮助服务对象尽可能舒适地带病生活；提供必要的支持，以帮助他们应对功能减退或丧失；对临终患者提供安慰和关怀照护，使其平静、安详、有尊严地走完人生旅程。

三、护理学的范畴

护理学是健康科学的重要组成部分，研究的范畴随着护理观念的转变将不断更新，护理学研究的范畴涉及自然、社会、文化、教育和心理等与人体健康相关的领域，它包含理论与实践两大体系。

（一）护理学的理论范畴

护理学的理论研究，对护理专业的发展起着重要作用。护理理论主要包括护理的基本概念、护理模式和护理学发展中引用的其他学科的理论，如社会学、伦理学、心理学、美学、教育学、管理学等的理论。这些理论用科学的方法解释护理现象，从科学的角度说明护理工作的性质，表明护理知识的范围和体系，确立以理论为基础的护理理念和价值观，为护理专业的发展指明了方向。

（二）护理学的实践范畴

1. 临床护理　包括基础护理和专科护理。基础护理是专科护理的基础。

（1）基础护理　是应用护理学的基本理论、基本知识和基本技能，结合患者生理、心理特点和治疗康复的需求，满足患者的基本需要，如基本护理操作、生活护理、清洁护理、病情观察、配合医生进行各项诊断检查和治疗等。

（2）专科护理　以护理学及相关学科理论为基础，结合临床专科特点及诊疗要求，对患者进行身 - 心 - 社会的整体护理。分内科、外科、妇产科、儿科、五官科、皮肤科、神经科、精神科护理，以及中医护理等。近年来，我国开展了断肢再植、烧伤、心血管外科、整形外科、器官移植、重症监护、康复等专科护理。护理人员应根据各专科的特点，实施不同的技术操作，如从事呼吸系统疾病患者护理时，要熟练掌握呼吸机的使用、更加有效的呼吸指导等技能。在一些护理学比较发达的国家，还有很多专科护理领域，如心理护理、家庭护理、老年护理、残疾及弱智儿童护理、临终关怀护理等。

2. 社区护理　服务对象是一定范围内的居民和社会群体。护士要走出医院，走向家庭和社区，提供促进健康、预防疾病、早期诊断、早期治疗、减少残障等服务，提高社区人群的健康水平，包括疾病预防、妇幼保健、健康教育、健康咨询、预防接种和消毒灭菌等工作。

社区的护理实践属于全科性质，是针对整个社区人群实施连续性的、动态性的健康服务。

3. 护理教育　分为基本护理教育、毕业后护理教育和继续护理教育三大类。①基本护理教育包括中专教育、专科教育和本科教育。②毕业后护理教育包括研究生教育、规范化培训。③继续护理教育是对从事护理工作的在职人员，提供以学习新理论、新知识、新技术、新方法为目的的终身教育。

4. 护理管理　运用管理学理论和方法，对护理工作的诸要素进行科学的计划、组织、指挥、协调、控制，确保护理工作正确、及时、安全、有效地开展，为护理对象提供完善、优质的服务，提高护理工作效率，提高护理工作质量。

5. 护理科研　是用科学的方法探索未知，回答和解决护理领域的问题，直接或间接地指导护理实践的过程。包括护理理论、护理新技术和新方法的科学研究等。护理科研是推动护理学科发展，促进护理理论、知识、技能更新的有效措施。护理研究多以人为研究对象，其目的是促进人的健康，减轻患者痛苦、挽救危重患者生命。

四、护理工作方式

案例 1-1

患者，男，67岁。3天前以“慢性阻塞性肺疾病合并心力衰竭”收住重症监护室治疗，刘护士为其实施24h护理。经过给予该患者低流量吸氧、抗感染、强心、利尿等治疗，目前病情得到有效控制，无明显心慌、呼吸困难等症状，能下床轻微活动。刘护士为她进行饮食、用药、活动及预防感冒等指导。

问题：刘护士护理该患者是属于哪一种护理工作方式？这种护理工作方式的特点是什么？

1. 个案护理　即专人负责，由一名护士护理一位患者，全程对患者进行个体化护理的方式。主要适用于危重患者或一些特殊患者，以及临床教学需要。优点：①责任明确，护士负责患者的全部护理活动，能全面掌握患者的病情，能够及时满足患者的各种需求。②患者能够得到充分的护理。③护士能充分地发挥自己的才能，与患者之间能够建立良好的护患关系。缺点：耗费人力，护士只能在上班时间内负责，不能实施连续性的护理。

2. 功能制护理　护士完成医嘱和执行各项护理常规的基础护理内容为主要工作内容，进行流水作业。优点：每名护士的分工明确、节省人力。缺点：护士工作单一、机械重复，易出现疲劳，同时不能对患者进行身心整体护理，护士与患者之间也不能建立良好护患关系，护士工作不易得到患者的认可和尊重。

3. 小组制护理　将护士进行分组，由不同级别的护理人员组成小组，组长负责制订护理计划和措施，安排成员对患者进行整体护理，完成工作任务。优点：①能够发挥团队合作精神。②能调动护理人员的潜能，为患者提供综合性的服务。③护士能得到患者尊重。缺点：护士个人的责任感相对不强、小组成员之间要花较多的时间进行沟通和磨合。

4. 责任制护理　以患者为中心，每位患者由一名责任护士负责，对患者实行8h在岗，24h负责制。优点：①责任护士自主性增强，对患者进行全面评估，确定护理诊断，制订护理计划，实施护理措施，并评价护理效果。②对患者能够提供连续性的、整体性的、个性化护理。缺点：对责任护士的能力要求较高，护理人力资源需求增大，护士工作的心理压力和风险较大，要求24h对患者全面负责也很难实现。

5. 综合护理 是一种通过有效地利用人力资源，恰当地选择并综合运用小组制护理、功能制护理、责任制护理几种工作方式，为患者提供低成本、高质量、高效率护理服务的工作方式。优点：①有利于护士为患者实施整体护理。②护理工作效率高，注重成本效益。③为护士提供良好的个人发展空间，护士责任心、成就感增强，岗位胜任力提升快。缺点：护理人力投入较多。

第3节 护理学的基本概念

一、基本概念

护理学基本概念的形成，反映了护理学知识体系的发展与完善，同时也为护理实践、护理管理、护理教育和护理科研提供了基础和依据。护理学的基本概念构成了现代护理理论的基本框架，主要包括人、环境、健康和护理。

（一）关于人的概念

1. 人是一个整体 人是由生理、心理、社会等综合因素组成的整体的人，各因素之间相互联系、相互依赖、相互作用。任何一个组成部分的不适或失调，都会影响到其他部分，甚至整体。

2. 人是一个开放系统 人不是孤立存在的。人不仅与周围环境之间不断地进行着物质、能量和信息的交换，同时人体内部各个系统之间也不断地进行物质、能量和信息的交换。人的基本目标是保持机体内环境的平衡，以适应外环境的不断变化。人既受环境的影响，又可以影响环境。因此，护理要创造适合患者休养的环境，促进患者身心向健康方向发展。

3. 人有基本需要 人的基本需要包括生理的需要、安全的需要、爱与归属的需要、尊重的需要、自我实现的需要。护士在提供护理服务时，要根据人的不同年龄和发展特点，运用不同的方法，满足其基本需求，使护理对象处于最佳的身心状态。

4. 人有自理能力并对自己的健康负有责任 人有不同程度的自我护理能力，恢复、维护和促进健康是每个人的责任，护士应充分调动人的主观能动性，帮助护理对象恢复或增强自理能力，从而提高人的生存质量。

（二）关于环境的概念

环境是人类赖以生存的空间和外部条件，包括内环境和外环境。内环境指人的内部因素，包括生理环境和心理环境。外环境指自然环境和社会环境，自然环境包括空气、树木、水等；社会环境包括人的社会交往、风俗习惯及政治、经济、法律、宗教制度等。

1. 人与环境相互依存 人的一切活动离不开环境，人与环境相互依存、相互受益。人类不仅从环境得到生存的空间，获得维持生命必需的食物、空气和水，还要对气候调节、废物处理等负责。人可以通过自身力量来改变环境，以利于生存。因此，人类必须与环境和谐相处。

2. 环境对人的健康的影响　人可以改变环境，但也受环境的影响。环境作为压力源对人类健康产生重要的影响。良好的环境能够帮助患者康复，促进人的健康；不良的环境则给人的健康造成危害。人类所患的疾病中，不少是由环境中的致病因素引起的。因此，护士应掌握环境与健康有关的知识，为患者创造良好的生活、休养环境。

（三）关于健康的概念

对健康的认识，不同的历史条件，人们的认识不同。1948 年，WHO 对健康的定义：健康不仅是没有躯体疾病，还要有完整的生理、心理状态和社会适应能力。

1. 健康与疾病的关系

（1）健康与疾病之间没有明显的分界线　健康和疾病是动态变化的，是一种相对的关系，不是绝对的，两者之间存在“过渡形式”，即亚健康状态。

（2）健康与疾病在一定条件下可以相互转化　如一些慢性疾病患者，在医护人员的精心治疗和护理下，患者主动积极参与和配合，其疾病处于稳定状态，生活能自理，可参加社交活动，逐渐恢复健康。反之，一个原本健康的人，在不利于健康的因素的影响下，会出现疾病。

（3）健康和疾病可以在个体身上并存　如一个人在生理、心理或社会某个方面处于低水平的健康状态或疾病状态，但在其他方面是健康的。

2. 健康的影响因素　健康受多方面因素的影响，如遗传因素、环境因素、心理因素、生活方式、医疗保健服务体系、社会因素等。

（四）关于护理的概念

护理的概念随着护理专业的形成和发展而不断地发展。1980 年，美国护士协会（ANA）将护理定义为：护理是诊断和处理人类对现存的或潜在的健康问题的反应。

尽管护理不断发展与完善，然而护理的内涵始终未变，即照顾、人道和帮助性关系。

1. 照顾　纵观护理发展历程，照顾患者或服务对象永远是护理的核心。

2. 人道　在护理工作中，提倡执行人道主义，要求对待护理对象一视同仁，不论种族、贫富、高低贵贱，积极救死扶伤，为人类的健康服务。

3. 帮助性关系　首先护士与服务对象之间是一种帮助与被帮助的关系，这就要求护士应以自己特定的专业知识、技能满足服务对象的需要；同时护士在帮助服务对象的过程中，积累了经验、巩固了专业知识，因此这种帮助是双向的。

二、基本概念的相互联系

人、环境、健康和护理，这四个基本概念之间是相互关联、相互影响的。

1. 人是护理服务的对象，人的健康是护理实践的核心。

2. 人处于特定的环境中，人类的健康与环境息息相关，相互依存、相互影响。

3. 健康是机体处于内外环境平衡、需要得到满足的状态。

4. 护理的主要任务是创造良好的环境并帮助护理服务对象适应环境，达到最佳健康状态。

考点　护理学的基本概念及相互关系

三、整体护理

（一）整体护理的概念

整体护理是护理行为的指导思想或护理观念，是以人为中心，以现代护理观为指导，以护理程序为基础框架，并且把护理程序系统化地运用到护理实践中的指导思想，整体护理的目标是根据人的生理、心理、社会、文化、精神等多方面的需要，提供最佳的护理。

（二）整体护理的思想内涵

1. 把服务对象视为一个整体　护理是以人的健康为中心的，护理对象不仅仅是患者，也包括健康人，护理服务的范围是所有人生命的全过程。整体护理要求把人看作是一个整体，即从生理、心理、社会等方面考虑现存或潜在的健康问题，为护理对象提供全方位护理时，同时要考虑所有人、全生命周期的健康需求，提供整体护理。

2. 把护理工作视为一个整体　整体护理体现了将临床护理、护理管理、护理教育、护理科研等方面整合于一体的护理思想，使护理工作各方面、各环节，以及护理人员之间、护理人员与护理对象之间、护理人员与医务人员之间紧密联系、环环相扣，整体协调一致，不断提高护理质量。

3. 把护理与环境视为一个整体　护理工作是一个开放系统，它是整个社会大系统中的一个子系统，护理的发展受外部各种环境因素的影响。

（三）整体护理的实践特征

1. 以现代护理观为指导　在护理工作中为满足患者的身心需要，促进身心的健康，确立了“以人的健康为中心”的现代护理观，为整体护理的开展奠定了实践基础。

2. 以护理程序为核心　整体护理是以护理程序为核心，将护理业务和护理管理的各个环节系统化的模式，做到紧密联系、协调一致，确保护理人员在临床护理和护理管理中，自觉运用护理程序的科学思维方式和行为方式，从而促进护理专业的发展和护理质量的进一步提高。

3. 主动实施护理工作　整体护理从本质上摒弃了传统的机械执行医嘱和护理常规的被动护理工作形式，取而代之的是以全面评估、科学决策、系统实施、客观评价为主的主动调控过程，充分显示护理专业的独立性和护士的自身价值。

4. 体现护患合作过程　整体护理非常重视患者及家属的自护潜能，强调通过健康教育，提高患者及家属的自护能力，并提供机会让其参与自身的治疗、护理、康复活动，从而促进护患关系良好发展。

自测题

A_1/A_2 型题

1. 世界上第一所正式护士学校创建于（　　）

A. 1860年，英国　B. 1888年，伦敦　C. 1809年，英国　D. 1860年，德国　E. 1890年，圣托马斯

2. 我国第一所护士学校建立的时间和地点为（　　）

A. 1887 年，上海 B. 1921 年，北京
C. 1912 年，江西 D. 1888 年，福州
E. 1835 年，广东

3. 国际红十字会首次颁发南丁格尔奖是在（　　）
A. 1907 年 B. 1910 年
C. 1920 年 D. 1953 年
E. 1912 年

4. 国际护士节定于（　　）
A. 南丁格尔创办世界上第一所护士学校时间
B. 南丁格尔诞生日
C. 南丁格尔获奖时间
D. 南丁格尔去世时间
E. 以上都不是

5. 以疾病为中心的护理特点是（　　）
A. 医护双方是合作的伙伴
B. 重视整体、忽视局部
C. 重视高等护理教育
D. 护理从属于医疗
E. 实施整体护理

6. 以患者为中心的护理特点是（　　）
A. 贯彻责任制护理工作方法
B. 护士是医生的助手
C. 护理教育类同高等医学教育
D. 护理方法是执行医嘱的常规护理
E. 系统化地贯彻护理程序

7. 以人的健康为中心的护理特点是（　　）
A. 护理教育开始摆脱类同高等医学教育
B. 忽视人的整体性
C. 开始强调护理是一门专业
D. 护理工作必须按常规护理进行
E. 护理对象是所有人

8. 肾移植术后 36h，出现少尿、血肌酐水平持续升高，并伴有高热、寒战，病情危急，送入重症监护室，适用的护理工作方式是（　　）
A. 个案护理 B. 责任制护理
C. 功能制护理 D. 系统化整体护理
E. 小组制护理

（崔雪艳）

第2章 护理程序

护理程序是一种科学地确认问题和解决问题的思想方法和工作方法，它从收集资料入手，评估护理对象的健康状况、提出护理诊断、制订护理计划、实施护理措施、评价护理效果，为护理对象提供全面的高质量整体护理。

第1节　护理程序的概述

一、护理程序的概念

护理程序是以促进、恢复和维护护理对象的健康为目标，所进行的一系列有目的、有计划的护理活动，是一个综合的、动态的、具有决策和反馈功能的过程，通过对护理对象进行主动、全面的整体护理，使其达到最佳健康状态。

综合性是指在护理活动中，要用多学科的知识处理护理对象的健康问题；动态性是指在护理对象病情发展过程中，根据健康问题的不断变化，对护理措施加以动态调整；决策性是指针对护理对象的健康问题，决定采取相应的护理措施；反馈性是指实施护理措施后的效果，又反过来决定和影响下一步护理措施的制订。

考点 护理程序的概念

二、护理程序的理论基础

护理程序的理论基础来源于与护理有关的各学科理论，如系统论、需要层次论、信息论和解决问题论等。系统论组成了护理程序的工作框架；需要层次论为估计患者健康状况、预见患者的需要，提供了理论依据；信息论赋予护士与患者交流的技巧和能力，从而确保护理程序的最佳运行；解决问题论为确认患者的健康问题、寻求解决问题的最佳方案及评价效果奠定了方法论的基础。

考点 护理程序框架的理论基础

链接

护理程序的发展

1955年，美国护理学者莉迪亚·海尔第一次护理是一个程序。1961年，奥兰多的《护士与患者的关系》一书中，首次使用“护理程序”，并提出3个步骤。1967年，尤拉（Yura）和沃尔什（Walsh）完成第一部《护理程序》教科书，将护理程序发展成4个步骤，即评估、计划、实施、评价。1973年，美国召开第一次全国护理诊断会议，将护理诊断纳入评估步骤之中。同年布洛克（Bloch）等学者提出将护理诊断从护理评估中分离，作为护理程序中一个独立步骤。护理程序由以往的四个步骤发展成为目前的五个步骤，即评估、诊断、计划、实施、评价。

第2节 护理程序的步骤

案例 2-1

患者，女，20岁。因急性化脓性阑尾炎住院，给予急诊手术。术后第3天出现发热、伤口疼痛。查体：T39℃，P90次/分，R22次/分，BP 88/64mmHg，神志清楚，面色潮红，右下腹伤口处发红、肿胀、压痛、无波动感，无腹膜刺激征。因对病情不了解，担心预后，心情烦躁，睡眠欠佳。

问题： 1. 护士在收集资料时，如何区分主观资料和客观资料？

2. 患者主要的护理诊断有哪些？

3. 针对患者的首优问题，可以制订哪些护理措施？

护理程序由护理评估、护理诊断、护理计划、护理实施、护理评价5个步骤组成（图2-1），5个步骤相互影响，环环相扣，周而复始，不可分割。

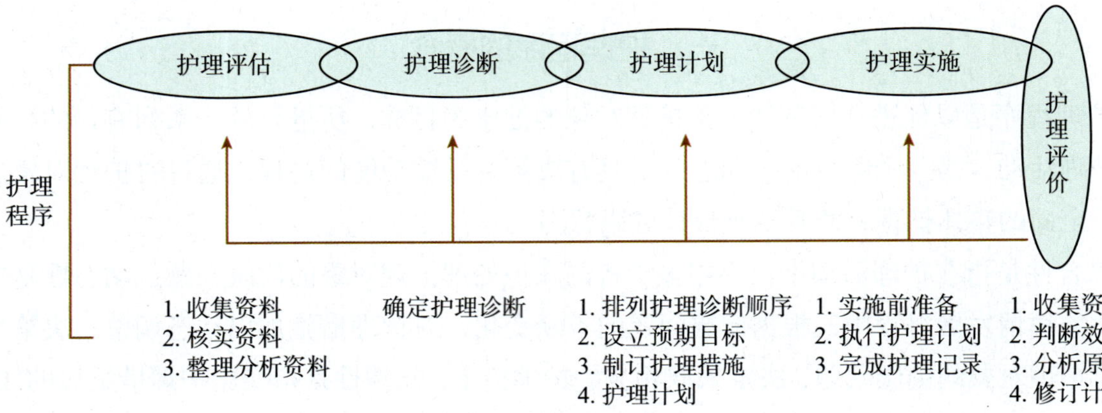

图 2-1 护理程序的基本步骤

考点 护理程序的步骤

一、护理评估

护理评估是护理程序第一步，是指有目的、有计划、全面系统地收集资料，并对资料进行核实、整理、分析、记录，为护理活动提供可靠依据。护理评估始终贯穿于护理程序的每个步骤。

（一）收集资料

1. 收集资料的目的

（1）为作出正确的护理诊断提供依据。

（2）为制订合理的护理计划提供依据。

（3）为评价护理效果提供依据。

（4）为护理对象建立健康档案。

2. 资料的内容

（1）一般资料　包括护理对象的姓名、性别、年龄、职业、民族、婚姻状况、文化程度、宗教信仰、家庭住址、联系方式等。

（2）现在健康状况　包括本次发病情况、住院主要原因、症状和护理需求等。

（3）既往健康状况 包括既往病史、婚育史、住院史、手术史、过敏史、用药史、家族中的遗传病和传染病史等。

（4）生活方式、生活规律及生活自理程度 包括睡眠、营养、排泄、活动等。

（5）护理体检 包括生命体征、意识状态、营养状况、各系统和病变部位的体格检查等。

（6）心理状况 包括对疾病有无认识、对治疗有无信心、精神及情绪状态、应对能力等。

（7）社会文化情况 包括学习工作环境、经济状况、社会支持系统。

（8）辅助检查 包括器械检查（如心电图、B超检查）、实验室检查及各种特殊检查结果。

（9）其他 包括患者关心的问题、对护理的要求及希望达到的健康状态等。

3. 资料的来源

（1）护理对象 是资料的主要来源。

（2）家属及重要关系人 如亲属、朋友、邻居、同事、同学等，特别是对于意识不清、精神状态不稳定的患者，是获取资料的重要来源。

（3）其他医务人员 如与护理对象有关的医生、营养师、理疗师、心理医生及其他护士等。

（4）病历和其他健康记录 目前或既往健康记录、病历，如儿童预防接种卡、病历记录等。

（5）文献回顾 回顾与医疗、护理有关的文献。

4. 资料的类型

（1）主观资料 护理对象的主观感觉，一般无法被观察或测量，如头晕、疼痛等。

（2）客观资料 通过体格检查、仪器检查或实验室检查等方法，获得护理对象健康状况的资料，如血压、体温等。

考点 资料的内容、来源、类型

5. 收集资料的方法 通过交谈、护理体检、借助仪器设备（如心电监护仪、血糖检测仪）和查阅资料（交接班记录、病历记录和各种检查报告等）的方法，收集护理对象健康状况的资料。

（1）交谈 通过与护理对象和家属进行交流，收集护理对象信息的方法，是收集主观资料的最主要方法，同时也有利于建立与护理对象相互信任的关系。

1）交谈方式：正式交谈和非正式交谈。正式交谈是事先通知护理对象而进行的有计划的交谈，如入院评估时收集资料；非正式交谈是指护士日常工作中，与护理对象随意而自然地交谈。护士应重视非正式交谈的内容，因为从中可获得护理对象真实的想法和感受。

2）注意事项：①事前拟好交谈提纲。②选择安静、舒适、不受干扰的环境。③做好自我介绍，说明交谈目的及需要的时间。④开放式提问与封闭式提问灵活应用，避免暗示性和刺激性的提问，如“服药后你感觉好多了吧？”⑤尊重护理对象的隐私，其不愿表述的内容不得追问或套问。⑥尊重引导护理对象抓住交谈的主题，防止偏题。⑦和交谈对象保持目光交流。⑧不使用难以理解的医学词汇。

（2）护理体检 是收集客观资料的方法之一。护士运用视、触、叩、听、嗅或借助简单诊疗器械等方法，按照身体各系统顺序，对患者进行全面的体格检查，为确定护理诊断提供依据。

1）视觉观察：通过视觉观察，了解患者的眼神、营养状况、意识状态、面容、表情、姿势、步态、四肢活动度、皮肤黏膜颜色、呼吸，以及分泌物、呕吐物、排泄物的性状、颜色、量等。

2）触觉观察：通过手的触觉，可以感觉到患者的皮肤温度、湿度、弹性，脉搏变化，脏器的外形、大小、活动度，肿块大小，局部有无压痛等。

3）叩诊观察：是指通过手指叩击或手掌击拍被检查部位体表，使之震动而产生音响。根据震动和音响，了解被检查部位的大小、形状、位置及密度，如确定心界大小、有无腹水及腹水的量等。

4）听觉观察：可以直接听，也可以利用听诊器或其他仪器听取患者身体各个部位发出的声音。包括心音、呼吸音、肠鸣音、咳嗽声、语气、语调等。

5）嗅觉观察：利用嗅觉来观察患者的各种气味，包括皮肤、呼吸、分泌物、呕吐物、排泄物等的气味，以了解患者的健康状况。

护士与患者的初次见面就意味着观察的开始。在整个住院期间，护士始终要保持敏锐状态，对患者进行连续观察，有意识地收集健康资料。

（3）查阅资料　查阅护理对象的病历、各种护理记录及有关文献等，以帮助准确收集患者的健康资料。

（二）核实资料

1. 核实主观资料　运用客观方法进一步验证主观资料。如产妇认为“我的乳汁分泌正常”，护士通过观察发现婴儿营养良好，体重正常，予以验证。

2. 澄清含糊资料　对内容不够完整或不够确切的资料，进行进一步取证和补充。如患者主诉“大便正常”，这项资料不够明确，护士需进一步询问大便的具体情况，包括次数、性状、是否费力等。

（三）整理资料

整理资料是将收集的资料进行归纳、分类，暴露护理对象的护理需求，确定护理问题。

1. 按马斯洛的需要层次论进行整理分类　包括生理的需要、安全的需要、爱与归属的需要、尊重的需要、自我实现的需要。

2. 按戈登的 11 种功能性健康型态进行整理分类　包括健康感知 - 健康管理型态、营养 - 代谢型态、排泄型态、活动 - 运动型态、睡眠 - 休息型态、认知 - 感知型态、角色 - 关系型态、自我认识 - 自我概念型态、性 - 生殖型态、应对 - 压力耐受型态、价值 - 信念型态。

3. 按北美护理诊断协会（NANDA）的人类反应型态进行诊断分类　包括健康促进、营养、排泄 / 交换、活动 / 休息、感知 / 认知、自我感知、角色关系、性、应对 / 压力耐受性、人生准则、安全 / 保护、舒适、生长 / 发展（附录 1）。

（四）分析资料

1. 检查遗漏　将资料进行整理分类后，应仔细检查有无遗漏，以保证资料的完整性和准确性。

2. 找出异常　将所收集到的资料与机体正常状态下的资料进行比较，并在此基础上进行综合分析，以发现异常情况。

（五）记录资料

记录资料是护理评估的最后一步，记录应符合医疗护理文件书写的要求。具体要求如下。

1. 记录应及时、客观、真实、准确、完整，不可遗漏，不得涂改。
2. 主观资料的记录尽量用患者自己的语言，并加引号。
3. 客观资料的记录应使用医学术语，所描述的词语应准确，避免护士的主观判断和结论。
4. 记录时避免使用含糊不清、无法衡量的词语，如好、坏、佳、尚可等。

考点 收集资料的方法、资料的记录要求

二、护理诊断

护理诊断是护理程序的第二步，是护士运用评判性思维，对收集的健康资料进行分析，以判断护理对象的健康问题，以及引起健康问题的原因。

（一）护理诊断的概念

北美护理诊断协会（简称 NANDA）1990 年将护理诊断定义为：护理诊断是关于个人、家庭、社区对现存的或潜在的健康问题及生命过程中的反应的临床判断，是护士为达到预期结果，选择护理措施的基础，这些预期结果应能通过护理职能达到。护理诊断的定义表明：护理的内涵和实质是诊断和处理人类对现存的和潜在的健康问题的反应，护理服务对象不仅是患者，也包括健康者，范围从个体扩展到家庭和社区。另外，护理诊断不仅关注服务对象的现有问题，同时也关注尚未发生的潜在问题，反映出护理的预见性。

考点 护理诊断的概念

（二）护理诊断的类型

1. 现存的护理诊断　护理对象当前正存在的健康问题或反应的描述。如“气体交换受损”等。

2. 潜在的护理诊断　对易感的护理对象的健康状况或生命过程可能出现反应的描述。其特点是有危险因素存在，若不进行预防处理就可能会发生问题。常用“有 ×××××× 的危险”描述。如昏迷躁动患者，存在“有受伤的危险”。

3. 健康的护理诊断　是对个人、家庭或社区具有的达到更高健康水平潜能的描述。常用“潜在的 ×××××× 增强”“执行 ×××××× 有效”。如“执行治疗方案有效”等。

（三）护理诊断的组成

1. 名称　对护理对象健康状况的概括性描述。一般用受损、缺陷、无效等词语描述，每一项 NANDA 公认的护理诊断都有其特定名称。如“体温过高”等。

2. 定义　对护理诊断名称的一种清晰、正确的描述和解释，并以此与其他护理诊断相鉴别。如“体温过高”的定义为“个体体温高于正常范围的状态”。

3. 诊断依据　做出护理诊断的临床判断标准，是护理对象所具有的一组症状、体征、危险因素及有关病史资料。诊断依据分为主要依据和次要依据。

（1）主要依据　是形成某一特定诊断必须具有的症状、体征及有关病史，是护理诊断成

立的必要条件。

（2）次要依据　是形成某一特定诊断可能出现的症状、体征及有关病史，对护理诊断的形成起支持作用，是护理诊断成立的辅助条件。

如“体温过高”中主要依据是体温高于正常范围；次要依据是皮肤潮红、触之有热感、呼吸增快、心动过速、疲乏、无力、头痛、头晕等。

4. 相关因素　引起护理对象出现健康问题的原因或情境。常见的相关因素如下。

（1）病理生理方面　指与病理生理改变有关的因素，如“便秘”的相关因素可能是痔疮。

（2）心理方面　指与心理状况有关的因素，如“活动无耐力”可能是患病后护理对象处于较严重的抑郁状态所致。

（3）治疗方面　指与治疗措施有关的因素，如行气管插管使用呼吸机的护理对象，可以出现“语言沟通障碍”的问题。

（4）情境方面　指环境、情境等方面的因素，如“体温过低”可能与在低温环境暴露时间过长有关。

（5）年龄方面　指在生长发育或成熟过程中与年龄有关的因素，如“便秘”常见于老年人。

（四）护理诊断的陈述

护理诊断的陈述包括三个要素：即健康问题（problem，P）、症状和体征（signs and symptoms，S）、相关因素（etiology，E）。

1. 三部分陈述　即 PSE 方式，多用于现存的护理诊断。

举例：焦虑：烦躁不安、失眠　与身体健康受到威胁有关。

P　　S　　E

2. 二部分陈述　即 PE 方式，多用于潜在的护理诊断。

举例：有皮肤完整性受损的危险　与长期卧床有关。

P　　E

3. 一部分陈述　即 P 方式，多用于健康的护理诊断，也可用于综合的护理诊断。

举例：潜在的精神健康增强。

P

考点　护理诊断的组成、陈述方式

链接

医护合作性问题

合作性问题（potential complication，PC）：指医生和护士共同合作，才能解决的问题。多指由于脏器的病理生理改变所致的潜在并发症。对于合作性问题，护理重点主要在监测和预防问题的发生和变化，以及协助医生共同处理，减少并发症出现。合作性问题的陈述方式是“潜在并发症：××××××”或“PC：××××××”。如潜在并发症：出血性休克；PC：心律失常。在书写合作性问题时，不要漏掉“潜在并发症”，否则就无法与医疗诊断相区别。

（五）护理诊断与医疗诊断的区别

医疗诊断是对一种疾病、一组症状体征的叙述，是用一个名词说明一个疾病或病理改变，以指导治疗。护理诊断是描述护理对象现存的或潜在的健康问题的反应。两者区别见表2-1。

表2-1 护理诊断与医疗诊断的区别

区别点	护理诊断	医疗诊断
诊断核心	对个体、家庭及社区的健康问题或生命过程反应的临床判断	对个体病理生理变化的临床判断
描述内容	个体对健康问题的反应	一种疾病
问题状态	现存的或潜在的	多是现存的
决策者	护理人员	医疗人员
职责范围	护理职责范围	医疗职责范围
适用对象	个体、家庭、社区	个体
数量	可同时有多个	通常只有一个
稳定性	随健康状况变化而变化	一旦确诊不会改变

考点 护理诊断与医疗诊断的区别

（六）书写护理诊断的注意事项

1. 应使用统一的护理诊断名称，所列名称准确、规范。
2. 一个护理诊断针对一个健康问题。
3. 避免用症状或体征代替护理诊断。
4. 应明确相关因素，因为护理措施多是针对相关因素制订。
5. 确定的问题必须是护理措施能解决或部分解决的。
6. 不应有易引起法律纠纷的描述。
7. 是对护理对象的健康问题的描述，而不是反映护理人员遇到的困难。

三、护理计划

护理计划是护理程序第三步，是以护理诊断为依据，制订预期目标和护理措施，预防、缓解和解决护理诊断中确定的健康问题，是护理行动的指南。

（一）排列护理问题的优先顺序

根据问题的轻、重、缓、急，确定解决问题的先后顺序，使护理工作高效有序进行。

1. 护理问题的排序原则

（1）优先解决危及护理对象生命的问题。

（2）按照马斯洛人类需要层次排序，先解决低层次需要问题，再解决高层次需要问题。

（3）在无原则性冲突的情况下，可考虑护理对象认为最重要的问题，给予优先解决。

（4）对于潜在性问题，可根据性质决定序列。

2. 护理问题的排列顺序

（1）首优问题　指威胁护理对象生命，需要立即解决的问题。如气体交换受损。

（2）中优问题　指不会威胁护理对象生命，但能导致护理对象身体上的不健康或情绪上变化的问题。如活动无耐力、疼痛等。

（3）次优问题　指人们在应对发展和生活变化时，所产生的问题。如家庭应对无效、知识缺乏等。

考点 首优问题的确定依据

（二）设立预期目标

预期目标是指护理对象最终的行为表现，是指护理对象接受护理后，期望能够达到的健康状态，即最理想的护理效果。

1. 预期目标的种类

（1）短期目标　相对较短时间（1 周以内）能达到的目标。

（2）长期目标　相对较长时间（1 周以上）能达到的目标。

2. 预期目标的陈述

（1）主语　指护理对象或其身体的任何一部分，有时主语可以省略。

（2）谓语　指护理对象将要完成的行为。

（3）行为标准　指护理对象完成该行为所要达到的程度。

（4）条件状语　指护理对象完成该行为所必须具备的条件状况，并非所有目标陈述均有此项。

（5）时间状语　指护理对象完成该行为所需的时间。

举例：	7天后	护理对象	拄拐杖	行走	100m。
	时间状语	主语	条件状语	谓语	行为标准

3. 预期目标的注意事项

（1）目标应以护理对象为中心，是护理活动的结果，而非护理活动本身。

（2）目标应有明确的针对性，一个目标针对一个护理诊断，一个护理诊断可有多个目标。

（3）一个目标中只能出现一个行为动词，否则难以评价。

（4）目标应具体、可观察、可测量、可评价，避免使用含糊、不明确的词语。

（5）目标属护理范畴，通过护理措施达到。

（6）目标应切实可行，能够在护理对象能力及客观条件的范围内实现。

（7）应让护理对象参与目标的制订，使护理对象意识到其健康是医护人员及自身的共同责任，需双方共同努力，以保证目标的实现。

（8）潜在并发症通过护理措施可防患于未然，但无法阻止其发展，护士的主要任务是监测并发症的发生及发展。

考点 目标陈述及注意事项

（三）制订护理措施

护理措施是护士针对护理对象的护理诊断、预期目标，所确立的具体工作方案。

1. 护理措施的类型

（1）依赖性护理措施　护士执行医嘱的护理活动。如遵医嘱给药等。

（2）合作性护理措施　护士与其他医务人员合作完成的护理活动。如与营养师一起制订符合糖尿病护理对象的饮食计划。

（3）独立性护理措施　护士在职责范围内，根据收集的资料，独立决策并完成的护理活动。如长期卧床导致“有皮肤完整性受损的危险”，护士须定时为护理对象翻身、按摩局部等。

2. 护理措施的内容　包括病情观察、基础护理、手术前后护理、心理护理、功能锻炼、健康教育与咨询、执行医嘱、症状护理等。

考点 护理措施的类型

3. 制订护理措施的要求

（1）针对性　措施应针对预期目标，一个预期目标可通过多项护理措施来实现，按主次、承起关系排列。

（2）可行性　护理措施必须明确、具体，切实可行，需同时考虑护理对象情况、护理人员构成情况、医院设施设备情况。

（3）安全性　护理措施应考虑护理对象的病情和耐受力，使护理对象乐于接受。

（4）科学性　护理措施应有科学的理论依据，应以医学知识、行为科学知识、社会科学知识等为基础。

（5）合作性　鼓励护理对象及其家属参与护理措施的制订，有助于他们理解护理措施的意义和功能，更好地接受、配合护理活动，从而获得最佳的护理效果。

（四）护理计划成文

护理计划是将护理诊断、预期目标、护理措施等各种信息，按一定规格组合而形成的护理文件。一般包括日期、护理诊断、预期目标、护理措施、效果评价等内容。

四、护理实施

护理实施是护理程序第四步，是执行护理计划，实现护理目标的过程。要求护士具备丰富的专业知识、熟练的操作技能和良好的沟通能力，保障患者得到高质量的护理。实施过程包括准备、实施、记录。

（一）实施的过程

1. 准备　这一阶段要求护士思考并解决以下问题。

（1）做什么　护士每一次接触护理对象都应该重新评估，审阅已制订好的护理计划，保证内容与护理对象当前情况符合。

（2）谁去做　将护理措施进行分类与分工，确定护理措施由哪一级别护士做，多少个护士做。

（3）怎样做　分析实施将使用到的护理知识和技术。

（4）何时做　实施护理措施的时间选择和安排要恰当，应根据护理对象的具体情况、要求等多方面因素来确定。

（5）何地做　确定实施护理措施的场所，保证措施顺利实施。

2. 实施　解决护理问题是此阶段的重点。在执行过程中，护士要与其他医护人员相互协调配合，充分发挥患者和家属的积极性，运用护理操作技术、沟通技巧、观察能力、合作能力和应变能力，去执行护理措施。同时，要对护理对象的情况及护理措施的效果进行评估，使护理措施满足护理对象的需要。

3. 记录　记录护理对象的健康问题、采取的护理措施和实施护理措施后护理对象有无达到护理目标。临床采用 PIO 格式进行记录：P（problem）代表护理问题、I（intervention）代表护理措施、O（outcome）代表护理结果。护理记录单见表 2-2。

表 2-2　护理记录单

姓名 ________　科别 ________　病室 ________　床号 ________　住院号 ________

日期	时间	护理记录	护士签名
2023-03-12	9：00	P：恐惧　与担心手术有关 I：1. 为护理对象讲解手术及术后情况 2. 介绍手术医生和麻醉师 3. 让家人陪伴	王红
	15：00	O：自述恐惧感消失	王红

（二）实施的方法

1. 直接为护理对象提供护理　如为患者进行口腔护理、翻身等。

2. 与其他医护人员合作　为保证护理对象得到连续、系统的整体护理，需与其他医护人员共同协作、密切配合。

3. 鼓励护理对象与家属共同参与实施　恢复与增进护理对象的健康，需要护患双方相互配合，共同实现预期目标。

考点　实施的步骤

五、护理评价

护理评价是护理程序第五步，是有计划地、系统地将护理对象的健康现状与确定的预期目标进行比较，并作出判断的过程。评价贯穿于护理活动的整个过程。

（一）评价方式

护士进行自我评价；护士长、护理教师、护理专家进行检查评定；护理查房；医院质量控制中心检查。

（二）评价内容

1. 护理管理评价　评价护士在护理活动中的行为是否符合护理程序的要求。

2. 护理效果评价　是评价中最重要的方面。核心内容是评价护理对象的行为和身心健康状况是否改善，是否达到预期目标。

3. 目标实现程度评价　分为目标完全实现、目标部分实现、目标未实现。

举例：预期目标是“护理对象一周后能行走 50m”。一周后的评价结果如下。

护理对象能行走 50m——目标完全实现。

护理对象能行走 20m——目标部分实现。

护理对象拒绝下床行走或无力行走——目标未实现。

（三）评价步骤

1. 建立标准　将计划阶段确定的预期目标，作为护理效果评价的标准。预期目标可指导护士确定评价阶段所需收集资料的类型，并提供判断护理对象健康状况的标准。

2. 收集资料　针对原有评估的异常资料重新进行收集，同时也收集新出现的异常资料。

3. 判断效果　将护理对象的反应与预期目标比较，检测目标实现的情况。

4. 分析原因　分析目标未完全实现的原因。

（1）所收集的资料是否真实、全面、准确？

（2）护理诊断是否正确？

（3）预期目标是否合适？

（4）护理措施是否有针对性且有效落实？

（5）护理对象及家属是否积极配合？

（6）病情是否已改变或有新的问题发生？原定计划是否失去了有效性？

5. 重审护理计划

（1）停止　预期目标已实现或问题已解决，停止相应的护理措施。

（2）继续　预期目标正确，护理问题有一定改善，但未彻底解决，继续执行计划。

（3）取消　原有的潜在性问题未发生，危险因素不再存在，相应的诊断、目标及措施应取消。

（4）修订　目标未实现或部分实现，护理对象仍存在健康问题，应重新收集资料，修正不恰当的诊断、目标、措施。

考点 评价的步骤

自 测 题

A_1/A_2 型题

1. 构成护理程序的理论框架是（　　）
   A. 控制论　B. 信息论
   C. 系统论　D. 需要论
   E. 应激理论

2. 护理程序的各步骤及排列顺序是（　　）
   A. 评估、计划、诊断、实施、评价
   B. 评估、诊断、计划、实施、评价
   C. 诊断、评估、计划、实施、评价
   D. 诊断、计划、评估、实施、评价
   E. 评价、实施、诊断、计划、评估

3. 下列评估资料记录错误的是（　　）
   A. 主观资料只能用患者自己的语言
   B. 主观资料护士不能带自己的判断
   C. 客观资料应避免护士的主观判断
   D. 客观资料应使用医学术语
   E. 资料收集完毕应及时记录

4. “有……的危险”护理诊断常用的陈述方式是（　　）
   A. PS 方式　B. PE 方式
   C. ES 方式　D. PSE 方式
   E. P 方式

5. PIO 记录法中的“I”指的是（　　）
   A. 护理结果　B. 临床表现
   C. 诊断名称　D. 护理措施
   E. 分类

6. 下列关于护理目标的叙述，不正确的是（　　）
   A. 目标是评价护理效果的标准
   B. 目标分短期目标和长期目标
   C. 目标针对护理诊断而提出

D. 目标必须切实可行

E. 目标由护士单独制订

7. 护理评估是护理程序的开始，应（　　）

A. 在患者入院时进行

B. 在患者出院时进行

C. 在从入院到出院整个过程中进行

D. 在患者要求时进行

E. 遵医嘱进行

8. 患儿，男，8个月。因肺炎入院，日常由奶奶照顾，此时收集资料的主要来源是（　　）

A. 患儿自己　　B. 患儿的母亲

C. 患儿的病历　　D. 患儿的奶奶

E. 文献资料

9. 患者，女，29岁。因心绞痛入院，护士进行评估收集资料，下列全部属于主观资料的是（　　）

A. 感觉心慌、发热、疲乏

B. 心动过速、气促、发热

C. 心动过速、发热

D. 气促、感觉心慌、心率快

E. 心悸、疲乏、周身不适

10. 患者，女，77岁。因车祸来医院就诊。下列措施中属于独立性护理措施的是（　　）

A. 输血

B. 内科会诊

C. X线摄片

D. 更换卧位每2h一次

E. 地西泮5mg口服

11. 患者，男，53岁。有溃疡病史8年。最近1周中上腹持续性胀痛，较以往严重，伴恶心、呕吐。今日呕血一次，量约800ml，呕血后气促明显，血压100/75mmHg。该患者目前潜在的护理问题是（　　）

A. 疼痛

B. 恐惧

C. 有体液不足的危险

D. 营养失调

E. 活动无耐力

A_3/A_4 型题

（12、13题共用题干）

患者，男，48岁。因“膀胱肿瘤”入院。整日愁眉不展，不思饮食，情绪低落。

12. 护士收集资料的内容不包括（　　）

A. 患者的家族史

B. 患者的家庭经济状况

C. 患者的生活习惯

D. 患者对疾病的认识

E. 患者家庭成员的婚恋史

13. 患者目前的护理诊断是（　　）

A. 长期悲伤　　B. 生活自理缺陷

C. 恐惧　　D. 预感性悲哀

E. 体液不足

（14、15题共用题干）

患者，男，79岁。脑血管意外致半身不遂，发热、咳嗽、咳痰5天。查体：体温39.2℃，呼吸28次/分，肺部听诊有湿啰音，痰液黏稠，不易咳出，患者情绪紧张。

14. 下列选项中，患者首选的护理诊断是（　　）

A. 发热　　B. 焦虑

C. 恐惧　　D. 清理呼吸道无效

E. 气体交换受损

15. 患者不能自行翻身，“有皮肤完整性受损的危险”，此护理诊断属于（　　）

A. 现存的护理诊断

B. 潜在的护理诊断

C. 合作性问题

D. 可能的护理诊断

E. 健康的护理诊断

（冉国英）

第3章 护理安全与防护

随着社会的进步和医疗事业的发展，人们对健康和医疗护理服务提出了更高的要求。护理是为人们提供健康和医疗护理服务的职业，随着护理学科的发展，护士的自我防护问题也越来越受到关注。因此，护理人员应不断完善和有效落实安全防范措施，及时解决安全隐患，这是患者安全和预防护理职业性损伤的重要保证。

第1节 护理安全防范

案例 3-1

护士小王在做治疗时，未认真执行三查八对，误将7床患者李某的青霉素160万U给8床患者刘某静脉滴注，2～3min后，8床患者刘某出现心前区不适、发绀、呼吸困难等过敏反应的表现，护士小王立即报告医生进行抢救。8床患者刘某虽经全力抢救，但最终因抢救无效死亡。

问题： 1. 护士小王的行为导致了哪种护理不良事件的发生？

2. 造成这种行为的原因是什么？

3. 在护理执业过程中如何预防这种行为的发生？

护理安全是衡量医院护理管理水平的重要标志，是防范和减少医疗事故及纠纷的重要环节，是保证患者得到良好护理和优质服务的基础，是提高患者满意度的指标。在护理工作中对各种不安全因素进行有效控制，可以保证患者身心健康，保障患者生命安全。因此，护理工作中增强安全意识，落实安全措施，做好安全监控，强化安全管理，是促进护理质量不断提高的保证。

一、概　　述

（一）护理安全的相关概念

1. 护理安全　是指在实施护理服务过程中，患者不发生法规允许范围以外的心理、人体结构或功能上的损害、障碍、缺陷或死亡。也包括护理人员自身的职业安全，即护士在护理活动过程中，护士不发生允许范围和限度以外不良因素的影响和损害。

2. 护理差错　是指护理工作中，由于责任心不强、工作疏忽、不严格执行规章制度或违反技术操作规程等原因，给患者造成精神和肉体的痛苦，或影响医疗护理工作的正常进行，但未造成严重后果和构成事故。

3. 护理事故　是指在护理工作中，由于护理人员的过失，直接造成患者死亡、残疾、组织器官损伤，导致功能障碍或明显人身损害的其他后果。

考点 护理安全、护理差错、护理事故的概念

（二）护理安全的意义

1. 有利于保障护理质量　临床护理工作中的不安全因素，不仅会使患者的病情加重，推迟患者恢复健康的进程，甚至还有可能会给患者造成器官功能的障碍，导致残疾或死亡。护理安全措施的落实，有利于保障护理质量。

2. 有利于创造和谐的医疗环境　护理不安全因素引发的后果，常常会造成医疗护理纠纷，引发护患之间的矛盾和争执，甚至导致法律诉讼。因此，控制护理差错、事故发生，保障护理安全制度落实，监督护理安全措施执行，可以有效降低差错、事故的发生概率，为患者提供安全可靠的优质护理服务，增强患者信任感，能创造和谐、温馨的医疗环境，树立护士良好的职业形象。

3. 保护护理人员的自身安全　护理安全措施的有效实施，不仅可以为患者提供高质量的护理服务，保护患者的合法权益不受到侵害，而且，也保护着护士的自身安全，护士不断强化安全意识，对职业行为中的有害因素进行有效防护，可以减少职业暴露机会，并可避免职业伤害，保护自身安全。

二、护理安全的影响因素

（一）人员因素

护理人员作为护理措施的实施者，护理人员素质水平及人员配备情况能否满足患者的基本需要，是影响护理安全的首要因素。

护理是一项护患双方共同参与的活动，护理活动的正确实施，有赖于患者的密切配合及支持。患者身体虚弱、自理能力受限、感知觉及意识障碍、免疫力低下、心理压力过大等，将影响患者的情绪，进而影响患者的遵医行为，形成护理安全隐患。

（二）技术因素

技术因素主要指由于护理人员技术不成熟，以及随着新技术的大量引进和一些特殊诊疗手段的增加，护理工作中复杂程度高、技术要求高的内容日益增多，不仅增加了护理工作的压力，而且导致护理工作中技术方面风险加大，影响护理职业安全。

（三）环境因素

医院中不安全的环境因素主要包括：医院的基础设施、病区物品配置存在不安全的因素；设备的性能不完善、不配套，不能达到标准等；环境污染所致的隐性不安全因素；昆虫叮咬，导致过敏性伤害，以及引发的传染性疾病；医用危险品使用不当；病区治安管理不严，给患者造成经济上的损失和精神上的不安全感等。

（四）管理因素

管理因素主要包括：护理管理制度不健全，质量监控不到位，缺乏对护理人员有效的职业道德、相关法律法规、制度、业务的教育和培训，医院人力资源配置不当，管理者无预见

性和洞察力，在管理中缺乏公平、公正，护理人员排班不合理，护理工作责任界定不清晰，团队缺乏凝聚力等。

三、护理职业安全的防范措施

（一）加强护理安全和法治教育，提高安全和法律意识

通过经常性的安全知识教育和法治教育，树立“安全第一、质量第一”的观念，提高护理人员的风险控制意识，增强安全自觉性和法律意识，使之自觉地严格执行各项规章制度，保证护理安全。同时，科学运用法律武器维护患者和自身的合法权益，如护理不安全因素引发的后果，常依赖法律手段予以解决，护理人员要学会运用法律进行维权。

（二）科学配置护理人力资源，加强人员培训

科学配置护理人力资源，构建人才梯队，合理排班，做到最大限度地发挥各级护理人员专长，保障护士正常工作秩序，保证护理安全。临床上发生技术性护理事故的基本原因，多是护理人员的理论知识不够扎实全面、技术操作有误。因此，应加强护理人员的业务培训，提高护理人员的业务素质，这是护理安全的重要环节。

（三）建立健全各项规章制度，提高护理系统安全性和有效性

提高护理安全防范，预防护理差错、事故的发生，应从提高整个护理系统运行的安全性和有效性角度入手。而健全的安全管理制度，又是护理系统安全、有效运行的良好保障。为此，护理部应根据医院实际，制订一套科学、安全、规范的护理管理制度及相关工作职责、工作流程，组织护理人员学习，不定期考核，监督执行，并在实践中不断修订完善，从而保证护理工作安全、高效开展。

（四）注重关键环节管理，提高管理水平

1. 医院应实行“护理部 - 科护士长 - 病区护士长”三级目标管理责任制，护理部设立安全领导小组，科室成立安全监控小组，各司其职，各负其责。

2. 监督检查护理物品的质量、性能等是否符合安全要求，是否对患者、操作人员及社会构成潜在危险；检查物品有无商标、厂址、合格证书等，防止购入假冒伪劣商品。

3. 对风险大、涉及面广、影响大的工作区域，应该给予足够的重视，并加强监督管理。如手术室、急诊科、重症监护室、供应室等。

（五）增强责任感，提高服务意识

护理工作的性质决定了每一项护理活动绝不是一个简单的操作或过程，而是包含着许多复杂环节，每一个环节都有着科学、严谨的规律和规程。护理人员应该增强工作责任感，提高服务意识，严格遵守护理操作规程，认真执行各项护理操作，确保护理安全。

（六）加强医院后勤服务，完善支持系统

本着“以患者为中心”的原则，强化医院后勤工作人员的服务意识，主动为临床工作服务，保证临床工作需要。设备、仪器、设施要有专人维护，定期检查，保持良好备用状态；医院环境清洁、空气质量良好；医院布局、设施和工作流程符合医院感染控制规范要求。

第2节 护理职业防护

案例 3-2

某手术室护士小张，在手术中传递器械时，不慎被已接触了乙型肝炎患者血液的缝针刺破手套，并刺伤手指。

问题： 1. 护士小张被缝针刺伤，属于哪种职业损伤？

2. 在护理工作过程中，护理人员如何做好防护？

护士在护理活动中，存在潜在性的职业危害。护士的工作环境及服务对象决定了护士职业的特殊性，护士在给人们提供健康服务的同时，自身也暴露于各种危险之中。因此，护士应具备对职业危害的防范意识，自觉做好护理职业防护。

一、概　述

（一）护理职业防护的相关概念

1. 护理职业风险　是指护士在工作过程中，可能发生的一切不良安全事件。

2. 护理职业暴露　是指护理人员在工作过程中，接触有毒、有害物质或病原微生物，以及受到心理 - 社会因素的影响，有可能损害健康或者危及生命的情况。

3. 护理职业危害　是指护理人员接触存在于医院特定职业环境中的各种有害的化学、物理、生物等因素，影响人体的正常功能或引发疾病。

4. 护理职业防护　是指在护理工作中采取多种有效措施，保护护士免受职业损伤因素的侵袭，或将其所受的伤害降到最低程度。

考点 护理职业暴露、护理职业防护的概念

（二）护理职业防护的意义

1. 保障职业安全，维护护士健康　护理职业防护措施的有效实施，不仅可以避免职业卫生和职业安全对护士造成的机体损害，而且还可以控制环境和行为引发的不安全因素。通过职业防护可以维护护士的身体健康，减轻工作过程中的心理压力，增强社会适应能力，提高护士职业生命质量。

2. 规避职业风险，控制职业危险　护士通过对职业防护知识的学习和技能强化，可以提高护士执业防护的安全意识，使之自觉履行职业规范要求，严格遵守护理操作规程，有效控制职业危险因素，科学规避护理职业风险，减少护理差错、事故的发生，增加护理工作的安全感和成就感。

3. 减少职业损伤，增加经济效益　在进行护理活动时，若护士未能按要求做好个人防护，造成自身伤害，需休养治疗时，不但影响工作，而且还需支付医疗费用等，从而影响个人和医院的经济收入，造成社会资源的浪费。反之，护士在进行护理活动时，严格执行个人防护，避免了伤害，以健康、饱满的状态投入工作，既能提高工作效率，又能增加经济效益。

4. 营造和谐环境，焕发工作热情　良好安全的职业环境，可以对护士产生愉悦的身心效益，增加执业满意度，使之获得对职业选择的积极认同。同时，可以促进健康的人际交流，

营造轻松愉快的工作氛围，可以减少护士工作的压力，改善护理人员的精神卫生状况，焕发职业工作的激情，提高护士的职业适应能力。

二、护理职业损伤危险因素

护理人员在职业工作环境中，经常会暴露在各种职业危险中，直接威胁着护士的安全，这些危险因素主要包括生物因素、化学因素、物理因素和心理 - 社会因素。

（一）生物因素

生物因素是指在护理活动中，细菌、病毒等病原微生物有可能侵袭护士身体，造成伤害。护士工作在医院的特殊环境中，每天与患者，患者的分泌物、排泄物、衣物和用具等密切接触，因而容易受到各种生物性有害因素的侵害。常见的有细菌和病毒。护理工作中常见的致病菌有肺炎链球菌、大肠埃希菌等，它们通过呼吸道、消化道、血液、皮肤等途径，感染护理人员，导致疾病的发生。护理工作环境中最常见的病毒有肝炎病毒、人类免疫缺陷病毒、冠状病毒等，传播途径以呼吸道和血液传播较多。

（二）化学因素

化学因素是指在护理活动中，由于工作的需要，接触到多种化学消毒剂或化疗药物，可致护士受到不同程度的损伤。常用的消毒剂有甲醛、过氧乙酸、戊二醛、含氯消毒剂等。常用的化疗药物有环磷酰胺、氮芥、阿霉素、丝裂霉素、氟尿嘧啶、铂类等。

（三）物理因素

1. 机械性损伤　常见的机械性损伤有扭伤、跌伤等。临床护理人员在工作中，体力劳动较多，并且劳动强度较大，负重过度，特别是在重症监护室、骨科、精神科、急诊科等，需要搬运患者的频次较多，用力不当、不正确地弯腰等容易扭伤腰部，甚至引发腰椎间盘突出。

2. 温度性损伤　常见的温度性损伤有热水瓶、热水袋所致的烫伤；易燃易爆物品（如氧气、乙醇等）所致的各种烧伤；各种电器使用（如烤灯、高频电刀等）所致的烧伤等。

3. 放射性损伤　尤其是护理人员在日常工作中，常需定期消毒病室、治疗室等，不可避免会接触到紫外线，造成不同程度的皮肤红斑、紫外线性眼炎等不良反应。另外，在为患者进行放射性诊断和治疗的过程中，如果护理人员自我保护不当，可导致放射性皮炎，甚至会引起皮肤癌。

4. 锐器伤　是护理人员最容易最频繁受到的职业损伤之一。而污染的锐器是导致血源性传播疾病的主要因素。目前，已证实有二十多种病原体可经过锐器伤直接传播。最常见、危险性最大的是乙型肝炎病毒、丙型肝炎病毒和人类免疫缺陷病毒。同时，锐器伤对伤者还会造成较大的心理压力，产生焦虑、恐惧，并且引发不同程度的悲观情况，甚至导致其放弃护理职业。

考点　导致血源性传播疾病的主要因素

5. 噪声　主要来源于监护和抢救等仪器设备的报警声、电话铃声、患者的呻吟声、物品及机器移动的声音等。WHO 规定，白天病区较理想的噪声强度应维持在 35 ～ 40dB。护理人员长期处于高分贝的工作环境中，可导致听力、神经系统等的损害。

（四）心理 - 社会因素

护士每天服务于不同的人群，同时承担着多种角色，常处于超负荷状态，再加上人际关系的特殊性与复杂性，影响着护士的身心状态，很容易产生身心疲劳，不仅影响护士身体健康，而且还影响着护士的心理健康，也影响着社会群体对护士职业的选择。

三、护理职业损伤的防范措施

（一）病原微生物侵袭的职业防护

护士在各种护理操作中，应严格遵守消毒、隔离制度及技术操作规程。如处理污染器械时，应做到先消毒后刷洗，一次性器械放入双层医用防渗漏垃圾袋单独处置，针头、刀片等锐器物品放入利器盒。同时加强个人防护，操作时衣帽整齐，接触患者的血液、体液、排泄物时要戴手套，必要时戴护目镜、防护面罩，操作完毕后立即洗手。

（二）化学性损害的职业防护

1. 化学消毒剂损伤的职业防护

（1）严格遵守使用原则　熟练掌握化学消毒剂的性能、功效、浓度、剂量及操作规程，保证安全。消毒剂浸泡的物品，使用前需用无菌生理盐水冲净；环氧乙烷消毒的物品，必须气体散尽后方能使用；甲醛熏蒸空气消毒后，通风 2h 后人员才能进入。

（2）避免直接接触　在使用和配制化学消毒剂时，要戴口罩、帽子和手套，化学消毒剂不慎溅到皮肤或眼睛时，应立刻用清水反复冲洗，防止造成损伤。

（3）防止环境污染　对易挥发的消毒剂，要阴凉通风，密封保存，防止挥发、渗漏，造成环境污染。

2. 化疗药物损害的职业防护

（1）提供安全的配药环境　应设专门化疗配药间，配有空气净化装置，在专用层流柜内配药，以保持洁净的配制环境，操作台面应覆以一次性渗透防护垫或吸水纸，以吸附溅出的药液，以免蒸发造成空气污染。

（2）配制药物前准备充分　配药之前用流动水洗手，佩戴一次性防护口罩、帽子、面罩，准备工作服外套、一次性防渗透隔离衣，选择合适的手套。

（3）严格遵守配药时、执行时的操作要求　①割据安瓿前应轻弹其顶部，使附着的药粉降落至瓶底。掰开安瓿时，应垫纱布，避免药粉、药液、玻璃碎片四处飞溅，并防止划破手套。②掰开粉剂安瓿溶解药物时，溶媒应沿瓶壁缓慢注入瓶底，待药粉浸透后再搅拌，防止粉末溢出。③瓶装药液稀释后立即抽出瓶内气体，以防瓶内压力过高药液从针眼处溢出。④从药瓶内吸取药液后，先用无菌纱布或棉球裹住瓶塞，再撤针头，防止拔出针头的瞬间药液外溢。⑤抽取药液时以不超过注射器容量的 3/4 为宜，防止活塞从针筒中意外滑落。⑥操作完毕，脱去手套后用流动水和洗手液彻底洗手并行沐浴，减轻药物毒性作用。

（4）医疗垃圾的处理　①凡与化疗药物接触过的针头、注射器、输液管、棉球、棉签等，必须收集在专用的密封垃圾桶内，标注警示标志，统一处理。②处理污物时，护士必须戴帽子、口罩及手套，处理完毕后应彻底洗手。

（三）锐器伤的职业防护

1. 增强自我保护意识　医院要建立健全锐器伤预防和处理的相关制度和规程；加强对护士（尤其是新护士）的培训和考核，使之充分认识锐器伤的危害，提高自我防护意识，自觉遵守各项规程，确保职业安全。例如，护士进行有可能接触患者的血液、体液的治疗和护理操作时，必须戴手套。操作完毕，脱去手套后，应立即洗手，必要时进行手的消毒。如手部皮肤发生破损时，必须戴双层手套。在进行侵入性诊疗、护理操作过程中，要保证充足的光线，器械传递要求娴熟、规范，注意防止被针头、刀片等锐器刺伤。

2. 锐器使用中的防护　抽吸药液时，必须使用无菌针头；抽吸后，立即单手操作套上针帽；经三通装置静脉加药时，须去除针头。使用安瓿制剂时，先用砂轮划痕，再掰安瓿，可垫棉花或纱布，以免割伤皮肤。

3. 严格管理医疗废物　使用后的锐器应直接放入防刺、防渗漏的利器盒中，以防止刺伤，利器盒不能太满，不超过容器的 3/4。锐器不应与其他医疗垃圾混放，须放置在特定的场所。封好的锐物容器在搬离病房前应有明确的标志，便于监督执行。

4. 纠正可致损伤的危险行为　①禁止双手回套针头帽。②禁止直接传递锐器。③禁止用手折弯或弄直针头。④禁止徒手携带裸露针头等锐器物。⑤禁止用双手直接接触使用后的针头、刀片等锐器。⑥禁止用双手分离污染的针头和注射器。⑦禁止直接接触医疗垃圾。

5. 加强护士健康管理　建立护士健康档案，定期为护士进行体检，并接种相应的疫苗。建立损伤后登记上报制度；建立受伤员工监控体系，追踪伤者健康状况。

6. 合理安排工作时间　根据工作性质，灵活机动地安排休息时间，使护士身心压力得以释放，提高工作质量和效率，从而减少锐器伤等职业损伤。

链接

锐器伤紧急处理方法

1. 立即用健侧手从近心端向远心端挤压，排出伤口部位的血液，避免在伤口局部来回挤压。

2. 用肥皂水彻底清洗伤口，并用流动净水冲洗伤口 5min。黏膜处用等渗盐水反复冲洗。

3. 用 2% 碘酊、75% 乙醇或 0.5% 碘伏消毒伤口。

4. 向主管部门汇报，并填写锐器伤登记表。

5. 专家根据患者血液中含病毒、细菌的量和受伤者伤口的深度、暴露时间、范围等进行评估，做相应处理。

6. 进行血清学检测，必要时建立追踪档案，采取相应措施。

（四）负重运动性损伤的职业防护

常见的运动性损伤有腰椎间盘突出、腰肌劳损和下肢静脉曲张。预防措施如下。

1. 正确运用人体力学原理　在护理活动中，正确运用人体力学原理，操作中遵循省力原则，避免肌肉紧张，提高工作效率。

2. 避免重复或静态的不良姿势　护士在工作中，应定期变换姿势和体态，以缓解肌肉、关节疲劳，减轻脊柱负荷。

3. 科学使用保护具　护士在工作中，可以佩戴腰围等保护用具，以加强腰部的稳定性，保护腰肌和椎间盘不受损伤。但腰围应仅在劳动时使用，否则可导致腰肌萎缩，产生腰背痛。对于已患腰椎间盘突出症的护士，在佩戴腰围时应注意遵循以下原则：在急性期疼痛加重时，坚持佩戴，卧床休息时解下。

4. 促进下肢血液循环　为预防下肢静脉曲张发生，护士应避免长时间保持同一姿势，适当轻微活动，有助于促进下肢血液循环，减轻下肢静脉瓣膜承受的压力，防止静脉曲张。

5. 科学作息，加强锻炼，合理营养，增强体质。

（五）心理 - 社会性损伤的职业防护

1. 加强心理素质，维护心理健康　重视心理素质的培养，提高应对压力的能力，保持积极、稳定的情绪。科学运用减压技巧，疏导不良情绪影响，进行生理、心理减压。培养积极健康的业余爱好，如跑步、唱歌、跳舞、阅读等，都有助于增强抗压能力，维护心理健康。

2. 加强专业学习，提高专业能力　护士应与时俱进，积极参加各种形式的业务学习，从而提高专业能力和职场竞争力，增强应对工作压力的能力。

3. 增强合作精神，创建和谐的工作环境　护士应培养合作精神，善于沟通交流，能够宽容理解。在同行之间，互相帮助，取长补短，共同进步，各自发挥特长和优势，实现自身价值；在护患之间，建立平等合作的良好护患关系。从而营造积极向上、愉快健康的职业环境。

4. 提高社会地位，重视提升护士价值感　当今的时代，赋予了护士多元化的角色，护士成为维护和促进人类健康的重要力量，为维护人类健康作出了积极的贡献，应加大对护士的正面宣传，积极提高护士的社会地位，努力创造出一个尊重护理职业的社会环境，有助于提高护士的自我价值感，增强抗压能力。

自 测 题

A_1/A_2 型题

1. 衡量医院护理管理水平的重要标志是（　　）
   A. 护理安全　B. 护理差错
   C. 护理缺陷　D. 护理风险
   E. 护理事故

2. 加强护理职业安全教育，应树立的观念是（　　）
   A. 教育第一　B. 安全第一
   C. 护理第一　D. 管理第一
   E. 医疗第一

3. WHO 规定，白天病区较理想的噪声强度应维持在（　　）
   A. 35 ～ 40dB　B. 40 ～ 50dB
   C. 50 ～ 60dB　D. 60 ～ 70dB
   E. 70 ～ 90dB

4. 护士抽吸化疗药物时，药液应不超过注射器容量的（　　）
   A. 3/4　B. 1/2
   C. 1/3　D. 2/3
   E. 1/4

5. 护理人员由于劳动强度大，负重过度，容易导致（　　）
   A. 机械性损伤　B. 化学性损伤
   C. 温度性损伤　D. 放射性损伤
   E. 锐器伤

6. 属于职业损伤危险因素的生物因素的是（　　）
   A. 细菌、病毒　B. 甲醛
   C. 机械性损伤　D. 放射性损伤

E. 锐器伤

7. 护士小陈不慎发生了锐器伤，伤口应用流动净水冲洗的时间是（　　）

A. 3min　　B. 4min

C. 5min　　D. 2min

E. 10min

8. 护士小王为患者进行热疗时，不慎被热水袋烫伤手背，小王的损伤属于（　　）

A. 化学性损伤　　B. 物理性损伤

C. 社会性损伤　　D. 生物性损伤

E. 心理性损伤

9. 患者张某因肺结核入院治疗，在医院住院期间被蚊子叮咬感染疟疾，该医院的不安全因素属于（　　）

A. 技术因素　　B. 物质因素

C. 患者因素　　D. 人员因素

E. 环境因素

10. 患者李某因急性阑尾炎入院，手术治疗后 3 天，未经医护人员同意，擅自出院，造成伤口感染。造成李某伤口感染的不安全因素是（　　）

A. 生物因素　　B. 环境因素

C. 技术因素　　D. 人员因素

E. 物质因素

11. 李护士在护理操作过程中，下述操作错误的是（　　）

A. 双手回套针头帽

B. 污染器械分类消毒后洗刷

C. 用留置针取代钢针

D. 用过的针头放在锐器盒内集中处理

E. 操作完毕用流动水清洗

A_3/A_4 型题

（12、13 题共用题干）

护士小陈给患者注射青霉素时，未认真查对，误将 3 床患者王某的青霉素注射给 1 床患者李某，导致 1 床患者李某发生过敏性休克死亡。

12. 护士小陈在此项操作中出现过失的原因是（　　）

A. 违反交接班制度

B. 执行医嘱不完全

C. 擅自使用护士权力

D. 不认真执行查对制度

E. 违反药物的配伍禁忌

13. 护士小陈的行为属于（　　）

A. 护理安全　　B. 护理差错

C. 护理风险　　D. 护理预防

E. 护理事故

（14、15 题共用题干）

王护士给患者进行注射时，由于患者烦躁，不慎被针头刺伤自己的手指。

14. 导致王护士职业损伤的最直接原因是（　　）

A. 患者家属的不理解

B. 患者对治疗的不配合

C. 护理培训得不到位

D. 技术水平的不专业

E. 直接接触感染患者

15. 王护士在采取的紧急处理措施中，下述措施错误的是（　　）

A. 立即用健侧手从近心端向远心端挤压伤口

B. 用 0.5% 碘伏消毒伤口

C. 用流动水冲洗伤口 5min

D. 立即在伤口局部来回挤压

E. 向主管部门汇报并填写锐器伤登记表

（周心菊）

第4章
医院和住院环境

医院是以诊疗疾病、照顾患者为主要目标的医疗机构，是对群众或特定人群进行防病治病的场所。医院环境与就诊者的身心感受、治疗效果和疾病康复，有着密切的关系。因此，医务人员应具有高尚的医德医风，运用科学的医疗技术和现代化的医疗设备，为就诊者提供高技术含量的医疗服务和完美的生活服务，使其在良好的环境中得到诊治。

第1节　医院概述

案例 4-1

患者，女，38岁。因急性阑尾炎住院。入院后予手术治疗，护士小李为患者准备麻醉床。

问题：1. 铺麻醉床的目的是什么？

2. 病室内的温、湿度应维持在多少合适？

一、医院的性质和特点

（一）性质

卫生部1982年1月12日颁布的《全国医院工作条例》中明确规定："医院是防病治病、保障人民健康的社会主义卫生事业单位，必须贯彻党和国家的卫生工作方针政策，遵守政府法令，为社会主义现代化建设服务。"这是我国医院的基本性质。

（二）特点

医院是以患者和一定社会人群为主要服务对象，以医学技术为基本服务手段，这决定了医院工作的特点有以下几点。

1. 必须以医疗工作为中心，一切为了患者。发扬救死扶伤、人道主义精神，强调医疗效果。

2. 科学性、技术性强。必须遵循生物-心理-社会医学模式去开展工作，既强调科学分工又强调科学协作，成为有机的整体。

3. 显著的随机性与规范性。疾病种类多，病情千变万化，必须具有随机应变和应急的能力；同时任何医疗行为都关系到人的生命安全，务必严格规范，严肃认真遵循技术操作规程与要求，将随机性与规范性有机统一。

4. 时间性和连续性强。时间就是生命，在治疗与抢救患者过程中要争分夺秒；接受患者就诊、病情观察与治疗要求连续不间断，各种工作安排都应适应医疗工作连续性要求。

5. 具有社会性与群众性。医疗服务面广，服务对象包含各行各业的男女老少，医院应尽量满足社会医疗需求；同时医院工作受到社会各种条件与环境的制约，离不开社会各方面的支持。

6. 要以社会效益为首位，使社会效益与经济效益有机统一。医院的公益性决定它必须坚持以社会效益为首位；同时要讲经济效益，以增强医院实力，提高为患者服务的水平与效果。提高经济效益的根本途径在于提高医疗服务的水平与质量，注意投入与产出的合理比例。

二、医院的任务

随着医学科学的发展、医学模式的转变，以及人们对疾病与健康概念认识的深化，医院的任务已逐渐从单纯的诊疗、护理患者向疾病的预防和康复方面发展。医院的任务是以医疗为中心，在提高医疗质量的基础上，保证教学和科研任务的完成，并不断提高教学和科研水平。同时做好扩大预防，指导基层和计划生育工作。

1. 医疗工作　是医院的主要任务。医疗工作以诊治疾病和护理服务两大业务为主体，医疗部门与医技部门密切配合，形成一个整体为患者提供服务。

2. 教学工作　医学专业学生在经过学校教育后，必须接受临床实践教育。即使在职人员也需不断接受继续教育，更新知识和技术，熟练掌握各种医疗技能，提高医疗质量，以适应医学科学发展的需要和人民群众的健康需求。医院是进行医学临床教育的重要场所。

3. 科学研究　医院为医学科学工作者提供临床实践和科学研究的场所。许多临床上的难题，要通过科学研究来解决，以推动医学科学的发展，更好地服务于民众。因此，医院是促进医学科学发展的重要科研基地。

4. 预防和社区卫生服务　医院除医疗服务外，还需提供预防保健服务。为基层医院提供计划生育、疾病普查和健康咨询等指导。开展社区和家庭卫生保健服务，进行健康教育，倡导健康生活方式，增强人们健康意识，延长寿命，提高生活质量。

考点 医院的任务

三、医院的种类

根据不同的划分方法，可将医院划分为不同的类型（表 4-1）。

表 4-1　医院的种类

划分方法	医院类型
按收治范围划分	综合医院、康复医院、职业病医院、专科医院（传染病、精神病、肿瘤、口腔、妇婴、骨科医院等）
按特定任务划分	军队医院、企业医院、医学院校附属医院、科研医院
按地区划分	城市医院（市医院、区医院、社区卫生服务中心）、农村医院（县医院、中心卫生院、乡镇卫生院）
按运营目标划分	营利性医院（私立医院、股份制医院、股份合作制医院、中外合资医院）、非营利性医院（政府医院、企业医院、社区医院及民办医院）
按所有制划分	全民所有制、集体所有制、个体医院、股份制和混合所有制医院

医院分级管理是按照医院的功能、规模、技术力量、服务地域、管理机关及服务质量等综合水平，将其划分为一定级别和等次的标准化管理（表4-2）。根据《医院分级管理标准》，医院分为三级十等。一、二级医院分别分为甲、乙、丙三等，三级医院分为特、甲、乙、丙四等。

表4-2 医院的分级

级别	医院	功能
一级	社区卫生服务中心，城市、街道卫生院等	指直接向一定人口的社区提供医疗卫生服务，对疑难重症做好正确转诊，协助高层次医院做好住院前后的服务
二级	一般市、县医院，省会城市、直辖市的区级医院和相当规模的厂矿、企事业单位和职工医院等	向多个社区提供医疗卫生服务，接受一级医院转诊，指导一级医院的业务工作与相互合作，承担一定程度的教学和科研任务
三级	国家、省、直辖市直属的大医院及医学院校的附属医院等	向几个地区甚至全国范围提供医疗卫生服务，解决危重疑难病症，接受二级医院转诊，对下级医院进行指导和培训，并承担教学、科研任务

四、医院的组织结构

我国医院的组织架构一般分为诊疗部门、辅助诊疗部门和行政后勤部门3个部门（图4-1）。各部门之间既分工明确，各尽其责，又相互协调，相互合作。诊疗部门是医院的主要业务部门，是医院为就诊者服务的第一线，负责门诊、急诊及住院患者的诊疗、护理及预防保健等工作；辅助诊疗部门是以专门的技术和仪器设备辅助诊疗工作；行政后勤部门是进行人、财、物保障的辅助部门，其职责是保障医院医疗、护理工作的顺利进行。

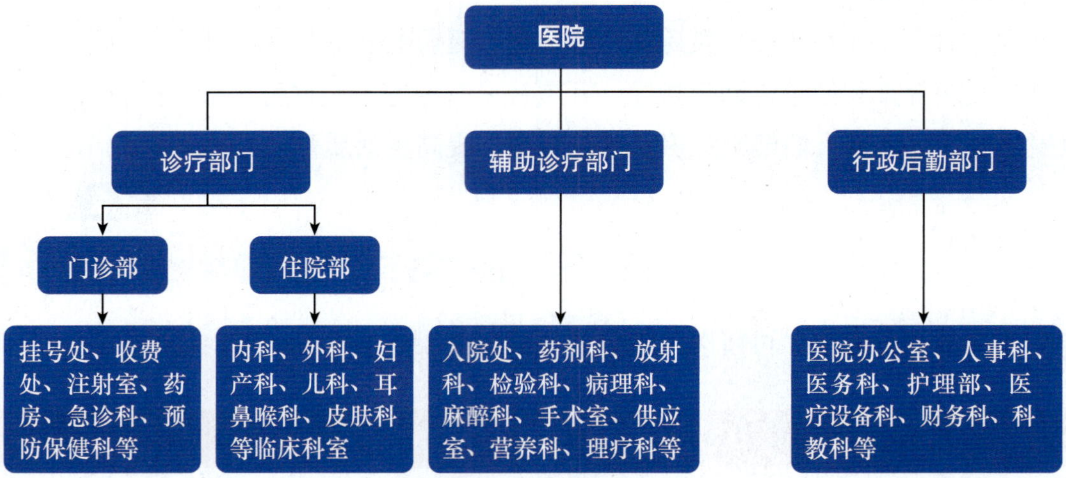

图4-1 医院组织结构模式图

第2节 门诊部的设施及护理工作

门诊部是医院面向社会的窗口，是医疗工作的第一线，是直接对人民群众进行诊断、治疗、护理和预防保健的场所。门诊部的医疗护理工作质量直接影响公众对医院的认识和评价。门诊部包括门诊和急诊等。

一、门　　诊

（一）设置和布局

医院按不同部门分设门诊各科。门诊的候诊与就诊环境，应以方便患者为目的，以突出公共卫生为原则，做到布局合理、卫生设施齐全、安静、整洁、美化、绿化，备有醒目的标志和路牌，以方便患者诊治疾病。

门诊部应设有预检分诊处、挂号处、收费处、药房、各医技科室、各科诊察室、综合治疗室及咨询处等。诊察室内应有诊察床、桌子、洗手池等设施，各种检查用具及化验单、检查申请单、处方等放置有序，保持桌面整洁。综合治疗室内应设有必要的急救设备，如氧气瓶、电动吸引器、急救药品等。

（二）门诊护理工作

1. 预检分诊　现代医院门诊分科很细，患者难以准确选科就诊，因此应预检分诊，以提高医院工作效率，缩短患者就诊时间。预检工作需由实践经验丰富的护士担任，在扼要询问病史、观察病情的基础上，做出初步判断，给予合理的分诊指导和传染病管理，做到先预检分诊，后挂号治疗。

2. 安排候诊与就诊　患者挂号后，分别到各科候诊室候诊。候诊室护士应做好以下护理工作。

（1）准备好各种检查器械、用物，保持良好的诊疗环境和候诊环境。

（2）分理初诊和复诊病案，收集整理化验单和检查报告单等。

（3）根据病情测量体温、脉搏、呼吸等，并记录在门诊病案上。

（4）按先后次序安排就诊。必要时护士应协助医生进行诊查工作。

（5）密切观察候诊患者病情，遇到高热、剧痛、呼吸困难、出血、休克等患者，应立即安排提前就诊或送急诊室处理；对病情较重或年老体弱者，可适当调整就诊顺序。

3. 健康教育　可利用候诊时间，采用口头、图片、黑板报、电视录像或赠送有关健康宣传手册等不同形式，开展健康教育。并对患者提出的问题给予适当的解答。

4. 治疗　对需在门诊进行的治疗，如注射、换药、导尿、灌肠、穿刺等，应严格执行操作规程，确保治疗安全、有效。

5. 消毒隔离　门诊工作具有来往人员多、病种杂、感染概率高等特点。因此，门诊的空间、地面、墙壁、桌椅、担架、推车，以及诊疗、护理所用的医疗器械等，应认真做好清洁、消毒、灭菌工作，防止交叉感染的发生。对传染病或疑有传染病者，应分诊到隔离门诊就诊，并做好疫情报告。

考点　门诊护理工作内容及特殊患者就诊时的处理方法

二、急　　诊

急诊科是医院接收和救治急、危、重症患者的场所，是抢救患者生命的第一线。对危及生命的患者和意外灾害事件，需立即组织人力、物力，按照急救程序进行抢救。急诊科的特点：患者发病急骤、病情凶险、变化迅速、周转快；护理工作繁重而复杂、时间紧迫、应急性强。急诊科护士要有良好的职业素质、高度的责任心、时间就是生命的观念、敏捷的动作、敏锐的临床思维、娴熟的抢救技术，才能胜任紧张而高强度的急救工作。因此，急诊科护理工作的组织和技术管理应达到标准化、程序化、制度化，急诊工作才能正常运行。

（一）急诊科的设置和布局

急诊科应设有独立的预检分诊处、诊疗室、治疗室、抢救室、监护室、观察室、清创室等，还应设药房、化验室、X线室、心电图室、挂号室及收费室等，有条件的要设立监护室、急诊手术室等。

急诊科环境要宽敞，光线明亮，空气流通，安静整洁。要有专用通道和宽敞的出入口，标志和路标应醒目，夜间有明显的灯光，并有电话等先进通信设施，以方便急症患者就诊和最大限度缩短就诊时间，争取抢救时机。急诊科要保证24h应诊。

（二）急诊护理工作

1. 预检分诊　急诊患者到达急诊科，应有专人负责出迎。预检护士要掌握急诊就诊标准，做到一问、二看、三检查、四分诊的顺序，初步判断疾病的轻重缓急，迅速将患者分诊到相应的诊疗室、抢救室进行诊治或抢救。遇有危重患者立即通知值班医生及抢救室护士；意外灾害事件应立即通知护士长及医务部；遇到法律纠纷、刑事案件、交通事故等情况，应迅速报告医院保卫部门或直接与公安部门取得联系，请家属或陪送者留下以配合工作（图4-2）。

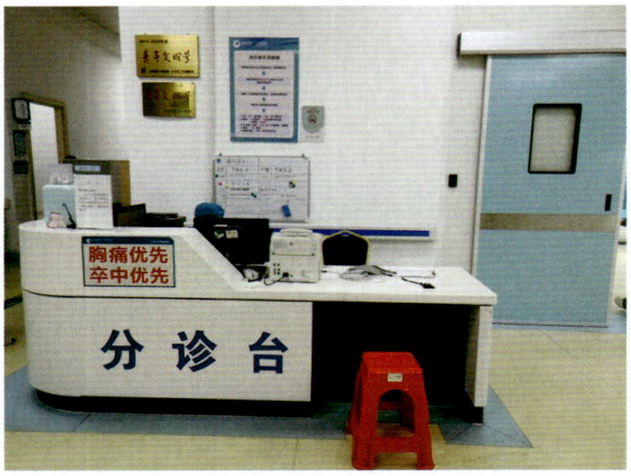

图4-2　预检分诊处

2. 抢救工作

（1）物品准备　备好各种急救药品和抢救设备是挽救患者生命的关键。急诊常用的抢救物品包括一般物品、无菌用物及急救包、急救设备、急救药品和通信设备（表4-3）。一切抢救物品应做到“五定”，即定品种数量、定点安置、定人保管、定期消毒灭菌和定期检查维修。护士须熟悉抢救物品的性能和用法，并能排除一般性故障，使所有急救物品处于良好备用状态，急救物品完好率要求达100%。

表4-3　急诊常用的抢救物品

物品种类	物品名称
一般物品	血压计、听诊器、张口器、压舌板、舌钳、手电筒、止血带、输液架（或输液轨道）、氧气管、吸痰管、胃管等
无菌物品及急救包	各种型号注射器和针头、输液器、输血器、输液泵、静脉切开包、气管插管包、气管切开包、开胸包、导尿包、各种穿刺包、无菌手套及无菌敷料等
急救设备	中心供氧系统或氧气筒、中心吸引装置或电动吸引器、心电监护仪、除颤器、心脏起搏器、呼吸机、超声波诊断仪、洗胃机等，条件许可备移动式（手提）X线机、手术床、多功能抢救床

续表

物品种类	物品名称
急救药品	中枢兴奋药，升压、降压药，强心药，止喘药，抗休克和心律失常药，血管扩张和止血药，镇痛药，镇静药，解毒药，抗过敏药，抗惊厥药，脱水利尿药，激素，纠正水、电解质紊乱及酸碱平衡失调药，各种静脉液体、局部麻醉药及抗生素等
通信设备	设有自动传呼系统、专用电话、对讲机等

（2）配合抢救　抢救过程中医护人员协调一致、积极有效的配合，可以赢得宝贵的抢救时间，提高危重患者急救的成功率，降低伤残率和死亡率。

1）严格按抢救程序和操作规程实施抢救措施，做到争分夺秒：医生到达前，护士应根据病情作出初步判断，给予紧急处理，如测量血压、吸氧、吸痰、止血、配血、建立静脉通路、进行人工呼吸、胸外心脏按压等。医生到达后，立即汇报处理情况，积极配合抢救，正确执行医嘱，密切观察病情动态变化，为医生提供及时有效的信息。

2）做好抢救记录和查对工作：应及时、准确、清晰地做好抢救记录，要详细记录与抢救有关的事件并注明时间，如患者和医生到达的时间、抢救措施落实和停止的时间、执行医嘱的内容及病情的动态变化。抢救过程中，凡口头医嘱必须向医生复述一遍，双方确定无误后尚可执行。抢救完毕后，请医生在 6h 内补写医嘱和处方。各种急救药品的空安瓿需经两人核对后，方可弃去；输液袋、输血袋等用后均应统一放置，以便统计查对，核实与医嘱是否相符。

3. 病情观察　急诊科设有一定数量的观察床，收治已明确诊断但因各种原因暂时不能住院的患者，或暂时不能确诊的患者，或只需短时间观察，病情稳定后即可返家的患者。留观时间一般为 3 ～ 7 天。留观室护理工作如下。

（1）入室登记，建立病案，详细填写各项记录，认真书写病情报告。

（2）主动巡视和观察患者病情，及时执行医嘱，做好晨晚间护理及各项基础护理工作，加强心理护理。

（3）做好患者及家属的管理工作，保持观察室整洁安静。

考点　急诊的护理二作内容

第 3 节　病　　区

病区是住院患者接受诊疗、护理及休养的场所，也是医护人员开展医疗、护理、预防、教学、科研活动的重要基地。

一、病区的设置和布局

病区设有病室、危重病室、抢救室、治疗室、护士办公室、医生办公室、配餐室、盥洗室、浴室、库房、洗涤间、厕所、医护值班室和示教室等。有条件的医院可设置学习室、娱乐室、会客室、健身室等。

病区的布局应科学合理，以方便治疗和护理工作。如护士办公室（或护士站）应设在病区的中心位置，与抢救室、危重病室及治疗室邻近，以便观察病情、抢救患者和准备物品。每个病区最好设30～40张病床，有条件的医院可设置中心供氧及中心吸引装置、呼叫系统、电视、电话、壁柜、卫生间等，或设立单人病室，病室布置温馨，充分体现医院人性化服务理念。

二、病区的环境管理

病区环境包括社会环境和物理环境。医护人员应创造一个良好的住院环境，以满足患者生理、心理及治疗的需要。

（一）社会环境

医院是社会的窗口，是社会环境的一个特殊组成部分。患者入院后，对接触的人、陈设、规则、气味、声音等都会感到陌生和不习惯，难免产生焦虑、失落、恐惧等不良心理反应。护士应为患者创造和维持一个良好的社会环境，消除患者不良的心理反应，帮助患者尽快适应医院环境。

1. 建立良好的人际关系　影响住院患者身心康复的人际关系包括医患关系、护患关系和病友关系。帮助患者创建和维护良好人际关系的措施如下。

（1）护士在进行医疗护理活动时，无论患者的年龄、性别、民族、信仰、文化程度、职位高低、远近亲疏，应做到一视同仁。

（2）护士要以端庄的仪表，以护理操作时稳、准、快的行为和举止，以严肃认真、一丝不苟的工作态度和乐观开朗、积极向上的情绪，带给患者心理上的安慰，从而使之产生信任感、安全感，增强战胜疾病的信心。

（3）尊重患者的权利与人格。

（4）鼓励病友间相互帮助和照顾，以增进友谊与团结，消除陌生与不安情绪，营造融洽愉快的氛围。

2. 帮助患者遵守医院规则　医院为了保证医疗、护理工作的顺利开展及预防医院内感染等而制订各种规则，如入院须知、探视制度、陪护制度等，以便为患者提供良好的休息与睡眠环境，保证诊疗护理工作的正常进行，预防和控制医院感染的发生，促使患者早日恢复健康。院规既是对患者行为的指导，也是对患者的一种约束，会对患者产生一定的影响。因此，医院应制订合理的医院规则，并帮助患者适应，具体的措施如下。

（1）热情接待，耐心解释，取得患者的理解和配合。向患者及家属解释每一项院规的内容和执行各项院规的必要性，得到患者及家属的理解，使其主动配合，自觉遵守各项规章制度。

（2）在维护院规的情况下，让患者有一定的自主权。由于患者入院后，凡事都要遵从医生护士的安排和院规的约束，容易产生压抑和无力感。因此，在维护院规的前提下，尽可能让患者对个人环境拥有自主权，并对其居住空间表示尊重，如进门时先敲门；为患者服务时，先取得患者同意等。

（3）尊重探视人员，如探视时间和行为不恰当，劝阻和限制方法应适当。鼓励患者家属和朋友来探视，以减轻患者的孤独感。如果探视者不受患者的欢迎，或探视时间不适当，影响医疗护理工作，则要适当劝阻和限制，并给予解释，取得患者、家属及探视者的谅解。

（4）及时向患者提供与其检查、治疗、护理等相关的信息，并鼓励患者参与护理计划的制订。

（5）尊重患者的隐私权，为患者做治疗护理时，应该适当遮挡患者。护士有义务为患者的诊断、检查结果、治疗与记录等信息保密。

（6）做好患者的照顾。对于生活能力受限的患者，护士应主动巡视，及时帮助；同时鼓励患者自我照顾，帮助其恢复自信心和自护能力。

（二）物理环境

病区的物理环境是影响患者身心舒适的重要因素，对病区物理环境进行适当的调控，使其保持安静、整洁、舒适和安全，可促进患者疾病的痊愈和健康的恢复。

1. 安静　安静的医院环境可使患者减轻焦虑，得到充分的休息和睡眠，促进其早日康复。根据 WHO 规定的噪声标准，白天病区的噪声强度应控制在 35 ～ 40dB，若达到 50 ～ 60dB 时则对患者休养产生干扰。因此病区内应采取的具体的措施如下。

（1）病区的桌椅脚应钉上橡胶垫，推车的轮轴、门窗合叶应定期滴注润滑油。

（2）向患者及家属宣传保持病室安静的重要性，以取得他们的配合，共同创造一个安静的环境。

（3）医护人员应做到“四轻”：走路轻、说话轻、操作轻、关门轻。

（4）加强对患者及家属的宣传工作，共同保持病室安静。

考点 WHO 规定的噪声标准

链接

噪声常识

1. 0 ～ 20dB　很静、几乎感觉不到声音。

2. 20 ～ 40dB　安静、犹如轻声絮语。

3. 40 ～ 60dB　普通室内一般情况下谈话的音量。

4. 60 ～ 90dB　有些吵闹，可能有轻微的听力神经损伤。70dB 以上，会使人心情烦躁，注意力不集中；噪声若达到 80dB 以上强度，持续性噪声长期刺激，可造成内耳螺旋器和螺旋神经的损害，从而引起噪声性耳聋。

5. 90dB 以上　导致人听力受损，甚至引起耳聋。

2. 整洁　主要指病区的护理单元和医疗护理操作环境应整洁。要求达到避免污垢积存，防止细菌滋生的目的。保持病区环境整洁的措施如下。

（1）病区陈设齐全，规格统一，布局合理，摆放整齐，方便取用。做到物有定位，用后归位。

（2）及时清理环境，病区内墙、地面及所有物品采用湿式清扫法。

（3）治疗后的用物应立即撤去，排泄物、废弃物、污染物应及时清除。

（4）患者的皮肤、头发保持清洁，被服、衣裤定期更换。

（5）护理人员仪表端庄，服装整洁、大方得体。

3. 舒适　主要是指病室的温度、湿度、通风、光线、装饰等方面对患者的影响及调节。

（1）温度　适宜的温度可使患者感到舒适、安宁，有助于维持患者的心理状态和情绪稳定，从而减少能量的消耗。室温过高会使神经系统受到抑制，干扰消化与呼吸功能，不利于机体散热，使患者感到烦躁；室温过低，会使患者畏寒，易受凉，肌肉紧张。病室适宜的温度冬季一般为 18 ～ 22℃，新生儿、老年人、产房、手术室、重症监护室以 22 ～ 24℃为宜。因此，病室应备有室温计，随时观察室温并给予调节，可根据季节和条件采用不同的措施，此外，应根据气温变化适当增减患者的衣服和盖被，在执行治疗、护理操作时，应尽量避免暴露患者。

考点 病室内适宜的温度

（2）湿度　会影响皮肤蒸发散热的速度，从而影响患者的舒适感。湿度过高，蒸发作用减慢，可抑制出汗，患者感到湿闷不适，尿量增加，加重肾脏负担；湿度过低，空气干燥，人体蒸发大量水分，患者感到呼吸道黏膜干燥、口干、咽痛，对气管切开或呼吸道感染患者尤为不利。病室的相对湿度以 50% ～ 60% 为宜。因此，病室应备有湿度计，以便对湿度进行观察和调节，可根据季节和条件采用开窗通风、地面洒水、暖气上放置湿毛巾、使用加湿器等措施，或利用空调设备等措施调节室内湿度。

考点 病室内适宜的湿度

（3）通风　通风换气可以调节室内温度和湿度，增加氧含量，降低二氧化碳浓度和微生物的密度，使患者感到舒适，避免产生烦躁、倦怠、头晕、食欲缺乏等症状，有利于患者康复。通风效果随通风面积（门窗大小）、室内外温度差、通风时间及室外气流速度而异。一般每次通风时间为 30min 左右，通风时避免迎着对流风，以免受凉。

（4）光线　病室内的光线亮度可影响患者的舒适感。适当的采光和照明可提供安全环境，有利于观察病情及治疗、护理操作的顺利进行。病室采光有自然光源和人工光源两种。

日光是维持人类健康的要素之一，适量的日光照射可使照射部位温度升高，血管扩张，血流增快，改善皮肤和组织的营养状况，使人食欲增加。另外，日光中的紫外线有杀菌作用，并可促进机体生成维生素 D。日光的照射还可减少患者与外界的隔离感。因此，病室应经常开启门窗，使阳光直接射入，或协助患者到户外接受阳光照射，以增进身心舒适感。但应注意避免阳光直射眼睛，以免引起目眩，午睡时应用窗帘遮挡光线。

人工光源常用于满足夜间照明及平时特殊检查、治疗和护理的需要。护理人员应根据不同需要对光线进行调节。楼梯间、治疗室、抢救室、监护室内的灯光要明亮；普通病室除一般吊灯外，还应有床头灯、壁灯或地灯，床头灯最好是光线可调节型，其开关应放置在患者易触及处。必要时，还可备有一定数量的鹅颈灯，以适用于不同角度的照明，为特殊诊疗提供方便。夜间使用壁灯或地灯，既可方便夜间的巡视工作，又不影响患者的睡眠。

（5）装饰　病室的装饰应以简洁美观，家庭化为主。环境颜色会影响人的情绪、行为和健康。以往病室及医务人员的工作服多采用白色，易使患者产生单调、恐惧感。现代医院多根据不同护理对象的需求而选择合适的色彩，如儿科护士服装采用粉红色，给人温馨亲切的感觉，减轻儿童的恐惧感；手术室选用绿色，给人安静舒适的感觉，增加患者的信任感，也有着“绿色生命通道”的寓意；浅蓝色使人心胸开阔，奶油色则给人以柔和、悦目、宁静感。病室墙壁上方选涂白色，下方选涂浅绿色或浅蓝色，以避免白色反光，引起患者疲劳。病床、桌、椅、窗帘、被套、床单等也趋向家居化，以满足患者的需要。绿色植物及鲜花可使人赏心悦目，并增添生机，给患者以美的享受，增强其战胜疾病的勇气和信心。可在病室内外及走廊上摆设鲜花和绿色盆景植物，在病室周围建设花坛、草坪，种植树木等，优化住院环境。

4. 安全　护理人员要及时评估影响个体及环境安全的因素，并积极采取措施进行防范。措施如下。

（1）避免医源性损伤　医源性损伤是指由于医务人员言语及行为上的过失造成患者心身的损害。给患者进行治疗护理操作时，应严格遵循操作规程和查对制度，防止差错事故发生；护士应责任心强，语言、行为符合职业规范，以免造成患者生理和心理上的损伤。

（2）避免各种原因导致的意外损伤

1）机械性损伤：常见的有跌伤、撞伤、阻塞等损伤，对这些损伤要注意预防。对昏迷、神志不清、躁动不安的患者及婴幼儿可用床挡保护，必要时可用约束带，对年老体弱、行动不便、服用镇静剂及长期卧床初次下床的患者应给予搀扶；病室地面应注意保持干燥、整洁，物品放置稳妥；患者常用物品应放在其容易拿取处；走廊、浴室、厕所应设置扶手，供患者活动不便时使用；浴室和厕所还应设置呼叫器，以利于患者必要时使用；在精神科病房，应注意将刀片、剪刀等锐器收好，不让患者接触到。

2）温度性损伤：常见的温度性损伤有热水袋、热水瓶所致的烫伤；易燃易爆危险品，如氧气、煤气、乙醇、汽油等所致的各种烧伤；各种电器如烤灯、高频电刀等所导致的灼伤；应用冰袋等所导致的冻伤等。护理人员在应用冷、热疗法时，应严格掌握操作要求，注意观察局部皮肤变化，鼓励患者及时反映不适，小儿或容易受伤的患者在做热疗期间应有专人陪护；对易燃易爆的物品应妥善保存，对医院内各种电器设备应经常检查，及时维修。

3）压力性损伤：常见于骨突处长期受压及打石膏或夹板固定过紧，形成局部压力性损伤；高压氧舱治疗不当，所致的气压伤等。因此在工作中，须加强对危重患者或长期卧床患者的护理。

4）放射性损伤：各种放射性治疗虽是某些肿瘤的有效治疗手段，但如果治疗过程中处理不当，可导致放射性皮炎、皮肤溃疡坏死，甚至死亡。因此，在使用 X 线及其他放射性物质进行诊断或治疗时，要对在场人员采取适当的保护措施。如穿铅衣外套、戴手套等进行保护。对于接受放射性诊断或治疗的患者，应尽量减少患者身体不必要的暴露。保持照射野的标记，同时要正确掌握照射剂量和时间。

5）化学性损伤：应用各种化学性药物时，由于药物剂量过大或浓度过高、用药次数过多、用药配伍不当、用药错误等，均可引起化学性损伤。护理人员应具有一定的药理知识，掌握常用药物的保管原则和药疗原则；用药时，严格“三查八对”，注意配伍禁忌，观察用药后的反应。

6）生物性损伤：预防原则为控制感染源，切断传播途径，保护易感人群。具体措施为严格执行消毒隔离制度，遵守无菌技术操作原则，加强危重患者的护理，增强患者的体质。

（3）避免医院内感染　病区应有严格的管理系统和措施，预防医院内感染。如操作中严格执行无菌技术操作原则和消毒隔离制度，定期对病室及各种设备进行清洁、消毒、灭菌等。

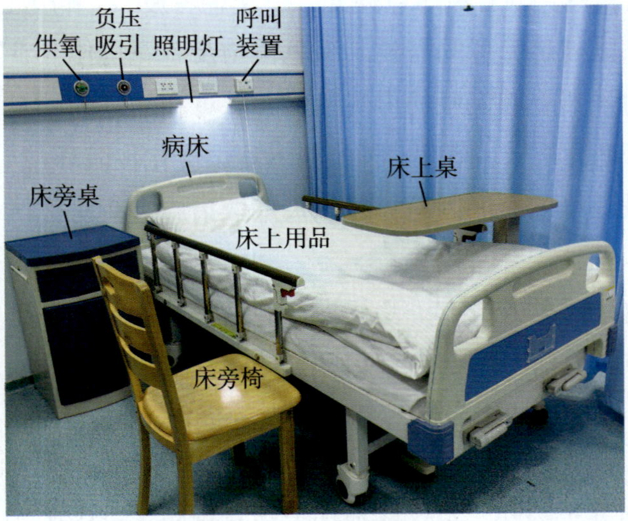

图 4-3　床单元设置

三、床单元及其设备

床单元是指医院提供给患者使用的家具与设备。每个床单元应配备有病床、床垫、床褥、枕芯、棉胎或毛毯、大单、被套、枕套，需要时加一次性中单，还要有床旁桌及椅子（或装有床上桌、移动桌）。床头墙壁上有照明灯、呼叫装置、供氧装置和负压吸引装置等设施（图 4-3）。床单元设备规格应统一，制作要符合要求（表 4-4）。

表 4-4　床单元规格与要求

物品名称	规格	要求
病床	长 200cm、宽 90cm、高 50cm	钢丝床：床头、床尾可支起或摇起，以调节体位。床脚装有小轮，便于移动 可固定木板床：骨科患者多用。有的则在钢丝床上放一块木板 电动控制多功能床：患者可通过按钮自行控制床的升降或改变体位
床垫	长度比床面长度减少 5cm，宽度与床面宽度相同；厚度 10 ～ 15cm	用棕丝或海绵制作垫芯，垫面选用牢固的布料制作
床褥	长宽与床规格相同	用棉花制作褥芯，棉布制作褥面
棉胎	长 230cm、宽 155cm	多用棉花胎，也可用人造棉或羽绒被
枕芯	长 60cm、宽 40cm	内装荞麦皮、木棉或高弹腈纶丝绵，以棉布制作枕面
大单	长 250cm、宽 180cm	用棉布制作
被套	长 230cm、宽 165cm	用棉布制作，尾端开口处有系带
枕套	长 65cm、宽 45cm	用棉布制作
橡胶中单	长 85cm、宽 65cm，左右两端各加棉布 40cm	中间用橡胶制作，两端用棉布制作
中单	长 170cm、宽 85cm	用棉布制作

四、铺　床　法

病床是患者睡眠和休息的地方。由于疾病的限制和治疗的需要，患者许多活动只能在床上进行，所以病床一定要符合实用、耐用、舒适、安全的原则。临床常用的铺床法有：铺备用床法、铺暂空床法和铺麻醉床法。

（一）铺备用床法

备用床见图 4-4。

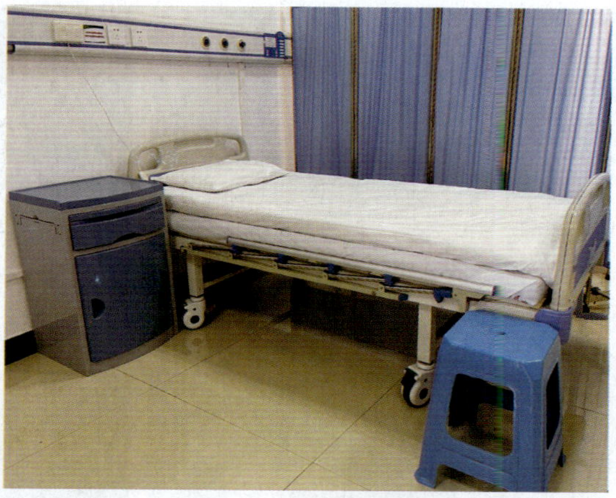

图 4-4　备用床

【目的】

1. 保持病室整洁、舒适和美观。
2. 准备迎接新患者。

【评估】

1. 同病室其他患者是否进行治疗或进餐。
2. 床单元设备有无损坏，是否符合要求。

【准备】

1. 护士准备　着装整洁，洗手，戴口罩。
2. 用物准备　床垫、床褥、棉胎（或毛毯）、枕芯、大单、被套、枕套、床旁桌、床旁椅。
3. 环境准备　病室清洁、通风，无患者进行治疗或进餐。

【实施】

1. 操作步骤　见表 4-5。

表 4-5　铺备用床法

操作流程	操作要点
备物检查	备齐用物，按取用顺序放于治疗车上（自下而上放置枕芯、枕套、棉胎或毛毯、被套、大单、床褥），推车至床旁检查床、床垫的功能是否完好，有脚轮的床，应先固定，调整床至适合高度
移开桌椅	移开床旁桌，距床约 20cm，移床旁椅至床尾正中，距床约 15cm。将铺床用物放于床旁椅上
翻扫床垫	用纵翻法或横翻法翻转床垫，从床头至床尾铺平床褥
铺单折角	取已折叠好的大单放于床的正中处，大单纵、横中线与床纵、横中线对齐，分别向床头、床尾、近侧、对侧展开；先铺近侧床头，面向床角，两脚前后分开，呈弓步，一手手将床头床垫托起，另一手伸过床头中线，将大单包塞于床垫下（图 4-5A）。在距床头约 30cm 处，向上提起大单边缘，使其同床边垂直，呈一等边三角形，以床沿为界，将三角形分为两半
斜角法	将上半三角覆盖于床上，下半三角平整地塞于床垫下，再将上半三角翻下塞于床垫下（图 4-5B ～ F）
S 式套被套	取已折叠好被套，被套头端齐床头放置，被套纵中线与床纵中线对齐，分别向床尾、近侧、对侧展开（被套正面向外，开口端朝床尾），将被套开口端的上层约 1/3 部分打开，将折好的棉胎（或毛毯）置于被套开口处，底边与被套开口边平齐，将棉胎（或毛毯）上缘中部拉至被套封口处（图 4-6A、B），棉胎（或毛毯）上端与被套封口紧贴，将竖折的棉胎（或毛毯）向两边展开，与被套边平齐，对好两上角，盖被的上缘平齐床头，到床尾逐层拉平盖被、系带，将盖被的两侧向内折与床沿平齐，折成被筒，将盖被尾端向内折叠齐床尾
套枕放平	于床尾处将枕套套于枕芯上，四角要充实，系好系带整理枕头平放于床头，枕套开口处背门
桌椅归位	移回床旁桌、椅，保持床单元整洁美观 洗手
处理用物	将污染用物清洁处理

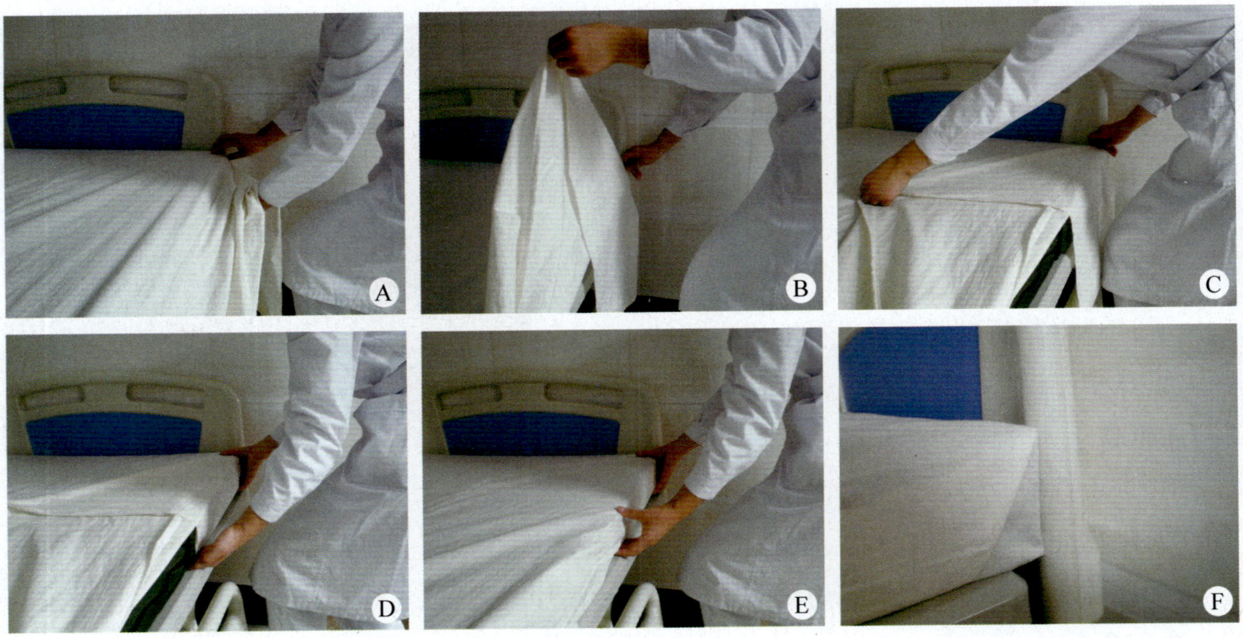

图 4-5　铺大单

A.将大单包塞于床垫下；B.提直角三角形；C.平铺三角形；D.将多余部分塞于床下；E.将三角形塞于床垫下；F.铺好的直角

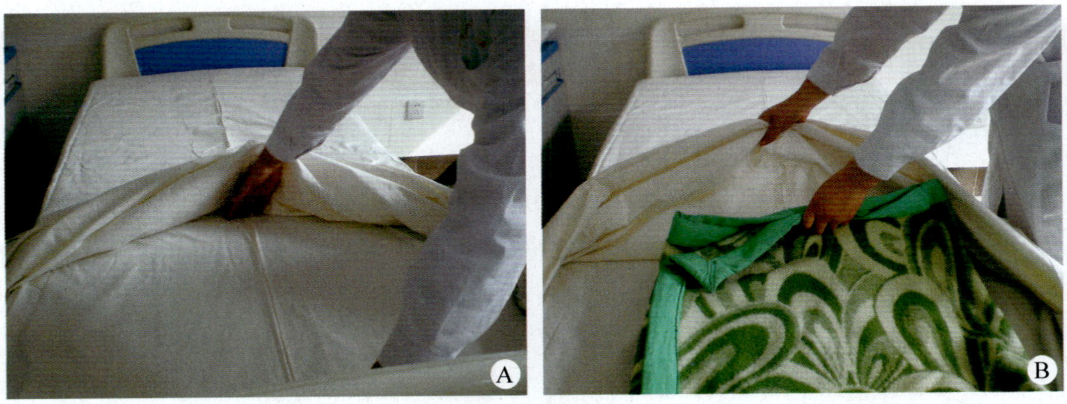

图 4-6　S 式套被套

A. 打开被套后部开口处；B. 填充毛毯

2. 注意事项

（1）床铺应符合实用、耐用、舒适、安全、美观的原则。大单、被套、枕套均应做到平、整、紧、实、齐、美。

（2）动作轻稳，避免抖动、拍打等动作，以免微生物传播。

（3）应用省时、节力原则：①铺床时身体应靠近床，两脚前后或左右分开，扩大支撑面，降低重心，增加身体的稳定性。②应用臂部肌肉力量，手臂动作平稳协调，有节律地连续进行。③翻转床垫时应借助床垫自身的重量以节省体力，减少扭伤。④先铺床头，后铺床尾，再铺中部，铺好近侧，再铺远侧，避免多余无效动作，减少走动次数。

【评价】

1. 病床符合实用、耐用、舒适、安全的原则。大单、被套、枕套平、整、紧、实、齐、美。

2. 手法正确，动作轻稳，注意运用节力原则。

3. 病室及患者单位环境整洁、美观。

附　卷筒式套被套法

（1）被套正面向内折叠。

（2）将棉胎（或毛毯）平铺于被套上，上缘与被套封口边齐。

（3）将棉胎（或毛毯）与被套上层一并自床尾卷至床头（附图 4-1）。

（4）将棉胎（或毛毯）上端与被套封口紧贴，将棉胎与被套一起翻转，自床头向床尾展开，拉平，系带，折成被筒。

其余步骤同 S 式套被套法。

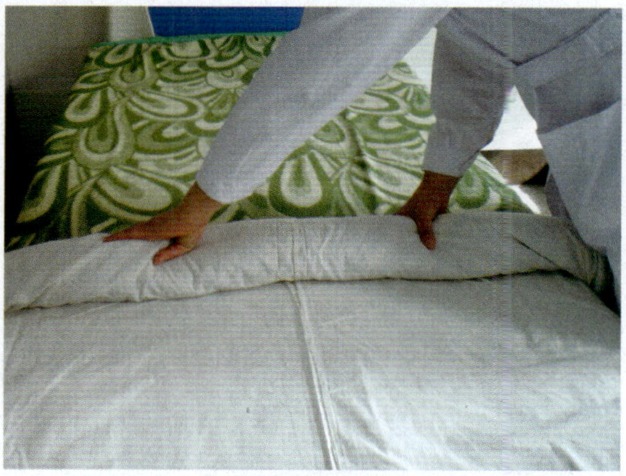

附图 4-1　卷筒式套被套法

考点　铺备用床的目的、操作要点及注意事项

（二）铺暂空床法

暂空床见图 4-7。

【目的】

1. 供新入院和暂离床活动的患者使用。
2. 保持病室的整洁、美观。

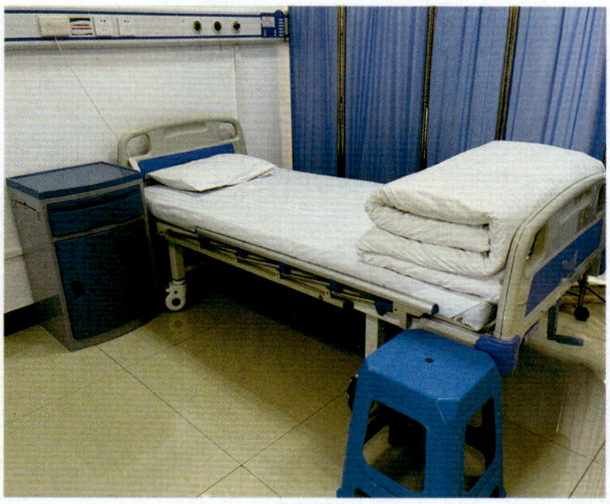

图 4-7　暂空床

【评估】

1. 新入院患者的病情、诊断及自理程度。
2. 住院患者的病情是否允许暂时离床。
3. 床上用物是否洁净、齐全。

【准备】

1. 护士准备　着装整洁，洗手，戴口罩。
2. 用物准备　同铺备用床法。必要时另备橡胶中单、中单。
3. 环境准备　病室清洁、通风，病室内无患者进餐或做治疗。

【实施】

1. 操作步骤　见表 4-6。

表 4-6　铺暂空床法

操作流程	操作要点
改备用床为暂空床	
备物检查	备齐用物，按序放置，携至床旁
折叠盖被	移床旁椅至床尾正中，距床约 15cm 将用物置于椅面上 将备用床的盖被头端向内折 1/4，再扇形三折于床尾，并使各层平齐

续表

操作流程	操作要点
酌情铺单	根据病情需要铺橡胶中单和中单：取橡胶中单放于床上，上缘距床头 45 ~ 50cm（相当于肘至指端），中线与床中线齐，展开；取中单以同法铺在橡胶中单上，两单边缘下垂部分一起拉紧平整地塞入床垫下；转至对侧，同法拉紧橡胶中单和中单，铺平
整理归位	将枕头放回床头，移回床旁椅，洗手
铺暂空床	
备物检查	备齐用物，按取用顺序放置于治疗车上（自下而上放置枕芯、枕套、棉胎或毛毯、被套、中单、橡胶中单、大单、床褥），推车至床旁检查床、床垫的功能是否完好，有脚轮的床，应先固定，调整床至适合高度
移开桌椅	同铺备用床法
翻扫床垫	同铺备用床法
铺单折角	按铺备用床法展开大单，铺近侧大单（床头、床尾、中部），需要时按“改备用床为暂空床”法铺近侧橡胶中单及中单，转至对侧，同法铺大单，拉紧橡胶中单和中单
套被折齐	按铺备用床法套被套，折成被筒 按“改备用床为暂空床”法折叠盖被
套枕放平	同铺备用床法
桌椅归位	同铺备用床法

2. 注意事项

（1）同铺备用床法各项注意事项。

（2）橡胶中单及中单按患者需要放置。

（3）床铺应便于患者离床活动。

【评价】

1 ～ 3. 同备用床。

4. 用物准备符合病情需要。

5. 便于患者上下床。

考点 铺暂空床的目的、操作要点及注意事项

（三）铺麻醉床法

麻醉床见图 4-8。

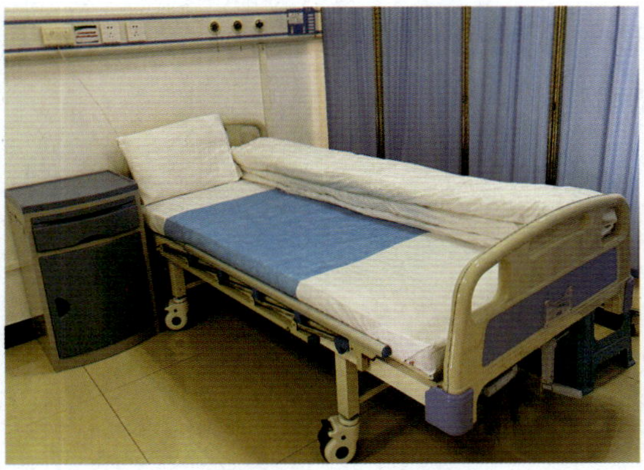

图 4-8 麻醉床

【目的】

1. 便于接受和护理麻醉手术后患者。

2. 使患者安全、舒适，预防并发症。

3. 保护被褥不被血液、呕吐物、排泄物等污染，便于更换。

【评估】

1. 患者的手术名称、部位、麻醉方式，目前的病情及治疗情况，有无引流管及造瘘口等。

2. 护理术后患者的物品是否齐全。

【准备】

1. 护士准备　着装整洁，洗手，戴口罩。

2. 用物准备

（1）铺床用物　同铺备用床法，另备橡胶中单和中单各 2 条。

（2）麻醉护理盘　无菌治疗巾内置张口器、压舌板、舌钳、通气导管、牙垫、治疗碗、镊子、输氧导管、吸痰导管和纱布数块。无菌巾外放血压计、听诊器、护理记录单和笔、弯盘、棉签、胶布、手电筒。

（3）其他用物　输液架，必要时备负压吸引器、氧气筒、胃肠减压器，冬天按需备热水袋及布套、毛毯。

3. 环境准备　病室清洁、通风，无患者进行治疗或进餐。

【实施】

1. 操作步骤　见表 4-7。

表 4-7　铺麻醉床法

操作流程	操作要点
撤除原物	拆除原有枕套、被套、大单等物，放于污物袋内
洗手备物	洗手或用消毒液消毒双手 备齐用物，按取用顺序放于治疗车上（自下而上放置枕芯、枕套、棉胎或毛毯、被套、中单、橡胶中单、中单、橡胶中单、大单、床褥） 推车至床旁
移开桌椅	同铺备用床法
铺单折角	按铺备用床法展开大单，铺近侧大单 铺橡胶中单和中单：取橡胶中单放于床上，上缘距床头 45 ～ 50cm，中线与床中线齐，展开；取中单以同法铺在橡胶中单上，两单边缘下垂部分一起拉紧平整地塞入床垫下；根据病情和手术部位的需要，可将另一中单对好中线，铺在床头或床尾。铺在床头时，上端与床头平齐，下端压在中部的中单上，边缘塞于床垫下；铺在床尾时，下端齐床尾，边缘塞于床垫下。转至对侧，同法逐层铺好大单、中部橡胶中单和中单、床头（或床尾）橡胶中单和中单
套被折被	套盖被同铺备用床法，盖被放置应方便患者搬运 折被套按铺备用床法将盖被折成被筒，向里或向外横向折叠与床尾齐，将盖被纵向三折叠于一侧床边，开口处向门
套枕立放	套枕套同铺备用床法 将枕横立于床头，开口背门
移桌置椅	移回床旁桌，椅子置于盖被折叠侧
置盘整理	将麻醉护理盘置于床旁桌上，其他用物按需妥善放置，整理床单元，保持床单元整洁美观。洗手或用消毒小毛巾擦拭双手

2. 注意事项

（1）同铺备用床法各项注意事项。

（2）应换上清洁被单，保证术后患者舒适并预防感染。

（3）铺橡胶中单及中单时根据病情和手术部位的不同而铺。颈、胸部手术或全身麻醉后铺于床头；下肢手术时铺于床尾；非全身麻醉时只铺手术部位即可。

（4）护理术后患者所需用物应齐全，以便于实施抢救和护理。

【评价】

1. 病床符合易于接受患者、实用、耐用、舒适、安全的原则。
2. 床单元整洁、美观。
3. 患者感觉舒适、安全。
4. 用物准备齐全，性能完好，术后患者能及时得到抢救和护理。

考点 铺麻醉床的目的、操作要点、注意事项

自测题

A_1/A_2 型题

1. 根据《医院分级管理标准》，医院可分为（　　）
   A. 一级三等　　B. 三级十等
   C. 二级六等　　D. 三级八等
   E. 四级十等
2. 我国医院的组织架构不包括哪个部门（　　）
   A. 诊疗部门　　B. 辅助诊疗部门
   C. 行政部门　　D. 后勤部门
   E. 护理部门
3. 急诊患者在急诊观察室留观时间为（　　）
   A. 1～5天　　B. 3～7天
   C. 8～12天　　D. 12～24天
   E. 24～48天
4. 保持病区环境安静，措施不合适的是（　　）
   A. 推车进门时，先开门后推车
   B. 医务人员说话应附耳细语
   C. 医务人员应穿软底鞋
   D. 轮椅要定期注润滑油
   E. 病区的桌椅脚应钉上橡胶垫
5. 患者，女，56岁。因身体不适来院就诊，候诊时，突然出现腹痛难忍、面色苍白、出冷汗、呼吸急促，门诊护士应（　　）
   A. 与患者沟通并给予安慰
   B. 嘱患者平卧休息
   C. 安排患者提前就诊
   D. 请医生加快诊疗速度
   E. 给予解痉镇痛药物
6. 患者，男，40岁。左下肢开放性骨折，大量出血，送至急诊科。在医生未到达之前，护士应立即（　　）
   A. 详细询问发生车祸的原因
   B. 向保卫部门报告
   C. 为患者注射镇痛剂、止血剂
   D. 劝患者耐心等待医生
   E. 为患者止血，测血压，配血，建立静脉通路
7. 患儿，女，3岁。经社区医生初步诊断为手足口病，门诊预检分诊护士应（　　）
   A. 安排至隔离门诊就诊
   B. 消毒候诊环境
   C. 安排患者提前就诊
   D. 开展就诊教育与卫生宣教
   E. 遵医嘱用药
8. 患者，女，50岁。因破伤风入院。患者神志清楚，全身肌肉阵发性痉挛、抽搐，不属于病室环境要求的是（　　）
   A. 室温18～22℃
   B. 相对湿度50%～60%
   C. 保持病室光线充足

D. 护士要做到“四轻”

E. 门、椅脚钉橡胶垫

9. 患者，男，55 岁。全身麻醉下行胆囊摘除术后，病区护士准备麻醉盘时不需要的物品为（　　）

A. 血压计、听诊器　B. 开口器

C. 纱布　D. 吸氧管

E. 导尿管

10. 患者，女，65 岁。股骨颈骨折，全身麻醉下行股骨头置换术后。患者术后回到病房，护士为其准备床单元中正确的方法是（　　）

A. 枕头置于床头，开口对门

B. 将输液架置于床正中

C. 将盖被四折于床尾

D. 橡胶单和中单铺于中部和床头部

E. 麻醉盘中准备导尿管

A_3/A_4 型题

（11、12 题共用题干）

患者，男，36 岁。腹部疼痛，前来医院就诊。

11. 为方便患者就诊，导诊护士应引领其到（　　）

A. 急诊科　B. 预检分诊处

C. 挂号处　D. 收费处

E. 诊疗室

12. 患者在候诊时，突然面色苍白，呼吸急促，脉搏细速，候诊室护士应（　　）

A. 安排其提前就诊

B. 按顺序就诊

C. 送隔离门诊就诊

D. 安排到病房就诊

E. 安排到外院就诊

（13 ～ 16 题共用题干）

患者，男，35 岁，以“支气管哮喘”收入院。

13. 适合患者休养环境的是（　　）

A. 病室温度控制在 40℃左右

B. 病室湿度控制在 30% 左右

C. 病室内应放置鲜花

D. 病室内湿度控制在 60% 左右

E. 病室内光线应暗淡

14. 病室内的墙壁颜色应选用（　　）

A. 深蓝色　B. 浅绿色

C. 全白色　D. 水粉色

E. 深黄色

15. 每次通风时间应为（　　）

A. 30min　B. 40min

C. 35min　D. 45min

E. 50min

16. 患者午睡时病室内的光线应（　　）

A. 明亮充足　B. 用窗帘遮挡

C. 使用壁灯　D. 使用床头灯

E. 使用鹅颈灯

（宁一静）

第 5 章 患者入院和出院的护理

门诊或急诊就诊的患者，经医生初步诊断确定需要住院时，持医生签发的住院证办理入院手续后方可住院。护士应明确入院护理的一般程序，按照整体护理的要求，对患者进行评估，给予相应的护理，使患者尽快适应新环境，配合治疗与护理，早日康复。当患者病情好转或痊愈，需办理出院手续时，护士应明确出院护理的一般程序，协助患者办理出院手续，做好出院指导及健康教育。

第 1 节　患者入院的护理

案例 5-1

患者，女，55 岁。因车祸致颅脑外伤急诊入院，患者神志模糊，烦躁不安，面色苍白，四肢厥冷，BP80/45mmHg，P132 次 / 分，R28 次 / 分，患者体形较胖。

问题：1. 接到住院通知后护士首先应怎样处置？患者需进行 CT 检查，采取什么方式搬运？

2. 医嘱给予患者一级护理，有哪些护理要点？

入院护理是指患者入院时，护士对其进行的一系列护理工作。其目的是协助患者了解和熟悉环境，使患者尽快适应医院生活，消除紧张、焦虑等不良情绪；观察和评估患者健康状况，为制订护理计划提供依据；满足患者的各种合理需求，以调动患者配合治疗护理的积极性；建立良好的护患关系，为护理工作顺利开展奠定基础。

一、入院程序

入院程序是指门诊或急诊患者根据医生签发的住院证，从办理入院手续到进入病区的全过程。

1. 办理入院手续　患者或家属持门诊或急诊科医生签发的住院证到住院处办理入院手续，如填写登记表格、验证文件（如身份证、户口簿）等。住院处接收患者后，立即通知病区值班护士根据病情做好接纳新患者的准备。对急、危重症患者，可先抢救再补办入院手续。

2. 实施卫生处置　护士评估患者并根据医院的条件、患者的病情及身体状况，在卫生处置室对其进行卫生处置，如给患者理发、沐浴、更衣、修剪指（趾）甲等。对急、危重症患者、即将分娩的孕妇、早产儿、体弱者可酌情免浴；对有头虱或体虱者，先灭虱，再进行卫生处置；对传染病患者或疑似传染病的患者应送隔离室特殊处置。患者换下的衣服、贵重物品和不需用的衣物可交家属带回，或办理手续暂存放于住院处。

3. 护送患者入病区　住院处护士携病历护送患者入病区。入病区后，应与病区值班护士交接患者的病情、治疗、护理要点及物品等。

二、患者入病区后的初步护理工作

（一）一般患者的入院护理

1. 准备床单元，备齐用物　病区护士接到住院处通知后，立即根据病情准备相应床单元，将备用床改为暂空床，酌情加铺橡胶单或中单。备齐患者所需用物，如面盆、漱口杯、热水瓶、便盆等。传染病患者安置在隔离室。

2. 迎接新患者　病区护士应主动、热情地接待新患者。做自我介绍，安置患者到指定的床位，说明自己将为患者提供的服务内容及职责，介绍同室病友，为患者佩戴标识腕带。

3. 测量生命体征　测量患者的体温、脉搏、呼吸、血压，对能站立的患者测量体重，必要时测量身高，并将结果按要求记录于体温单上。

4. 通知医生，协助体检　通知医生诊查患者，必要时协助体检。

5. 建立电子病历或纸质住院病历，填写有关护理表格

（1）排列住院病案顺序　详见第 18 章中第 1 节“医疗护理文件的重要性及书写和保管要求”。

（2）用蓝色或黑色笔逐页填写住院病历眉栏及有关表格。

（3）用红笔在体温单 40 ～ 42℃横线之间的相应时间栏内纵行填写入院时间。

（4）填写入院登记本、诊断卡（一览表卡）、床头（尾）卡，并将诊断卡及床头（尾）卡分别插于患者一览表和床头或床尾夹内（若医院配置床头电子信息显示屏系统的，需将患者信息录入相应管理系统）。

6. 遵医嘱实施相关治疗及护理　根据医嘱确定饮食的种类，通知营养科准备膳食。执行入院医嘱，按照分级护理采取护理措施。

7. 进行入院护理评估　对患者的健康状况进行评估，了解其基本情况、健康问题、心理需要。填写患者入院护理评估单，确定护理诊断，拟订初步护理计划。

8. 介绍与指导　发放住院须知单（入院告知书），由告知人与被告知人双方签字后放入病历归档保存。精神疾病患者一式两份，一份交家属保存。向患者及家属介绍主管医师、护士，病区主任、护士长，病区和病室环境及设施，医院的规章制度（生活、探视、卫生制度等），床单元及其设施的使用方法；指导患者留取常规标本。

（二）急诊、危重患者的入院护理

病区接收的急诊、危重患者多从急诊室直接送入或由急诊室经手术室手术后转入，护士接到通知后应立即做好以下工作。

1. 通知医生　接到住院处通知后，护士应立即通知有关医生做好抢救准备。

2. 准备床单元　根据病情需要准备床单元，危重患者应置于抢救室或危重病室，将备用床改为暂空床，床上加铺橡胶单和中单，对急诊手术后的患者，应备好麻醉床。

3. 备好急救物品和药品　如氧气筒、吸引器、呼吸机、急救车（内有一定基数的各种急

救药品）等。

4. 观察病情，协助抢救　患者入病室后，应密切观察其病情变化，积极配合医生进行抢救，做好护理记录。

5. 入院护理评估　对患者的健康状况进行评估，了解其基本情况、健康问题、心理需要。填写患者入院护理评估单，确定护理诊断，拟订初步护理计划。尤其是患者的安全评估应加以重视，对昏迷、意识不清、躁动不安者及老年人、婴幼儿，须安置床挡以防发生坠床；对昏迷、精神障碍患者或婴幼儿等，须暂留陪送人员，以便询问病史等有关情况，协助医生尽快作出诊断。

考点 患者入病区后的初步护理工作内容

三、分级护理

分级护理是患者在住院期间，医护人员根据患者病情的轻、重、缓、急及生活自理能力，确定并实施不同级别的护理。一般将护理级别分为四个等级：特级护理、一级护理、二级护理、三级护理（表 5-1）。

表 5-1　分级护理

护理级别	适用对象	护理要点
特级护理	病情危重，随时可能发生病情变化需要进行抢救的患者；重症监护患者；各种复杂或者大手术后的患者；严重创伤或大面积烧伤的患者；使用呼吸机辅助呼吸，并需要严密监护病情的患者；实施连续性肾脏替代治疗（CRRT），并需要严密监护生命体征的患者；其他有生命危险，需要严密监护生命体征的患者	24h 专人护理，严密观察患者病情变化，监测生命体征；根据医嘱，正确实施治疗、给药措施；根据医嘱，准确测量出入量；根据患者病情，正确实施基础护理和专科护理，如口腔护理、压力性损伤护理、气道护理及管路护理等，实施安全措施；保持患者的舒适和功能体位；实施床旁交接班
一级护理	病情趋向稳定的重症患者；手术后或者治疗期间需要严格卧床的患者；生活完全不能自理且病情不稳定的患者；生活部分自理，病情随时可能发生变化的患者	每 1h 巡视患者，观察病情变化；根据病情，测量生命体征；根据医嘱，正确实施治疗、给药措施；根据病情，正确实施基础护理和专科护理，如口腔护理、压力性损伤护理、气道护理及管路护理等，实施安全措施；提供护理相关的健康指导
二级护理	病情稳定，仍需卧床的患者；生活部分自理的患者	每 2h 巡视患者，观察病情变化；根据病情，测量生命体征；根据医嘱，正确实施治疗、给药措施；根据病情，正确实施护理措施和安全措施；提供护理相关的健康指导
三级护理	生活完全自理且病情稳定的患者；生活完全自理且处于康复期的患者	每 3h 巡视患者，观察病情变化；根据病情，测量生命体征；根据医嘱，正确实施治疗、给药措施；提供护理相关的健康指导

考点 各级护理的适用对象和护理要点

第 2 节　患者出院的护理

出院护理就是指患者出院时，护士对其进行的一系列护理工作。其目的是了解出院患者的生理、心理和社会再适应情况，协助其重返社会；指导患者及家属继续实施治疗与护理活动；整理医疗文件，清洁、消毒患者用过的一切物品；重新整理患者床单元，准备迎接新患者。

一、出院方式

（一）同意出院

患者经过治疗和护理，疾病已痊愈或病情好转，经医生决定可以出院。

（二）转院

根据患者的病情需转往其他医院继续诊治。医生需告知患者及家属，并开具转院医嘱。

（三）自动出院

患者的疾病尚需住院治疗，但因经济、家庭等因素，患者和家属向医生提出出院要求。这种情况下，医生应讲清自行出院的后果。患者及家属不接受医生的建议而坚持离院时，要求患者及家属在病历上签字，再由医生开具自动出院医嘱。

（四）死亡

患者因病情或伤情过重抢救无效而死亡，需医生开具死亡医嘱，并办理出院手续。此时为护患关系终末期，护理人员应尽可能考虑患者离开后可能发生的问题，做好必要的准备。因此，出院指导是从患者入院起就开始酝酿并贯穿于患者的整个住院过程中。

二、患者出院前的护理工作

1. 通知患者和家属　医生根据患者的身体恢复情况，决定出院时间。护士应按医嘱，将出院日期通知患者及家属，协助其做好出院准备。

2. 评估患者身心需要，适时进行健康教育　出院前护士应评估患者健康状况，心理变化，预计出院后可能存在的问题。根据患者的情况进行健康教育，做好心理护理，指导出院的患者注意饮食、服药、休息、功能锻炼和定期复查等，并做好记录。必要时可为患者或家属提供有关书面资料，教会患者及家属掌握有关的护理知识、护理技能及护理要点。对于因经费或病床周转等问题，术后未拆线或病情相对稳定即出院者，护士应制订出院计划，以便患者回到社区或家庭病房后能得到连续性的医疗和护理，以帮助患者更好地康复。同时填写患者出院护理评估单。

3. 办理出院手续

（1）护士根据出院医嘱，填写出院通知单。停止一切医嘱，结算患者在住院期间所用的药品及治疗护理费用。指导患者和家属到出院处办理出院手续。

（2）患者出院后仍需服药时，护士则凭出院医嘱处方到药房领取药品，交给患者带回并指导患者正确用药，说明用药的注意事项等。

（3）护士收到住院收费处签写的患者出院证后，协助患者整理个人用物并给予物品带出证。

4. 征求患者及家属意见　在患者出院前，征求患者及家属对医院工作的意见和建议，以便不断改进工作方法，提高护理质量。

5. 护送患者出院　根据患者具体情况，采用不同的方式（步行、平车、轮椅等）护送患者出病区。

三、患者出院后的护理工作

1. 填写出院时间　用红笔在体温单 40 ～ 42℃相应时间栏内纵向填写出院时间。

2. 注销各种执行单及卡片　出院后注销所有治疗、护理执行单，如服药单、注射单、治疗单、饮食单等；注销各种卡片，如诊断卡、床尾卡等（若医院配置床头电子信息显示系统的，需将患者信息移出相应管理系统）。

3. 填写出院登记，整理病案　填写出院患者登记本，按要求整理病历，交病案室保存。排列出院病历的顺序：住院病历首页、住院证（死亡者加死亡报告单）、出院记录或死亡记录、入院记录、病史及体格检查单、病程记录、会诊记录、各项检验和检查报告单、护理病历、医嘱单和体温单。

4. 处理床单元

（1）撤去病床上的污被服，放入污衣袋，送洗衣房处理。

（2）床垫、床褥、枕芯、棉胎放在日光下暴晒 6h 或用紫外线照射消毒后，按要求放置。

（3）用消毒液擦拭病床及床旁桌椅。非一次性痰杯、面盆等须用消毒液浸泡后再做进一步处理。

（4）打开病室门窗，通风换气；或紫外线照射消毒。

（5）传染性疾病的床单元及病室，均按传染病终末消毒法处理。

5. 铺好备用床，准备接收新患者。

考点 出院患者床单元的处理

第 3 节　运送患者法

不能自行移动的患者在入院、出院、接受检查、治疗、外出活动时，均需护理人员根据患者病情选用轮椅、平车、担架等运送工具进行运送。在运送过程中，护理人员应正确运用人体力学原理，以减轻双方疲劳，避免发生损伤，提高工作效率，减少患者痛苦，保证患者安全与舒适。

一、轮椅运送法

【目的】　运送不能行走，但能坐起的患者入院、出院、检查、治疗及户外活动。

【评估】

1. 患者一般情况　病情、年龄、体重、意识状态、生命体征、病损部位与肢体活动情况。

2. 患者的认知反应　对轮椅运送技术的认识、心理状态、活动耐受情况、理解合作程度。

3. 轮椅安全稳固，各部件性能良好。

【准备】

1. 护士准备　着装整洁，洗手，戴口罩。

2. 患者准备　了解轮椅运送（离开床铺）的目的、过程、注意事项，主动配合操作。

3. 用物准备　轮椅、拖鞋，根据季节备毛毯、别针，需要时备软枕、外衣、便盆等。

4. 环境准备　环境宽敞、无障碍物，地面干燥、平坦、通畅。温度适宜、阳光充足（户外活动时）。

【实施】

1. 操作步骤　见表 5-2。

表 5-2　轮椅运送法

操作流程	操作要点
上轮椅	
核对、解释	检查轮椅性能，推轮椅至患者床旁，核对患者床号、姓名，向患者及家属解释操作目的及配合要求，按需给予便盆
放置轮椅	轮椅背与床尾平齐，面向床头，翻起踏脚板，拉起车闸，固定轮椅（图 5-1）如无车闸，应安排另一辅助护士站在轮椅后面固定轮椅，防止车轮滑动
铺好毛毯	天气寒冷时，将毛毯平铺于轮椅上，上端高出患者颈部 15cm
协助坐于床沿	嘱患者仰卧，双手交叉放于腹部 （1）护士先将患者肩部、腰部及臀部分别移向护士侧床沿，再将双下肢移近床边 （2）抬高床头 60°，放下床栏，盖被扇形折叠于床尾 （3）嘱患者屈膝，护士一手伸入患者颈肩下，另一手托住患者腘窝处，转身将患者扶起 （4）嘱患者以手掌支撑床面坐于床沿，观察患者面色、脉搏和呼吸，防止长期卧床患者突然坐起引起直立性低血压，协助穿衣裤、鞋袜
协助下床	（1）护士面对坐于床沿的患者，嘱患者双手环抱护士肩后 （2）护士两腿分开，双手扶住患者腰部，协助患者站起 （3）患者站起后，护士双脚分开，以膝盖抵住患者患膝或双膝，防止患者膝盖不自主地弯曲而跪下跌倒
协助坐入轮椅	（1）让患者用近轮椅侧之手扶住轮椅外侧把手，转身坐入轮椅或由护士环抱患者腰部，以身体为转轴，顺势将患者移入轮椅（图 5-2） （2）放下脚踏板将患者双脚放于其上，系上安全带。如患者下肢水肿或有伤口，可在双脚下垫软枕
包裹毛毯	将毛毯上端的边向外翻折约 10cm 围在患者颈部，用别针固定。用毛毯围着两臂作为两袖筒，各用一别针在腕部固定，再用毛毯围好上身及腰部，脱鞋后将双下肢和两脚包裹（图 5-3）
整理病床	整理床单元，铺暂空床
运送患者	观察患者，确定无不适后打开车闸，嘱患者扶稳轮椅的扶手，尽量靠后坐，勿向前倾身或自行下车，以免跌倒。推患者至目的地
下轮椅	
固定轮椅	将轮椅推至床尾，椅背与床尾平齐，面向床头，固定轮椅，翻起踏脚板
解释鼓励	向患者解释下车过程，鼓励患者站立时尽量利用较有力的腿支撑体重
解除毛毯	解除患者身上的毛毯和别针，协助穿鞋

续表

操作流程	操作要点
协助坐于床沿	（1）护士面向患者，嘱患者双手放于护士肩后，双膝并拢。护士两腿分开并屈膝，左脚在前 （2）抵住患者右膝，右脚在后，双手臂扶住患者腰部，协助患者站立，再利用转体力量，将患者移至床边并坐于床沿
安置卧位	帮助患者脱去外衣和鞋，协助患者取舒适卧位，盖好被子
整理记录	整理床单元，观察病情。将轮椅推回原处放置。必要时记录患者外出及返回时间和患者病情的变化

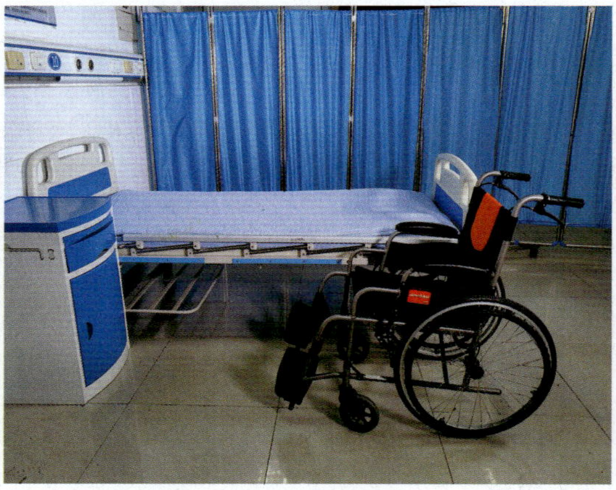

图 5-1 轮椅的安放

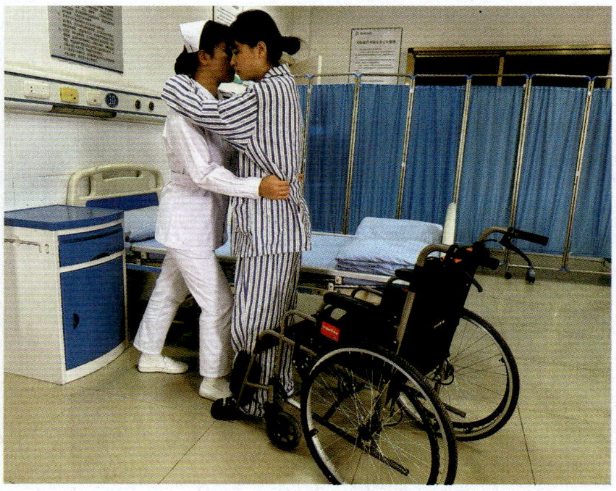

图 5-2 协助患者坐入轮椅

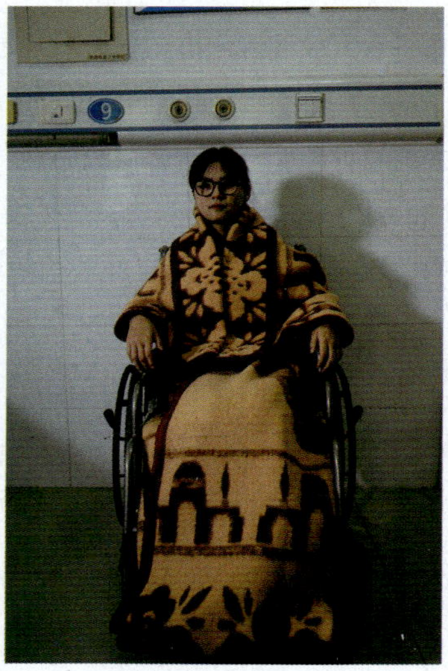

图 5-3 毛毯包裹法

2. 注意事项

（1）保证安全 ①操作前检查轮椅各个部件的性能，确保性能良好。②患者坐入轮椅后应告知其身体尽量向后靠，并紧握扶手，运送中不可自行站起或下轮椅，不能保持身体平衡的患者坐入轮椅后应系安全带。③运送中应控制车速，保持平稳，下坡时宜减慢速度，倒转轮椅，护士采取倒行，边后跟边观察，并嘱患者抓住扶手。④过门槛时先翘起前轮，避免过度振荡，发生意外。

（2）节力原则 操作中护士两脚分开，借助身体转身的力量移动患者，以达到节力目的。

（3）观察病情 操作中随时询问患者感觉，观察面色、有无疲劳不适等。保持治疗的持续性，如有导管应安置妥当，防止脱落及扭曲。

（4）注意保暖 天冷外出可穿上大衣或用毛毯包裹，防止着凉。

【评价】

1. 患者感觉舒适安全。

2. 护士动作轻稳、节力、协调。

3. 护患沟通有效，患者乐于接受。

4. 患者持续治疗不受影响。

考点 轮椅运送法的目的、操作要点及注意事项

二、平车运送法

【目的】　运送不能起床的患者入院，做各种特殊检查、治疗、手术或转运等。

【评估】

1. 患者一般情况　病情、年龄、体重、意识状态、生命体征、损伤部位与肢体活动情况。
2. 患者的认知反应　对平车运送技术的认识、心理状态、活动耐受情况、理解合作程度。
3. 平车各部件的性能是否良好。

【准备】

1. 护士准备　根据不同情况决定护士人数，着装整洁，洗手，戴口罩。
2. 患者准备　了解平车搬运的目的、方法、注意事项及配合方法。
3. 用物准备　平车（车上置以被单和橡胶单包好的垫子和枕头）、根据季节准备棉被或毛毯。如为骨折患者，应有木板垫于平车上，并将骨折部位固定稳妥；如为颈椎、腰椎骨折患者或病情较重的患者，应备有帆布兜或布中单。
4. 环境准备　环境宽敞、整洁，道路通畅、无障碍物。

【实施】

1. 操作步骤　见表 5-3。

表 5-3　平车运送法

操作流程	操作要点
备齐用物	检查平车性能，根据季节在平车上铺好棉被或毛毯，备齐用物至患者床前
核对解释	核对患者床号、姓名，向患者及家属解释操作目的及配合要求
安置导管	安置好患者身上的导管
移动患者至平车上	根据患者的病情和体重，运送方法分为：挪动法、一人搬运法、二人搬运法、三人搬运法和四人搬运法 （1）挪动法：适用于病情较轻，能够配合移动身体的患者。①放置平车（图 5-4）：移开床旁桌、椅，松开盖被；升高病床与平车同高，推平车紧靠床边与床平行，大轮端靠近床头，固定车闸。②搬运患者：护士在旁抵住平车，嘱患者自行移至床边，协助患者按上身、臀部、下肢顺序向平车挪动，使患者卧于舒适位置。回床时顺序相反。如有导管应安置妥当，防止脱落及扭曲 （2）一人搬运法：适用于病情许可，不能自行移动、体重较轻者（图 5-5）。①放置平车：将床旁椅移至对侧床尾，升高病床与平车同高，推平车至床尾，平车头端（大轮端）靠近床尾与之呈钝角，固定车闸。松开患者盖被，协助患者穿好衣服。②搬运患者：搬运者站在钝角内的床边，两脚前后分开，稍屈膝，一只手臂从患者腋下伸至肩部外侧，另一只手臂伸至患者腘窝处，患者双臂交叉于搬运者颈后，并双手用力握住。③搬运者抱起患者，移步转身，将患者轻轻放于平车中央 （3）二人搬运法：适用于病情较轻，不能自己活动、体重较重者（图 5-6）。①放置平车：同一人搬运法。②甲、乙两位搬运者站在钝角内的同侧床边，将患者上肢交叉置于胸腹间。③搬运患者：甲托住患者头、颈、肩、腰部，乙托住臀部、腘窝处，两人同时抬起，使患者身体向搬运者倾斜，移步将患者平稳地放于平车中央 （4）三人搬运法：适用于病情较重，不能自己活动、体重较重者（图 5-7）。①②同二人搬运法。③搬运患者：搬运者甲、乙、丙三人，甲托住患者的头颈肩、背部，乙托住腰、臀部，丙托住腘窝、小腿。由中间一人喊口令，同时抬起患者，并使之身体稍向搬运者倾斜，动作协调一致移至平车中央

续表

操作流程	操作要点
移动患者至平车上	（5）四人搬运法：适用于颈椎、腰椎骨折或病情危重患者（图 5-8）。①放置平车同挪动法。在患者腰、臀下铺帆布兜或中单，中单应选择布质牢固的，保证搬运时患者的安全。②四位搬运者分别站于床的四面（甲站于床头，托住患者的头颈和肩部，乙站于床尾托住患者的两腿，丙和丁分别站在病床及平车的两侧，抓紧中单四角），由一人发出指令，同时抬起患者，轻轻将患者放在平车中央
安置体位	根据病情需要安置好舒适体位，用棉被或毛毯包裹患者，先盖脚部，然后两侧，露出头部（图 5-9）
整理病床	整理床单元，铺暂空床
运送患者	打开车闸，运送患者至指定地点

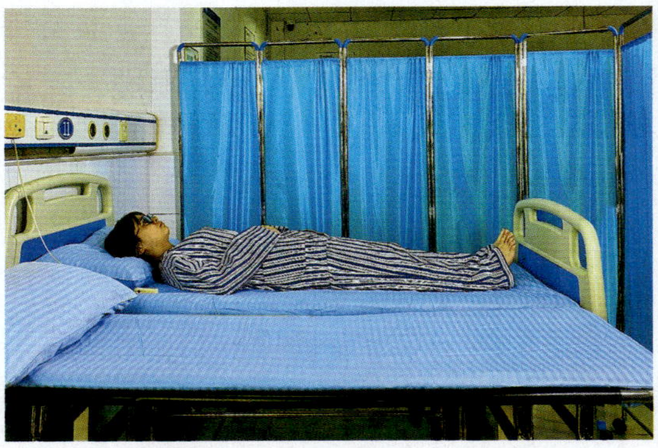

图 5-4 挪动法平车位置

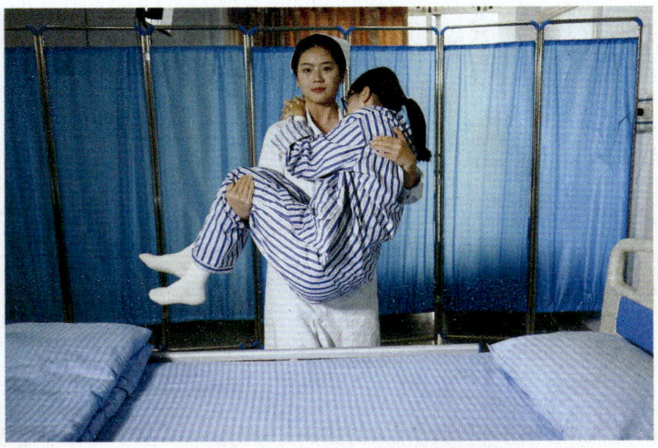

图 5-5 一人搬运法

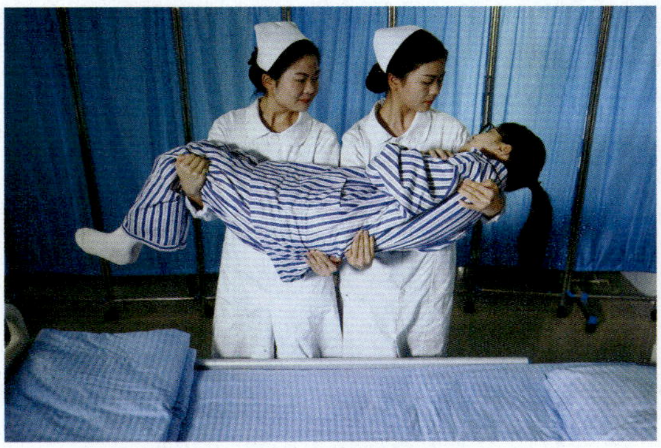

图 5-6 二人搬运法

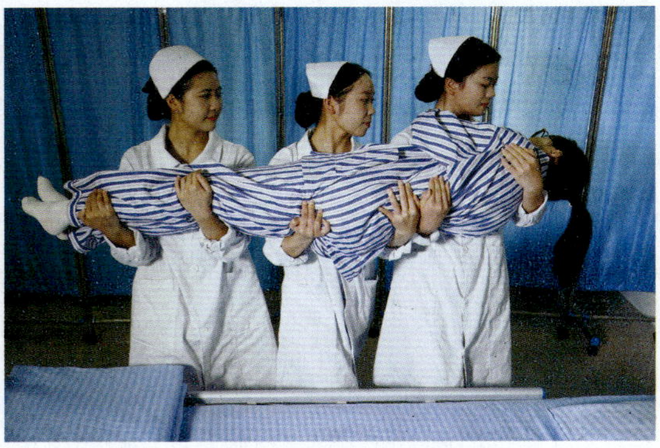

图 5-7 三人搬运法

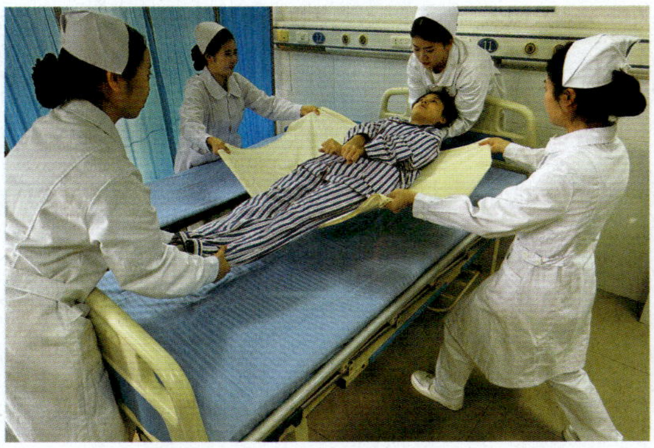

图 5-8 四人搬运法

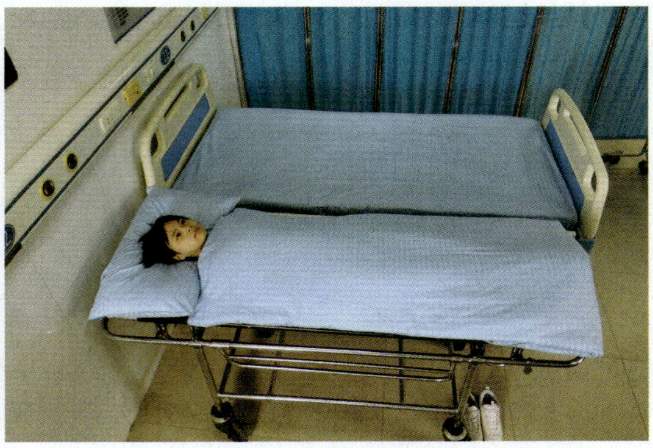

图 5-9 平车上毛毯包裹法

2. 注意事项

（1）保证安全　①操作前检查平车的各个部件性能，保证良好。如平车有大小轮，患者头部卧于大轮端，以减少转动和颠簸带来的不适。②推平车时车速适宜，上下坡时保持患者头部在高处，以免低垂引起不适。③推车进出门时，应先开门再推行。④多人搬运时动作应轻稳，协调一致，保证患者安全。

（2）节力原则　搬运者两脚前后分开站立，稍屈膝，扩大支撑面，保持重心稳定；尽量使用大肌群搬运，并将患者尽量靠近搬运者，以减轻身体重力线的偏移。

（3）观察病情　护士应站于患者头端，随时询问患者感觉，注意观察患者的面色及脉搏的改变；保持治疗的持续性，如有导管应安置妥当，防止脱落及扭曲。

（4）骨折患者　①搬运时应在车上垫木板，并做好骨折部位的固定。②如是颈椎损伤或疑似损伤患者，搬运时保持头部处于中立位，并沿身体纵轴向上略加牵引颈部或患者自己用手托起头部，缓慢移至平车中央。③搬运后，患者取仰卧位，并在颈下垫小枕或衣物，在头颈或腰椎两侧用枕头、沙袋、衣物等固定，保持头颈处于中立位，防止颈、腰椎错位，以及脊髓损伤，导致患者残疾甚至危及生命。④颅脑损伤、颌面部外伤及昏迷的患者应将头偏向一侧。

（5）注意保暖　天冷时给患者保暖，防止着凉。

【评价】

1. 患者感觉舒适安全。
2. 护士动作轻稳、节力、协调。
3. 护患沟通有效，患者乐于接受。
4. 患者持续治疗不受影响。

考点　平车运送法的目的、操作要点及注意事项

链接

过床器的使用

过床器是目前应用于临床辅助搬运过床的器具，适用于不能自行活动的患者。它是由一次性滑动布套与垫板组成的滑移垫，利用两种不同特殊材料之间的滑动性，在护理人员的推动下，形成传动带效果，帮助患者平稳安全地过床。使用方法：平车与床平行并紧靠床边，护士分别站于平车与床的两侧并抵住，站于床侧护士协助患者向床侧翻身，将过床器平放于患者身下三分之一或四分之一处，向斜上方 45° 轻推患者。站于车侧护士向斜上方 45° 轻拉患者协助患者移向平车，患者上平车后，协助患者向车侧翻身，将过床器从患者身下取出。过床器的使用可减轻患者的不适或不必要的损伤，同时使护理人员搬运省力省时，减轻了护士的劳动强度。

三、担架运送法

在急救过程中，担架是运送患者最基本最常用的工具。主要用于无条件使用平车时转运患者，如战地、野外、上下急救车，其优点是体积小，上下交通工具方便，且不受地形、道路的条件限制。

担架运送的目的、评估、操作同平车运送法。通常用帆布担架，紧急情况下可以使用木板等。由于担架位置低，搬运时由两人抬起并使担架与床平齐，便于搬运患者。

自 测 题

A_1/A_2 型题

1. 签发住院证的人员应是（　　）
   A. 病区护士长
   B. 责任护士
   C. 有执业医师资格证的医生
   D. 护工
   E. 任何医护人员
2. 以下关于分级护理的描述正确的是（　　）
   A. 一级护理适用于病情危重需随时观察的患者
   B. 特级护理应每 15 ～ 30min 巡视患者 1 次
   C. 二级护理适用于病情危重需绝对卧床休息者
   D. 三级护理适用于生活基本能自理的患者
   E. 一级护理应每 1h 巡视患者 1 次
3. 入院护理措施不正确的一项是（　　）
   A. 根据病情准备床单元
   B. 主动、热情接待患者
   C. 急、危重患者立即通知医生，协助抢救
   D. 征求患者意见
   E. 建立入院纸质或电子病历
4. 下列轮椅的使用方法中，错误的操作是（　　）
   A. 轮椅椅背与床尾平齐
   B. 护士站在轮椅后固定轮椅或拉起车闸
   C. 扶患者坐起，穿袜、鞋
   D. 嘱患者尽量靠前坐，抓紧扶手
   E. 下坡时宜减慢速度，询问患者感受
5. 二人搬运法，不正确的叙述是（　　）
   A. 适用于病情较轻，不能自己活动、体重较重的患者
   B. 推平车与床平齐
   C. 搬运者甲托患者头、颈、肩、腰部
   D. 搬运者乙托患者臀部、腘窝处
   E. 托起患者，使身体向搬运者倾斜，轻放于平车中央
6. 挪动法时协助患者向平车挪动的顺序是（　　）
   A. 上身、臀部、下肢
   B. 上身、下肢、臀部
   C. 下肢、臀部、上身
   D. 臀部、下肢、上身
   E. 臀部、上身、下肢
7. 患者，男，45 岁。因“蛛网膜下腔出血”急诊入院，病区护士下列处理不当的是（　　）
   A. 根据病情准备床单元
   B. 积极主动迎接新患者
   C. 为患者测量生命体征
   D. 通知值班医生
   E. 实施卫生处置
8. 患者，女，50 岁。因尿毒症症状加重，行床旁血液透析，需要严密监护生命体征，护理级别应为下列哪项（　　）
   A. 特级护理　　B. 一级护理
   C. 二级护理　　D. 三级护理
   E. 床旁护理
9. 患者，男，59 岁。50kg，因脑血管意外致右侧肢体瘫痪入院，经治疗护理病情稳定，现需进行 CT 复查，应选择哪种方法运送（　　）
   A. 平车三人搬运　　B. 轮椅运送
   C. 担架运送　　D. 平车四人搬运
   E. 平车二人搬运
10. 患儿，男，13 岁。体重 40kg，因重症肺炎急诊入院，急诊室已给予输液、吸氧，现准备用平车送入病房，护送途中护士应注意（　　）
    A. 拔管，暂停输液、吸氧

B. 继续输液、吸氧，避免中断

C. 暂停吸氧，输液继续

D. 暂停输液，继续吸氧

E. 若酸中毒严重应暂停护送，症状好转后再送入病房

11. 患者，男，65 岁。因急性胃穿孔准备住院，卫生处置室的护理人员应先（　　）

A. 卫生处置

B. 立即送手术室做术前准备

C. 护送患者入病区休息

D. 了解患者有何护理问题

E. 介绍医院规章制度

12. 患者，女，68 岁。因肺炎链球菌肺炎入院，咳嗽不止且有浓痰，体温 39.7℃，护士巡视患者的时间应为（　　）

A. 24h 专人护理　B. 每 20min 巡视一次

C. 每 1h 巡视一次　D. 每 2h 巡视一次

E. 每日巡视两次

A_3/A_4 型题

（13 ～ 15 题共用题干）

患者，男，65 岁。体重 80kg，有高血压病史十余年。今天早晨起床时左边身体失去感觉，同时不能活动，来医院就诊，经医生检查，初步诊断为脑血栓，需住院治疗。

13. 对该患者应采取何种搬运方法（　　）

A. 挪动法　B. 一人搬动法

C. 二人搬动法　D. 三人搬动法

E. 四人搬动法

14. 此搬运患者的方法正确的是（　　）

A. 甲托患者的头颈肩、背部，乙托患者的腰、臀部，丙托住腘窝、小腿

B. 甲托住患者腰部，乙托住患者臀部，丙托住患者腘窝、小腿

C. 甲托住患者头、肩部，乙托住患者臀部，丙托住患者腿部

D. 甲托患者头部，乙托患者背部，丙托住患者腘窝、小腿

E. 甲托住头、肩胛部，乙托住患者的背部，丙托住患者腘窝、小腿

15. 搬运患者时，几位护理人员应注意（　　）

A. 两腿直立，两臂弯曲

B. 分别站立两侧同时抬起

C. 同时移动左腿

D. 一人固定颈部防止弯曲

E. 合力抬起，患者身体向护士倾斜

（宁一静）

第 6 章
卧位和安全的护理

正确使用卧位技术和保护具，对减轻患者症状、治疗疾病、预防并发症均能起到良好的作用。在临床工作中，护理人员应根据患者的情况，协助或指导患者采取相应的卧位，正确地应用保护具，以减轻患者症状、预防并发症和保证治疗、护理工作的顺利进行。

第 1 节　患者的卧位

案例 6-1

患者，男，42 岁。1h 前饮酒后突发右下腹剧烈疼痛，伴畏寒、恶心、呕吐，入院查体和辅助检查后诊断为“急性化脓性阑尾炎”，急诊在椎管内麻醉下行阑尾切除术，术后病情平稳回到病房。

问题： 1. 患者回病房后，护士为其安置何种卧位？

2. 术后第 2 天，患者生命体征平稳，主诉切口疼痛，应安置何种卧位？

卧位即卧床的姿势，是指患者休息和适应医疗、护理工作需要而采取的姿势。

一、卧位的性质

（一）根据卧位的自主性分类

1. 主动卧位　指患者身体活动自如，根据自己的意愿主动采取的卧位。常见于轻症患者、术前及恢复期患者。

2. 被动卧位　指患者自己无变换卧位的能力，卧于他人为其安置的卧位。常见于极度衰弱、昏迷、瘫痪者。

3. 被迫卧位　指患者意识清楚，也有变换卧位的能力，但由于疾病的影响或治疗、检查的需要而被迫采取的卧位。如哮喘患者急性发作时，为了缓解呼吸困难而被迫采取的端坐位。

（二）根据卧位的平衡稳定性分类

1. 稳定性卧位　支撑面大，重心低，平衡稳定，患者感到舒适的卧位，如仰卧位。

2. 不稳定性卧位　支撑面小，重心高，难以平衡。患者为保持一定的卧位大量肌群处于紧张状态，易疲劳，不舒适。

考点 主动卧位、被动卧位和被迫卧位的概念

二、常用卧位的安置

临床常见的卧位有仰卧位、侧卧位、半坐卧位、端坐位、俯卧位、头低足高位、头高足

低位、膝胸卧位、截石位等。

【目的】

1. 减轻症状，增加患者的舒适感。

2. 利于检查、治疗和护理的顺利进行。

3. 预防压力性损伤、坠积性肺炎等并发症的发生。

【评估】

1. 身体情况　患者的诊断、病情、意识状态、皮肤状况、肢体活动度、有无伤口、引流管、骨折、疼痛等。

2. 心理反应及合作程度　患者及家属对所取卧位的理解、心理反应及合作程度。

【准备】

1. 护士准备　衣帽整洁，洗手，戴口罩。

2. 患者准备　了解卧位安置的目的、过程和配合方法。

3. 用物准备　根据所取卧位准备枕头或三角垫、木墩、跨床小桌等。

4. 环境准备　环境宽敞、整齐，安静、舒适，根据需要使用屏风或床帘遮挡。

【实施】

（一）仰卧位

1. 去枕仰卧位

（1）安置方法　患者去枕仰卧，头偏向一侧，枕头横立于床头，两臂放于身体两侧，双腿自然伸直（图 6-1）。

（2）适用范围

1）昏迷或全身麻醉未清醒的患者、呕吐或呕血的患者，可防止呕吐物误吸入呼吸道而引起窒息或肺部并发症。

2）椎管内麻醉或腰椎穿刺术后 6 ～ 8h 的患者，可防止由于脑脊液从穿刺处漏出导致颅内压降低，引起头痛。

2. 屈膝仰卧位

（1）安置方法　患者仰卧，头下垫枕，两臂放于身体两侧，双膝屈曲略向外分开（图 6-2）。

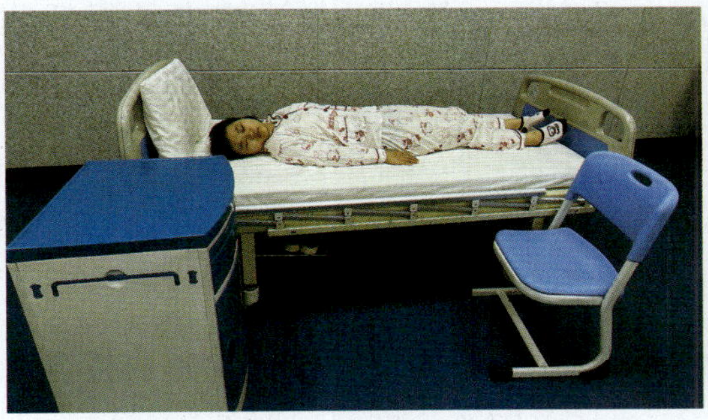

图 6-1　去枕仰卧位

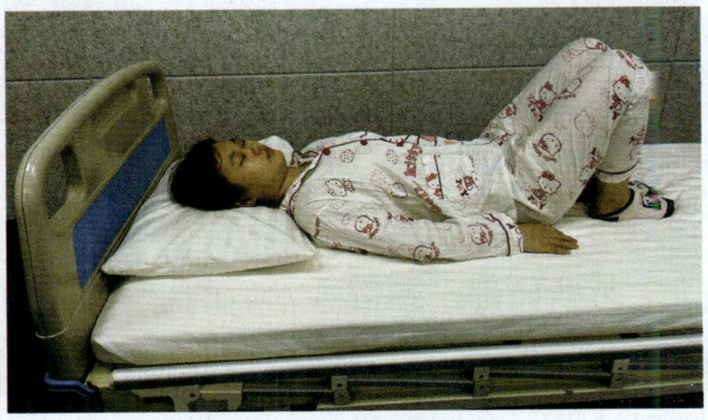

图 6-2　屈膝仰卧位

（2）适用范围

1）配合腹部检查，使腹肌放松，便于检查。

2）女患者导尿术、会阴冲洗，以充分暴露会阴部分。

3. 中凹卧位（休克卧位）

（1）安置方法 抬高头胸部10°～20°，抬高下肢20°～30°（图6-3）。

（2）适用范围 适用于休克患者。抬高头胸部，有利于保持气道通畅，改善呼吸和缺氧症状；抬高下肢，有利于静脉血回流，增加心输出量，缓解休克症状。

（二）侧卧位

1. 安置方法 患者侧卧，两臂屈肘，一手放于胸前，另一手放于枕旁，下腿稍伸直，上腿弯曲（臀部肌内注射时，应下腿弯曲，上腿稍伸直，使臀部肌肉放松）。在胸腹前、后背及两膝之间可放置软枕，以扩大支撑面，增加稳定性，使患者感到舒适、安全（图6-4）。

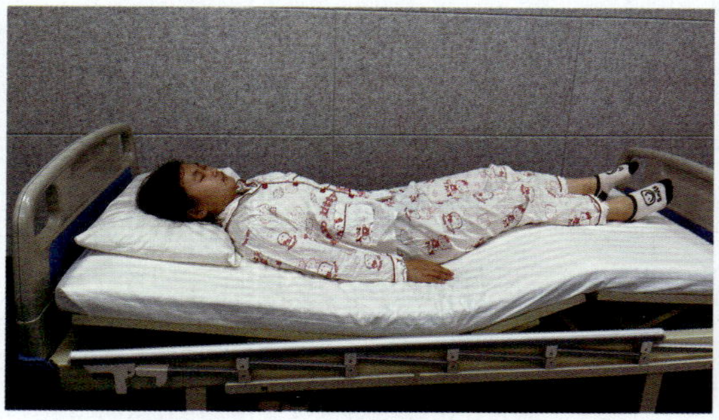

图6-3 中凹卧位

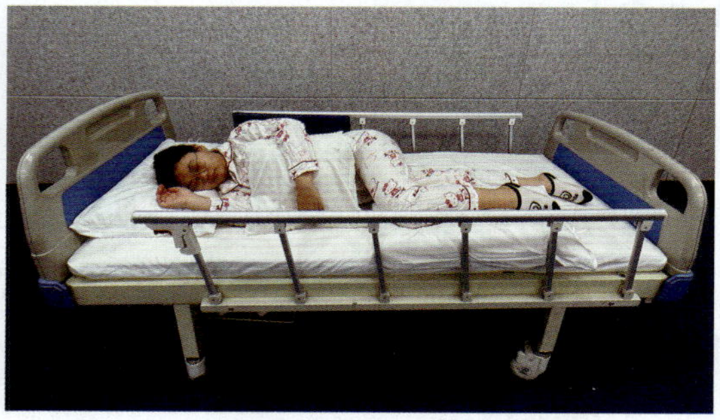

图6-4 侧卧位

2. 适用范围

（1）灌肠、肛门检查、臀部肌内注射、配合胃肠镜检查。

（2）预防压力性损伤。侧卧位与平卧位交替可避免局部组织长期受压。

（3）单侧肺部病变者，根据病情采取患侧卧位或健侧卧位。患侧卧位可阻止患侧肺部的活动度，有利于止血和减轻疼痛；健侧卧位有利于咳痰和引流。

（三）半坐卧位

1. 安置方法 患者仰卧，先摇起床头，使上半身抬高与床呈30°～50°，再摇高膝下支架10°～20°，防止患者下滑。必要时，可在足底放一软枕，增进患者的舒适感，防止足底触及床栏。放平时，先放平膝下支架，再放平床头，防止引起患者不舒适（图6-5）。

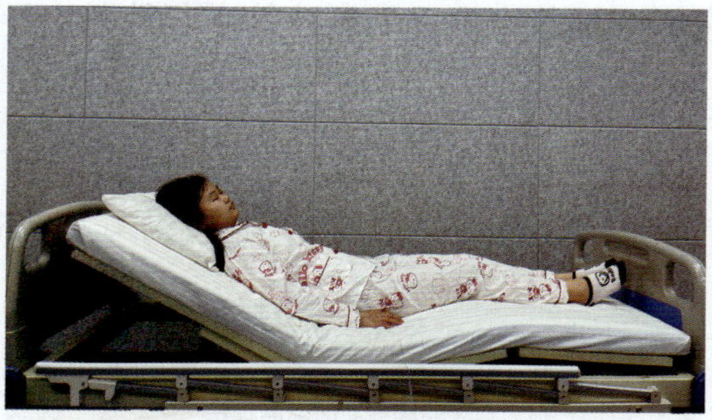

图6-5 半坐卧位

2. 适用范围

（1）某些面部、颈部手术后的患者。采取此卧位可减少局部出血。

（2）心肺疾病引起呼吸困难的患者。半坐卧位时，由于重力作用，可使膈肌位置下降，胸腔容积扩大，肺活量增加，有利于气体交换，改善呼吸困难。同时，部分血液滞留在下肢和盆腔，使回心血量减少，从而减轻肺部淤血和心脏负担，缓解呼吸困难。

（3）胸、腹、盆腔手术后或有炎症的患者。半坐卧位时，腹腔渗出液流入盆腔，由于盆腔腹膜抗感染能力较强，吸收能力较差，盆腔陷凹毗邻直肠、阴道，从而使炎症局限，毒素吸收减少，中毒反应减轻，且便于引流。同时，还可防止感染向上蔓延引起膈下脓肿。腹部手术后患者采取半坐卧位，可松弛腹肌，降低术后切口缝合处的张力，缓解疼痛，有利于切口愈合。

（4）疾病恢复期体质虚弱的患者。使患者逐渐适应体位改变，有利于向站立姿势过渡。

（四）端坐位

1. 安置方法　患者坐于床上，身体稍向前倾，摇高床头 70° ～ 80° ，摇高膝下 10° ～ 20° ，防止身体下滑。虚弱患者可在床上放一跨床小桌，桌上放软枕，既可以伏桌休息，又可背部向后依靠。必要时加床栏，保证患者安全（图 6-6）。

2. 适用范围　急性肺水肿、心包积液及支气管哮喘急性发作的患者。由于呼吸极度困难，患者被迫端坐。其机制与半坐卧位减轻患者呼吸困难的机制相同。

（五）俯卧位

1. 安置方法　患者俯卧，头偏向一侧。两臂屈曲放于头的两侧，两腿伸直，胸下、髋部及踝部各放一软枕（图 6-7）。

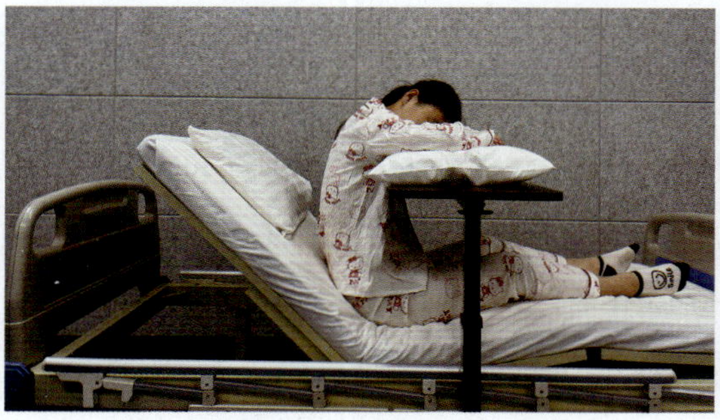

图 6-6　端坐位

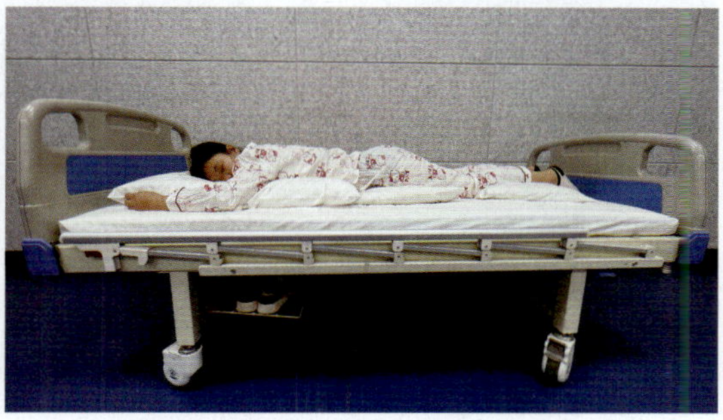

图 6-7　俯卧位

2. 适用范围

（1）腰、背部检查、手术或配合胰、胆管造影检查。

（2）腰、背、臀部有伤口，或脊椎手术后不能平卧或侧卧的患者。

（3）暂时缓解胃肠胀气导致的腹部胀痛。

（六）头低足高位

1. 安置方法　患者仰卧，将枕头横立于床头，床尾用木墩或其他支托物垫高 15 ～ 30cm（图 6-8）。这种体位易使患者感到不适，使用时间不宜过长，颅内高压者禁用。

2. 适用范围

（1）肺部分泌物引流，使痰易于咳出。

（2）十二指肠引流术，有利于胆汁引流。

（3）下肢骨折牵引时，利用人体重力作为反牵引力。

（4）妊娠时胎膜早破，防止脐带脱垂。

（七）头高足低位

1. 安置方法　患者仰卧，床头用木墩或其他支托物垫高 15 ～ 30cm 或视病情而定，枕头横立于床尾，防止患者足部触及床尾床栏（图 6-9）。如使用电动床可调节整个床面向床尾倾斜。

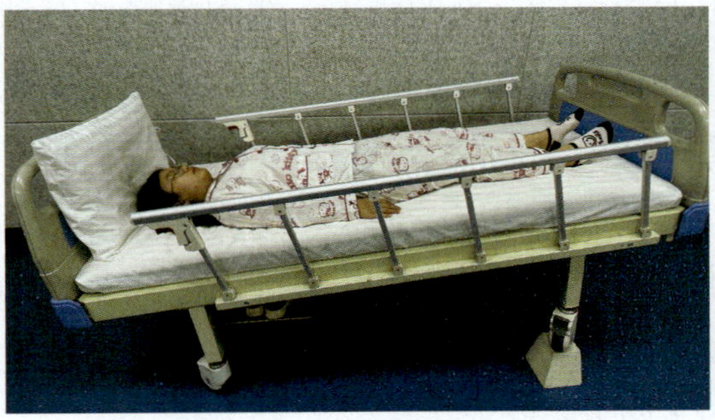

图 6-8 头低足高位

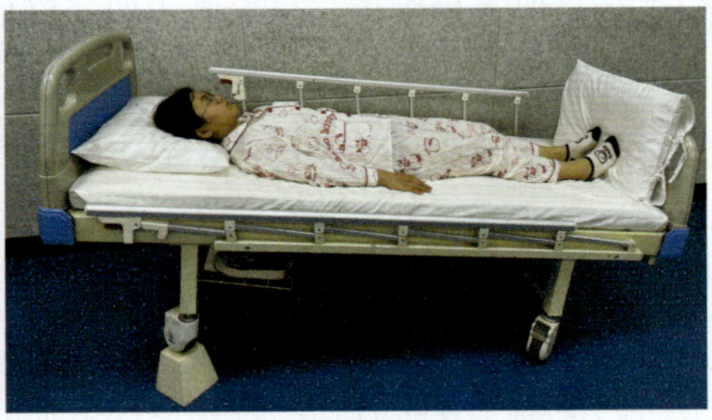

图 6-9 头高足低位

2. 适用范围

（1）颈椎骨折进行颅骨牵引时，利用人体重力作为反牵引力。

（2）颅脑手术后或颅脑损伤的患者，预防脑水肿，减少颅内出血，降低颅内压。

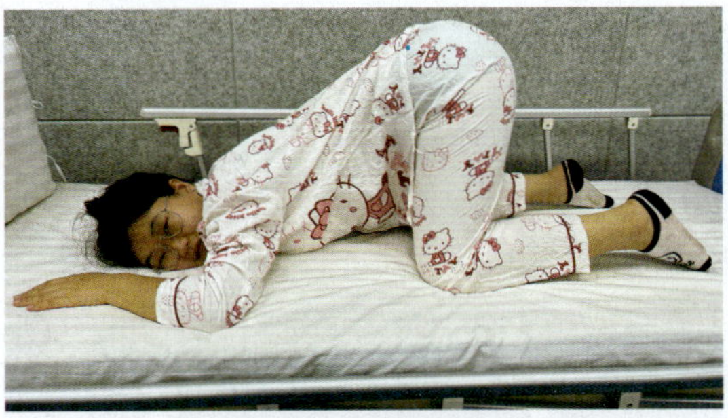

图 6-10 膝胸卧位

（八）膝胸卧位

1. 安置方法 患者跪卧，两小腿平放床上，稍分开，大腿与床面垂直，胸贴床面，腹部悬空，臀部翘起，头转向一侧，两臂屈肘放于头的两侧（图 6-10）。孕妇采取此卧位矫正胎位时，每次不应超过 15min，注意观察胎动情况。颅内高压者禁用。

2. 适用范围

（1）肛门、直肠、乙状结肠镜检查及治疗。

（2）矫正胎位不正或子宫后倾。

（3）促进产后子宫复原。

（九）截石位

1. 安置方法 患者仰卧于检查台上，两腿分开，放于支腿架上，臀部齐床边，两手放于胸部或身体两侧（图 6-11）。操作中注意保暖和遮挡。

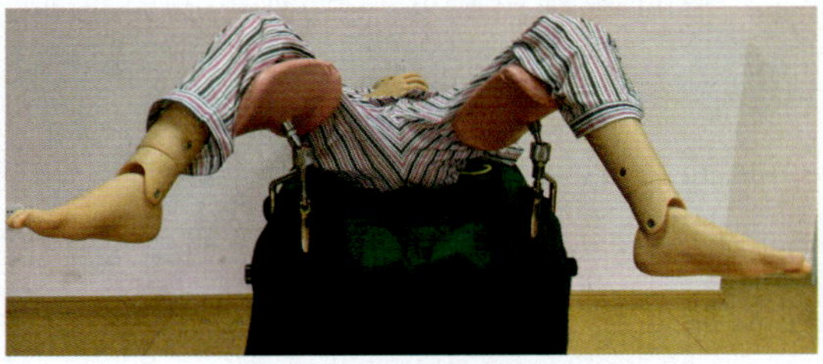

图 6-11 截石位

2. 适用范围

（1）会阴、肛门部位的检查、治疗或手术，如膀胱镜检查、阴道冲洗、妇科检查等。

（2）产妇分娩。

【评价】

1. 患者卧位正确，身体各部位和关节处于功能位。舒适、安全、无并发症发生，且能满足治疗、检查及护理需要。

2. 患者和家属对所取卧位理解，愿意主动配合。

3. 护士能运用人体力学原理，操作轻稳、节力、安全。

考点 各种卧位的安置、适用范围

第 2 节　协助患者更换卧位的方法

案例 6-2

患者，男，77 岁。因糖尿病入住内分泌科。患者嗜睡，身体虚弱，自己无法变换卧位。遵医嘱给予静脉输液、留置尿管。为了防止皮肤发生压力性损伤，护士需要定时给患者翻身。

问题：护士如何为患者正确翻身呢?

患者由于疾病或治疗的限制，自己无法翻身更换卧位，长期卧于一种姿势，容易出现疲劳、便秘、肌肉萎缩、关节僵硬、压力性损伤、坠积性肺炎等并发症。因此，护士应定时协助患者更换卧位，防止并发症的发生。

一、协助患者翻身法

【目的】

1. 协助因各种原因长期卧床，不能自行翻身的患者变换姿势，增进舒适。
2. 预防并发症，如压力性损伤、坠积性肺炎等。
3. 满足治疗、护理的需要，如肌内注射、背部皮肤护理、整理床单元等。

【评估】

1. 患者病情、年龄、体重、意识状态、生命体征、局部皮肤受压情况。
2. 手术部位、伤口及引流情况、各种导管及输液装置情况。
3. 患者对更换卧位的目的和操作方法的了解程度、心理接受程度及配合能力。

【准备】

1. 护士准备　根据患者情况决定护士人数，衣帽整洁，了解患者病情。
2. 患者准备　了解翻身的目的、过程和配合方法。
3. 环境准备　整洁、安静、舒适，温度适宜，必要时进行遮挡。
4. 用物准备　软枕。

【实施】

1. 操作步骤　见表 6-1。

表 6-1　协助患者翻身侧卧法

操作流程	操作要点
核对、解释	核对患者床号、姓名，向患者及家属解释操作目的及配合方法
安置导管	固定床脚轮，移开床旁桌、椅，将各种导管及输液装置安置妥当
安置卧位	患者仰卧，双手放于胸腹部，双腿屈曲

续表

操作流程	操作要点
协助翻身	（1）一人协助患者翻身法：适用于患儿、体重较轻或病情较轻能配合的患者（图 6-12） 1）拉起对侧床挡，护士站于患者一侧，将枕头移向对侧；双脚前后分开，屈膝屈髋，将患者肩部、臀部、双下肢分别移向护士侧床缘，并屈膝 2）一手扶肩部，一手扶膝部，轻轻将患者转向对侧 （2）二人协助患者翻身法：适用于体重较重或病情较重的患者（图 6-13） 1）两名护士站于床的同一侧，一人托住患者颈肩部和腰部，另一人托住患者臀部和腘窝处，两人同时将患者移向近侧，注意动作应轻稳，两人协调一致 2）分别扶住患者的肩、腰部，髋和膝部，同时将患者翻至对侧
检查安置	按侧卧位要求，分别在患者胸前、背部及两膝间垫软枕，妥善安置各导管，保持引流通畅，使患者肢体各关节处于功能位置
整理、记录	整理床单元，移回床旁桌，记录翻身时间和皮肤情况，做好交接班

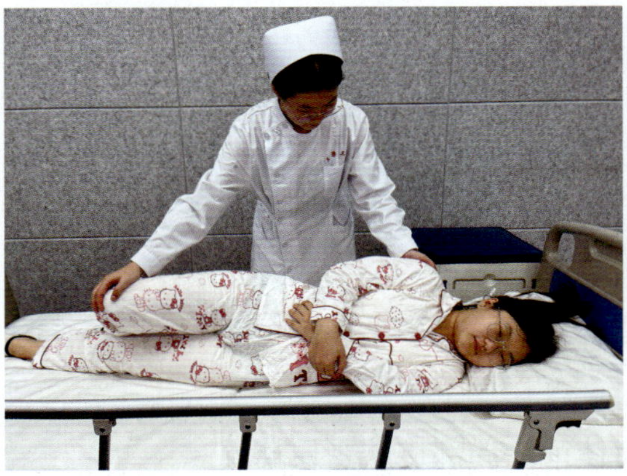

图 6-12 一人协助患者翻身法

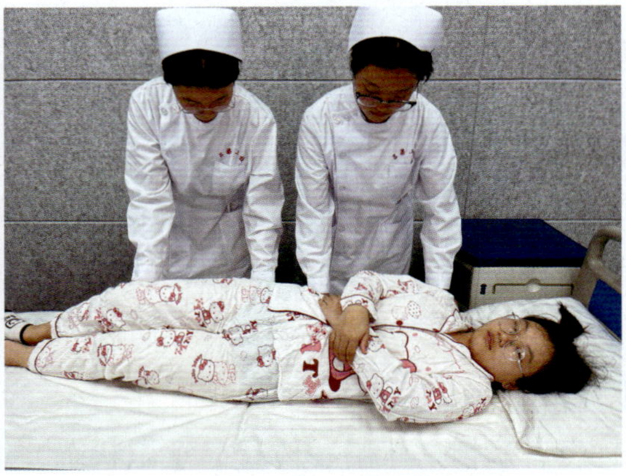

图 6-13 二人协助患者翻身法

2. 注意事项

（1）根据患者病情及皮肤受压情况，确定翻身间隔时间，同时做好记录。操作中要注意患者安全，防止坠床。

（2）协助患者翻身时，切忌拖、拉、拽等动作，以免擦伤皮肤。

（3）护士在操作中注意运用节力原则，两人操作时动作应保持协调一致，用力要平稳。

（4）对特殊患者翻身时应注意

1）患者身上置有各种导管：应先将导管安置妥当，翻身后检查各导管是否扭曲，保持通畅。

2）手术后患者：翻身前，先检查伤口敷料是否潮湿或脱落。若有，应先换药后翻身。

3）颅脑手术后的患者：一般只能取健侧卧位或平卧位，翻身时注意头部翻转动作要轻稳，头部转动过剧可引起脑疝。

4）颈椎或颅骨牵引的患者：翻身时不可放松牵引，翻身后注意牵引位置、方向及牵引力是否正确。

5）颈椎损伤患者：翻身时要固定好头部，沿纵轴向上略加牵引，保持头部处于中立位，翻身时保持头、颈、躯干平行一致，缓慢移动。

6）腰椎损伤的患者：翻身时注意保持身体平直，以维持脊柱的正确生理弯度，避免由于躯干扭曲加重损伤。

7）石膏夹板固定或伤口较大的患者：翻身后应将患肢置于适当位置，防止受压。

考点 协助患者翻身侧卧的方法及注意事项

【评价】

1. 护患沟通有效，患者积极配合。
2. 患者卧位舒适、安全，无并发症发生。
3. 护士能运用人体力学原理，操作轻稳、节力、安全，两人操作动作协调一致。

二、协助患者移向床头法

【目的】 协助滑向床尾而自己不能自行移动的患者移向床头，恢复安全而舒适的卧位。

【评估】

1. 患者病情、年龄、体重、意识状态、生命体征。
2. 手术部位、伤口及引流情况、各种导管及输液装置情况。
3. 患者及家属对操作的理解及配合程度。

【准备】

1. 护士准备　根据患者情况决定护士人数，衣帽整洁，了解患者病情。
2. 环境准备　整洁、安静、舒适，必要时进行遮挡。
3. 患者准备　了解移向床头的目的、过程和配合方法。

【实施】

1. 操作步骤　见表6-2。

表6-2　协助患者移向床头法

操作流程	操作要点
核对、解释	核对患者床号、姓名，向患者及家属解释操作目的及配合方法
安置导管	固定床脚轮，视病情摇平床头和床尾。移开床旁桌、椅，将各种导管及输液装置等安置妥当，必要时将盖被折叠至床尾或床的一侧。将枕头横立于床头，防止撞伤患者头部
移动患者	（1）一人协助患者移向床头法：适用于体重较轻，病情较轻能够配合的患者（图6-14） 1）患者仰卧屈膝，双脚蹬床面，双手握住床头栏杆，也可抓住床沿 2）护士一手托住患者肩部，一手托住臀部 3）嘱患者脚蹬床面，双手协同用力，护士顺势抬起患者向床头移动 （2）二人协助患者移向床头法：适用于体重较重，不能配合移动的患者（图6-15） 1）患者仰卧屈膝，双手放于胸腹部 2）两名护士分别站在床的两侧，双手交叉托住患者颈肩部和臀部，同时行动，协调地将患者抬起，移向床头。或两人同侧，一人托住患者肩和腰部，另一人托住臀部及腘窝处，同时抬起患者移向床头
整理、归位	将枕头放回原位，视病情摇起床头和床尾，整理床单元，移回床旁桌、椅

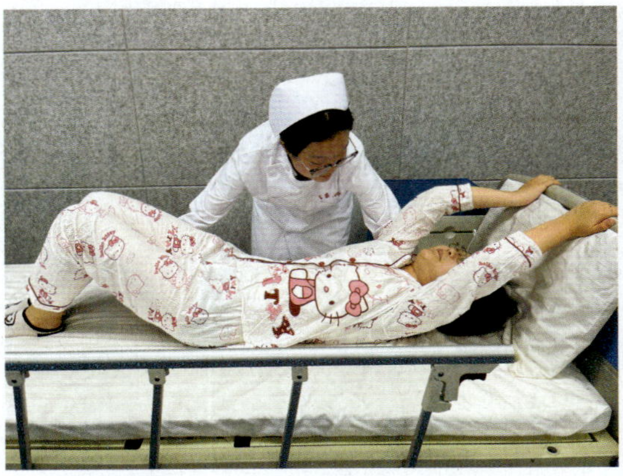

图 6-14　一人协助患者移向床头法

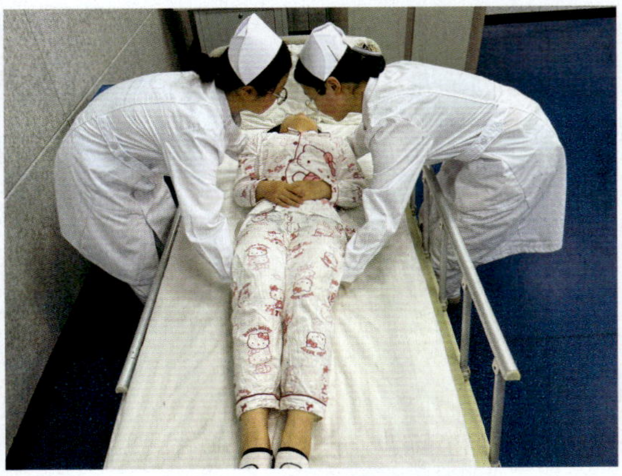

图 6-15　二人协助患者移向床头法

2. 注意事项

（1）应将患者身体抬起再移向床头，避免拖、拉、推等动作，以免擦伤皮肤。

（2）如有导管，移动前应安置妥当，移动后检查有无脱落、移位、扭曲、受压等，确保引流通畅。

（3）操作中注意运用节力原则，两名护士操作时动作应轻稳，保持协调一致。

考点 协助患者移向床头的方法及注意事项

【评价】

1. 护患沟通有效，患者积极配合，身体移回床头正常位置，卧位舒适。
2. 操作过程安全、舒适、无并发症。
3. 患者身上的导管、敷料，操作前后处理妥当。
4. 护士操作时动作轻柔，关心、爱护患者。

第 3 节　保护具的应用

案例 6-3

患儿，女，4 岁。因发热伴全身抽搐急诊入院。体格检查：T 39.8℃，P 126 次 / 分，R 35 次 / 分，抽搐消失后神志清楚，扁桃体充血、肿大、表面有黄白色脓性分泌物，下颌角淋巴结肿大。护士立即为患儿建立静脉通路，根据医嘱用药。为确保治疗、护理的顺利进行，需要为患儿实施保护性约束。

问题：护士如何为患儿正确实施保护性约束呢？

保护具是用来限制患者身体或身体某部位的活动，以达到维护患者安全与治疗效果的各种器具。在临床中多用于无自我保护意识和能力，或有自我伤害倾向的患者，防止其发生坠床、撞伤、抓伤。如意识不清者、躁动不安者、小儿（尤其是 6 岁以下）、精神病患者等。

一、保护具常用种类

1. 床挡　也称床栏。用于保护患者以防坠床。医院常用的床挡根据不同设计主要分为多功能床挡（图 6-16A）、半自动床挡（图 6-16B）、木栏床挡。

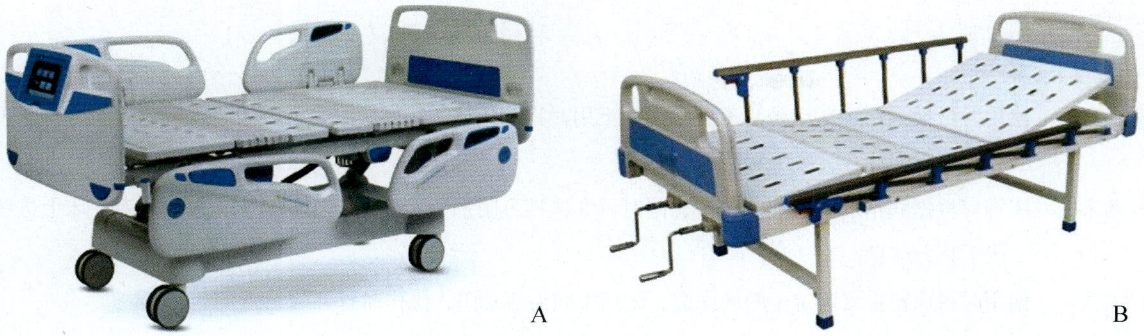

图 6-16 床挡

A. 多功能床挡；B. 半自动床挡

2. 约束带 用于躁动不安者或精神病患者，限制其失控的身体及肢体活动，或治疗时需要固定身体某部分，防止意外发生。根据使用部位的不同，可分为宽绷带、肩部约束带、膝部约束带。随着材料和设计的改进，约束带等保护具变得更为简便、实用，如利用尼龙搭扣代替系带，既方便又有利于分散局部的约束压力。

3. 支被架 主要用于肢体瘫痪或极度衰弱的患者，防止盖被压迫肢体而造成不适、足下垂和足尖压力性损伤等；也可用于灼伤患者接受暴露疗法需保暖时。

二、保护具使用技术

【目的】

1. 防止高热、谵妄、昏迷、躁动及危重患者因意识不清而发生坠床、撞伤及抓伤等意外，确保患者安全。

2. 确保治疗、护理工作的顺利进行。

【评估】

1. 患者年龄、病情、意识状态、生命体征、肢体活动及损伤情况，局部有无血液循环障碍、皮肤受损等。

2. 患者及家属的认知反应，对使用保护具的目的、方法的了解及合作程度。

3. 需要保护具的种类、时间。

【准备】

1. 护士准备 衣帽整洁，了解患者病情。

2. 用物准备 根据需要准备床挡、约束带、保护棉垫、支被架、大单等。

3. 环境准备 整洁、安静、舒适、安全。

4. 患者准备 患者及家属了解使用保护具的重要性、安全性，并能给予配合。

【实施】

1. 操作方法 见表 6-3。

表 6-3 保护具的应用

保护具种类	操作要点
床挡	
多功能床挡	使用时可插入两边床沿防止患者坠床，不用时将床挡插于床尾，当患者心搏、呼吸骤停时可垫于患者背部，做胸外心脏按压时使用
半自动床挡	床挡可根据病情需要拉起或落下，同时可在床挡上附加一配套横板作为桌子，以便患者在床上进餐或伏于其上休息
木栏床挡	使用时将床挡稳妥固定于两侧床边，床挡中间为活动门，操作时打开
约束带	
宽绷带	用于固定手腕及踝部，限制手、足活动先用棉垫包裹手腕或踝部，将宽绷带打成双套结，套在棉垫外稍拉紧，使其不脱出（松紧度以不影响肢体血液循环为宜），然后将宽绷带固定于床缘（图 6-17）
肩部约束带	用于固定肩部，限制患者坐起 （1）专用肩部约束带（用布制成两个袖筒，宽 8cm，长 120cm，胸前订一细带）（图 6-18）：操作时，将患者两侧肩部分别套进袖筒，腋窝垫棉垫，两袖筒上的细带子在胸前打结固定，将下面两条较宽的长带系于床头。必要时枕头横立于床头 （2）肩部大单约束法：把大单斜着折成长条放在患者的肩背部下，将带的两端由腋下经肩前绕至肩后，从横在肩下的单子上穿出，再将两端系于床头横栏上。必要时枕头横立于床头
膝部约束带	常用于固定膝部，限制患者下肢活动 （1）专用膝部约束带（宽 10cm，长 250cm，用布制成）（图 6-19）：操作时，两膝衬棉垫，将约束带横放于两膝上，宽带下的两头带各缚住一侧膝关节，然后将宽带两端系于床缘 （2）膝部大单约束法：将大单斜着折成 30cm 宽的长条，横放在两膝下，拉着宽带的两端向内侧压，盖在膝上，并穿过膝下的横带，拉向外侧使之压住膝部，将两端系于床缘
尼龙搭扣约束带	用于固定手腕、踝部 约束带由尼龙搭扣和宽布带构成，将约束带置于关节处，对合尼龙搭扣，松紧度要适宜，然后将带子系于床缘（图 6-20）
支被架	根据需保护的部位及损伤的大小选择合适的支被架，使用时将支被架罩于防止受压的部位，盖好盖被（图 6-21）

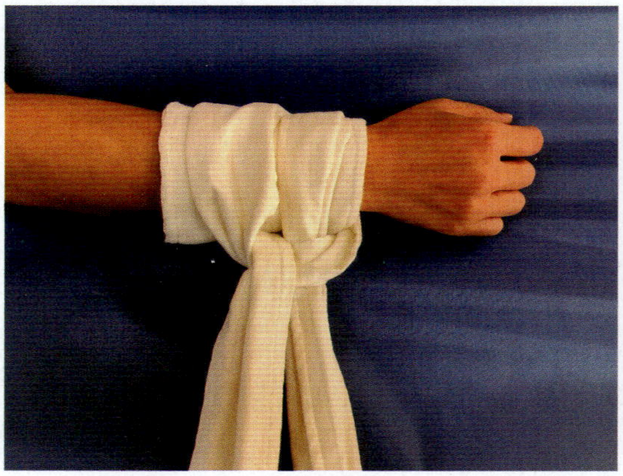

图 6-17 宽绷带

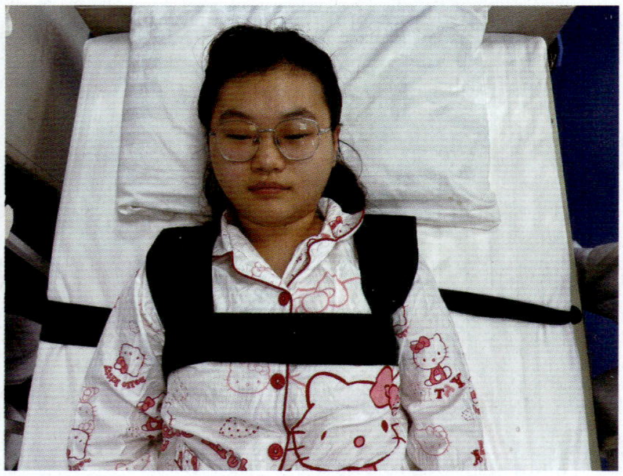

图 6-18 肩部约束带

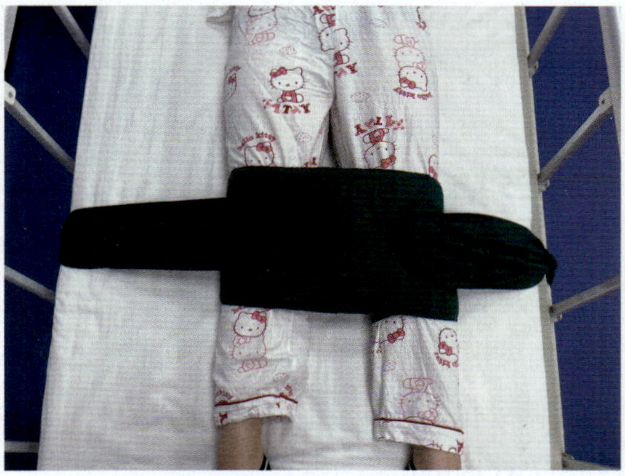

图 6-19　膝部约束带

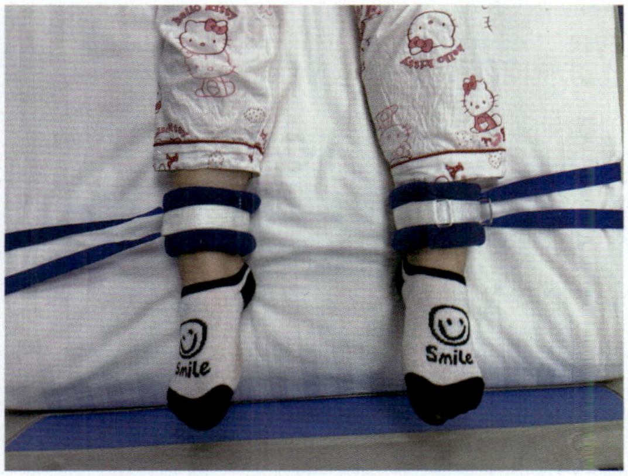

图 6-20　尼龙搭扣约束带

2. 注意事项

（1）严格掌握保护具应用的适应证，维护患者自尊。必须使用时应向患者及家属说明使用保护具的原因、目的和方法，以取得同意及配合，并签署知情同意书。

（2）保护具只能短期使用，使用时应维持肢体处于功能位置，保障肢体活动度。

（3）使用约束带时，带下必须垫软垫并保证松紧适宜（一般以能伸入 1 ～ 2 指为宜）。

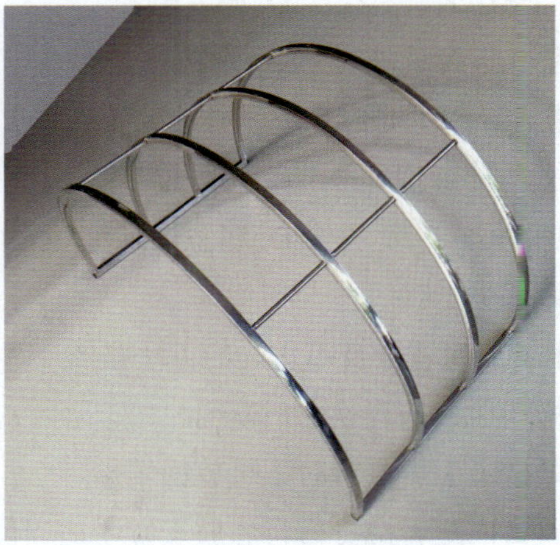

图 6-21　支被架

（4）密切观察被约束肢体的温度、颜色、活动度及感觉，若发现肢体苍白、麻木、冰冷时应立即放松约束带；需长时间约束者，应定期放松，一般 2h 放松一次，并协助患者翻身及活动肢体，必要时给予局部按摩，促进血液循环。

（5）记录使用保护具的原因、目的、时间、部位，每次观察的结果，执行护理措施情况及解除约束的时间。

考点　保护具的使用方法和注意事项

【评价】

1. 患者及家属了解使用保护具的原因和目的，能理解并配合。
2. 患者肢体处于功能位，无血液循环不良、皮肤破损、骨折等意外发生。
3. 能满足患者身体的基本需要，并保证患者的安全和舒适。
4. 各项检查、治疗、护理能够顺利进行。

自 测 题

A_1/A_2 型题

1. 椎管内麻醉后的患者须去枕平卧 6h，其目的是（　　）

A. 预防颅内压升高

B. 预防颅内压降低引起头痛
C. 预防脑缺血
D. 预防脑部感染
E. 有利于脑部血液循环

2. 支气管哮喘急性发作应采取的体位是（　　）
A. 俯卧位　B. 端坐位
C. 头高足低位　D. 侧卧位
E. 截石位

3. 不需用保护具的患者是（　　）
A. 视力障碍者　B. 昏迷患者
C. 高热患者　D. 谵妄患者
E. 婴儿进行输液时

4. 女患者导尿术时应采取哪种体位（　　）
A. 去枕仰卧位　B. 侧卧位
C. 俯卧位　D. 屈膝仰卧位
E. 截石位

5. 为手术后患者翻身不正确的方法是（　　）
A. 敷料脱落应先换药后翻身
B. 颈椎牵引者翻身时不可放松牵引
C. 石膏固定者翻身后将患肢安置于适当位置
D. 翻身前要检查各种导管是否通畅
E. 伤口渗出液较多者，应先翻身后换药

6. 用于限制患者坐起的约束方法是（　　）
A. 约束手腕　B. 约束腰部
C. 约束肩部　D. 固定一侧肢体
E. 固定双膝

7. 患者，女，35 岁。因重度心力衰竭取端坐位。其卧位的作用与减轻病情无关的一项是（　　）
A. 使膈肌下降
B. 利于呼吸活动
C. 减少下肢血液回流
D. 减轻心脏负担
E. 增加心肌收缩力

8. 孕妇，孕 30 周，臀先露，为矫正胎位，可采取的体位是（　　）
A. 膝胸卧位　B. 半坐卧位
C. 左侧卧位　D. 截石位
E. 俯卧位

9. 患者，男，56 岁。患肝硬化合并食管胃底静脉曲张 5 年，1h 前因呕吐大量鲜血入院。入院查体：脉搏细速，呼吸急促，血压 70/50mmHg。护士应为患者安置的卧位是（　　）
A. 中凹卧位　B. 半坐卧位
C. 俯卧位　D. 头高脚低位
E. 去枕仰卧位

10. 患者，女，31 岁。妊娠 38 周，因阴道持续性流液 2h 入院，医生诊断为胎膜早破，护士协助其采用的卧位应为（　　）
A. 仰卧位　B. 头低足高位
C. 头高足低位　D. 截石位
E. 膝胸位

11. 患儿，男，3 岁。左上肢烫伤，Ⅱ度烫伤面积达 10%。入院后经评估需使用保护具，下列措施不正确的是（　　）
A. 使用前须取得患者及家属的理解和同意
B. 属于保护性制动措施，只能短期使用
C. 将患者右上肢外展固定于身体右侧
D. 约束带下应置衬垫，且松紧适宜
E. 经常观察约束部位的皮肤颜色和温度

A_3/A_4 型题

（12 ～ 15 题共用题干）

患者，男，35 岁。因“头部外伤”急诊入院。浅昏迷，CT 提示颅内血肿，脑挫裂伤。在全身麻醉下行颅内血肿清除术。

12. 患者术后返回病房，正确的体位是（　　）
A. 侧卧位
B. 去枕仰卧位，头偏向一侧
C. 头高足低位
D. 头低足高位
E. 中凹卧位

13. 术后第 2 天，患者意识恢复，应采取的体位是（　　）
A. 头高足低位　B. 半坐卧位
C. 头低足高位　D. 中凹卧位

E. 俯卧位

14. 术后第 2 天采取此卧位的目的是（　　）

A. 促进排痰　　B. 利于呼吸

C. 便于观察瞳孔　　D. 促进引流

E. 预防脑水肿

15. 治疗过程中患者出现躁动，使用约束带时护士需重点观察（　　）

A. 呼吸情况　　B. 血压情况

C. 约束时间　　D. 末梢血液循环

E. 伤口渗血情况

（贺建红）

第 7 章
医院感染的预防和控制

医院感染伴随着医院的建立和发展而产生和变化。随着新的传染病的不断出现，预防与控制医院感染更是成为医院管理的重中之重。医院感染的发生不仅直接影响医疗质量，而且还可能给个人、家庭和社会带来严重危害。

有效预防和控制医院感染的关键措施有清洁、消毒、灭菌、无菌技术、隔离技术、合理使用抗生素、消毒与灭菌的效果监测等。这些措施与护理工作密切相关，与人类健康密切相关。因此护理人员应秉持生命至上的原则，将人民的生命安全放在首位，掌握预防与控制医院感染的相关知识和技术，预防医院感染的发生，同时要做好自我防护。

第 1 节　医院感染概述

案例 7-1

某医院发生一起血液透析患者感染丙型肝炎事件，在该院血液净化中心接受血液透析治疗的 161 例患者中，共导致 69 例患者感染丙型肝炎。经国家卫生健康委员会调查认定，该事件是一起因感染预防与控制工作制度落实不到位等引起的严重院内感染事件，该院存在的主要问题包括：血液净化中心布局和流程不合理、血液净化中心人力配备和能力不足、感染防控制度和措施执行不力、医院感染监测与传染病报告制度未执行。

问题：1. 何谓医院感染？

2. 针对该案例类似的情况，有哪些预防和控制措施？

一、医院感染的概念及分类

（一）概念

医院感染是指住院患者在医院内获得的感染，包括在住院期间发生的感染和在医院内获得出院后发生的感染，但不包括入院前已开始或者入院时已处于潜伏期的感染。医院工作人员在医院内获得的感染也属于医院感染。

考点 医院感染的概念

（二）分类

1. 根据病原体的来源可分为外源性感染和内源性感染

（1）外源性感染（交叉感染）　是指病原体来自患者体外，通过直接或间接途径而引起的感染。如患者与患者、患者与探视者、患者与工作人员之间的直接感染，通过水、空气、物品之间的间接感染。

（2）内源性感染（自身感染）　是指患者自身携带的正常菌群在一定条件下引起的感染。寄居在患者体内或体表的正常菌群，通常不致病，但当人体免疫力低下时就可能引起感染。

2. 根据病原体的种类可分为细菌感染、病毒感染、真菌感染、支原体感染、衣原体感染等，其中最常见的是细菌感染。

考点 医院感染的分类

二、医院感染的条件

医院感染必须具备的三个基本条件：感染源、传播途径和易感人群。当三者同时存在，并且相互联系构成感染链（图 7-1）时，医院感染才可能发生。

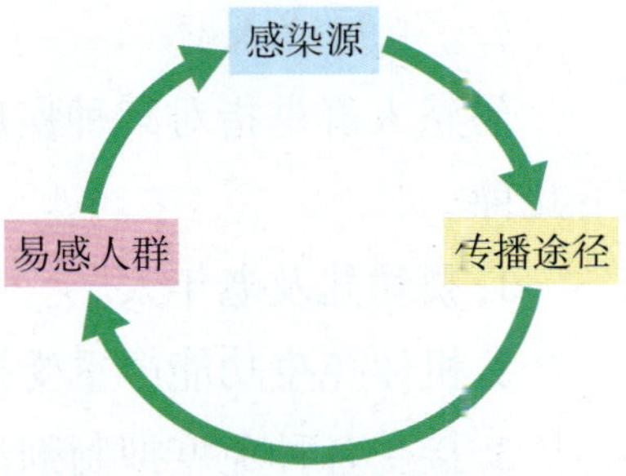

图 7-1　感染链

（一）感染源

感染源是指病原微生物生存、繁殖及排出的场所或宿主（人或动物）。在医院感染中，主要的感染源有以下几个。

1. 已感染的患者　已感染的患者是最重要的感染源。一方面患者不断地排出大量病原微生物，另一方面排出的病原微生物具有较强的致病性，且常常具有耐药性，很容易在另一易感宿主体内生长繁殖。

2. 病原携带者　是另一重要感染源。一方面病原携带者体内的病原微生物不断生长繁殖并排出体外，另一方面病原携带者因无自觉症状而常常被忽视。病原携带者可以是患者、探陪人员和医院工作人员。

3. 患者自身　患者特定部位寄生的正常菌群，在一定条件下可引起患者自身感染或向外界传播。

4. 医院环境　医院的环境、设备、食品、垃圾，以及用于患者的器械等都容易受各种病原微生物的污染而成为感染源。

（二）传播途径

传播途径是指病原微生物从感染源排出后侵入易感宿主的途径和方式。医院感染的主要传播途径如下。

1. 接触传播　是指病原微生物通过感染源和易感宿主之间直接或间接接触而传播的方式，是医院感染中最常见、最重要的传播方式之一。

2. 空气传播　是指病原微生物以空气为媒介，随气流流动而进行传播的方式。

3. 消化道传播　是指病原微生物通过污染水、食物而造成的传播。常可导致医院感染的暴发流行。

4. 注射、输液、输血传播　是指使用被病原微生物污染的注射器、输液（血）器、药物、血制品而造成的疾病传播。如输血导致的艾滋病、丙型肝炎等。

5. 生物媒介传播　是指动物或昆虫携带病原微生物，作为人体之间疾病传播的中间媒介。如蚊子传播疟疾、乙型脑炎等。

链接

气溶胶传播

气溶胶是指固态或液态微粒悬浮在气体介质中、直径在 0.001 ～ 100μm 的微小颗粒物组成的系统。气溶胶以空气为媒介，具有传播速度快，波及范围广、防控难度大等特点。说话、呼吸、咳嗽、吐痰、呕吐、大小便（水冲洗）等都可以产生气溶胶。产生途径多，也让气溶胶传播增加了更多的不确定性和隐匿性。及时确定传染病是否可以通过气溶胶经呼吸道传播，将直接影响疫情防控政策的制定，减少疫情对人民健康和社会经济的影响。

（三）易感人群

易感人群是指对某种疾病或传染病缺乏免疫力的人。医院感染常见的易感人群主要有以下几种。

1. 婴幼儿及老年人。
2. 机体免疫功能严重受损者。
3. 接受各种免疫抑制剂治疗者。
4. 不合理使用抗生素者。
5. 营养不良者。
6. 手术持续时间长者。
7. 住院时间长者。
8. 接受各种侵入性诊疗操作者。

三、医院感染的主要因素

在医院特定环境中，造成医院感染的主要因素有：①医务人员对医院感染的严重性认识不足，是造成医院感染的主要因素。②病原体来源广泛，环境污染严重。③个体免疫力低下、免疫功能受损的易感人群增多。④介入性诊疗手段增多。⑤抗生素的不合理应用，导致耐药菌株的增加。⑥医院布局不合理，隔离措施和设施不健全。⑦医院感染管理体制和机制不健全。

四、医院感染的预防与控制措施

各级医院应建立健全医院感染管理机构和制度，完善医院感染监控体系，有效预防和控制医院感染。

1. 建立医院感染管理机构　医院通常设置三级管理组织，即医院感染管理委员会、医院感染管理科（或办公室）、各科室医院感染管理小组。在医院感染管理委员会的领导下及医院感染管理科的指导下，建立三级护理管理体系（一级是病区护士长和兼职监控护士；二级是科护士长；三级是护理部副主任），加强医院感染管理，形成从医院到科室到病区的管理网络，有效预防和控制医院感染。

2. 健全各项规章制度　医院感染管理制度的健全，必须依照国家有关卫生行政部门的法律、法规（如《医院感染管理办法》《消毒技术规范》《医院消毒卫生标准》《医疗废物管理条例》等），制订与之相适应的清洁卫生制度、消毒隔离制度、感染管理报告制度、消毒灭菌效果监测制度、一次性医疗器材监测制度、感染高发科室（如手术室、供应室、监护室、血透室等）消毒卫生监测管理制度等。

3. 落实防控医院感染的管理措施　具体包括：合理改善医院的结构与布局；严格执行清洁、消毒、灭菌及无菌技术；合理使用抗生素；做好医院污水、污物的处理；保护易感人群；医院工作人员定期进行健康检查等。

4. 加强医院感染知识的教育和培训　医院感染管理科要定期对全院各级各类医务人员，进行预防和控制医院感染的知识和技能培训，增强预防与控制医院感染的自觉性和主动性，并认真执行各项预防医院感染的制度。

第 2 节　清洁、消毒和灭菌

清洁、消毒、灭菌是预防和控制医院感染的重要措施，消毒、灭菌的质量是保证医院生物环境安全的关键。因此，护理人员必须熟练掌握正确的清洁、消毒、灭菌的方法，并时刻以高度的责任心，做好清洁、消毒、灭菌工作。

一、清洁、消毒和灭菌的概念

1. 清洁　是指用清洗、擦拭等物理方法清除物体表面的污垢、尘埃和有机物，以去除或减少有害微生物的过程。

2. 消毒　是指利用化学品或其他方法清除和消灭污染在物体上的鼠疫耶尔森菌及其他病原微生物的措施。

3. 灭菌　是指用物理或化学方法，杀灭传播媒介上的一切微生物的方法，包括致病的和非致病的微生物，也包括细菌芽孢。

考点　消毒和灭菌的概念

二、清洁的方法

一般清洁法有以下三个过程：清水冲洗—洗涤剂刷洗—清水洗净。常用于地面、墙壁、家具等物体表面的处理，以及物品消毒灭菌前的准备。

特殊清洁方法（常见污渍的清除技术）：先进行相应的特殊处理（如碘酊污渍用乙醇擦拭；甲紫污渍用乙醇或草酸擦拭；高锰酸钾污渍用维生素 C 溶液或 0.2% ～ 0.5% 过氧化氢溶液浸泡；陈旧血渍用过氧化氢溶液浸泡），再以清水洗净。

三、消毒、灭菌的方法

（一）物理消毒灭菌法

1. 热力消毒灭菌法　利用热力使微生物的蛋白质凝固变性，从而导致其死亡的方法。包括干热法（燃烧法、干烤法）和湿热法（煮沸消毒法、压力蒸汽灭菌法）两类。前者以空气导热，传热较慢；后者以空气和水蒸气导热，传热较快，穿透力强。

（1）燃烧法　是一种简单、迅速、彻底的灭菌法。又分为三种方法：①焚烧法：将无保留价值的污染物品直接焚烧（如污染的纸张，破伤风、气性坏疽等特殊感染的敷料等）。②火焰烧灼法：将急用的某些金属器械（刀剪等锐器除外，以免锋刃变钝）在火焰上烧灼20s；临时用的培养试管或烧瓶口，在火焰上来回旋转烧灼 2 ～ 3 次。③乙醇燃烧法：将搪瓷类容器倒入少量 95% 以上的乙醇，转动使乙醇分布均匀，然后点火燃烧使其内面全部被火焰烧灼到。

注意事项：①远离氧气、乙醇、乙醚、汽油等易燃易爆物品。②在燃烧过程中不得添加乙醇，以免引起火灾或烧伤。③贵重器械及锐利刀剪禁用燃烧法灭菌，以免刀刃变钝或器械被破坏。

考点 燃烧法灭菌适用范围和方法

（2）干烤法　是利用专用密闭烤箱进行灭菌。其热力传播与穿透主要靠热空气的对流与介质的传导，灭菌效果可靠。适用于高温下不易变质、损坏和蒸发的物品，如金属器械、玻璃器皿、油剂、粉剂等的灭菌，不适用于纤维织物、塑料制品。

干烤法灭菌应根据物品种类和烤箱的类别，确定所需的温度和时间。灭菌条件一般为：150℃，2.5h；160℃，2h；170℃，1h；180℃，30min。

注意事项：①物品要洗净，玻璃类需干燥。②包装通常不超过 10cm×10cm×20cm 大小。③烤箱内放入物品以箱体高度的 2/3 满为宜。④物品勿与烤箱底部和四壁接触。⑤途中不宜打开烤箱重新放入物品。⑥灭菌后待温度降至 40℃以下再打开烤箱，防炸裂。

考点 干烤法灭菌的用途和方法

（3）煮沸消毒法　是一种经济、方便、家庭常用的消毒方法。适用于耐湿、耐高温的物品，如金属、搪瓷、玻璃和橡胶类等。将物品刷洗干净，全部浸没在水中，加热煮沸 100℃，从水沸开始计时，经 5 ～ 10min 达到消毒效果（中途加入物品，从再次水沸后开始计时）。

注意事项：①物品在煮沸消毒前须刷洗干净，全部浸没。空腔导管需在腔内预先灌水。②器械的轴节及容器的盖先打开再放入水中。③大小、形状相同的容器不能重叠。④玻璃类物品用纱布包裹，应在冷水或温水时放入。⑤橡胶类物品用纱布包好，水沸后放入。⑥在水中加入少许碳酸氢钠（1% ～ 2% 的浓度）煮沸，沸点可达到 105℃，增强杀菌效果，并有去污防锈的作用。⑦高原地区海拔每增高 300m，煮沸延长 2min。

考点 煮沸消毒法的方法及注意事项

（4）压力蒸汽灭菌法　是物理消毒灭菌法中效果最可靠、临床使用最广泛的一种方法，通过高温、高压达到灭菌效果。常用于耐高温、耐高压、耐潮湿物品的灭菌，如金属、搪瓷、橡胶、玻璃、敷料及溶液等。

目前，医院使用的压力蒸汽灭菌器，根据排放冷空气的方式和程度不同，分为下排气式压力蒸汽灭菌器和预真空式压力蒸汽灭菌器。下排气式压力蒸汽灭菌器又包括手提式压力蒸汽灭菌器和卧式压力蒸汽灭菌器。压力蒸汽灭菌器灭菌参数见表 7-1。

表 7-1 压力蒸汽灭菌器灭菌参数

设备类别	物品类别	灭菌设定温度	最短灭菌时间 /min	压力参考范围
下排气式	敷料	121℃	30	102.8 ～ 122.9kPa
	器械		20	
预真空式	器械、敷料	132℃	4	184.4 ～ 210.7kPa
		134℃		201.7 ～ 229.3kPa

1）手提式压力蒸汽灭菌：①先在外层锅腔加入一定量的水，内层锅腔装入物品后加盖旋紧。②排冷空气：接通电源加热，开放排气阀，待冷空气排尽后再关闭排气阀。③继续加热至压力所需数值，持续 20 ～ 30min 关闭热源。④开放排气阀待压力降至 0 时，缓慢打开盖子，冷却、干燥后取出物品。

2）卧式压力蒸汽灭菌：结构原理和灭菌条件同手提式压力蒸汽灭菌器，但它是通过输入热蒸汽供给热源，并且容量大，可供医院大批量物品的灭菌。操作人员须经过专业培训，合格后方能持证上岗。

3）预真空式压力蒸汽灭菌：是利用机械抽真空的方法，使灭菌柜内形成 2.0 ～ 2.7 kPa 的负压，蒸汽便能迅速穿透到物品内进行灭菌。

注意事项：①器械或物品灭菌前，必须清洗干净并擦干或晾干。②包裹不宜过大（下排气式压力蒸汽灭菌器，不能大于 30cm×30cm×25cm，预真空式压力蒸汽灭菌器，不能大于 30cm×30cm×50cm）。③包裹不宜过多（不应超过灭菌器柜室容积的 80%）。④包裹不宜过紧，各包之间要有空隙。⑤包裹放置合理，布类物品应放在金属、搪瓷物品之上。⑥灭菌前打开无菌容器的盖子；灭菌完毕立即关闭容器的盖子。⑦灭菌的物品须干燥后才能取出备用。

效果监测：①化学监测法：此法简便，是目前广泛使用的常规检测方法。常用化学指示胶带（图 7-2），使用时将其粘贴在所有待灭菌物品的包或容器外面；也可用化学指示卡，使用时将其放在所有待灭菌物品包的中间。经灭菌后，将指示胶带（卡）的颜色及性状与标准合格色块对比以判断灭菌质量是否合格。须每包均监测，对手术包应指示胶带和指示卡同时应用。②生物监测法：是最可靠的监测法。利用对热耐受力较强的非致病性嗜热脂肪杆菌芽孢作为检测菌株，制成菌纸片，使用时将 10 片菌纸片分别置于待灭菌包的中央和四角，灭菌结束后用无菌持物钳取出放入培养基内，在 56℃温箱中培养 2 ～ 7 天，如全部菌片均无细菌生长则表示灭菌合格。③物理监测法：将 150℃或 200℃的留点温度计甩至 50℃以下，放入包裹内，灭菌后检视其读数是否达到灭菌温度。

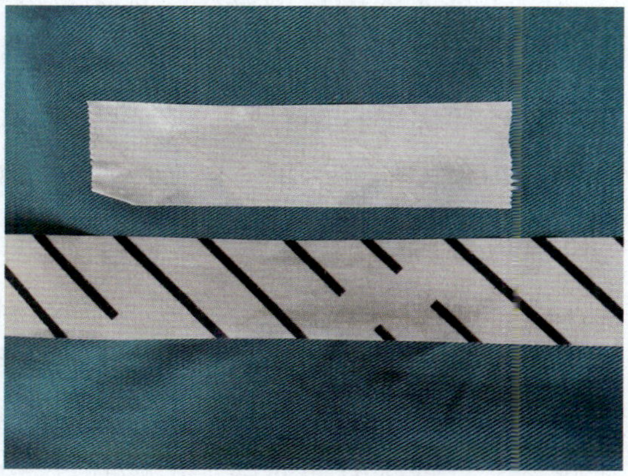

图 7-2 化学指示胶带（灭菌前后对照）

考点 压力蒸汽灭菌法的注意事项、效果监测

2. 光照消毒法（辐射消毒） 主要利用紫外线的杀菌作用，使菌体蛋白光解、变性而导致细菌死亡。对杆菌杀灭作用强，对球菌次之，对真菌更弱，对生长期细菌敏感，对芽孢敏感性差。

（1）日光暴晒法 利用日光的热、干燥和紫外线的作用发挥杀菌作用。常用于床垫、毛毯、棉被、枕、书籍等物品的消毒。将物品放在阳光下暴晒6h，每2h翻动1次，使其各面均被照射。

（2）紫外线消毒 常用的紫外线装置有移动式（如紫外线空气消毒器）和悬吊式（如紫外线灯管）。紫外线灯管有15W、20W、30W、40W四种。紫外线属于电磁波，根据波长分为A波、B波、C波和真空紫外线。具有消毒作用的是C波紫外线，其波长范围在200～280nm，而杀菌作用最强的为253.7 nm。

紫外线消毒法多用于空气和物品表面消毒。①空气消毒：首选紫外线空气消毒器，也可用紫外线灯管照射消毒，室内每10m^{2}安装30W紫外线灯管一只，照射前先做室内清洁卫生工作（紫外线易被灰尘微粒吸收），关闭门窗，有效距离不超过2m，自灯亮5～7min后计时，照射时间为30～60min。②物品表面消毒：消毒时将物品摊开或挂起，以使物品各面受到直接照射，有效距离为25～60cm，自灯亮5～7min开始计时，照射时间为20～30min。

注意事项：①保持灯管清洁，灯管表面至少每2周用无水乙醇擦拭1次。②消毒物品时将物品摊开或挂起，定时翻动。③照射时保护好眼睛和皮肤，必要时给患者戴防护镜或用纱布遮住眼睛、被单遮盖躯体。④紫外线消毒的适宜温度为20～40℃，适宜湿度为40%～60%。⑤消毒计时须从灯亮5～7min后开始，照射结束应通风换气。⑥定期监测紫外线灯的照射强度（用紫外线强度测定仪监测，一般3～6个月检测1次，如辐照强度低于70μW/cm^{2}应更换；也可建立使用登记卡，凡累计使用超过1000h应予以更换）。⑦定期进行空气培养，以监测消毒效果。

（3）臭氧灭菌灯消毒法 灭菌灯内装有臭氧发生管，在电场作用下，将空气中的氧气转化成高纯度的臭氧。臭氧以其强大的氧化作用而广谱杀菌，可杀灭细菌繁殖体、芽孢、病毒、真菌和破坏肉毒杆菌毒素。主要用于室内空气、医院污水、诊疗用水、物品表面等的消毒。使用时为确保消毒效果，应关闭门窗。臭氧对人体有害，消毒时人员须离开现场，消毒结束后30min方可进入。

3. 电离辐射灭菌法 又称为“冷灭菌”，是应用放射性核素^{60}Co（钴）发射的γ射线或电子加速器产生的高能电子束（阴极射线）杀灭微生物的低温灭菌法。适用于不耐热物品在常温下的灭菌，如塑料、橡胶、高分子聚合物（如一次性注射器、输液器、输血器，血液透析膜等）、精密医疗器械、生物制品等的灭菌。

注意事项：①应在有氧环境下灭菌以增强γ射线的杀菌作用。②湿度越高，杀菌效果越好。③射线对人体有伤害，应加强个人防护。

4. 微波消毒灭菌法 微波是一种波长短、频率高的电磁波。在电磁波的高频交流电场中，物品中的极性分子会极化而发生高速运动，并频繁改变方向，相互摩擦，致使温度迅速升高，达到消毒灭菌作用。适用于食品、餐具、票证、耐热非金属物品的消毒灭菌。

5. 空气过滤除菌法　是采用生物洁净技术，用不同的气流方式通过三级空气过滤器除掉空气中 0.5 ～ 5μm 的尘埃，达到洁净空气的目的。适用于无菌病室、手术室、微生物实验室等的灭菌。

（二）化学消毒灭菌法

化学消毒灭菌法是利用化学药物使微生物蛋白质凝固变性，酶蛋白失去活性，从而抑制微生物的代谢、生长，或破坏细菌细胞膜的结构，改变其通透性，使细胞破裂、溶解，达到消毒灭菌的作用。凡不适宜热力消毒灭菌的物品，都可采用化学消毒灭菌法。如患者皮肤、黏膜、金属锐器等的消毒。

1. 化学消毒灭菌剂的种类　按消毒效力可分为以下几类。

（1）灭菌剂　能杀灭一切微生物（包括细菌芽孢），并达到灭菌要求的制剂。

（2）高效消毒剂　能杀灭一切细菌繁殖体（包括分枝杆菌）、病毒、真菌及其孢子等，对细菌芽孢也有一定杀灭作用的消毒制剂。

（3）中效消毒剂　能杀灭分枝杆菌、真菌、病毒及细菌繁殖体等微生物的消毒制剂。如醇类、碘类消毒剂等。

（4）低效消毒剂　能杀灭细菌繁殖体和亲脂病毒的消毒制剂。如氯己定、苯扎溴铵等。

2. 化学消毒灭菌剂的使用原则

（1）根据物品的性能及微生物的特性，选用合适的消毒剂。

（2）严格掌握消毒剂的有效浓度、消毒时间及使用方法。

（3）消毒物品应洗净擦干，浸泡时管腔内注满消毒液，打开轴节或盖子，物品全部浸没在消毒液内。

（4）消毒剂及容器需定期更换，易挥发的药物要加盖，定期检测，及时调整浓度。

（5）消毒后的物品在使用前用无菌生理盐水冲洗，以免消毒剂刺激人体组织。

（6）消毒液中不宜置纱布及棉花等物品，避免降低消毒效力。

（7）熟悉消毒剂的毒副作用，做好工作人员的个人防护。

3. 化学消毒灭菌剂的使用方法

（1）浸泡法　将物品洗净、擦干后，全部浸没于消毒剂中，按规定的浓度和时间达到消毒灭菌作用。注意将器械轴节或套盖打开；有管腔的物品，腔内应注满消毒灭菌剂。

（2）擦拭法　用标准浓度的消毒灭菌剂擦拭物品表面或皮肤等的方法。如皮肤、桌椅、墙壁、家具等的消毒。

（3）喷雾法　将标准浓度的消毒灭菌剂用喷雾器均匀喷洒于空气中和物体表面的方法。如墙壁、地面、空气等的消毒。

（4）熏蒸法　是指在密闭的空间将消毒剂加热或加入氧化剂，使其产生气体，在标准浓度和时间内进行消毒灭菌的方法。常用于空气、不耐湿热物品的消毒，如手术室、病室、治疗室、换药室等的空气消毒，以及精密贵重仪器的消毒。空气消毒常用的消毒剂及消毒方法见表 7-2。

表 7-2 空气消毒常用的消毒剂及消毒方法

消毒剂	消毒方法
纯乳酸	0.12ml/m³，加等量水，密闭门窗后加热熏蒸 30 ～ 120min
过氧乙酸	2% 溶液 8ml/m³，密闭门窗后加热熏蒸 30 ～ 120min
食醋	5 ～ 10ml/m³，加热水 1 ～ 2 倍，密闭门窗加热熏蒸 30 ～ 120min，适用于流感、流行性脑脊髓膜炎等病室

考点 化学消毒灭菌剂的种类、使用原则及使用方法

4. 常用的化学消毒灭菌剂 见表 7-3。

表 7-3 常用化学消毒灭菌剂

名称	效力	适用范围	注意事项
过氧乙酸	灭菌剂	① 0.2% 过氧乙酸溶液浸泡消毒手，需 1 ～ 2min；② 0.2% ～ 0.5% 溶液擦拭物体表面或浸泡 10min；③ 0.5% 溶液浸泡餐具 30 ～ 60min；④ 2% 溶液空气消毒 8ml/m³	①对金属有腐蚀性；②易氧化分解而降低杀菌力，应现配现用；③高浓度溶液有刺激性及腐蚀性，配制时需戴口罩和橡胶手套，加强个人防护；④存阴凉避光处，防高温引起爆炸
戊二醛	灭菌剂	2% 戊二醛液浸泡不耐高温的金属器械、精密仪器、内镜等，消毒需 10 ～ 30min，灭菌需 7 ～ 10h	①每周过滤 1 次，每 2 周更换消毒剂；②浸泡金属类物品时需加入 0.5% 亚硝酸钠防锈；③内镜连续使用，需间隔消毒 10min，每日使用前后各消毒 30min；④碱性戊二醛稳定性差，加盖现配现用
环氧乙烷	灭菌剂	①适用于电子仪器、光学仪器、纸质、化纤、塑料、陶瓷、金属等制品；②灭菌时使用 100% 纯环氧乙烷或环氧乙烷和二氧化碳混合气体。小型环氧乙烷灭菌器灭菌参数：浓度 450 ～ 1200mg/L，温度 37 ～ 63℃，相对湿度 40% ～ 80%，作用时间 1 ～ 6h	①易燃易爆，且有一定毒性，须熟悉使用方法，严格执行安全操作程序；②放置于阴凉通风、无火源处，严禁放入冰箱，储存温度不得超过 40℃，防止爆炸；③灭菌后物品，在清除环氧乙烷残留后方可使用；④每次灭菌后，均应进行效果监测
含氯消毒剂（常用的有液氯、漂白粉、漂粉精、次氯酸钠、二氯异氰尿酸钠等）	高、中效消毒剂	①适用于环境、餐具、水、排泄物的消毒；② 0.03% ～ 0.15% 漂白粉澄清液用于饮水消毒；③ 0.1% 漂白粉澄清液用于餐具预防性消毒，浸泡 30 ～ 60min；④ 5% 漂白粉澄清液用于肝炎、结核病患者的餐具消毒，浸泡 15 ～ 60min；⑤ 1% ～ 3% 漂白粉澄清液喷洒或擦拭地面、墙壁或物品表面；⑥干粉用于排泄物消毒：漂白粉 1 份与粪便 5 份搅拌，放置 2h；每 100ml 尿液，加漂白粉 1g 放置 1h	①消毒剂置于阴凉、干燥通风处，密封保存；②溶液不稳定，应现配现用；③有腐蚀及漂白作用，不宜用于金属制品、有色衣物及油漆家具的消毒；④消毒后应立即清洗；⑤定期更换消毒液

续表

名称	效力	适用范围	注意事项
乙醇	中效消毒剂	①适用于皮肤、物品表面、医疗器械的消毒；② 70% ～ 75% 乙醇溶液消毒皮肤，也可用于浸泡锐利金属器械及体温计；③ 95% 乙醇溶液用于燃烧灭菌	①易挥发，须加盖保存，定期测定，保持有效浓度；②有刺激性，不宜用于黏膜及创面消毒；③易燃，忌明火
碘酊	中效消毒剂	①适用于皮肤的消毒；② 2% 碘酊溶液用于皮肤消毒，擦拭待干后（20s），再用 75% 乙醇脱碘；③ 2.5% 碘酊溶液用于脐带断端的消毒，擦拭待干后（20s），再用 75% 乙醇脱碘	①刺激性强，不能用于黏膜的消毒；②对碘过敏者禁用；③对金属有腐蚀作用，不能浸泡金属器械
碘伏	中效消毒剂	①适用于皮肤、黏膜的消毒；② 2% 有效碘液用于皮肤消毒，涂擦 2 次，作用 3min；③ 0.05% ～ 0.1% 有效碘溶液用于黏膜、创面消毒	①稀释后稳定性差，宜现用现配；②置于阴凉和避光处，防潮、密闭保存；③皮肤消毒后不需乙醇脱碘
氯己定（洗必泰）	低效消毒剂	①适用于皮肤、黏膜、外科洗手消毒；② 0.01% ～ 0.1% 溶液用于阴道、膀胱冲洗和外阴擦拭消毒；③ 0.05% 溶液用于创面、黏膜擦拭消毒；④ 0.5% 溶液用于手消毒，浸泡 3 ～ 5min	①阴离子表面活性剂如肥皂可降低其消毒效果；②不可放入纱布、棉花等有吸附作用的物品
苯扎溴铵（新洁尔灭）	低效消毒剂	①适用于皮肤、黏膜、环境消毒；② 0.02% 溶液用于黏膜消毒；③ 0.1% ～ 0.5% 溶液用于皮肤消毒；④ 0.1% ～ 0.5% 溶液用于环境消毒，作用 10 ～ 60min	①易被污染，现配现用；②阴离子表面活性剂如肥皂可降低其消毒效果；③不可放入纱布、棉花等有吸附作用的物品；④对铝制品有破坏作用，不可用铝制品的容器盛装

考点 常用化学消毒灭菌剂的使用方法、注意事项

第 3 节　无菌技术

一、概　念

1. 无菌技术　是指在执行医疗和护理操作过程中，防止一切微生物侵入人体和防止无菌物品、无菌区域被污染的操作技术。

2. 无菌物品　是指经过灭菌后未被污染的物品。

3. 无菌区域　是指经过灭菌处理后未被污染的区域。

4. 非无菌区　是指未经过灭菌处理，或经过灭菌处理后被污染的区域。

考点 无菌技术的概念

二、无菌技术操作原则

1. 操作环境　应清洁、宽敞，光线适宜。操作前 30min 停止清扫；减少走动，以避免尘

埃飞扬。

2. 操作者准备　无菌操作前，操作者应修剪指甲并洗手，戴好帽子和口罩，必要时穿无菌衣，戴无菌手套。

3. 操作中，保持无菌　操作时，操作者应面向无菌区，身体与无菌区域保持一定距离；手臂应保持在腰部水平或治疗台面以上，不可跨越无菌区；不可面对无菌区讲话、咳嗽、打喷嚏；未戴无菌手套的手不可接触无菌物品。

4. 无菌物品存放　无菌物品与非无菌物品应分开放置，并有明显标志；无菌物品必须存放于无菌容器或无菌包内；无菌包外应注明物品的名称、灭菌日期，并按灭菌日期的先后放置；无菌包应放置在清洁干燥处，有效期为 7 天，过期或包布受潮应重新灭菌。

5. 取用无菌物品　取无菌物品必须使用无菌持物钳；无菌物品一经取出，即使未用，也不可放回无菌容器内；无菌物品已被污染或疑被污染，必须更换或重新灭菌后方可使用。

6. 一物一用　一份无菌物品仅供一位患者使用，防止交叉感染。

考点 无菌技术的操作原则

三、无菌技术基本操作法

（一）无菌持物钳（镊）使用法

【目的】　用于取用和传递无菌物品。

【评估】

1. 根据需夹取物品的种类，选择合适持物钳（镊）。
2. 操作环境整洁、干燥。
3. 物品摆放布局合理。

【准备】

1. 护士准备　衣帽整洁，修剪指甲、洗手、戴口罩。

2. 用物准备　无菌持物钳（镊）、盛放无菌持物钳（镊）的容器。

（1）无菌持物钳（镊）的种类

1）医用三叉钳：用于夹取盆、罐等较重的无菌物品。

2）卵圆钳：用于夹取无菌剪、镊、治疗碗、弯盘等无菌物品。

3）镊子：用于夹取纱布、棉球、缝针等较小的无菌物品。

（2）无菌持物钳（镊）的存放方法　有干式和湿式存放法两种，目前多用干式存放法。

1）干式存放法：将有效灭菌后的无菌持物钳及其容器取出，注明使用时间和签名，即可使用罐内不加入消毒液。

2）湿式存放法：①打开无菌持物钳的轴节，浸泡在盛有消毒液的大口有盖容器中或者放于无菌干燥容器中（图 7-3）。②容器中的消毒液量，要浸没轴节以上 2 ～ 3cm 或镊子长度的 1/2 为宜。③每个容器只能放置一把无菌持物钳或者镊子。

3. 环境准备　环境整洁、宽敞，光线适宜。

【实施】

1. 操作步骤　见表 7-4。

表 7-4　无菌持物钳（镊）使用法

操作流程	操作要点
检查	检查核对名称、灭菌日期、灭菌标识
取钳（镊）	打开盛放无菌持物钳（镊）的容器盖，手持无菌持物钳（镊）上 1/3 处，钳（镊）端闭合，将钳（镊）移至容器中央，垂直取出，关闭容器盖
使用	使用时，在腰部以上视线范围内操作。湿式存放的钳（镊），保持钳（镊）端向下，不可倒转向上
放钳	使用后保持钳（镊）端闭合向下，打开容器盖，垂直放回容器中，打开轴节使钳端分开，盖好容器盖

2. 注意事项

（1）无菌持物钳（镊）使用过程中，应始终保持钳（镊）端向下，不可触及液面以上容器内壁和容器边缘。

（2）无菌持物钳（镊）只能夹取无菌物品（图 7-3，图 7-4），不可夹取非无菌物品；不可夹取油纱布，以免油污粘于钳端，影响消毒效果；不能用于换药或消毒皮肤，防止交叉感染。

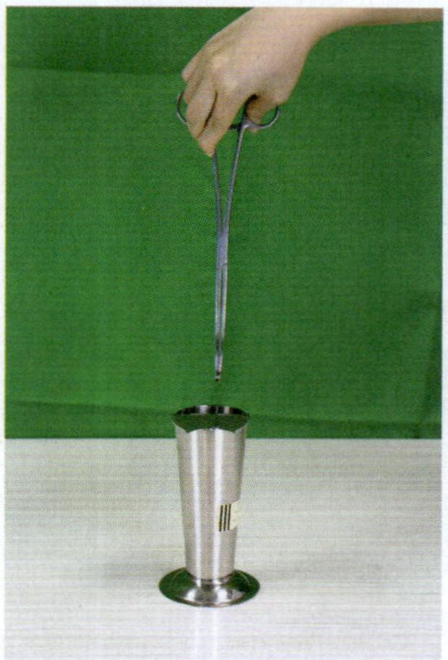

图 7-3　无菌持物钳取放

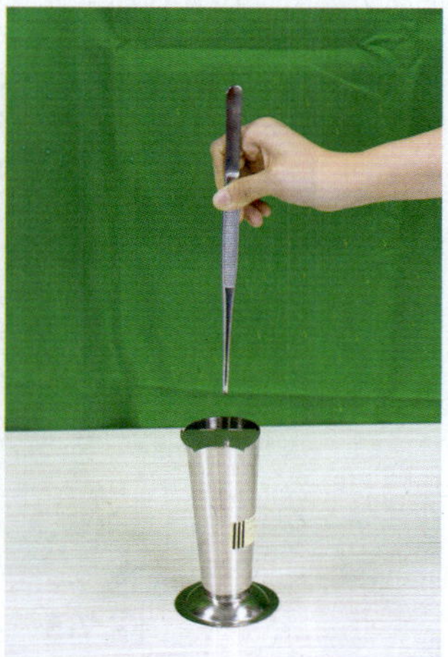

图 7-4　无菌持物镊取放

（3）如需到远处夹取无菌物品时，应连同容器一起搬移，就地取出使用，防止无菌持物钳（镊）在空气中暴露过久而污染。

（4）湿式存放法，消毒液每周更换两次，特殊科室如手术室、注射室、换药室等每日更换；无菌持物钳（镊）、浸泡容器每周更换一次；干式存放法保存无菌容器和无菌持物钳（镊）每 4h 更换一次。

【评价】　无菌持物钳（镊）及所取无菌物品未被污染。

考点　无菌持物钳（镊）使用注意事项

（二）无菌容器使用法

【目的】 存放无菌物品，并使其在一定时间内保持无菌状态。

【评估】 操作环境是否符合要求、无菌容器的种类、物品是否在有效期内。

【准备】

1. 护士准备　衣帽整洁，修剪指甲、洗手、戴口罩。

2. 用物准备　常用的无菌容器有无菌盒、无菌弯盘、无菌罐等，无菌容器内放无菌物品，如棉球、纱布、器械等。无菌持物钳。

3. 环境准备　环境整洁、宽敞、光线适宜。

【实施】

1. 操作步骤　见表 7-5。

表 7-5　无菌容器的使用法

操作流程	操作要点
核查	核对及检查名称、有效期、灭菌标识
开盖	打开无菌容器盖，平移离开容器，将盖内面向上放于稳妥处，或内面向下拿在手中（图 7-5）
取物	用无菌持物钳，从无菌容器中垂直夹取物品
盖严	取物后，立即将盖内面向下，移至容器口上方，将盖子盖严
手持容器	手持无菌容器时，应托住容器底部（图 7-6）

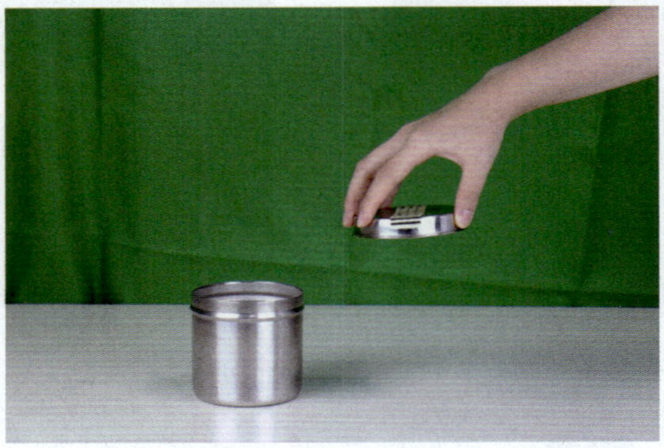

图 7-5　打开无菌容器盖

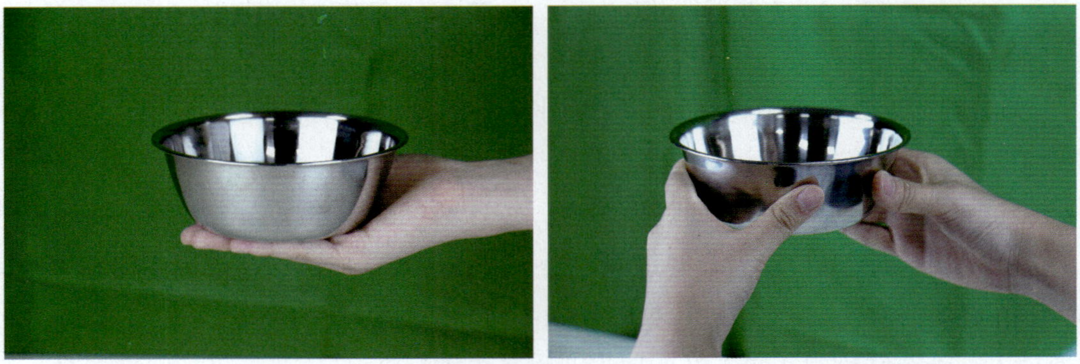

图 7-6　手持无菌容器

2. 注意事项

（1）使用无菌容器时，不可污染容器盖的内面和边缘，避免手臂和物品跨越已打开容器的上方。

（2）无菌容器打开后，记录开启日期和时间，有效使用时间为 24h。

考点 无菌容器使用注意事项

（三）无菌包使用法

【目的】　存放无菌物品，并使其在一定时间内保持无菌状态。

【评估】　操作环境、操作台面、无菌物品名称及有效期是否符合操作要求。

【准备】

1. 护士准备　衣帽整洁，修剪指甲、洗手、戴口罩。

2. 用物准备　无菌持物钳、无菌包、包布（选用质厚、致密、未脱脂的双层棉布制成）、治疗巾、治疗碗或器械等、化学指示胶带（卡）、标签、签字笔。

3. 环境准备　环境整洁、宽敞、干燥、光线适宜。

【实施】

1. 操作步骤　见表 7-6。

表 7-6　无菌包使用法

操作流程	操作要点
包扎法	
放置物品	将物品、化学指示卡放在包布的中央（图 7-7A），玻璃物品先用棉垫包裹
包扎封包	将包布的一角盖住物品（图 7-7B），然后折盖左右两角（角尖端向外翻折，图 7-7C、D），最后一角折盖后（图 7-7E），用化学指示胶带粘贴封包（图 7-7F）
标记灭菌	标签注明物品名称及灭菌日期，送灭菌处理
开包法	
核对检查	核对及检查无菌包名称、灭菌日期、有效期、化学指示胶带的颜色，包装有无潮湿和破损
开包取物	将无菌包放于清洁、干燥及平坦处，撕开粘胶带，用拇指及示指依次揭开包布的外角、再揭开左右角，最后揭开内角。如为双层包布，则内层用无菌持物钳打开，检视化学指示卡颜色。用无菌持物钳取出所需物品，放在准备好的无菌区内（图 7-8）
原折包好	如包内物品一次未用完，按原折痕包好
记录签名	注明开包日期、时间并签名

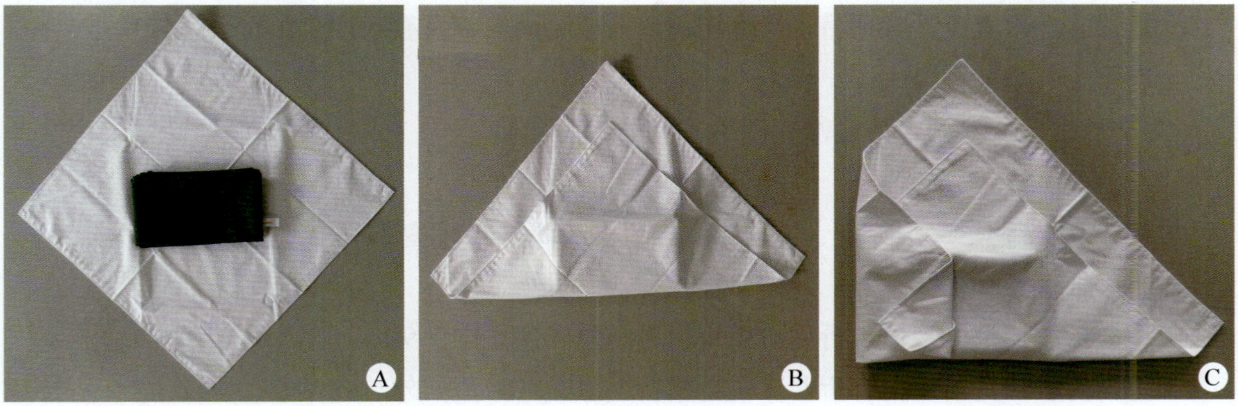

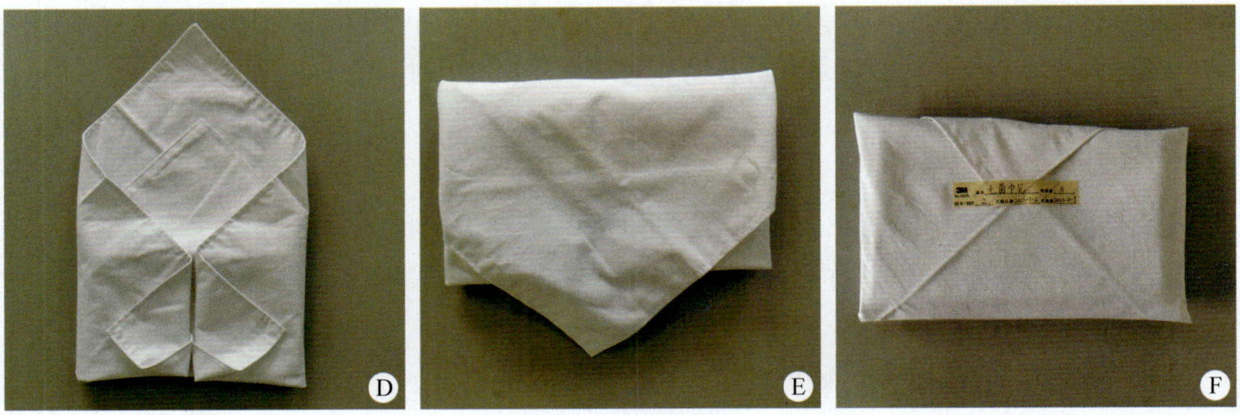

图 7-7 无菌包包扎法

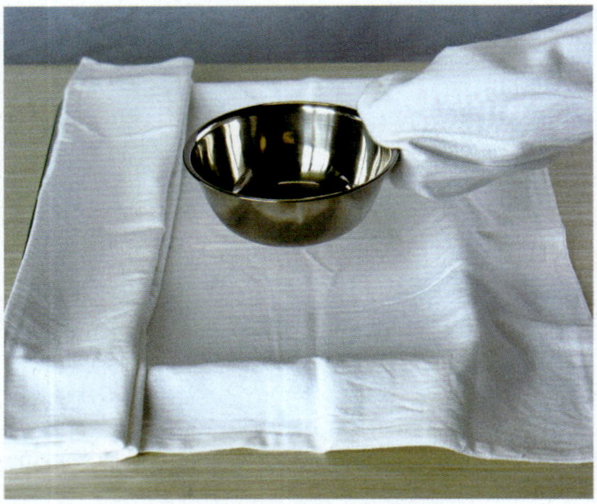

图 7-8 取出无菌物品

2. 注意事项

（1）打开无菌包时，手不可触及包布的内面，操作时手臂勿跨越无菌区。

（2）无菌包过期、潮湿或包内物品被污染时，须重新灭菌，包布有破损不可使用。

（3）打开的无菌包，如包内物品未一次用完，有效期为 24h。

【评价】

1. 包扎方法正确，松紧适宜。

2. 打开或还原无菌包时，手未触及包布内面及无菌物品。

3. 操作时，手臂未跨越无菌区。

4. 开包日期及时间记录准确。

考点 无菌包使用注意事项

（四）铺无菌盘法

【目的】 将无菌治疗巾铺在清洁、干燥的治疗盘内，形成一个无菌区，用于短时间放置无菌物品。

【评估】 检查及治疗项目；操作环境、无菌物品名称及有效期是否符合操作要求。

【准备】

1. 护士准备 衣帽整洁，修剪指甲、洗手、戴口罩。

2. 用物准备

（1）无菌持物钳、治疗盘、无菌罐（内置纱布块）、标签、笔。

（2）无菌治疗巾

1）横折法：将治疗巾横折后再纵折，再重复一次（图 7-9）。

2）纵折法：将治疗巾纵折两次，再横折两次，开口边向外（图 7-10）。

3. 环境准备 环境整洁、宽敞、光线适宜。

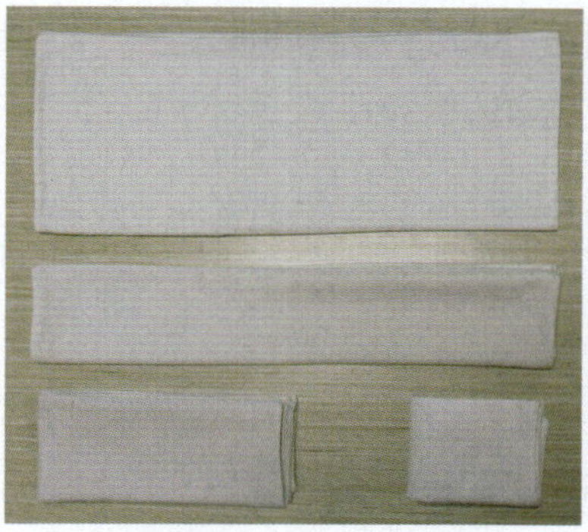
图 7-9 治疗巾横折法

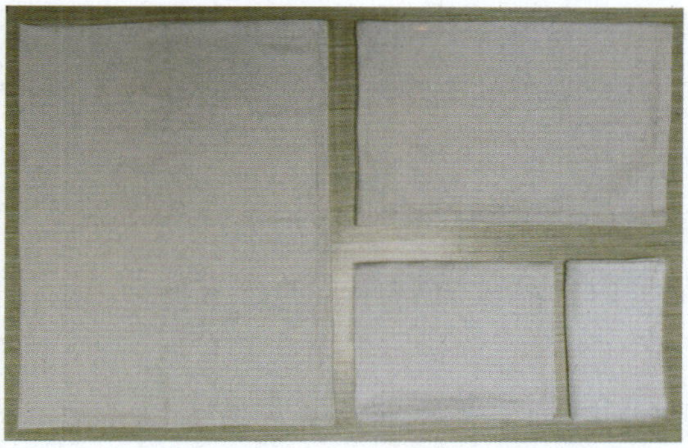
图 7-10 治疗巾纵折法

【实施】

1. 操作步骤 见表 7-7。

表 7-7 铺无菌盘法

操作流程	操作要点
核查	取无菌治疗巾包，核对及检查名称、灭菌日期、化学指示胶带，有无潮湿、松散及破损
取巾	打开无菌包，用无菌持物钳取出一块无菌治疗巾，放于治疗盘内；若包内无菌治疗巾未用完，按原折包好，注明开包日期和时间
铺巾	（1）单层底铺盘法：双手指捏住无菌治疗巾一边两角的外面（图 7-11A），轻轻抖开，双折铺于治疗盘上，内面为无菌面，将上层向远端扇形折叠，开口边缘向外，无菌治疗巾内面构成无菌区（图 7-11B） （2）双层底铺盘法：双手指捏住无菌巾上层两角的外面，轻轻抖开，由远及近三折（双层底和上层盖布）于治疗盘，使上层盖布呈扇形折叠，开口边向外（图 7-11C）
放物	放入无菌物品
覆盖	（1）单层底铺盘法：手持上层两角的外面，拉平盖于无菌物品上，上下两层边缘对齐，将开口处向上翻折两次，两侧边缘向下翻折一次 （2）双层底铺盘法：手持上层两角的外面，拉平盖于无菌物品上，上下两层边缘对齐
记录	注明无菌盘名称、铺盘日期和时间，签名

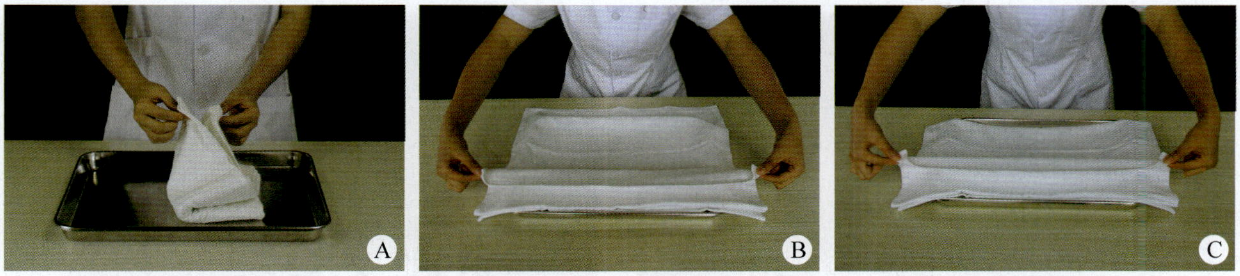
图 7-11 铺无菌盘法

A. 打开治疗巾；B. 单层底铺盘；C. 双层底铺盘

2. 注意事项

（1）铺无菌盘的区域及治疗盘必须清洁干燥，避免无菌治疗巾潮湿。

（2）操作者的手、衣袖及其他非无菌物品不可触及和跨越无菌面。

（3）注明无菌盘的名称、日期和时间，有效时间为 4h。

【评价】

1. 无菌物品及无菌区域未被污染。

2. 无菌盘内物品放置有序，使用方便。

（五）取用无菌溶液法

【目的】 取用无菌溶液，并使其在一定时间内保持无菌状态。

【评估】 操作环境、无菌溶液的名称及有效期是否符合操作要求。

【准备】

1. 护士准备 衣帽整洁，修剪指甲、洗手、戴口罩。

2. 用物准备 瓶装无菌溶液、无菌容器、无菌纱布、启瓶器、弯盘、消毒液、棉签、签字笔等。

3. 环境准备 环境整洁、宽敞，光线适宜。

【实施】

1. 操作步骤 见表 7-8。

表 7-8 取用无菌溶液法

操作流程	操作要点
核查	核对瓶签上溶液的名称、浓度、剂量和有效日期 检查瓶盖有无松动，瓶身有无裂缝，对光检查溶液有无变色、浑浊、沉淀及絮状物等
开瓶	用启瓶器打开密封瓶外盖，消毒瓶塞，垫无菌纱布启封
冲洗	手握溶液瓶签面（掌心对准瓶签），倒出少量液体于弯盘中，以冲洗瓶口（倾倒高度与容器的距离合适，不污染无菌溶液和无菌容器），见图 7-12
取液	由冲洗口处倒出所需的液量于无菌容器内（图 7-13）
盖瓶塞	倒液后立即塞好瓶塞，如剩余溶液还需再用，消毒瓶塞后盖上
记录	在瓶签上注明开瓶日期、时间并签名

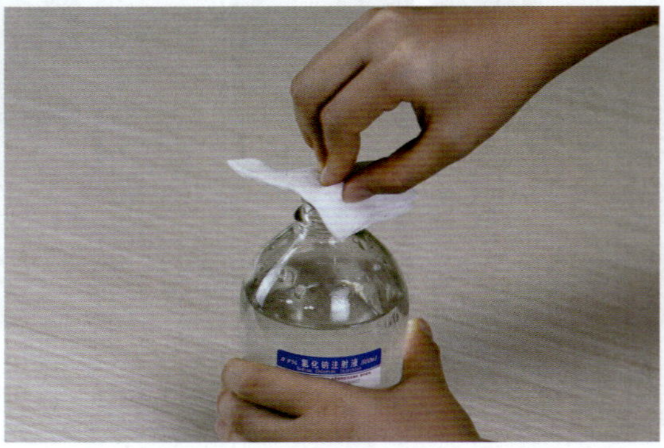

图 7-12 打开无菌溶液瓶塞

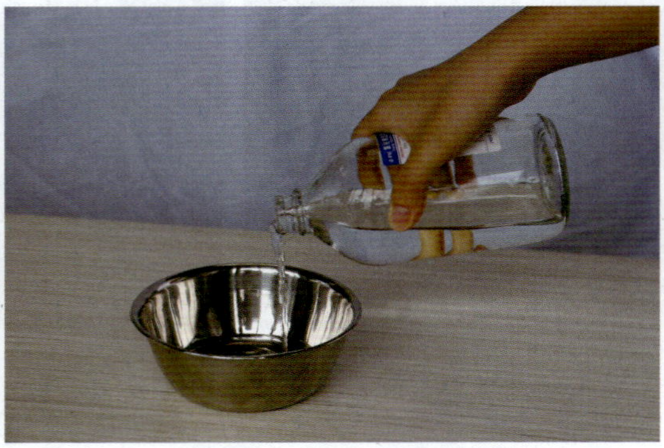

图 7-13 倒取无菌溶液

2. 注意事项

（1）取用无菌溶液时，不可将无菌敷料、器械直接伸入瓶内蘸取或接触瓶口倒液。

（2）已经倒出的液体不可再倒回瓶中，以免污染剩余的无菌液体。

（3）打开的无菌溶液，如未被污染有效使用时间是 24h。

【评价】

1. 无菌溶液未被污染。
2. 瓶签未被浸湿，瓶口未污染，液体未溅到桌面。

（六）戴脱无菌手套法

【目的】　确保医疗护理无菌操作的安全，防止交叉感染。

【评估】　患者病情、隔离种类；操作环境、无菌手套的号码及有效期是否符合操作要求。

【准备】

1. 护士准备　衣帽整洁，修剪指甲、洗手、戴口罩。
2. 用物准备　无菌手套（图 7-14，图 7-15）、无菌纱布、无菌生理盐水、弯盘。
3. 环境准备　环境整洁、宽敞，光线适宜。

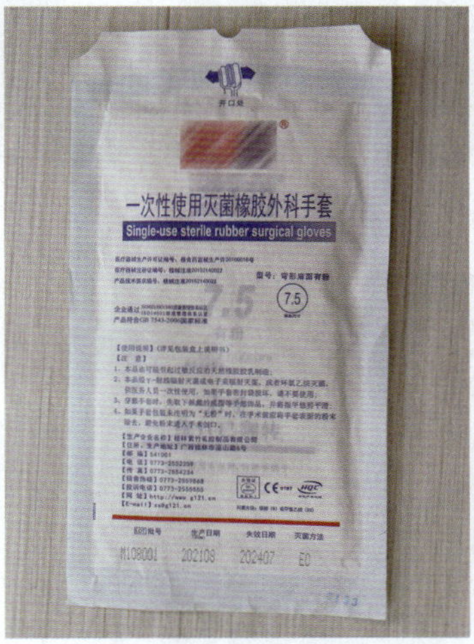

图 7-14　无菌手套

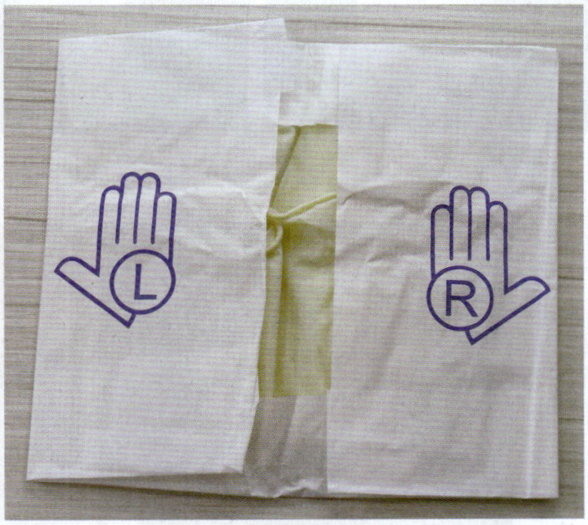

图 7-15　无菌手套的放置

【实施】

1. 操作步骤　见表 7-9。

表 7-9　戴、脱无菌手套法

操作流程	操作要点
核查	核对手套袋外的号码、灭菌日期；检查手套包装有无破损、潮湿
开袋	从标记“撕开处”将手套袋撕开，取出手套内袋平放于清洁、干燥的桌面打开
戴手套	（1）分次提取戴无菌手套法：一手掀开手套袋开口处上层，另一手伸入袋内，捏住手套反折部取出，对准五指戴上；未戴手套的手同法掀开口袋上层，用已戴手套的手指插入另一手套的反折面，取出手套，同法将手套戴好 （2）一次提取戴无菌手套法：双手配合掀开手套袋开口处上层，用一手拇指和示指同时提起两只手套的反折部分，取出手套（图 7-16A）。将两只手套掌心相对、拇指向前，先戴一只手（图 7-16B），再用已戴手套的手指插入另一手套的反折面，同法将手套戴好（图 7-16C）

续表

操作流程	操作要点
调整	将手套反折部套在工作服或手术衣的袖口上，手指交叉轻推与手贴合，检查有无破损；手套外面的滑石粉，视操作要求可用无菌纱布擦去或用无菌生理盐水冲净
脱手套	用戴手套的手捏住另一手套腕部外面翻转脱下，已脱下手套的手指插入另一手套内，将其翻转脱下（图 7-17）
整理	将使用过的手套放入医疗垃圾桶，洗手

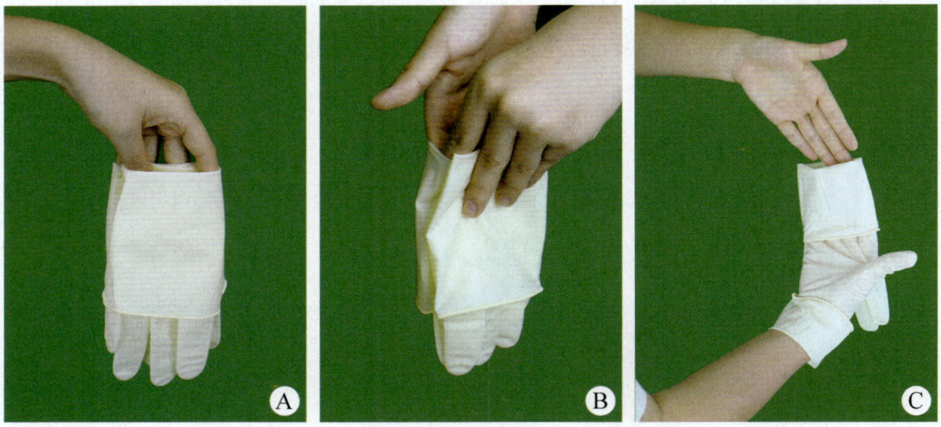

图 7-16　一次提取戴无菌手套法

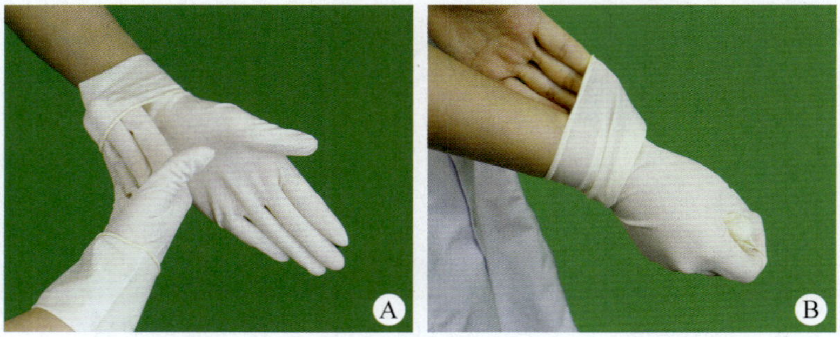

图 7-17　脱无菌手套法

2. 注意事项

（1）戴手套时，应避免手套外面（无菌面）触及任何非无菌物品。

（2）未戴手套的手，不可触及手套的外面，已戴手套的手不可触及手套内面。

（3）戴手套和进行无菌操作时，如手套破损应立即更换。

（4）戴手套后双手应在操作台面和腰部以上，视线范围以内，避免污染。

（5）脱手套时，应洗净污渍，从手套翻转处脱下，不可强拉手指和手套边缘，以免损坏。

【评价】

1. 无菌手套未被污染。

2. 戴、脱手套未强行拉扯手套。

考点 戴手套的方法及注意事项

第4节　隔离技术

一、隔离基本知识

隔离是采用各种方法、技术，防止病原体从患者、携带者及场所传播给他人的措施。具体来说就是将传染源或高度易感人群安置在指定地点和特殊环境中，暂时避免和周围人群接触。对前者采取传染源隔离，对具有传染性的分泌物、排泄物、用物等物品进行集中消毒处理，防止传染病病原体向外传播，便于治疗和护理；对后者采取保护性隔离，将其置于基本无菌的环境中，使其免受感染，如器官移植病区、无菌病房等。

隔离的目的是控制传染源，切断传播途径，保护易感人群免受感染，是防止传染性疾病传播的重要措施之一。因此，护理人员必须以严谨、慎独的科学精神做好隔离工作，严格执行消毒隔离技术，并对患者及家属做好健康教育，使其了解隔离的意义，自觉遵守消毒隔离制度，积极配合实施各种隔离措施。

二、隔离区域的管理

（一）建筑分区与隔离要求

1. 建筑分区　根据获得感染危险性的程度，应将医院分为 4 个区域。

（1）低危险区域　包括行政管理区、教学区、图书馆、生活服务区等。

（2）中等危险区域　包括普通门诊、普通病房等。

（3）高危险区域　包括感染性疾病科、感染性疾病门诊等。

（4）极高危险区域　包括手术室、重症监护室、器官移植病房等。

2. 隔离要求

（1）应明确服务流程，保证洁、污分开，防止因人员流程、物品流程交叉导致污染。

（2）根据建筑分区的要求，同一等级分区的科室宜相对集中，高危险区的科室宜相对独立，宜与普通病区和生活区分开，远离食堂、水源和其他公共场所。

（3）通风系统应区域化，防止区域间空气交叉污染。

（4）应按照《医务人员手卫生规范》（WS/T 313—2019）的要求，配备合适的手卫生设施。

（二）隔离区域的划分

1. 清洁区　进行呼吸道传染病诊治的病区中，不易受到患者体液（血液、组织液等）和病原体等物质污染，以及传染病患者不应进入的区域。包括医务人员的值班室、卫生间、男女更衣室、浴室，以及储物间、配餐间等。

2. 潜在污染区　也称半污染区，进行呼吸道传染病诊治的病区中，位于清洁区与污染区之间，有可能被患者体液（血液、组织液等）和病原体等物质污染的区域。包括医务人员的办公室、治疗准备室、护士站、内走廊等。

3. 污染区　进行呼吸道传染病诊治的病区中，传染病患者和疑似传染病患者接受诊疗的区域，以及被其体液（血液、组织液等）、分泌物、排泄物污染物品暂存和处理的场所。包括病室、患者用后复用的物品和医疗器械等的处置室、污物间，以及患者用卫生间和入院、出院处理室等。

4. 两通道　在进行呼吸道传染病诊治的病区中，医务人员通道和患者通道分开。医务人员通道、出入口设在清洁区一端，患者通道、出入口设在污染区一端。

5. 缓冲间　在进行呼吸道传染病诊治的病区中，清洁区与潜在污染区之间、潜在污染区与污染区之间，均应设立有门的过渡间（两侧的门不同时开启），为医务人员的准备间。

6. 负压病区（房）　通过特殊通风装置，使病区（病房）的空气按照由清洁区向污染区流动，使病区（病房）内的压力低于室外压力。负压病区（房）排出的空气需经处理，确保对环境无害。

考点 隔离的概念、隔离区域的划分

三、隔离消毒原则

（一）建筑布局合理，符合隔离要求

医院建筑布局应满足医院感染控制要求，区域划分明确，标识清楚。

（二）隔离标志明确，卫生设施齐全

病室门前及病床床尾应悬挂隔离标志，门口放置用消毒液浸湿的脚垫，门外设立隔离衣悬挂架（柜或壁橱）、流水洗手池，备有洗手液及手刷、干手设备等。

（三）严格执行流程，加强管理

1. 患者接触过的物品，不得带入清洁区。

2. 患者或穿隔离衣的工作人员通过走廊时，不得接触墙壁、家具等。

3. 各类检验标本放在指定的存放盘和架上。

4. 污染区的物品未经消毒处理，不得带到他处。

5. 工作人员进入污染区时，按规定穿隔离衣、戴帽子、口罩，必要时换隔离鞋；穿隔离衣前，必须将所需的物品备齐，各种护理操作应有计划并集中执行，以减少穿脱隔离衣的次数和刷手的频率。

6. 离开隔离病区前脱隔离衣、鞋，消毒双手，脱帽子、口罩。

7. 严格执行探视制度，探陪人员进出隔离区域，应根据隔离种类，采取相应的隔离措施。接触患者或污染物品后均必须消毒双手。

（四）定期消毒，物品规范处置

1. 隔离病室应每日进行空气及物品表面的消毒，应用Ⅳ类环境的消毒方法，根据隔离类型确定每日消毒的频次。

2. 患者接触过的物品或落地的物品应视为污染，需消毒后方可使用。患者的衣物、钱币等消毒后才能交予家人。

3. 患者的生活用品（如脸盆、餐具、痰盂、便器等），个人专用，每周消毒；衣服、床单、被套等消毒后清洗；床垫、被、褥等定期消毒；排泄物、分泌物、呕吐物须经消毒处理

后方可排放。

4. 需送出处理的物品，分类置于黄色污物袋内，袋外要有明显标记。

（五）加强知识教育，做好心理护理

1. 定期进行医务人员隔离与防护知识的培训，正确掌握常见传染病的传播途径、隔离方式和防护技术，熟练掌握隔离操作规程；开展患者和探陪人员的教育，主动协助和配合隔离管理。

2. 合理安排探视时间，尽量解除患者因隔离而产生的恐惧、孤独、自卑等心理反应。

（六）掌握解除隔离标准，实施终末消毒处理

1. 传染性分泌物三次培养结果均为阴性或已度过隔离期，医生开出医嘱后，方可解除隔离。

2. 终末消毒是对出院、转科或死亡患者及其用物、所住病室和医疗器械等进行的消毒处理。

（1）患者的终末消毒处理　患者出院或转科前应沐浴、换上清洁衣服，个人用物经消毒后才能带离隔离区。如患者死亡，衣物原则上一律焚烧，尸体需用中效以上消毒剂进行消毒处理，并用浸透消毒液的棉球填塞口、鼻、耳、阴道、肛门等孔道，一次性尸单包裹后装入尸袋内密封，再送太平间。

（2）病室的终末消毒处理　关闭病室门窗，打开床旁桌、摊开棉被、竖起床垫，用消毒液熏蒸或用紫外线照射，然后打开门窗通风；用消毒液擦拭家具、地面；被服类放入标明“隔离”字样的污物袋内，消毒后再清洗。传染病污染物品消毒见表7-10。

表7-10　传染病污染物品消毒

物品	消毒方法
病室房间	消毒剂熏蒸、喷雾，紫外线照射
地面、墙壁、家具	0.2%～0.5%过氧乙酸、0.5%～3%氯胺喷洒擦拭
金属、橡胶、搪瓷、玻璃类	消毒剂喷雾、浸泡、擦拭消毒，压力蒸汽灭菌
血压计、听诊器、手电筒	环氧乙烷熏蒸、0.2%～0.5%过氧乙酸溶液擦拭
体温计	1%过氧乙酸溶液浸泡、75%乙醇浸泡、碘伏浸泡
餐具、茶具、药杯	煮沸、微波、0.5%过氧乙酸溶液浸泡
信件、书报、票证	甲醛、环氧乙烷气体熏蒸
布类、衣服	煮沸、压力蒸汽灭菌、环氧乙烷气体熏蒸
被褥、枕芯、毛纺织品	甲醛、环氧乙烷气体熏蒸，日光暴晒6h以上、紫外线灯照射60min
便器、痰盂、痰具	3%漂白粉澄清液浸泡或0.5%过氧乙酸溶液浸泡
排泄物、分泌物	漂白粉或生石灰消毒、痰盛于蜡纸盒内焚烧
剩余食物	煮沸30min后弃掉
垃圾	焚烧

考点　隔离的原则

四、隔离技术基本操作

（一）手的清洁与消毒

医护人员的手直接或间接地接触患者和污染物品，很易引起医院感染。手的清洁与消毒是预防医院感染最重要的措施之一。

手卫生：为医务人员在从事职业活动过程中的洗手、卫生手消毒和外科手消毒的总称。

洗手：医务人员用流动水和洗手液（肥皂）揉搓冲洗双手，去除手部皮肤污垢、碎屑和部分微生物的过程（图 7-18）。

卫生手消毒：医务人员用手消毒剂揉搓双手，以减少手部暂居菌的过程。

外科手消毒：外科手术前，医护人员用流动水和洗手液揉搓冲洗双手、前臂至上臂下 1/3，再用手消毒剂清除或者杀灭手部、前臂至上臂下 1/3 暂居菌和减少常居菌的过程。

【目的】 除去手上的污垢及病原微生物，避免感染和交叉感染，避免污染无菌物品及清洁物品。

【评估】 手的污染程度、患者病情及隔离种类。

【准备】

1. 护士准备　着装整洁，剪指甲，取下手表。

2. 用物准备　流动水洗手设备，采用感应式、脚踏式或肘式开关（洗手设备不具备时，可备消毒液和清水各一盆）；洗手液（肥皂）、手消毒液、干手机或干手物品（纸巾）及消毒小毛巾等。

3. 环境准备　环境整洁、宽敞。

【实施】

1. 操作步骤　见表 7-11。

表 7-11　手的清洁与消毒

操作流程	操作要点
洗手法（六步洗手法）	
湿润双手	在流动水下，淋湿双手
取洗手液	取适量洗手液（肥皂），均匀涂抹至整个手掌、手背、手指和指缝
揉搓双手	认真揉搓双手至少 15s，注意清洗双手所有皮肤，包括指背、指尖和指缝，具体揉搓步骤如下（步骤不分先后） （1）掌心相对，手指并拢，相互揉搓（图 7-18A） （2）手心对手背沿指缝相互揉搓，交换进行（图 7-18B） （3）掌心相对，双手交叉指缝相互揉搓（图 7-18C） （4）弯曲手指使关节在另一手掌心旋转揉搓，交换进行（图 7-18D） （5）右手握住左手大拇指旋转揉搓，交换进行（图 7-18E） （6）将五个手指尖并拢放在另一手掌心旋转揉搓，交换进行（图 7-18F）
冲洗双手	在流动水下彻底冲净双手
擦干双手	关闭水龙头，擦干，取适量护手液护肤

续表

操作流程	操作要点
卫生手消毒	
取手消毒液	取手消毒液 2 ～ 5ml，均匀涂抹双手
揉搓双手	按洗手步骤和方法，揉搓至手部干燥，双手无须再烘干或冲洗
外科手消毒	
清洗双手	调节水流，湿润双手，取适量的洗手液清洗双手、前臂和上臂下 1/3，并认真揉搓
冲净双手	流动水冲洗双手、前臂和上臂下 1/3
擦干双手	使用干手物品擦干双手、前臂和上臂下 1/3

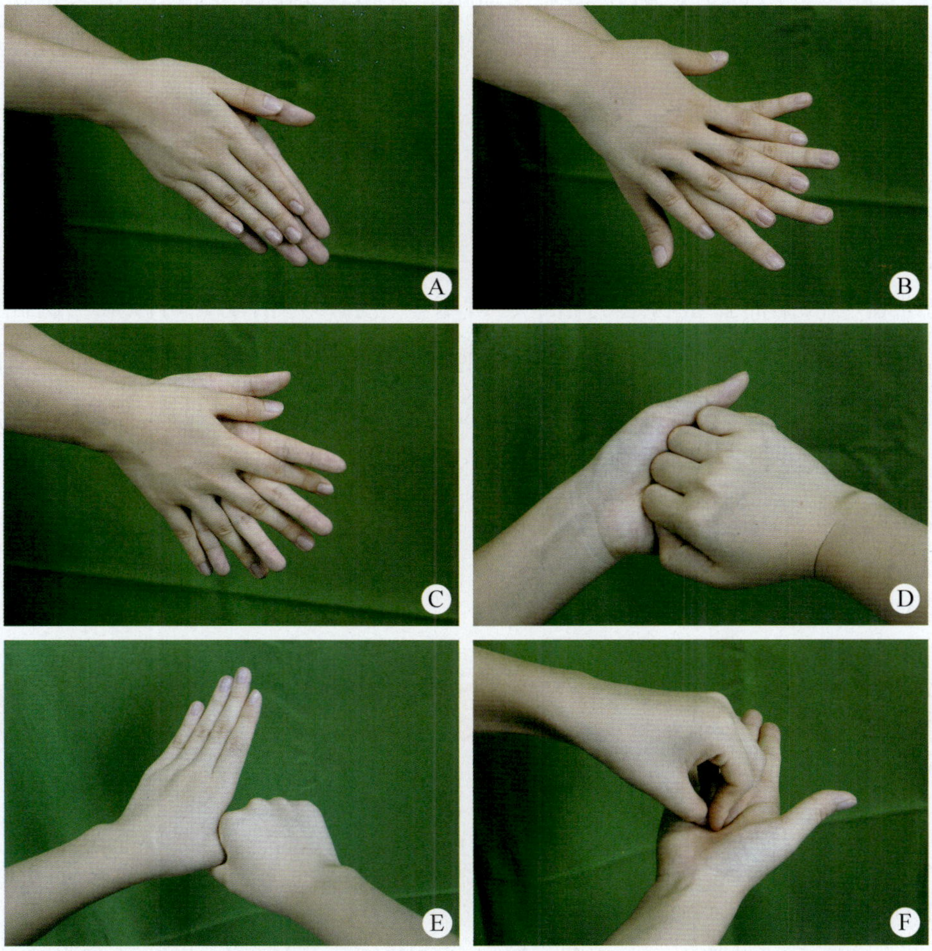

图 7-18　洗手法

2. 注意事项

（1）应注意手部各部位皮肤均需进行清洁和消毒。

（2）洗手时身体勿靠近水池，以免水溅湿衣服。

（3）流水冲洗时，腕部应低于肘部，使污水流向指尖（外科手消毒时，应保持双手位于胸前双手并高于肘部，使水由手部流向肘部）。

（4）肥皂液应每日更换，容器应每日消毒。

（5）应注意洗手时机。下列情况医务人员应洗手和（或）使用手消毒剂进行卫生手消毒：①接触患者前；②清洁、无菌操作前，包括进行侵入性操作前；③接触传染病患者的血液、体液和分泌物，以及被传染性病原微生物污染的物品后；接触患者后；④接触患者周围环境后，包括接触患者周围的医疗相关器械、用具等物体表面后；⑤直接为传染病患者进行检查、治疗、护理或处理传染患者污物后。

【评价】 手的清洗和消毒方法符合《医务人员手卫生规范》（WS/T 313—2019）要求，冲洗彻底，工作服未被溅湿。

考点 手的清洁与消毒的方法和注意事项

（二）帽子、口罩的使用

【目的】 提供屏蔽保护，防止感染性血液、体液溅到医护人员口腔及鼻腔黏膜。帽子可防止工作人员的头发、头屑散落或头发被污染；口罩可保护患者和工作人员，避免互相传染，并防止飞沫污染无菌物品或清洁食物等。

【评估】 患者的病情、采取的隔离种类、口罩种类及有效期。

【准备】

1. 护士准备 着装整齐，剪指甲、洗手。

2. 用物准备 根据需要备合适的帽子、口罩。一般诊疗活动，可佩戴一次性医用口罩或医用外科口罩；手术部（室）工作或诊疗护理免疫功能低下患者、进行有体液喷溅的操作或侵入性操作时应戴医用外科口罩；接触经空气传播传染病患者、近距离（≤ 1m）接触飞沫传播的传染病患者或进行产生气溶胶的操作时，应戴医用防护口罩。

3. 环境准备 整洁、宽敞。

【实施】

1. 操作步骤 见表 7-12。

表 7-12 帽子、口罩的使用

操作流程	操作要点
戴帽子	洗手后，取出清洁、合适的帽子戴上，帽子应遮住全部头发
戴口罩	
戴一次性医用口罩或医用外科口罩（图 7-19）	
罩口鼻	洗手后，取出清洁口罩，检查口罩，区分上下内外，有鼻夹的一侧朝上，鼻夹明显的一侧朝外，罩住鼻、口及下巴
系带子	系带式口罩下方带系于颈后，上方带系于头顶中部（图 7-19）；挂耳式口罩将两侧系带直接挂于耳后
塑鼻夹	将双手指尖放在金属鼻夹上，从中间位置开始，用手指向内按鼻夹，并分别向两侧移动和按压，根据鼻梁的形状塑造鼻夹
调松紧	调整系带松紧度，检查密闭性
戴医用防护口罩（图 7-20）	
托口罩	一手托住防护口罩，有鼻夹的一面向外
罩口鼻	用防护口罩罩住鼻、口及下巴，鼻夹部位向上紧贴面部

续表

操作流程	操作要点
系带子	用另一只手将下方系带拉过头顶，放在颈后双耳下，再将上方系带拉至头顶中部（如系带是耳挂式，分别将系带系挂于左、右耳上）
塑鼻夹	将双手指尖放在金属鼻夹上，从中间位置开始，用手指向内按鼻夹，并分别向两侧移动和按压，根据鼻梁的形状塑造鼻夹
查密合性	将双手完全盖住口罩，快速呼气，检查密合性，如有漏气应调整鼻夹位置
取下口罩	用手慢慢地将颈部的下头系带从脑后拉过头顶，拉上头系带摘除口罩，不应用手触及口罩的前面，仅捏住口罩系带放入医疗废物容器内
脱下帽子	洗手后取下帽子

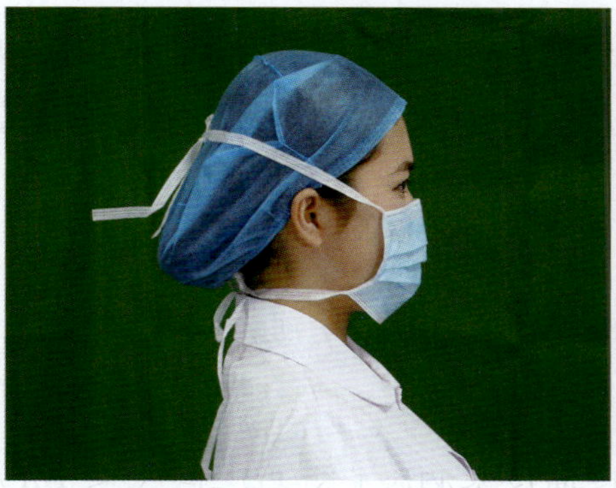

图 7-19　戴医用外科口罩

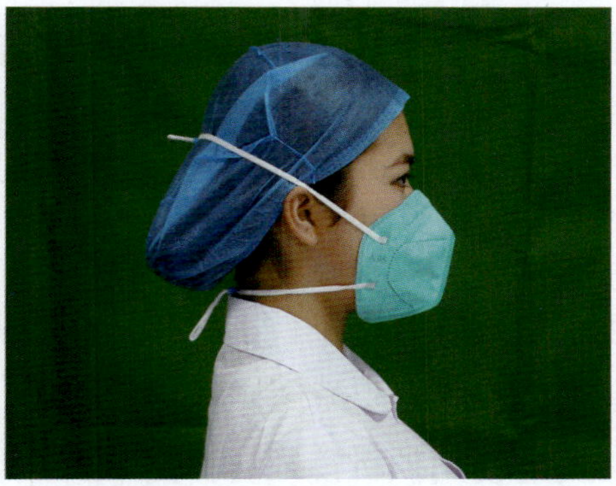

图 7-20　戴医用防护口罩

2. 使用帽子的注意事项

（1）进入污染区和洁净环境前、进行无菌操作等应戴帽子。

（2）帽子大小合适，能遮住全部头发。

（3）被患者血液、体液污染后应及时更换。

（4）一次性帽子应一次性使用，用后放入医疗垃圾袋集中处理。

（5）布制帽子保持清洁干燥，每次或每天更换与清洁。

3. 使用口罩的注意事项

（1）戴、脱口罩前应洗手，口罩使用时应遮住口鼻，不可用污染的手接触口罩。

（2）口罩用后立即取下，不可挂在胸前。取口罩时，手不可接触污染面。

（3）口罩潮湿或被污染应更换，接触严密隔离患者后应立即更换口罩。

（4）一次性医用口罩和医用外科口罩均为限次使用，累计使用不超过 8h。职业暴露人员使用口罩不超过 4h，不可重复使用。

（5）离开呼吸道传染病区域时，在摘脱各类防护用品时，应最后摘脱医用防护口罩。

【评价】

（1）戴帽子、口罩方法正确。

（2）取下的帽子、口罩放置妥当。

考点　使用口罩的注意事项

链接

KN95 与 N95

KN95 与 N95 均为一种密合型防颗粒物口罩。前者是符合我国强制性国家标准 GB 2626—2019《呼吸防护 自吸过滤式防颗粒物呼吸器》的口罩，该标准将防颗粒物口罩分为 KN 和 KP 两个系列，KN 是仅防非油性颗粒物口罩的标记。因此，KN95 口罩是我国用于防非油性颗粒物（包括微生物、粉尘、水泥尘、酸雾、新冠病毒等颗粒物）的口罩，可滤除 95% 的非油性颗粒物。N95 为符合美国标准的一类过滤效率为 95%、防非油性颗粒物的口罩，但进入我国市场必须符合我国标准。

（三）避污纸的使用

避污纸是备用的清洁纸片。用避污纸隔着做简单的操作，保持双手或物品不被污染，以省略消毒手程序。取避污纸时，应从页面抓起，不可掀页撕取，保持一面为清洁面。避污纸用后随即弃于污物桶内，集中焚烧处理。使用过程中注意保持避污纸清洁，以防交叉感染。

考点 避污纸的取用方法

（四）护目镜、防护面罩的使用

护目镜能防止具有感染性的物质（如患者的体液、血液等）溅入操作者眼部；防护面罩能防止具有感染性的物质溅到操作者面部。

下列情况应使用护目镜或防护面罩。

1. 近距离接触经飞沫传播的传染病患者时。

2. 在进行诊疗、护理操作中，可能发生患者体液、血液、分泌物等喷溅时。

3. 为呼吸道传染病患者进行气管切开、气管插管等近距离操作，可能发生患者体液、血液、分泌物喷溅时。

戴护目镜、防护面罩前，应检查有无破损，佩戴装置有无松脱；佩戴后应调节舒适度；取下护目镜、防护面罩时，应捏住靠头或耳朵的边，丢入医疗垃圾桶内。如需重复使用，可放入回收容器内，以便清洁、消毒。

（五）穿、脱隔离衣

【目的】 防止病原体的传播，保护患者和工作人员免受病原体的侵袭。

【评估】 患者病情、采取的隔离种类。

【准备】

1. 护士准备　穿好工作服，洗手，戴隔离帽、口罩，取下手表，卷袖过肘（冬季卷袖过前臂中部）。

2. 用物准备　隔离衣、挂衣架、消毒手的设备、污衣袋。

3. 环境准备　环境整洁、宽敞，物品放置合理。

【实施】

1. 操作步骤　见表 7-13。

表 7-13　穿脱隔离衣法

操作流程	操作要点
穿隔离衣（图 7-21）	
持领取衣	手持衣领取下隔离衣，衣领及清洁面向自己，将衣领的两端向外折齐，露出肩袖内口
穿衣袖	一手持衣领，另一手伸入袖内，持衣领的手将衣领向上拉，使手部露出袖口；换另一手持衣领，依上法穿好另一侧袖
扣领扣	两手持衣领，由领子中央顺边缘向后将领扣扣好
扣袖扣	将双手袖口扣上
系腰带	将隔离衣一边（约在腰下 5cm 处）的腋中线上下捏住，然后渐向前拉，直到看到边缘，同法捏住另一侧边缘；双手在背后面将边缘对齐，向一侧折叠；以一手按住折叠处，另一手将腰带拉至背后压住折叠处，将腰带在背后交叉，回到前面打一活结系好
脱隔离衣（图 7-22）	
松腰带	松开腰带，在前面打一活结
解袖扣	解开两袖口，在肘部将部分袖子塞入工作服衣袖下，露出双手
消毒手	按前臂、腕部、手掌、手背、指甲、指缝等顺序蘸肥皂水或消毒液刷洗，每只手刷 30s 后用流水冲净，再重复刷洗 1 次（共 2min）。消毒液则每手各刷 1min 后清水冲净，双手擦干
解领扣	解开领口
脱衣袖	一手伸入对侧衣袖内，拉下衣袖过手，再用衣袖遮盖着的手握住另一衣袖的外面，将袖子拉下，两手在袖内对齐衣袖，双手轮换交替拉下袖子，渐从袖管中退至衣肩，对齐两肩缝，再以一手握住两肩缝，撤出另一手
持领挂衣	双手持领，将隔离衣两边对齐，挂在衣钩上；不再穿的隔离衣，脱下后清洁面向外，卷好投入医疗垃圾袋或污衣袋中

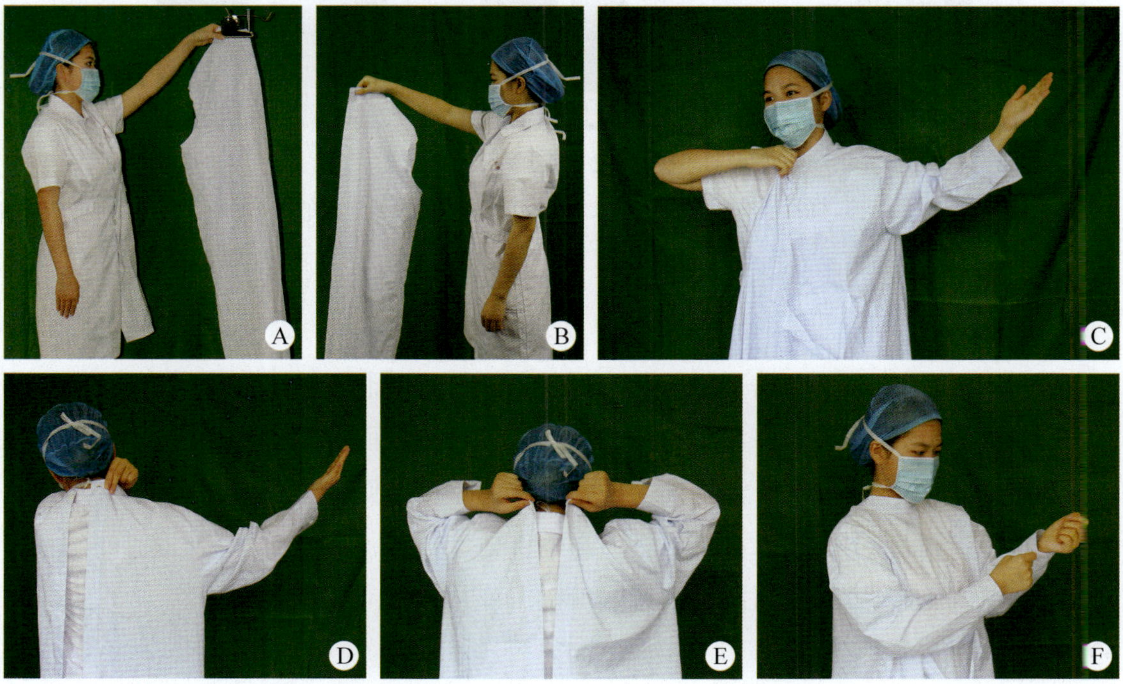

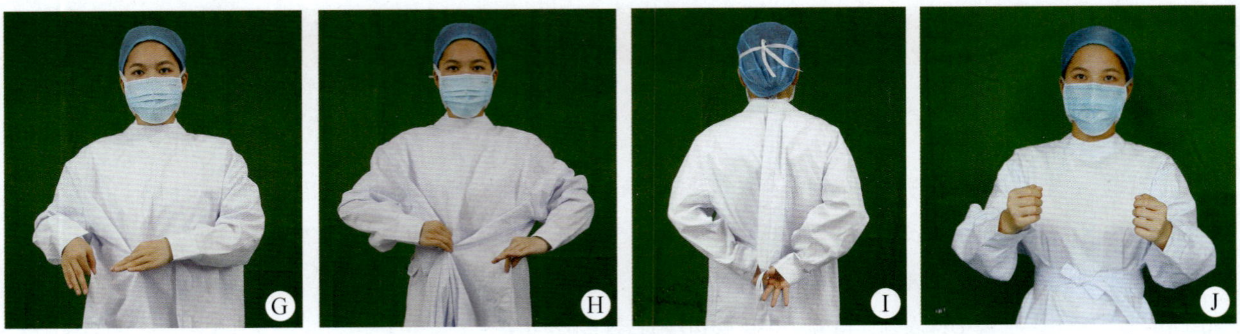

图 7-21　穿隔离衣

A. 取隔离衣；B. 清洁面朝自己；C. 穿上一袖；D. 穿上另一袖；E. 系领扣；F. 扣衣袖；G. 将一侧衣边捏至前面；H. 同法捏另一边；I. 将两侧衣边对齐；J. 系上腰带

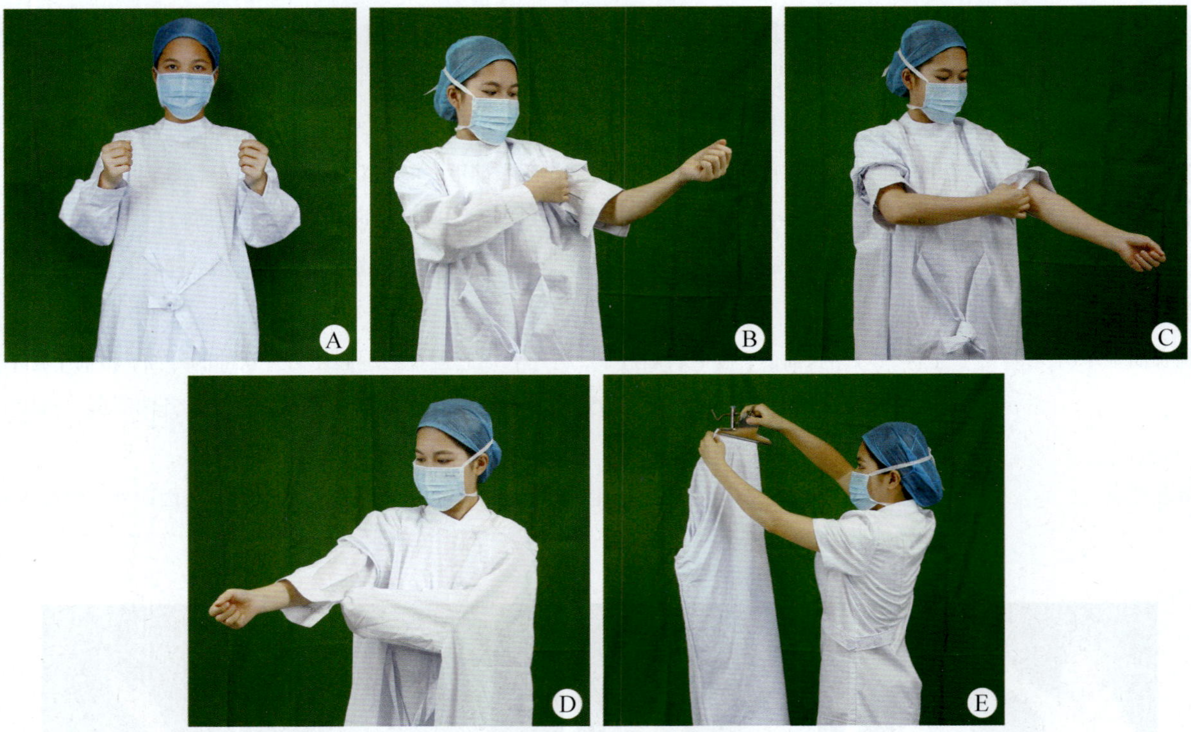

图 7-22　脱隔离衣

A. 松开腰带在前面打一活结；B. 将衣袖向上塞在上臂衣袖内；C. 洗手后拉袖口内的清洁面；D. 用衣袖遮盖着的手拉另一袖污染面；E. 持领对齐挂衣钩

2. 注意事项

（1）隔离衣长短要合适，需全部遮盖工作服，不可有破洞。

（2）保持衣领及内面清洁，污染的袖口不可接触衣领、面部和帽子。

（3）隔离衣挂在半污染区，清洁面向外，挂在污染区，则污染面向外。

（4）穿隔离衣后，不能进入清洁区。

（5）隔离衣应每天更换、清洗与消毒，如潮湿或污染应立即更换。

【评价】

1. 隔离观念强，脱隔离衣时勿使衣袖触及内部。

2. 穿脱隔离衣顺序正确。

考点 穿、脱隔离衣的方法及注意事项

（六）穿、脱防护服

医务人员在接触甲类或按甲类传染病管理的传染病患者时，须穿防护服。防护服应具有良好的防水、抗静电和过滤效能，无皮肤刺激性，穿脱方便，结合部严密，袖口、脚踝口应为弹性收口。防护服属于一次性防护用品，分连体式和分体式两种。

【目的】 保护医务人员和患者，避免感染和交叉感染。

【评估】 患者病情、采取的隔离种类。

【准备】

1. 护士准备　着装整洁、修剪指甲、取下手表、卷袖过肘、洗手、戴口罩。

2. 用物准备　消毒手的设备、防护用品 [分体式工作服、帽子、医用防护口罩（N95）、防护服、护目镜、全面型防护面罩或全面型呼吸防护器（防护面屏）、鞋套、靴套、手套]。

3. 环境准备　清洁、宽敞。

【实施】

1. 操作步骤　见表 7-14。

表 7-14　穿脱防护服

操作流程	操作步骤
穿防护服	
更换工作服	更换分体式工作服
戴帽子、口罩	手卫生，戴一次性帽子，戴医用防护口罩（N95），并检查口罩密合性
戴内层手套	戴内层手套，手套把工作服袖口全部包裹
取防护服	查对防护服是否干燥、完好、大小是否合适，有无穿过；确定内面和外面
穿防护服	先穿下肢，后穿上肢，戴上防护服衣帽，将拉链拉至顶端并粘好领口贴
戴护目镜 / 防护面屏	将护目镜 / 防护面屏置于眼部合适部位，调节舒适度，检查有无戴牢
戴外层手套	戴外层手套，手套边缘压住防护服袖口
穿靴套、鞋套	穿靴套，将防护服裤筒整理至靴内，穿鞋套在外面
检查穿戴完整性	下蹲检查防护服的延展性
脱防护服	
摘护目镜 / 防护面屏	洗手，从头后部抓住头带轻轻摘掉护目镜 / 防护面屏，轻放进配制好的消毒剂桶内浸泡消毒，洗手
拉开拉链	解开密封胶条，拉开拉链
脱防护服、外层手套、靴套、鞋套	一手拎住同侧衣领，另一手拉开拉链、摘掉帽子后拎另一侧衣领，顺势向外后方边脱边卷起防护服，动作轻缓，全程避免抖动。将外层手套、鞋套、靴套一同脱下，置于医疗垃圾桶内，洗手
脱内层手套	脱下内层手套，投入医疗垃圾桶内，洗手
脱口罩、帽子	分别脱防护口罩和一次性帽子，置于医疗垃圾桶内，洗手

2. 注意事项

（1）穿脱防护服只能在规定区域内，穿前检查有无破损、潮湿，长短是否合适。如有潮湿、破损或污染，应立即更换。

（2）接触多个同类传染病患者时，防护服可连续使用；接触疑似患者时，防护服应每次更换。

【评价】

（1）隔离观念强，脱防护服时勿使衣袖触及内部。

（2）穿脱防护服顺序正确。

考点 穿脱防护服的方法及注意事项

自测题

A_1/A_2 型题

1. 有效控制医院感染的关键措施不包括（　　）
   A. 清洁　B. 消毒
   C. 灭菌　D. 无菌隔离技术
   E. 预防性使用抗生素
2. 关于燃烧法的描述，不妥的是（　　）
   A. 无保留价值的物品直接在焚烧炉内焚毁
   B. 金属器械在火焰上烧灼 15min
   C. 燃烧时须远离氧气、乙醇、汽油等易燃易爆物品
   D. 燃烧过程中不可添加乙醇
   E. 贵重器械及锐利刀剪不可用此法灭菌
3. 关于高压蒸汽灭菌，不妥的是（　　）
   A. 预真空式压力蒸汽灭菌器灭菌时间 4min
   B. 灭菌包不宜过大、过紧
   C. 灭菌包之间留有空隙
   D. 金属、搪瓷类物品放在布类物品之上
   E. 灭菌前打开容器的通气孔
4. 关于化学消毒剂的使用原则，不妥的是（　　）
   A. 能采用物理消毒灭菌的，尽量不使用化学消毒灭菌法
   B. 使用时做好工作人员的防护
   C. 严格掌握消毒剂的有效浓度、消毒时间及使用方法
   D. 消毒液中不能放置纱布、棉花等物品
   E. 消毒后的物品使用前用清水冲洗
5. 可用于空气消毒的化学消毒剂是（　　）
   A. 乙醇　B. 碘伏
   C. 过氧乙酸　D. 环氧乙烷
   E. 含氯消毒剂
6. 关于戊二醛，下列说法不妥的是（　　）
   A. 为灭菌剂
   B. 可用于内镜消毒
   C. 有效浓度 2%
   D. 加入 0.5% 亚硝酸钠防锈
   E. 灭菌后物品使用前用清水冲洗
7. 能杀灭芽孢的化学消毒剂是（　　）
   A. 过氧乙酸　B. 碘伏
   C. 苯扎溴铵　D. 乙醇
   E. 氯己定
8. 取无菌溶液瓶时，应首先核对（　　）
   A. 瓶身有无裂缝　B. 瓶盖有无松动
   C. 瓶签是否正确　D. 溶液有无变色
   E. 溶液有无沉淀
9. 患者，男，65 岁。以“前列腺增生”收入院，入院后留置导尿管。为预防其发生尿路感染，

以下措施不妥的是（　　）

A. 导尿用物严格灭菌

B. 每天清洁会阴

C. 操作前洗手

D. 预防性使用抗生素

E. 更换尿袋时执行无菌操作

10. 患者，男，65 岁。因“尿潴留”入院，护士为其留置导尿管。插管过程中不慎损伤尿道黏膜，引流出血性尿液，第 2 天患者体温 38.8℃，评估后判断为尿路感染导致发热。引起患者尿路感染的主要因素是（　　）

A. 滥用抗生素

B. 侵入性治疗手段执行不当

C. 环境污染，病原体广泛存在

D. 患者属于易感人群

E. 缺乏对消毒灭菌效果的监控

11. 患者，男，35 岁。诊断为“破伤风”住院。为其伤口换药，更换下来的敷料宜采取哪种处理方法（　　）

A. 燃烧法　　B. 煮沸消毒法

C. 干烤法　　D. 紫外线消毒法

E. 日光暴晒法

12. 护士小谢，煮沸消毒金属镊子时，在水中加入碳酸氢钠，其目的不包括（　　）

A. 提高沸点　　B. 清洁去污

C. 防止物品变形　　D. 防锈

E. 增强杀菌作用

13. 患者，女，65 岁。因大腿骨折卧床不起，护士采用紫外线灯照射法对其病室进行空气消毒，不妥的做法是（　　）

A. 病室适宜温度 20 ～ 40℃

B. 检查灯管使用时间不超过 1000h

C. 用 75% 乙醇擦净灯管表面灰尘

D. 用纱布遮盖患者双眼

E. 从灯亮 5 ～ 7min 开始计算消毒时间

14. 患者，男，31 岁。诊断：肺结核，住感染病区。护士告知患者在传染病区中属于清洁区的是（　　）

A. 病房　　B. 医护值班室

C. 病区内走廊　　D. 化验室

E. 患者卫生间

15. 护士小王，选用纯乳酸对外科门诊小手术室进行熏蒸法空气消毒，该小手术室 5m，宽 4m，高 3m，应取用纯乳酸的量是（　　）

A. 0.12ml　　B. 0.72ml

C. 1.2ml　　D. 7.2ml

E. 72ml

16. 某流感病室，长 5m，宽 4m，高 3m，护士对其采用熏蒸法空气消毒，应选用的消毒液及液量是（　　）

A. 过氧乙酸，480ml

B. 食醋，300ml

C. 食醋，30ml

D. 纯乳酸，7.2ml

E. 纯乳酸，0.72ml

17. 护士小王，采用紫外线灯管对治疗室进行空气消毒。有效距离和时间是（　　）

A. 25 ～ 60cm，5 ～ 10min

B. 25 ～ 60cm，10 ～ 20min

C. 25 ～ 60cm，20 ～ 30min

D. 1 ～ 2m，30 ～ 60min

E. 2 ～ 3m，30 ～ 60min

18. 手术室护士小李，使用 2% 戊二醛浸泡手术缝针。为了防止手术缝针生锈，可在消毒液中加入（　　）

A. 1% ～ 2% 碳酸氢钠

B. 5% 亚硝酸钠

C. 5% 碳酸氢钠

D. 0.5% 亚硝酸钠

E. 0.5% 醋酸钠

19. 护士小徐，用日光暴晒法对患者用过的棉被等进行消毒，为达到消毒效果，应暴晒（　　）

A. 2h　　B. 3h

C. 4h　　D. 5h

E. 6h

20. 患者，女，37 岁。在门诊手术室行“乳腺纤维腺瘤切除术”。对手术使用的血管钳、持针钳等器械，最适宜的灭菌方法是（　　）

A. 燃烧法　　B. 干烤法

C. 压力蒸汽灭菌法　D. 煮沸消毒法

E. 浸泡法

21. 患者，男，55 岁。因血尿，伴尿频、尿急、尿痛等不适就医。医嘱：膀胱镜检查。膀胱镜消毒宜选用的方法是（　　）

A. 2% 戊二醛浸泡 10h

B. 0.2% 有效氯溶液擦拭 30min

C. 0.2% 有效氯溶液喷洒 60min

D. 40% 甲醛熏蒸 2h

E. 高压蒸汽灭菌法

22. 护士小王，用浸泡法对支气管镜进行消毒，下列描述中不妥的是（　　）

A. 消毒前支气管镜洗净、擦干

B. 消毒液中不能放置纱布、棉花等物品

C. 定期检测、调整消毒液浓度

D. 使用前用注射用水冲洗

E. 熟悉消毒剂的毒副作用，做好工作人员的防护

23. 护士小王，对病区内无菌物品进行整理。其操作方法不妥的是（　　）

A. 无菌物品和非无菌物品分别放置

B. 所有无菌物品存放于无菌包或无菌容器内

C. 刚过期的无菌包放在显眼处，尽快使用

D. 所有无菌容器外注明物品名称和灭菌日期

E. 无菌物品按照灭菌日期先后顺序放置

24. 护士小张，在使用无菌持物钳进行无菌操作时，不妥的是（　　）

A. 每个容器只能放置一把无菌持物钳

B. 消毒液以浸没镊子的 1/2 长为宜

C. 取放时不可触及容器口及液面以上的容器内壁

D. 不可用无菌持物钳换药或消毒皮肤

E. 干式存放法每天更换一次

25. 护士小谢，在给患者张某进行伤口换药前铺无菌盘，其操作不妥的是（　　）

A. 用无菌持物钳夹取治疗巾

B. 手不可触及治疗巾的内面

C. 治疗巾上层呈扇形折叠，边缘朝内

D. 避免潮湿和暴露过久

E. 放入无菌物品后，将上下两层边缘对齐，反折

26. 患者，女，18 岁。上体育课时擦伤膝部皮肤。护士取用无菌生理盐水为其冲洗伤口，操作中不妥的是（　　）

A. 核对瓶签

B. 检查瓶盖无松动，瓶身无裂缝，溶液无沉淀、浑浊及变色

C. 倒液时，标签朝下

D. 先倒出少量溶液冲洗瓶口，再由原处倒出溶液至无菌容器中

E. 已打开的无菌溶液瓶，未污染，可保存 24h

27. 患者，男，38 岁。诊断为病毒性肝炎。护士小李为其进行注射，她使用过的隔离衣，清洁处应是（　　）

A. 衣的肩部　　B. 两侧腰部

C. 腰以下部分　　D. 背部

E. 衣的内面和衣领

28. 患者，男，50 岁。住感染病区，护士为其测体温时，需使用避污纸，正确的方法是（　　）

A. 从页面中间抓取

B. 掀页撕取

C. 戴手套后撕取

D. 用镊子夹取

E. 随意撕取

A_3/A_4 型题

（29 ～ 31 题共用题干）

患者，男，42 岁。诊断为“急性阑尾炎”入院，需要行“阑尾切除术”。采用预真空式压力蒸汽灭菌法对手术物品进行灭菌。

29. 预真空式压力蒸汽灭菌器的压力、温度及时间分别是（　　）
A. 103～137kPa，121～126℃，5～10min
B. 103～137kPa，121～126℃，10～30min
C. 103～137kPa，132℃，10～30min
D. 205kPa，121～126℃，10～30min
E. 205kPa，132℃，4min
30. 关于灭菌时的注意事项，正确的是（　　）
A. 由于时间紧急，物品可不必清洗，直接消毒
B. 灭菌物品体积不可超过50cm×50cm×30cm
C. 存放灭菌物品的有孔容器，灭菌前应将孔打开，灭菌后关上
D. 灭菌包之间应留有空隙，布类物品应放于金属物品和搪瓷物品的下面
E. 灭菌后，物品可迅速取出使用
31. 检测灭菌效果最可靠的监测方法是（　　）
A. 留点温度计　B. 化学指示胶带
C. 化学指示卡　D. B-D试纸
E. 生物指示剂菌管
（32～34题共用题干）
患者，男，52岁。“肝癌”术后需要进行化疗，选择应用经外周静脉穿刺的中心静脉导管（PICC）。
32. 一次性PICC穿刺包宜选择的灭菌方法是（　　）
A. 压力蒸汽灭菌法
B. 微波消毒灭菌法
C. 环氧乙烷气体密闭消毒灭菌法
D. 紫外线照射消毒法
E. 化学灭菌剂浸泡法
33. 穿刺部位皮肤的消毒宜选择（　　）
A. 0.2%过氧乙酸　B. 0.1%氯己定
C. 95%乙醇　D. 0.5%碘伏
E. 2%碘酊
34. 在穿刺过程中，护士怀疑手套被污染，正确的处理方法是（　　）
A. 立即更换手套
B. 加戴一只手套
C. 用无菌纱布包裹被污染处
D. 用75%乙醇涂擦被污染处
E. 尽快完成穿刺操作
（35～37题共用题干）
患者，男，36岁。诊断为“乙型肝炎”收住入院。
35. 护士对患者进行入院指导，告知患者可活动的区域不包括（　　）
A. 病区外走廊　B. 配餐室
C. 病室　D. 厕所
E. 浴室
36. 对患者的餐具、便器，常用的消毒方法是（　　）
A. 煮沸消毒法
B. 压力蒸汽灭菌
C. 紫外线消毒
D. 含氯消毒剂浸泡法
E. 0.2%过氧乙酸熏蒸
37. 护士小张为患者完成护理操作以后脱下隔离衣，正确的处理方法是（　　）
A. 污染面向外挂于病区走廊
B. 污染面向内挂于病区走廊
C. 污染面向外挂于护士站
D. 污染面向内挂于护士站
E. 污染面向内挂于病室内
（38～40题共用题干）
患者，女，37岁。诊断为“肺结核”。护士为其实施护理操作。
38. 护士佩戴口罩时，要让口罩紧贴面部和完全覆盖（　　）
A. 口腔和鼻子　B. 口腔和衣领
C. 口鼻和下颌　D. 口腔
E. 鼻子
39. 护士使用口罩的方法，错误的是（　　）
A. 口罩应罩住口鼻

B. 使用纱布口罩应 4 ～ 8h 更换
C. 不可用污染的手接触口罩
D. 口罩取下后，将污染面向外折叠，放入小袋内
E. 使用过程中有污染或潮湿应立即更换

40. 护士操作完毕，脱隔离衣的正确步骤是(　　)
A. 刷手，解袖扣，解领扣，脱衣袖，解腰带，脱去隔离衣
B. 解袖扣，刷手，解领扣，脱衣袖，解腰带，脱去隔离衣
C. 解袖扣，刷手，解领扣，解腰带，脱衣袖，脱去隔离衣
D. 刷手，解袖扣，解腰带，解领扣，脱衣袖，脱去隔离衣
E. 解腰带，解袖扣，刷手，解领扣，脱衣袖，脱去隔离衣

（池东东）

第8章 清洁护理技术

清洁是人的基本需要之一，是维持和获得健康的重要保证。通过清洁，可清除身体表面的微生物及其污垢，防止微生物繁殖，促进血液循环，预防感染和并发症的发生。同时，清洁可使患者感到舒适，维持良好的自我形象，增强自信。健康人具有保持身体清洁的能力和习惯；患者由于疾病的影响，自我照顾能力降低，往往无法满足自身清洁的需要，这对其生理和心理都会产生不良影响。为使患者在住院期间身心获得最佳舒适状态，护士应做好患者的清洁卫生护理工作。

第1节 口腔护理

案例 8-1

患者，女，62岁。因发热，咳嗽，伴有头痛、肌肉酸痛和全身不适来发热门诊就诊。查体：T 39.2℃，P 98次/分，R 23次/分，BP 110/80mmHg，门诊以“发热待查”收入院。入院时，患者持续高热，身体虚弱，但神志清楚。遵医嘱立即给患者采血、进行X线检查等，并给予阿奇霉素静脉输液治疗。患者在入院前已经服用了7天头孢克洛，经检查发现其口腔黏膜破溃，创面上附着白色膜状物，拭去附着物可见创面轻微出血。

问题： 1. 患者口腔黏膜变化的原因是什么？

2. 患者高热且身体虚弱，护士如何正确为其进行口腔护理？

口腔是病原微生物侵入人体的主要途径之一，口腔内的温度、湿度和食物残渣适宜微生物的生长繁殖。人体健康时，抵抗力强，每天饮水、进食、刷牙和漱口等活动，对微生物具有一定的清除作用，通常不会出现口腔健康问题。患病时，机体抵抗力降低，口腔活动减少，微生物得以大量繁殖，常可引起口腔炎症、溃疡，甚至继发腮腺炎等并发症；同时，还可引起口臭、龋齿，从而影响患者的食欲、消化功能和自我形象，产生一定的社交心理障碍。因此，保持口腔清洁十分重要。

一、口腔护理相关解剖知识

口腔是消化管的起始部分，前借口裂与外界相通，后经咽峡与咽相续。口腔内有牙、舌等器官。口腔前壁为唇、侧壁为颊、顶为腭、口腔底为黏膜和肌肉等结构。

二、口腔护理相关评估

目的是诊断患者现存或潜在的口腔问题，为患者实施恰当的护理措施和健康指导，以减少口腔疾病的发生。

（一）基本状况和自理能力评估

1. 患者的临床诊断，意识状态，自理能力，进食、进水情况及口腔卫生状况，所患疾病是否具有传染性。

2. 患者的心理反应、合作程度。

（二）口腔状况评估

1. 口唇　色泽、湿润度、有无干裂、出血、疱疹等。

2. 牙齿　数量，有无松动、活动性义齿、龋齿、牙结石、牙垢等。

3. 牙龈　颜色，完整性，有无炎症、溃疡等。

4. 黏膜　色泽，完整性，有无溃疡、出血、疱疹等。

5. 舌　湿润度、有无肿胀、舌苔厚薄及颜色。

6. 咽部　悬雍垂、扁桃体颜色，有无肿胀、分泌物等。

7. 气味　有无特殊气味，如烂苹果味、氨臭味、肝臭味等。

（三）口腔保健知识评估

1. 患者有无保持口腔卫生的知识及原有的口腔卫生习惯。

2. 患者是否知晓保持口腔卫生的重要性。

（四）义齿状况评估

1. 询问并观察患者有无活动性义齿、义齿佩戴是否合适及有无义齿间连接过紧、松动、滑落等情况。

2. 评估患者活动性义齿的保养知识。

三、口腔清洁护理操作法

口腔清洁护理包括口腔卫生指导、协助患者刷牙和特殊口腔护理。前两者主要用于生活能自理或基本能自理的轻症患者。特殊口腔护理主要用于高热、昏迷、危重、禁食、鼻饲、大手术后、口腔疾病，以及生活不能自理的患者。护士应根据患者的病情和自理能力选择相应的护理方法。

（一）口腔卫生指导

【目的】　认识口腔卫生的重要性，自觉维持良好的口腔卫生。

【评估】　见本节“口腔护理相关评估”。

【准备】

1. 护士准备　着装整齐、洗手、戴口罩。

2. 患者准备　了解口腔卫生的重要性和方法，愿意配合。

3. 用物准备　牙刷、牙膏、牙线等。

4. 环境准备　整洁、舒适，光线适宜。

【实施】

1. 操作步骤　见表 8-1。

表 8-1　口腔卫生指导

操作流程	操作要点
核对、解释	核对患者床号、姓名，解释操作目的及方法
用具选择	牙刷要求外形较小、质地柔软，每 3 个月更换一次；牙膏无腐蚀性，根据需要选择含氟或药物牙膏
指导刷牙	每天晨起、就寝前和每次餐后（3min 内）均应刷牙，方法见“（二）协助患者刷牙”
牙线使用	将牙线沿牙齿侧面滑进牙缝内，上下左右缓和地刮动，清洁牙齿的表面、侧面，以及牙龈深处的牙缝，反复数次
彻底漱口	刷完后彻底漱口，以清除口腔内的食物碎屑和残余牙膏
整理、记录	协助患者取舒适体位，整理用物；将牙刷洗净甩去多余水分，置于通风处晾干；洗手、记录

2. 注意事项

（1）使用牙刷或牙线清洁牙齿时，操作方法应正确，动作应轻柔，防止磨损牙齿或损伤牙龈。

（2）使用牙刷或牙线后，应彻底漱口，以清除口腔内残余碎屑和牙膏。

（3）牙线为一次性使用，避免重复使用。

【评价】

1. 护患沟通有效，患者掌握了正确清洁口腔的方法。

2. 患者口腔清洁干净，感觉舒适。

（二）协助患者刷牙

【目的】　协助或指导患者刷牙，使患者掌握正确的刷牙方法。

【评估】　见本节“口腔护理相关评估”。

【准备】

1. 护士准备　着装整齐、洗手、戴口罩。

2. 用物准备　牙刷、牙膏、干毛巾。

3. 环境准备　整洁、舒适，温湿度适宜。

4. 患者准备　了解口腔清洁的目的和方法，愿意配合。

【实施】

1. 操作步骤　见表 8-2。

表 8-2　协助患者刷牙

操作流程	操作要点
核对、解释	核对患者床号、姓名，解释操作目的及方法
安置体位	协助患者取半坐卧位，也可侧卧，头偏向一侧
围巾、漱口	将干毛巾围于患者颈下，协助患者漱口
指导刷牙	将挤有牙膏的牙刷递到患者手中，指导患者正确刷牙；刷牙时将牙刷刷毛与牙齿呈 45°，快速环形来回震颤或上下竖刷，每次刷 2 ～ 3 颗牙，刷完一处再刷另一处，顺序是：上下牙齿外面→上下牙齿内面→上下咬合面→舌面
漱口、观察	刷完后彻底漱口，以清除口腔内的食物碎屑和残余牙膏；观察口腔黏膜情况，酌情涂药
整理、记录	协助患者取舒适体位，整理用物；将牙刷洗净甩去多余水分，置于通风处晾干；洗手、记录

2. 注意事项

（1）使用牙刷时方法正确，动作轻柔，防止磨损牙齿或损伤牙龈。

（2）牙刷使用后洗净并甩干水分，刷头朝上置于清洁干燥处，防止细菌滋生。

（3）刷牙时间必须持续 3min，牙刷应至少每 3 个月更换 1 次。

【评价】

1. 护患沟通有效，患者积极主动刷牙，方法正确。

2. 患者明白口腔卫生的重要性，掌握了正确的口腔清洁方法。

（三）特殊口腔护理

【目的】

1. 保持口腔清洁、湿润，预防口腔感染等并发症的发生。

2. 去除口臭、口垢，促进食欲，保持口腔正常功能，增进患者舒适。

3. 观察口腔黏膜、舌苔及特殊的口腔气味，提供病情变化的动态信息。

【评估】 见本节口腔护理相关评估。

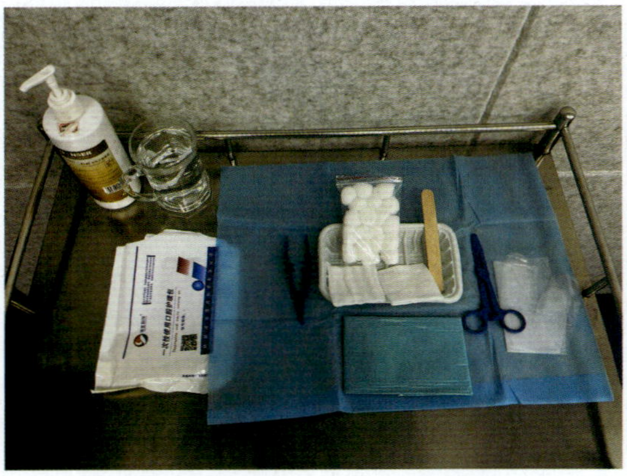

图 8-1 一次性口腔护理包

【准备】

1. 护士准备 着装整齐、洗手、戴口罩。

2. 用物准备

（1）治疗盘内 一次性口腔护理包（图 8-1）、漱口液及吸水管、棉签、手电筒、擦口纸、开口器；按需要准备外用药，如液体石蜡、冰硼散、锡类散、西瓜霜、金霉素甘油；如有活动义齿，另备盛冷开水的杯子等。

（2）根据患者病情选择常用漱口溶液（表 8-3）。

表 8-3 常用漱口溶液及作用

溶液名称	作用	适用（口腔 pH）
0.9% 氯化钠溶液	清洁口腔、预防感染	中性
0.02% 呋喃西林溶液	清洁口腔、广谱抗菌	中性
0.08% 甲硝唑溶液	用于厌氧菌感染	中性
复方硼酸溶液（朵贝尔溶液）	除臭抑菌	中性
1% ～ 3% 过氧化氢溶液	抗菌除臭，用于口腔有溃烂、坏死组织者	偏酸性
1% ～ 4% 碳酸氢钠溶液	改变细菌生长环境，用于真菌感染	偏酸性
2% ～ 3% 硼酸溶液	酸性防腐剂，抑制细菌生长	偏碱性
0.1% 醋酸溶液	用于铜绿假单胞菌（绿脓杆菌）感染	偏碱性

考点 常用漱口溶液及作用

3. 环境准备 清洁、宽敞、明亮。

4. 患者准备 患者了解特殊口腔护理的目的、过程和配合要点。

【实施】

1. 操作步骤　见表 8-4。

表 8-4　特殊口腔护理方法

操作流程	操作要点
核对、解释	携用物至床旁，核对患者，解释目的、过程及配合方法
安置体位	协助患者取半坐卧位或侧卧位，头偏向护士一侧
铺巾、置盘	洗手，打开一次性口腔护理包，颈下铺治疗巾，弯盘置于口角旁，湿润棉球
观察口腔	湿润口唇，嘱患者张口，一手持压舌板撑开口腔，一手持手电筒观察口腔情况；对长期使用抗生素、激素者，注意观察有无真菌感染；有活动性义齿应取下
协助漱口	协助患者漱口（昏迷患者禁忌漱口）
擦洗口腔	清点棉球数量；一次夹一个棉球，每个部位用一个；棉球包裹血管钳头端（图 8-2），拧至不滴水；按照从后向前（由磨牙向门齿）、先上后下（先上颌牙，再下颌牙）、由外向内（先牙齿外面，再牙齿内面）的顺序擦洗牙齿各面及口腔内面 擦洗顺序： （1）牙齿外侧面：嘱患者咬合上、下齿，用压舌板撑开颊部，用弯血管钳夹持棉球，由磨牙向门齿纵向擦洗（图 8-3）；同法擦洗对侧 （2）牙齿内侧面、咬合面、颊部：嘱患者张口（昏迷患者用开口器开启），按上内侧面→上咬合面→下内侧面→下咬合面→颊部的顺序擦洗；内侧面纵向擦洗，咬合面螺旋式擦洗，颊部 Z 形擦洗，同法擦洗对侧 （3）硬腭、舌：按硬腭→舌背→舌下顺序 Z 形擦洗，勿触及咽部以免引起不适
观察、漱口	观察口中有无棉球遗留，有无出血、溃疡；协助患者漱口，擦净口唇；清点棉球数量，前后要一致
酌情涂药	口唇干裂者可涂液体石蜡或润唇膏，如有溃疡、真菌感染，酌情涂药
整理、记录	撤去治疗巾，协助患者取舒适卧位，整理床单元；用物分类处理；洗手、记录

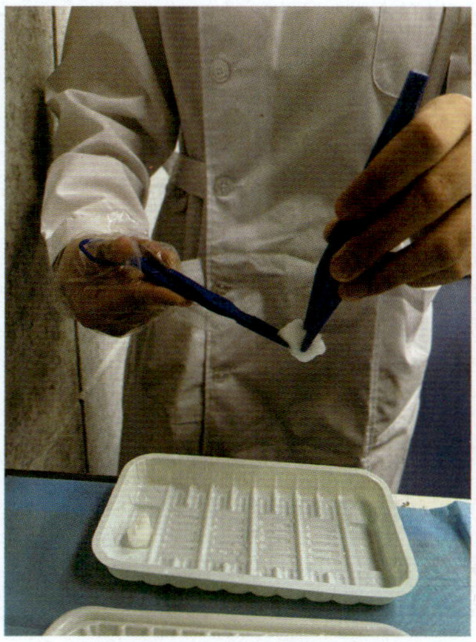

图 8-2　夹棉球方法

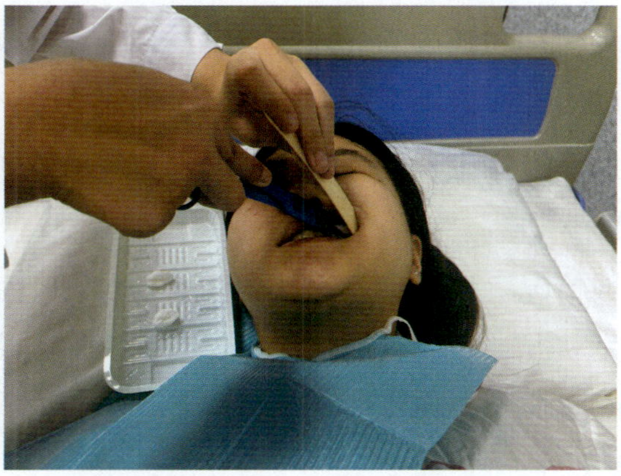

图 8-3　擦洗牙齿外侧面

2. 注意事项

（1）昏迷患者禁忌漱口，开口器应从第一磨牙处放入，牙关紧闭者不可使用暴力，以免造成损伤。

（2）擦洗时动作要轻柔，以免损伤口腔黏膜及牙龈，特别是凝血功能障碍的患者。

（3）擦洗时棉球不宜过湿，以免患者将溶液吸入呼吸道；夹紧棉球，防止遗留在口腔内。

（4）操作中避免清洁、污染物的交叉混淆；操作前后必须清点核对棉球数量。

（5）对长期应用抗生素者，应观察口腔黏膜有无真菌感染。

（6）活动性义齿应先取出清洁，暂时放入盛冷开水的杯子中，待操作结束后协助患者戴上。义齿不可浸在热水中，也不能用乙醇等消毒溶液浸泡或擦拭，以免变形、变色、老化。

（7）传染病患者用物须按消毒隔离原则处理。

考点 特殊口腔护理的方法及注意事项

【评价】

1. 护患沟通有效，患者能配合操作，对护理满意。
2. 操作方法正确，清洁到位，无并发症发生。

第2节 头发护理

案例 8-2

患者，女，78岁。因脑梗死入院。患者生活不能自理，护士协助其进行床上洗头。

问题：护士如何为患者正确进行床上洗头？

头皮是人体皮脂腺分布最多的部位之一。皮脂、汗液伴灰尘，常黏附于头发、头皮上，形成污垢，除散发难闻气味外，还可引起脱发和其他皮肤疾病。干净整齐的头发，可以保护头皮，预防感染发生，还能维持良好的外观形象，增强自信心。因此，对于病情较重，自理能力下降，无法完成头发护理的患者，护士应予以协助。

一、床上梳头、洗头

【目的】

1. 除去污秽和脱落的头发、头屑，使患者感觉清洁、舒适、美观。
2. 按摩头部，促进头皮血液循环，利于头发的生长和代谢。
3. 有助于维持患者良好形象，增强自信，维护自尊。

【评估】

1. 一般情况　病情、意识状态、自理程度。
2. 头发状况　长度、清洁程度，有无头屑、头虱、头皮损伤等。
3. 认知反应　心理反应、个人卫生习惯及对自身形象的重视程度。

【准备】

1. 护士准备　着装整齐、修剪指甲、洗手、戴口罩。
2. 用物准备

（1）床上梳头　治疗巾或干毛巾、30%乙醇溶液、梳子、纸袋，必要时备发夹、皮筋等。

（2）床上洗头

1）床上洗头盆或洗头车。

2）治疗盘内备：一次性中单、毛巾、纱布或眼罩、棉球、洗发液、梳子、纸袋等。

3）治疗盘外备：水壶（内盛 40 ～ 45℃热水）、电吹风等。

4）治疗车下层：备污水桶。

3. 环境准备　根据情况，关闭门窗，拉住围帘，调节室温至 22 ～ 26℃。

4. 患者准备　患者了解梳头或洗头的目的、过程，愿意配合。

【实施】

1. 床上梳头

（1）操作步骤　见表 8-5。

表 8-5　床上梳头

操作流程	操作要点
核对、解释	携用物至床旁，核对患者并解释
安置体位	患者可取坐位、半坐卧位、仰卧位
铺治疗巾	垫治疗巾于患者肩下，平卧者铺于枕上，协助患者将头偏向护士侧
梳理头发	将头发从中间分成两股，一手握住一股头发，由发梢梳至发根，遇到长发或头发打结时，可将头发绕在示指上梳理（图 8-4），如头发已纠结成团，可用 30% 乙醇湿润后再慢慢梳顺，一侧梳好再梳对侧，根据患者喜好，扎成相应的发型
整理用物	取下治疗巾，将脱落的头发缠紧包于纸中；协助患者取舒适体位，整理床单元及用物

（2）注意事项

1）动作轻柔，避免强行梳拉，以免造成不适或疼痛，编好的发辫每天至少松开 1 次。

2）梳头过程中，可用指腹按摩患者头皮，促进头部血液循环。

3）尊重患者习惯，尽可能满足其喜好。

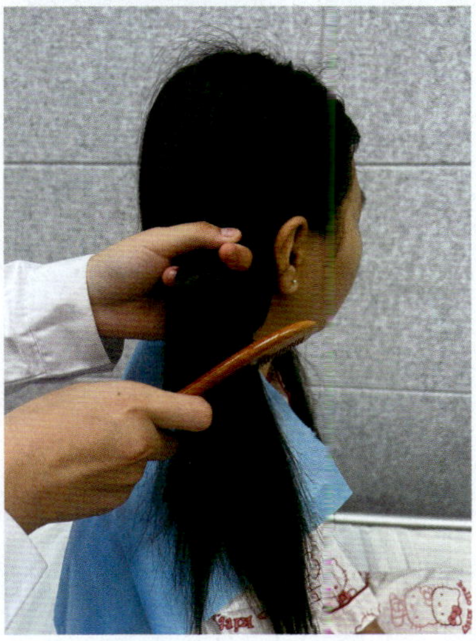

图 8-4　床上梳头

2. 床上洗头（图 8-5）

（1）操作步骤　见表 8-6。

表 8-6　床上洗头

操作流程	操作要点
核对、解释	携用物至床旁，核对患者并解释洗头的目的及方法
移开桌椅	关闭门窗，调节室温 22 ～ 26℃；移开床旁桌，按需给予便盆；置用物于方便易取之处
安置体位	移枕于对侧，将一次性中单铺于床头；患者仰卧（如用洗头车，将上半身斜向床边），松开衣领向内反折，将毛巾围于颈部

续表

操作流程	操作要点
头置盆槽	头部置于洗头盆水槽凸起软垫处，侧方软管与污水桶相连
保护眼耳	纱布盖好双眼，棉球塞好双耳
洗净头发	先将少量热水淋于患者头部试温，询问患者感受，将头发全部淋湿；倒适量洗发液于手掌心，搓开后轻轻涂遍患者头发，用指腹反复揉搓头皮和头发，方向由发际向头顶部至枕后，按摩力度以患者感觉舒适为宜；注意抬起患者头部，洗净脑后头发；揉搓完毕后用温水冲净头发
擦干梳发	解开颈下毛巾，包裹头发；取下纱布和棉球，撤出中单，将患者头部移回枕头上，帮助患者擦干头发；松开包头毛巾，用电吹风吹干后，梳理成患者喜欢的发型，脱落头发放于纸袋内
整理记录	协助患者取舒适体位，整理床单元；整理洗头用物；洗手，记录

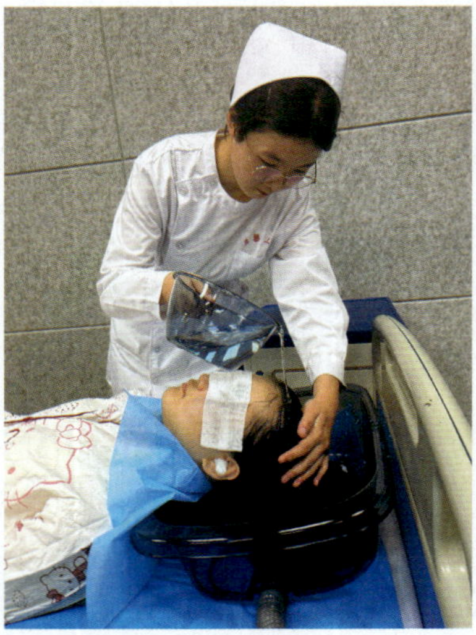

图 8-5　床上洗头

（2）注意事项

1）洗头过程中注意调节水温与室温，以免患者着凉。防止污水溅入眼、耳内。

2）注意观察病情，如发现患者面色、脉搏、呼吸异常时应停止操作。必要时，通知医生。

3）病情危重患者及身体虚弱者不宜床上洗头，以免病情加重。

4）洗头时间不宜过长，以免患者疲劳。

5）洗头时，注意与患者交流，关心体贴患者，同时指导家属掌握床上洗头的知识与技能。

考点 床上洗头的室温、水温、注意事项

【评价】

1. 护患沟通有效，患者头发整齐清洁，感觉舒适。
2. 护士耐心、细心，头发清洗干净，发型患者满意。

二、头虱及虮灭除法

【目的】

1. 消灭头虱、虮卵，使患者舒适。
2. 预防患者间相互传染和传播疾病（如流行性斑疹伤寒、回归热等）。

【评估】

1. 患者病情，头虱、虮情况，头发的长度、量等。
2. 患者的心理反应及合作程度。

【准备】

1. 护士准备　着装整齐、修剪指甲、洗手、戴口罩，穿隔离衣，戴手套，避免传染。
2. 用物准备

（1）常用药液　30% 含酸百部酊（百部 30g，50% 乙醇 100ml，纯乙酸 1ml，装入瓶内盖

严，48h 后即可制成）。

（2）其余物品　治疗碗、治疗巾、篦子（齿内嵌入少许棉花）、纱布、密封帽子、隔离衣、布袋、纸、清洁衣裤、清洁床上用品。

3. 环境准备　关门窗，拉窗帘或用屏风遮挡患者。

4. 患者准备　患者了解操作目的、过程和注意事项，愿意配合，必要时动员患者剪短头发。

【实施】

1. 操作步骤　见表 8-7。

表 8-7　头虱及虮灭除法

操作流程	操作要点
核对、解释	穿隔离衣，戴手套；携用物至床旁，向患者解释以取得合作
擦拭药液	按洗头法做好准备后，将头发分为若干小股，用纱布蘸药液，按顺序擦遍头发，并反复揉搓 10min，使之湿透全部头发
戴帽包裹	用帽子严密包裹头发，保证灭虱效果
篦虱洗发	24h 后取下帽子，用篦子去除死虱和虮卵，清洗头发
消毒处理	协助患者更换污衣裤和被服，将其放入布袋内，扎紧袋口，按隔离原则进行消毒处理
整理、记录	撤除用物，整理床单元；除去篦子上的棉花，患者脱落头发和棉花焚烧，梳子和篦子消毒后刷洗干净；洗手，记录

2. 注意事项

（1）操作规范，防止灭虱药液飞溅到脸部和眼睛。

（2）用药后，应注意观察患者局部或全身有无不良反应。

（3）严格执行消毒隔离制度，防止感染发生。

【评价】

1. 灭除头虱及虮，无传播发生。

2. 患者无局部和全身反应。

第 3 节　皮肤护理

案例 8-3

患者，男，76 岁。因脑出血入住神经内科。经过治疗，患者意识清楚，病情稳定，右半身偏瘫，长期卧床，生活不能自理。因天气炎热，患者出汗较多，护士为其进行床上擦浴。

问题：1. 护士如何为卧床患者实施床上擦浴?

2. 擦浴时发现骶尾部皮肤呈紫红色，且有一些小水疱，患者发生了什么？如何护理?

皮肤是身体最大的器官，是抵御外界有害物质入侵的第一道屏障。长期卧床患者，由于疾病的影响，生活自理能力较差，皮肤的排泄物、皮屑与灰尘、细菌结合，黏附于皮肤表面，刺激皮肤导致抵抗能力降低。

皮肤护理可以有效促进皮肤血液循环，增强皮肤排泄功能，预防各种感染及压力性损伤等并发症的发生，有助于维持机体完整性，还可维护患者形象和自尊。因此，护士应加强卧床患者的皮肤护理。

一、淋浴、盆浴和床上擦浴法

皮肤的清洁是患者基本生理需要之一。协助患者清洁皮肤，既可让患者感到清洁舒适，又可以了解其病情；还可促进护患交流，营造良好护患关系。常用的方法有盆浴、淋浴、床上擦浴法。

【目的】

1. 去除皮肤污垢，保持皮肤清洁，使患者身心舒适。

2. 促进血液循环，增强皮肤排泄功能，预防皮肤感染和压力性损伤等并发症的发生。

3. 观察和了解患者情况，增进护患交流。

【评估】

1. 全身情况　患者的年龄、病情、意识状态、移动能力、自理能力、是否有引流管；皮肤的清洁状况，有无水肿、破损、感染等。

2. 认知反应　心理反应、卫生习惯、合作程度。

【准备】

1. 护士准备　着装整齐、修剪指甲、洗手、戴口罩。

2. 用物准备

（1）淋浴或盆浴　温水（水温 40 ～ 45℃）、沐浴液或浴皂、毛巾、浴巾、清洁衣裤、拖鞋。

（2）床上擦浴　治疗车上备毛巾 2 条、浴巾、沐浴液或浴皂、梳子、水温计、50% 乙醇、护肤用品（爽身粉或润体乳）；治疗车下备水桶 2 个（1 个桶内盛 50 ～ 52℃热水，另一桶接污水）、水盆 2 个。另备便盆、便盆巾，根据需要备屏风等。

3. 环境准备

（1）根据情况调节室温为 22 ～ 26℃，关闭门窗，遮挡患者。

（2）浴室内设有信号铃、防滑垫、扶手、浴凳等设施。

4. 患者准备　患者病情稳定，能耐受；了解沐浴目的，愿意配合。

【实施】

1. 淋浴和盆浴　适用于全身情况较好的轻症患者。

（1）操作步骤　见表 8-8。

表 8-8　淋浴或盆浴法

操作流程	操作要点
核对、解释	核对并向患者说明沐浴的目的；准备好物品
协助入浴	协助患者入室，调节好水温室温；介绍沐浴用具的使用方法；嘱咐患者注意安全，浴室不要闩门，门口已挂好标识，不要用湿手接触电源开关；如需帮助沐浴，护士可进入浴室内协助

续表

操作流程	操作要点
浴中观察	注意患者沐浴时间，如时间过久，应在门外询问，避免发生意外；如为盆浴，时间不超过 20min，水位不超过心脏水平；如患者需要帮助应及时回应；如遇患者晕厥，应迅速处理
整理、记录	协助患者穿好衣裤，回病床休息；再次观察患者情况，必要时做好记录；整理用物

（2）注意事项

1）进餐 1h 后方可沐浴，以免影响消化。

2）沐浴中防止患者受凉、晕厥、烫伤、滑倒等意外发生，教会患者使用信号铃。

3）妊娠 7 个月以上的孕妇禁用盆浴；衰弱、创伤和心脏病需要卧床休息的患者，不宜盆浴或淋浴。

4）传染病患者根据病情、病种，按隔离原则进行。

考点 床上擦浴的水温和注意事项

2. 床上擦浴法　适用于病情较重、长期卧床、活动受限、生活不能自理的患者。

（1）操作步骤　见表 8-9。

表 8-9　床上擦浴法

操作流程	操作要点
核对、解释	携用物至床旁，核对并向患者说明擦浴的目的，按需提供便盆
调节温度	关好门窗，拉起围帘，调节室温 22 ～ 26℃；如病情许可，摇平床头，松开床尾盖被；热水桶、污水桶放于床旁，移开床尾椅，备好水盆、水、毛巾、浴皂
清洗面部	脸盆倒入温水（50 ～ 52℃）至 2/3 满；松开领扣，浴巾铺于颈前，毛巾沾湿后拧干，裹成手套状；擦洗眼部：由内眦向外眦擦洗；脸及颈部：依次擦洗一侧额部、颊部、鼻翼、人中、耳后、下颌及颈部；注意擦净耳郭、耳后、颈部皮肤皱褶处。同法擦洗另一侧
擦洗上肢	为患者脱下上衣（先脱近侧再脱对侧或者先脱健肢再脱患肢），将浴巾铺于一侧手臂下；一手支托患者肘部及前臂，另一手由远心端向近心端擦洗；先用涂皂液的毛巾擦洗，再用湿毛巾擦干净，最后用浴巾擦干。同法擦洗对侧
泡洗双手	将患者双手浸泡手于盆内热水中，洗净、擦干
擦洗胸腹	将浴巾铺于胸腹部，适当掀起浴巾，依次擦净胸部→腹部；女性患者擦洗胸部时应将乳房向上托起，彻底清洁乳房底部皱褶处，方法以环形由中心向外擦拭；擦洗腹部时注意肚脐处清洁
擦洗背部	协助患者侧卧，依次擦洗颈部→背部→臀部（图 8-6）；骨骼隆突处可用 50% 乙醇按摩
擦洗下肢	为患者脱裤，将浴巾一半铺于一侧腿下，另一半覆盖于腿上；依次擦洗髋部→大腿→小腿→踝部，并以浴巾轻拍或拭干；擦洗腹股沟时应擦净皮肤皱褶处。同法擦洗对侧下肢
泡洗双足	换洗脚盆后，倒入温度适宜的热水，托起患者小腿轻轻放入盆内，清洗足部及趾间，取出洗脚盆，两脚放于浴巾上擦干
擦洗会阴	换盆、换水、换毛巾后，协助患者清洁会阴部，使用护理用品，更换清洁裤子
整理、记录	整理床单元，必要时梳头、修剪指甲、更换床单；清理用物，洗手；如有特殊情况，需做好记录

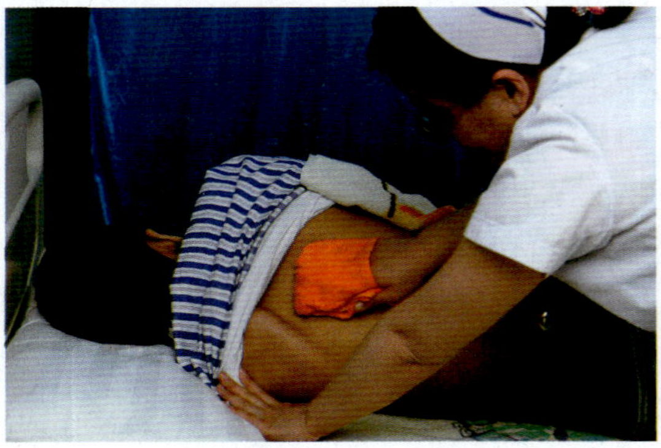

图 8-6 背部擦洗法

（2）注意事项

1）擦浴过程中，用力要适当，动作要轻稳、敏捷，防止受凉。

2）根据情况随时更换水温适宜的热水，注意擦净腋窝及腹股沟等皮肤皱褶处。

3）注意观察病情及全身皮肤情况，如患者出现寒战、面色苍白、脉速等，应立即停止操作，并适当处理。

4）有伤口或各种管道，应注意保护，避免伤口受压，导管受压、扭曲。

考点 床上擦浴的水温和注意事项

【评价】

（1）护患沟通有效，患者能配合操作，且对服务满意。

（2）操作过程安全无意外，患者感到清洁、舒适。

二、压力性损伤的预防和护理

压力性损伤是指局部组织长期受压，血液循环障碍，局部持续缺血、缺氧、营养不良而致软组织溃烂、坏死，又称为压疮。其本身不是原发疾病，大多是其他原发病未能得到很好的护理，造成皮肤损伤。一旦发生，不仅给患者带来痛苦，加重病情，严重时还可由继发感染引起败血症而危及生命。因此，做好预防是临床护理的一项重要工作。

（一）压力性损伤发生的原因

1. 力学因素　造成压力性损伤的三个主要物理力是垂直压力、摩擦力和剪切力，通常是多个力联合作用所致（图 8-7）。

（1）垂直压力　是造成压力性损伤最主要的因素。当外部压力超过正常毛细血管压，血液循环中断，组织缺氧，持续一定时间，将造成局部缺血、坏死。单位面积内所承受的压力越大，组织发生坏死所需的时间越短。一般来说局部组织持续受压超过 2h，就可能引起组织不可逆的损害，导致压力性损伤的发生。常见于长期卧床、坐轮椅不变换体位的患者。

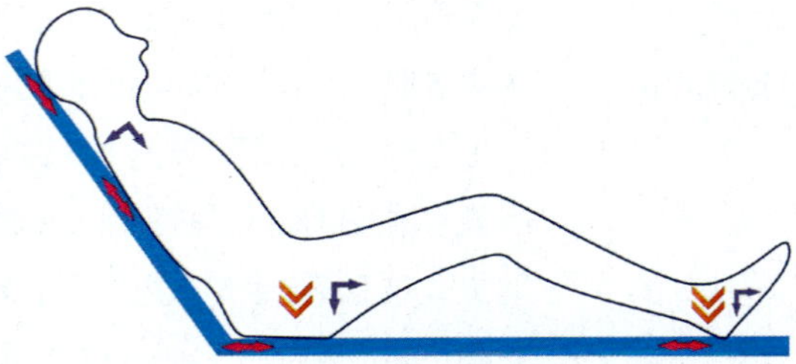

图 8-7 压力性损伤发生的力学因素

垂直压力，造成皮肤缺血性损害；摩擦力，损伤表皮；剪切力，损伤深层皮肤

（2）摩擦力　作用于皮肤，易损害皮肤的角质层，增加压力性损伤的易感性。皮肤擦伤后，受潮湿、污染等因素影响更易发生压力性损伤。当患者在床上活动或坐轮椅时，皮肤随时都会受床单和轮椅垫表面的逆行阻力作用而产生摩擦。

（3）剪切力　由两层组织相邻表面间的滑行，产生进行性相对移位所引起，与体位有密切关系，是由摩擦力与垂直压力形成的合力。如患者半坐卧位身体下滑时，皮肤与床铺出现平行的摩擦力，加上皮肤垂直方向的重力，从而导致剪切力的产生。剪切力使局部组织内部结构位移拉开，使内部血管发生扭曲变形，甚至完全关闭，引起局部血液循环障碍而发生压力性损伤。

2. 理化因素　皮肤经常受潮湿、摩擦、排泄物等理化因素的刺激，如大量汗液、大小便失禁、分泌物、呕吐物等刺激，降低了皮肤的防御功能，致使表皮角质层的保护能力下降，皮肤破损。如果衣服不平整，床单皱褶、有碎屑，翻身时拖拉等，皮肤组织将更容易受损。

3. 营养不良　是导致压力性损伤的重要因素。当营养摄入不足时，机体能量代谢失衡，皮下脂肪减少，甚至肌肉萎缩，受压处缺乏肌肉和脂肪组织保护，易引起局部血液循环障碍而发生压力性损伤。水肿的患者，皮肤顺应性差，更易受损而发生压力性损伤。

4. 其他因素　如年龄（老年人）、感觉能力下降（脑出血、糖尿病、老年痴呆患者）、单位面积下承受压力过大（如肥胖和水肿患者）及固定措施不当（如使用石膏绷带、夹板或牵引的患者）等均可诱发局部组织血液循环不良，导致压力性损伤发生。

考点 压力性损伤发生的原因

（二）压力性损伤的评估及预防

绝大多数压力性损伤是可以预防的，预防关键在于消除诱发因素。护士应运用综合、动态、客观的方法，有效评估危险因素、高危人群及易发部位，采取针对性的护理措施，预防压力性损伤的发生。

【评估】

1. 高危人群

（1）老年人　皮肤松弛干燥，缺乏弹性，皮下脂肪萎缩、变薄，皮肤容易受损。

（2）肥胖者　过重的身体加大了受压部位的压力。

（3）身体瘦弱、营养不良者　受压处缺乏肌肉、脂肪组织的保护。

（4）昏迷、瘫痪者　自主活动能力丧失，身体局部长期受压。

（5）水肿患者　皮肤抵抗力降低，增加了受压部位的压力。

（6）疼痛患者　为避免疼痛而处于强迫体位导致机体活动减少。

（7）石膏固定患者　翻身、活动受限，局部受压过久。

（8）大、小便失禁患者　皮肤经常受到潮湿、污物的刺激。

（9）发热患者　体温升高可致汗液增多，皮肤经常受到潮湿的刺激。

（10）使用镇静剂患者　自身活动减少。

2. 危险因素　常用的压力性损伤危险因素评估量表有布雷登压疮危险因素预测量表（Braden 量表）、诺顿压疮风险评估量表（Norton 量表）和沃特洛压疮危险因素评估量表（Waterlow 量表）。其中，Braden 量表应用较为广泛（表 8-10），评分范围为 6 ～ 23 分，分值越低，发生压力性损伤的危险性越高，评分≤ 18 分，提示患者有发生压力性损伤的危险，建议采取预防措施。

表 8-10 Braden 量表

项目	1分	2分	3分	4分
感觉	完全受限	非常受限	轻度受限	未受损
潮湿	持续潮湿	潮湿	有时潮湿	很少潮湿
活动力	限制卧床	可以坐椅子	偶尔行走	经常行走
移动力	完全无法移动	严重受限	轻度受限	未受限
营养	非常差	可能不足够	足够	非常好
摩擦力和剪切力	有问题	有潜在问题	无明显问题	

3. 易发部位　压力性损伤多发生于受压和缺乏脂肪组织保护、无肌肉包裹或肌肉层较薄的骨骼隆突处。与体位姿势有密切关系（图 8-8）。

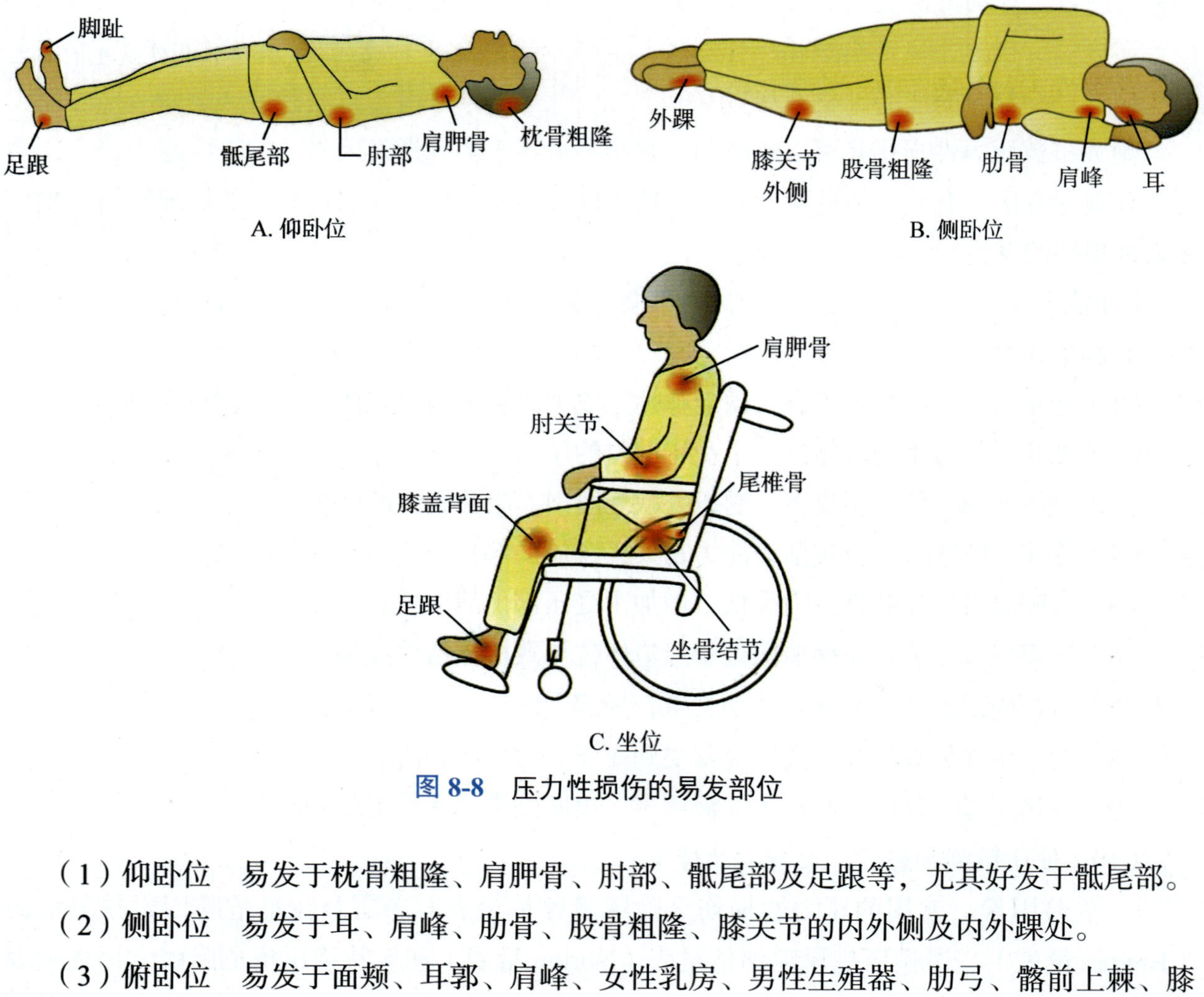

图 8-8　压力性损伤的易发部位

（1）仰卧位　易发于枕骨粗隆、肩胛骨、肘部、骶尾部及足跟等，尤其好发于骶尾部。

（2）侧卧位　易发于耳、肩峰、肋骨、股骨粗隆、膝关节的内外侧及内外踝处。

（3）俯卧位　易发于面颊、耳郭、肩峰、女性乳房、男性生殖器、肋弓、髂前上棘、膝部和足尖处。

（4）坐位　易发于肩胛骨、肘关节、尾椎骨、膝盖背面、坐骨结节、足跟处。

考点 压力性损伤的易发部位

【预防措施】　压力性损伤预防的关键在于及早发现及消除危险因素。护士在工作中应加强对高危人群的护理，做到七勤，即勤观察、勤翻身、勤擦洗、勤按摩、勤整理、勤更换、勤交班。

1. 风险评估 对易发生压力性损伤的入院患者应尽早展开风险评估，并尽早给予干预。

2. 避免局部组织长期受压

（1）定时更换体位 使骨骼突出部位交替受压，减轻局部压迫。应鼓励和协助长期卧床患者翻身，一般每 2h 翻身一次，或按照 Braden 量表评分后，低危者每 2 ～ 4h 翻身一次，中危者每 2h 时翻身一次，高危者每 1 ～ 2h 翻身 1 次，极危险者每 0.5 ～ 1h 翻身 1 次。翻身时尽量将患者身体抬起，避免拖、拉、推，以防擦伤皮肤。

（2）保护骨隆突处和支持身体空隙处 患者体位安置妥当后，可在身体空隙处或骨隆突处垫软枕或海绵垫，使支撑体重的面积增大，减轻骨隆突部位软组织的压力。有条件者，还可使用喷气式气垫、充气式床垫、羊皮垫、水褥、翻身床等。

（3）使用石膏、夹板或其他矫形器械者 衬垫应松紧适宜，仔细观察局部和肢端的血液循环情况，重视患者的主诉，及时给予调整。

3. 避免局部潮湿、摩擦及排泄物的刺激

（1）保持床铺清洁、平整、干燥、无碎屑。

（2）有大小便失禁、呕吐、出汗者，应及时擦洗干净，并更换浸湿的衣服、被单；伤口若有分泌物，需及时更换敷料。

（3）使用便器时，应选择无破损便器；抬起患者腰骶部，不可强塞硬拉。

（4）安排合适的卧位，防止身体下滑，减少剪切力的产生。

4. 促进局部血液循环 对尚未发生压力性损伤的患者要及时评估皮肤状况，做好预防，可以进行全背按摩、局部按摩（蘸少许 50% 乙醇，以手掌大小鱼际肌部分紧贴皮肤，做压力均匀的向心方向按摩，由轻到重，由重到轻，每次 3 ～ 5min）或用电动按摩器按摩，以促进血液循环，改善局部营养状况。已经发红部位禁忌按摩。

5. 增加营养摄入 长期卧床或病重者，应注意全身营养。病情允许，给予高蛋白、高维生素膳食。不能进食者给予鼻饲，必要时按需要给予支持疗法，如补液、输血、静脉滴注高营养物质等，以增强抵抗力及组织修复能力。

考点 压力性损伤的预防措施

（三）压力性损伤的分期及临床表现（图 8-9）

1. 1 期 指压不变白红斑，皮肤完整。局部皮肤完好，出现压之不变白的红斑，深色皮肤表现可能不同。此期的颜色改变不包括紫色或栗色变化，这些颜色提示可能存在深部组织损伤。

2. 2 期 部分皮层缺失伴真皮层暴露。伤口呈粉色或红色、湿润，也可表现为完整的或破损的浆液性水泡；脂肪及深部组织未暴露；无肉芽组织、腐肉、焦痂。

3. 3 期 全层皮肤缺失。全层皮肤缺失，常常可见脂肪、肉芽组织和边缘内卷，可见腐肉和（或）焦痂。不同解剖位置的组织损伤的深度存在差异，可能会出现潜行或窦道。

4. 4 期 全层皮肤和组织缺失。可见或可直接触及筋膜、肌肉、肌腱、韧带、软骨或骨头，可见腐肉和（或）焦痂，常常会出现边缘内卷，窦道和（或）潜行。

5. 不可分期　全层皮肤和组织缺失，损伤程度被掩盖。只有去除足够的腐肉和（或）焦痂，才能判断损伤是3期还是4期。

6. 深部组织损伤　完整或破损的局部皮肤出现持续的指压不变白的深红色，栗色或紫色，或表皮分离呈现黑色的伤口床或充血水疱。

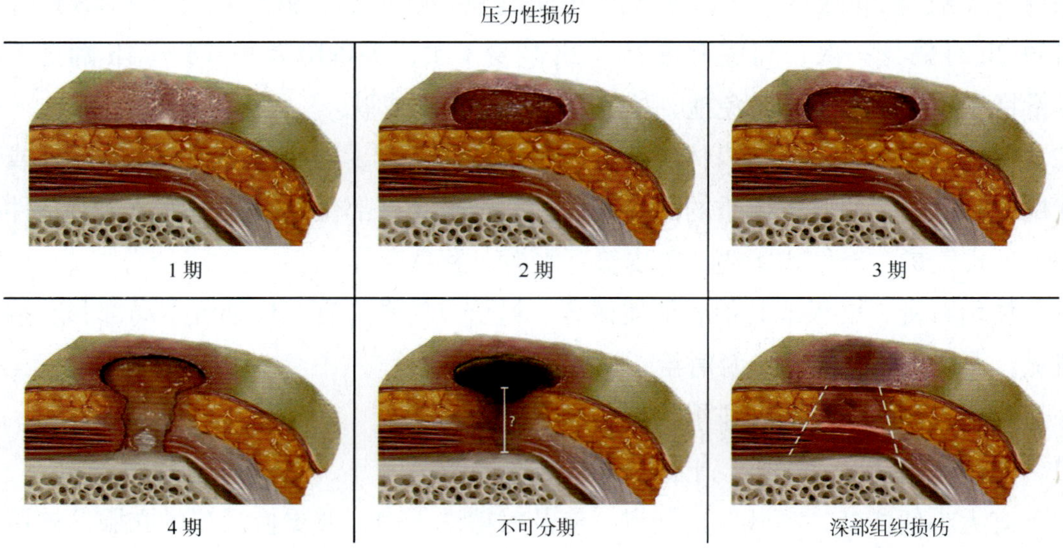

图8-9　压力性损伤的分期及临床表现

（四）压力性损伤的护理

压力性损伤的治疗是一个多学科合作的过程，护士可通过保持伤口湿润、防止感染、增加机体营养及维持适当体位，促进压力性损伤的愈合。

1. 1期　护理的原则为去除危险因素，避免压力性损伤发展。主要措施是减压护理，如增加翻身次数、避免局部过度受压和产生摩擦力，可用皮肤保护膜、透明贴、水胶体敷料贴敷，促进受损处恢复。由于此时皮肤已经受损，故不可局部按摩，防止加重损害。

2. 2期　护理的原则为保护创面，预防感染。未破的小水疱不要刺破，消毒后可直接粘贴透气性薄膜敷料或透水性敷料，让水疱自行吸收。大水疱可用无菌注射器抽出疱内液体，消毒局部皮肤，用无菌敷料包扎。此期可每隔3～5天换药一次，也可根据渗液情况确定换药间隔时间。

3. 3期和4期　护理的原则为彻底清创，去除坏死组织、降低感染机会，选择合适的敷料并使用合适的换药方式促进愈合。

4. 不可分期　护理的原则为全面评估患者的整体情况后，选择合适的方法进行清创。彻底清除坏死组织，暴露伤口床底部，明确压力性损伤深度和分期后再采取相应的治疗和护理。

5. 深部组织损伤　护理的原则是使用无黏性、无创伤的敷料，如硅胶的泡沫敷料或无黏性泡沫敷料进行保护，同时做好局部减压处理，必要时给予清创处理。

第 4 节　会阴部护理

案例 8-4

患者，女，53 岁。因“阴道反复出血 1 月”入院，入院后诊断为子宫肌瘤。明日要在宫腔镜下行子宫肌瘤切除术。术前需要为患者冲洗会阴部，减轻异味和减少病原微生物。术后患者留有尿管，护士每日需要为患者进行会阴部护理，预防尿路感染。

问题：护士如何为患者正确实施会阴部的护理？

会阴部护理是对会阴及其周围皮肤的清洁消毒护理，包括会阴部冲洗和会阴部擦洗。对于自理能力缺陷的患者或由于疾病原因导致无法自我清洁的患者，需要护士协助或代替完成。

【目的】

1. 去除异味，增进舒适，防止和减少感染。
2. 为导尿术、留取中段尿标本和会阴部手术做准备。
3. 保持会阴部伤口清洁，促进伤口愈合。

【评估】

1. 患者病情、意识状态、自理能力，会阴部卫生状况，有无感染、分泌物或完整性受损。
2. 患者对会阴部卫生知识的了解程度及清洁方法是否正确。
3. 患者的心理反应及合作程度。

【准备】

1. 护士准备　着装整齐、修剪指甲、洗手、戴口罩。
2. 用物准备

（1）治疗车上层　无菌溶液、大头棉签或棉球、大量杯（或会阴冲洗壶）、纱布、一次性中单、一次性手套、浴巾等。

（2）治疗车下层　水壶（盛有 50 ～ 52℃温水）、便盆。

3. 环境准备　关门窗、拉围帘遮挡患者。
4. 患者准备　患者了解会阴部护理的目的、过程和注意事项，愿意配合。

【实施】

1. 操作步骤　见表 8-11。

表 8-11　会阴部护理

操作流程	操作要点
核对、解释	携用物至床旁，核对并向患者说明会阴部护理的目的及配合方法
环境准备	关好门窗，拉起围帘，调节室温 22 ～ 26℃
安置卧位	患者取仰卧位，脱去对侧裤腿盖在近侧腿上，且加盖浴巾；棉被盖于胸腹部及对侧腿上，两腿屈膝，略外展，暴露会阴，臀下垫一次性中单，戴一次性手套

续表

操作流程	操作要点
会阴护理	会阴冲洗： 置便盆于患者臀下，护士一手持大量杯，一手持大头棉签，边冲水边擦洗会阴部，从会阴部冲洗至肛门部，冲洗后，将会阴部彻底擦干；撤除便盆及一次性中单，协助患者取舒适体位
	会阴擦洗：用无菌溶液将棉球浸湿，擦洗完毕，撤出中单，取舒适体位 （男）顺序：阴阜→阴茎腹侧→阴茎背侧到阴囊→尿道口→龟头→冠状沟→尿管 方法：擦洗阴茎背侧时垫纱布，提起阴茎由尿道口向下擦洗到阴囊，注意擦净阴囊下面皮肤皱褶处；擦洗尿道口时，继续提着阴茎将包皮向后推，以尿道口为中心，向外向后螺旋式擦洗尿道口、龟头、冠状沟；尿管各面都要擦洗干净 （女）顺序：阴阜→大阴唇→小阴唇→尿道口→阴道口→肛门→尿管 方法：擦洗时由外向内，自上向下，彻底擦净会阴部各个部位
整理、记录	整理床单元；用物分类处理，洗手、记录

2. 注意事项

（1）清洁时按顺序清洁，每清洁一处均需变换大头棉签的部位，如用棉球清洁，一处一棉球，避免用棉球的污染面进行清洁。

（2）清洁时注意观察会阴部切口情况，注意有无红肿及分泌物等。发现异常，及时向医生汇报，并配合处理。如会阴部有伤口，需按无菌技术操作。

（3）注意保暖及保护患者隐私。

考点 会阴部护理方法

【评价】

1. 护患沟通有效，满足患者身心需要。
2. 操作方法正确，患者感觉舒适，无不良反应。

第5节 卧有患者床整理及更换床单法

案例 8-5

患者，男，65岁。以腰椎间盘突出症收治入院，行“腰椎间盘突出椎体减压，髓核摘除，椎弓根钉内固定术”，术后病情较稳定。护理查房时，发现患者床单及被套多处被排泄物、血渍污染。

问题： 护士应如何为患者床更换床单？

长期卧床患者由于出汗或大小便失禁等，床单潮湿、污染，以及床单出现皱褶，从而影响患者的舒适，容易使皮肤抵抗力下降或损伤皮肤而发生压力性损伤等并发症。因此，经常进行卧床患者床铺的整理，必要时更换床单，既可观察患者病情变化，又可使患者舒适、安全。

【目的】

1. 保持病室整洁，使患者舒适。

2. 便于观察病情，预防压力性损伤。

【评估】

1. 患者的临床诊断，意识状态，活动能力，有无导管、伤口、牵引等。

2. 患者的心理反应及合作程度。

3. 病室有无患者进餐或治疗。

【准备】

1. 护士准备　着装整齐、修剪指甲、洗手、戴口罩。

2. 用物准备

（1）卧有患者床整理法　床刷和一次性半湿刷套。

（2）卧有患者床更换床单法　多功能护理车、清洁大单、中单、被套、枕套，床刷和一次性半湿刷套，必要时备便盆、清洁衣裤（图 8-10）。

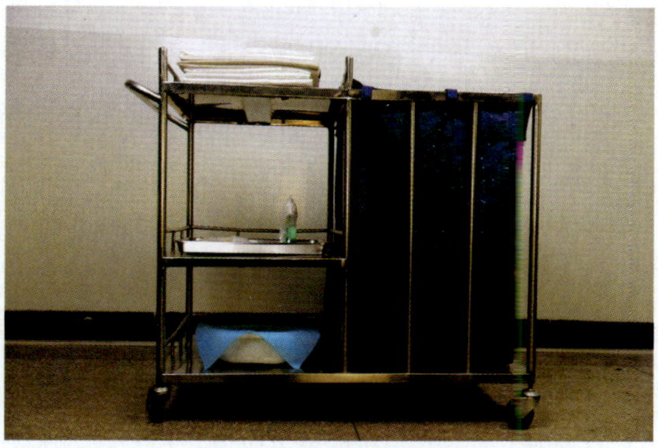

图 8-10　卧有患者床更换床单用物准备

3. 环境准备　根据情况调节室温，保持环境整洁、安静，酌情关闭门窗或遮挡患者。

4. 患者准备　患者及家属了解操作目的、方法、配合方法和注意事项。

【实施】

1. 卧有患者床整理法

（1）操作步骤　见表 8-12。

表 8-12　卧有患者床整理法

操作流程	操作要点
核对、解释	携用物至床旁，核对并向患者说明操作的目的、过程及配合方法，按需提供便器
移开桌椅	关闭门窗，移开床旁桌、椅；如病情允许，放平床头、床尾，必要时拉起床挡
移患松单	松开床尾盖被，妥善处理各导管；移枕至对侧，协助患者翻身侧卧背向护士；从床头至床尾，松开近侧各层床单
整理近侧	扫净中单、橡胶单，分别搭在患者身上，然后从床头至床尾清扫大单，注意扫净枕下与身下的渣屑；将近侧大单、橡胶单、中单逐层拉平铺好；协助患者平卧，移枕至近侧，协助患者翻身侧卧至整理好的一侧
整理对侧	护士转至对侧，同法整理对侧的床单，协助患者平卧
整理盖被	将棉胎和被套拉平，叠成被筒，被尾内折与床尾平齐
整理枕头	取下枕头，轻轻拍松后放于头下，协助患者取舒适卧位
移回桌椅	移回床旁桌、椅，根据需要摇起床头、床尾；整理用物，洗手

（2）注意事项

1）操作中正确运用人体力学原理，防止职业损伤。动作要轻稳，避免尘埃飞扬。

2）注意保护患者隐私，减少暴露；保证患者安全，防止坠床、管路牵拉；注意观察患者病情变化，如有异常立即停止操作，及时处理。

3）患者的衣裤及床上用品应定时更换，如被血液、体液污染时，及时更换。

4）病床应湿式清扫，一床一套（巾），床头柜应一桌一抹布，用后消毒处理，防止交叉感染。

2. 卧有患者床侧卧位更换床单法 适用于卧床、病情允许翻身侧卧且有能力配合的患者。

（1）操作步骤 见表 8-13。

表 8-13 卧有患者床侧卧位更换床单法

操作流程	操作要点
核对、解释	携用物至床旁，核对并向患者说明操作目的，按需提供便器
移开桌椅	酌情关门窗，移开床旁桌、椅，如病情许可，放平床头、床尾；妥善安置各种管道
安置卧位	松开床尾盖被，移枕至对侧后，协助患者翻身侧卧背向护士，观察背部皮肤
卷单扫床	松开近侧各层床单，中单污染面向内卷塞于患者身下，扫净橡胶中单，搭于患者身上，再将大单污染面向内卷塞于患者身下（图 8-11），从床头至床尾扫净床褥上渣屑
更换大单	将清洁大单的中线与床中线对齐、展开，近侧大单平整铺在床面上，对侧向下卷（清洁面向内）塞于患者身下，按铺备用床法铺好近侧大单
更换中单	将橡胶单拉下铺平，清洁中单铺于其上，展开近侧中单，对侧中单向下卷塞于患者身下，将近侧中单和橡胶单一起塞于床垫下铺好
变换卧位	协助患者平卧，枕头移至近侧，协助患者翻身侧卧于更换好的一侧床上
撤出污单	转至对侧松开各层床单，将污中单卷至床尾，扫净橡胶中单搭于患者身上，污中单、大单卷在一起放于护理车污物袋内；同法扫净床褥上渣屑，取下床刷套放护理车下层
铺对侧单	从患者身下拉出清洁大单，按床头、床尾、床中部的顺序铺好，将橡胶单、中单逐层拉平铺好
更换被套（S 式）	协助患者平卧，枕头移至床中间；松开被筒，解开污被套尾端带子，将棉胎在被套内竖折 3 折（先折对侧，后折近侧），再按扇形横折 3 折取出，污被套盖在患者身上，减少暴露，避免患者着凉；清洁被套正面朝上，被套中线与床中线对齐，嘱患者抓住头端或压在枕下，边展清洁被套，边将污被套取出放入污物袋中；将清洁被套的被尾打开 1/3，放入棉胎，对齐中线，套好被套，棉胎上缘与被套封口端平齐，拉平棉胎和被套，系好系带，两侧盖被向内折叠与床沿平齐，尾端向内折叠齐床尾
更换枕套	一手托住患者头颈部，另一手将枕头取出，更换枕套，拍松枕芯，开口背门，放于患者头下；检查管道是否通畅
整理、记录	协助患者取舒适体位，床旁桌、椅归回原处，污被服送洗，洗手

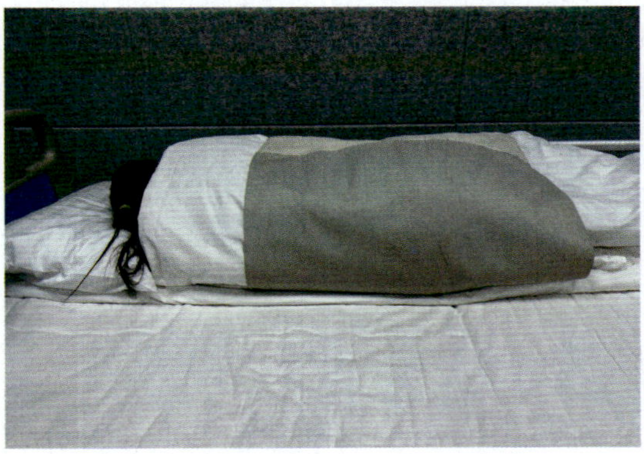

图 8-11 侧卧卷污单

（2）注意事项

1）用物准备齐全，按需折叠，并按使用顺序放置。

2）其他注意事项：同“卧有患者床整理法”。

3. 卧有患者床仰卧位更换床单法 适用于病情不允许翻身侧卧的患者，如下肢牵引的患者。

（1）操作步骤 见表 8-14。

表 8-14　卧有患者床仰卧位更换床单法

操作流程	操作要点
核对、解释	同卧有患者床侧卧位更换床单法
移开桌椅	酌情关门窗，移开床旁桌、椅，妥善安置各种管道
松开被单	从床头到床尾松开两侧各单及床尾盖被
取枕卷单	两人操作，一人托起患者头部，另一人迅速取出枕头，放于床尾椅上；将床头污大单横卷成筒状至患者肩下，扫净床头床褥上的渣屑
铺单撤单	将横卷成筒状的清洁大单铺在床头，中线对齐床中线（图 8-12），铺好床头大单；抬起患者上半身（骨科患者可利用牵引架上拉手，自己抬起身躯），将污大单、中单及橡胶单一起从床头卷至患者臀下，同时将清洁大单拉至患者臀部，放下患者上半身；一人抬臀部，另一人迅速撤出污大单、中单及橡胶中单，同时将清洁大单拉至床尾，将污大单及中单放于护理车污物袋内，橡胶中单放在床尾椅背上
展单打角	将清洁大单拉展，打好床头、床尾角，中间塞进去
更换中单	一人先铺好一侧橡胶单、中单，另一侧卷曲于患者身下，另一人将对侧的橡胶单、中单拉平铺好
更换被套（平铺式）	松开被筒，解开被尾带子，将污被套自尾端翻卷至头端，撤去污被套，棉胎平铺于床上；将正面向内的清洁被套铺于棉胎上，翻转拉出被套和棉胎的被角，整理盖被，系好被套尾端带子，叠成被筒，尾端向内折叠与床尾齐
更换枕套	同卧有患者床侧卧位更换床单法
整理、记录	同卧有患者床侧卧位更换床单法

（2）注意事项　同“卧有患者床侧卧位更换床单法”。

考点　卧有患者床侧卧位更换床单法

【评价】

1. 床单元整洁、美观。
2. 护士操作轻、稳、准，应用节力原则。
3. 护患沟通良好，患者感觉舒适、安全。

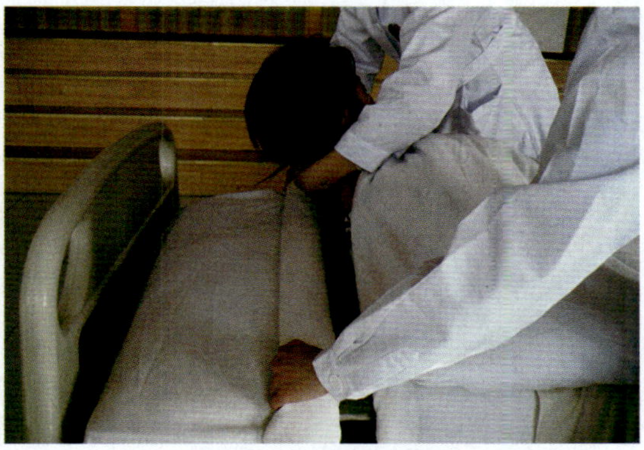

图 8-12　横卷法铺大单

第 6 节　晨晚间护理

案例 8-6

患者，男，78 岁。糖尿病史 8 年，高血压史 5 年。近日精神差、视物模糊、排尿困难，入住心内科。入院后给予了留置尿管、降糖、补液等治疗。患者生活不能自理，需要护士每日早、晚给患者做生活护理。

问题：每日早晚，护士需要为患者做哪些方面的护理？

晨晚间护理是为了满足住院患者需求，尤其是活动受限或生活不能自理者，于晨间及晚间进行的护理活动，可使患者清洁舒适，满足其身心需要，促进疾病康复。

一、晨间护理

晨间护理是基础护理的一项重要内容，可使患者身心舒适，护士还可以通过晨间护理观察患者病情变化，及时与患者沟通，增进护患交流。一般在每日清晨诊疗工作前完成。

【目的】

1. 使患者清洁舒适，预防压力性损伤及肺炎等并发症，保持病室整洁。
2. 观察和了解病情，为诊断、治疗和护理计划的制订提供依据。
3. 进行心理护理及卫生宣传。

【评估】

1. 患者临床诊断、护理级别、意识状态、自理能力、口腔状况、是否需要便器。
2. 患者衣物及床单元清洁程度和皮肤受压情况。
3. 患者的心理反应及合作程度。

【准备】

1. 护士准备　着装整齐、修剪指甲、洗手、戴口罩。
2. 用物准备　护理车上备梳洗用具，口腔护理、皮肤护理用物，床刷、刷套，清洁衣裤，床单及被套等。
3. 环境准备　根据情况通风换气，调节室内温湿度，避免让患者吹对流风。
4. 患者准备　患者了解晨间护理的目的、过程，愿意配合。

【实施】

1. 操作步骤　见表 8-15。

表 8-15　晨间护理

操作流程	操作要点
核对、解释	携用物至床旁，核对患者并解释目的、过程，请患者配合
留取标本	遵医嘱留取标本，如有引流瓶，检查后按需更换
协助排便	酌情协助患者排便
安置导管	检查各管道引流是否通畅，妥善固定
清洁护理	酌情协助患者刷牙、洗脸、洗手、梳发、进餐等；检查皮肤的受压情况，擦洗背部，用 50% 的乙醇溶液按摩骨隆突处；整理床铺，必要时更换床单、被套及衣裤
观察病情	再次检查管路是否通畅，询问患者睡眠情况，观察和了解病情，进行心理护理和健康宣教
整理、洗手	酌情开窗通风，用物分类处理，洗手、记录

2. 注意事项

（1）操作时注意保暖，保护患者隐私，保证患者安全，维护身体管路通畅。

（2）发现皮肤黏膜异常，应及时处理，并上报。

（3）多与患者交流沟通，及时了解其睡眠情况和病情变化。

【评价】

1. 护患沟通有效，患者愿意配合操作。

2. 护理全面，操作到位，患者舒适，无意外发生。

二、晚间护理

患者经过一天的治疗，身心疲倦，为了使其得到良好的睡眠条件，护士需要在患者入睡前及时进行晚间护理，创造整洁、舒适的睡眠环境，同时可以及时了解患者病情的变化。

【目的】

1. 保持病室安静、整洁，使患者清洁、舒适，易于入睡。

2. 观察病情，预防并发症。

【评估】

1. 患者临床诊断、护理级别、意识状态、自理能力、睡眠情况、口腔状况、是否需要便器。

2. 患者衣物及床单元清洁程度和皮肤受压情况。

3. 患者的心理反应及合作程度。

【准备】

1. 护士准备　着装整齐、修剪指甲、洗手、戴口罩。

2. 用物准备　同晨间护理。

3. 环境准备　酌情开关门窗。

4. 患者准备　患者了解晚间护理的目的、过程、愿意配合。

【实施】

1. 操作步骤　见表 8-16。

表 8-16　晚间护理

操作流程	操作要点
核对、解释	携用物至床旁，核对患者并解释目的、过程，请患者配合
清洁护理	协助患者如厕，口腔护理、洗脸、洗手、泡脚，擦洗背部，进行预防压力性损伤的护理，女患者清洁会阴部
观察病情	了解患者夜间睡眠状况，观察病情，进行心理护理，开展健康宣教
保持安静	保持病室安静、空气流通，调节好室温和室内光线（关大灯，开地灯）
整理、洗手	整理床单元，便器放于易取之处，用物归类处理，洗手

2. 注意事项

（1）同“晨间护理”。

（2）夜班护士执行操作和巡视病室时，应保持“四轻”。

【评价】

1. 护患沟通有效，患者愿意配合操作。

2. 护士操作方法正确、节力，患者感觉舒适、安全。

考点 晨晚间护理的目的及内容

自测题

A_1/A_2 型题

1. 不属于特殊口腔护理适用对象的是（　　）
   A. 禁食　　B. 高热
   C. 鼻饲　　D. 昏迷
   E. 腹泻
2. 为昏迷患者做口腔护理，错误的是（　　）
   A. 开口器从第一磨牙处放入
   B. 棉球不可过湿
   C. 棉球须夹紧
   D. 头偏向一侧
   E. 协助患者漱口
3. 为卧床患者进行床上洗头适宜的水温是（　　）
   A. 20 ～ 24℃　　B. 28 ～ 32℃
   C. 40 ～ 45℃　　D. 45 ～ 50℃
   E. 50 ～ 60℃
4. 为卧床患者进行床上擦浴时，操作错误的是（　　）
   A. 依次擦洗眼、额、面颊、鼻翼、人中、耳后、下颌直至颈部
   B. 遮挡患者，保护隐私
   C. 将热水倒入脸盆约 2/3 满
   D. 为外伤患者脱衣时，先脱患侧后脱健侧
   E. 擦浴后骨隆突处用 50% 乙醇做按摩
5. 下列患者不宜进行盆浴的是（　　）
   A. 小儿
   B. 老年患者
   C. 传染病患者
   D. 妊娠 7 个月以上的孕妇
   E. 精神病患者
6. 预防压力性损伤的护理措施中，最有效的是（　　）
   A. 使用便器时，应抬起患者腰骶部，避免强塞硬拉
   B. 定期按摩受压部位
   C. 正确使用夹板和绷带
   D. 改善营养状况
   E. 定时更换卧位
7. 为预防长期卧床患者发生压力性损伤，错误的方法是（　　）
   A. 鼓励常翻身
   B. 受压处多按摩
   C. 骨隆突处可垫水褥垫
   D. 夹板的固定一定要紧
   E. 保持皮肤清洁干燥
8. 晚间护理的内容不包括（　　）
   A. 帮助患者入睡
   B. 观察病情
   C. 进行生活护理
   D. 必要时给患者加盖被
   E. 饮食指导
9. 患者，男，29 岁。因外伤致昏迷，鼻饲饮食。护士在晨间为其进行口腔护理的目的不包括（　　）
   A. 保持口腔清洁
   B. 清除口腔内一切细菌
   C. 清除口臭、牙垢
   D. 观察口腔黏膜
   E. 预防并发症
10. 患者，男，72 岁。肺性脑病，昏迷，给予呼吸机辅助呼吸。近 1 周高热并发肺部感染，给予大剂量抗生素治疗。今晨护士为其进行口腔护理时发现其口腔黏膜破溃，创面上附

着白色膜状物，拭去附着物可见创面轻微出血。护士为该患者做口腔护理时，最适宜的漱口液是（　　）

A. 生理盐水

B. 复方硼酸溶液

C. 1% ～ 4% 碳酸氢钠溶液

D. 0.1% 醋酸溶液

E. 1% ～ 3% 过氧化氢溶液

11. 患者，女，68 岁。因交通事故导致昏迷入院，护士在为其进行口腔护理时应特别注意（　　）

A. 压舌板轻轻撑开颊部

B. 擦净口腔及牙齿各面

C. 血管钳夹紧棉球，蘸水不可过多

D. 操作动作要轻

E. 观察口腔黏膜

12. 患者，女，38 岁。因高热 5 天入院。护士接诊时发现患者的头发已缠结成团，可用下列哪种溶液湿润帮助梳通头发（　　）

A. 温水　　B. 生理盐水

C. 75% 乙醇　　D. 百部酊

E. 30% 乙醇

13. 患者，女，35 岁。因病长期卧床，护士为其梳洗头发的目的不正确的是（　　）

A. 刺激头皮血液循环

B. 增进上皮细胞代谢

C. 去除污垢和脱落的头发

D. 预防感冒

E. 保持清洁美观，维护患者自尊

14. 患者，女，35 岁。因交通事故导致左上肢骨折，患者因活动不便，护士协助其进行床上擦浴，操作正确的是（　　）

A. 由外眦向内眦擦拭眼部

B. 脱上衣时先脱左肢

C. 患者心慌不适时加速进行

D. 穿上衣时先穿右肢

E. 擦洗动作要轻稳

15. 护士甲在为某患者翻身时，家属问更换卧位间隔时间的根据，最合适的解释是（　　）

A. 根据患者的要求，最长不超过 1h

B. 根据患者的病情及局部受压情况

C. 根据护士工作时间的安排来决定

D. 根据家属的意见，随时进行

E. 根据皮肤疾病的严重程度

16. 患者，男，72 岁。卧床多日，臀部红肿、硬化，起小水疱伴上皮剥落，有时有渗液，患者诉疼痛，判断患者局部皮肤属于压力性损伤（　　）

A. 1 期　　B. 2 期

C. 3 期　　D. 4 期

E. 局部皮肤感染

17. 患者，女，67 岁。因脑血管意外导致右侧肢体瘫痪。患者说话口齿不清，体质瘦弱，大小便失禁。近日发现其骶尾部皮肤呈紫红色，皮下可触硬结，为减轻骨骼隆突处的压力，用物品置于身体空隙处，不可选用（　　）

A. 气垫　　B. 水褥

C. 羊皮垫　　D. 海绵垫

E. 塑料垫

18. 患者，男，78 岁。脑卒中入院治疗，既往有高血压、肺心病。患者右侧肢体偏瘫，咳嗽、呼吸困难，半坐卧位。患者最易出现压力性损伤的部位是（　　）

A. 右足跟　　B. 骶尾部

C. 右肩胛部　　D. 肘部

E. 枕部

19. 患者，女，78 岁。截瘫，长期卧床，近日发现其骶尾部皮肤出现红肿，解除压力后无法恢复原来肤色，判断为压力性损伤的 1 期。此期的护理措施不正确的是（　　）

A. 定时翻身

B. 防止局部受潮

C. 用红外线灯照射

D. 加强营养

E. 局部按摩

20. 患者，女，40 岁。在工地干活时不慎摔伤，导致右侧股骨和腓骨骨折，需使用骨牵引和石膏固定。在卧床治疗期间，下列不属于压力性损伤诱发因素的是（　　）

A. 石膏夹板内衬垫放置不当

B. 皮肤受汗液、尿液等潮湿刺激

C. 局部组织长期受压

D. 肌肉萎缩

E. 全身营养缺乏

21. 患者，女，50 岁。急性胆囊炎术后第 1 天，其晨间护理的内容不包括（　　）

A. 漱口　　B. 洗脸

C. 梳头　　D. 检查局部伤口

E. 观察睡眠情况

A_3/A_4 型题

（22、23 题共用题干）

患者，女，80 岁。长期卧床，体质虚弱，生活不能自理。护士为其进行口腔护理，保持口腔清洁。

22. 患者戴有义齿，以下关于义齿的护理不正确的是（　　）

A. 义齿的刷牙方法与真牙相同

B. 患者晚间休息时应将义齿取下

C. 义齿取下后应按摩牙龈部位

D. 取下的义齿应浸没于贴有标签的热水中

E. 患者戴上义齿前，应对口腔进行清洁

23. 为该患者进行口腔护理时，应注意观察其口腔情况并选择适合的漱口溶液，最常使用（　　）

A. 0.1% 醋酸溶液

B. 复方硼酸溶液

C. 0.02% 呋喃西林溶液

D. 2% ～ 3% 硼酸溶液

E. 生理盐水

（24 ～ 26 题共用题干）

患者，女，78 岁，因脑出血入院。患者昏迷不醒，已住院一周。今日发现骶尾部皮肤出现红、肿、热，但皮肤表面无破损。

24. 该期属于压力性损伤的（　　）

A. 1 期　　B. 2 期

C. 3 期　　D. 4 期

E. 深部组织损伤

25. 此期的护理措施正确的是（　　）

A. 每 4 ～ 6h 翻身一次

B. 定时用乙醇按摩

C. 生理盐水冲洗受压部位

D. 给予低盐、低糖、低蛋白饮食

E. 避免潮湿、摩擦等刺激，保持局部干燥

26. 若患者骶尾部皮肤组织出现坏死，有脓液流出，并伴有臭味。此期的护理要点是（　　）

A. 改善全身营养状况

B. 保护皮肤，避免感染

C. 清洁创面，去腐生新

D. 积极采取预防措施，勤翻身

E. 定时用乙醇局部按摩，促进血液循环

（贺建红）

第9章 生命体征的评估及护理

生命体征是体温、脉搏、呼吸、血压的总称。生命体征是机体内在活动的客观反映，也是衡量机体状况正常与否的可靠指标。正常情况下，生命体征在一定范围内相对稳定；当机体患病时，生命体征会发生不同程度的变化。通过对生命体征的观察，了解疾病的发生、发展及转归，为诊断、治疗和护理提供可靠依据。因此，生命体征的观察及护理是临床护理工作的重要内容之一，也是护士应掌握的基本技能。

第1节 体温的评估及护理

案例 9-1

患者，男，30岁。3天前无诱因出现发热、咽痛，伴咳嗽、咳痰，医生收治入院，诊断为“肺炎”。今晨责任护士为其测量生命体征：T39.5℃，P112次/分，R26次/分，BP120/80mmHg。入院后体温持续在39～40℃，24h波动不超过1℃，持续4天不退。

问题：1. 该患者为哪种热型？

2. 针对该患者的情况，护士应采取哪些护理措施呢？

体温可分为体核温度和体表温度。体核温度是指身体胸腔、腹腔和中枢神经系统的温度，其特点是相对稳定、较皮肤温度高。体表温度也称体壳温度，其特点是较不稳定、低于体核温度，会受到环境温度和衣着厚薄的影响。

一、正常体温及其生理变化

（一）体温的产生与调节

1. 体温的产生　体温（body temperature，T）是由碳水化合物、脂肪、蛋白质在体内氧化分解而产生。一般所说的体温是指人体深部的平均温度。相对恒定的体温是保证机体新陈代谢和正常生命活动的重要条件。

2. 体温的调节　调节可分为自主性体温调节和行为性体温调节。自主性体温调节是在下丘脑体温调节中枢的调节下，通过一系列的生理反应，使产热和散热保持动态平衡的结果。行为性体温调节是人类有意识的行为活动，通过机体在不同环境中的姿势和行为改变，达到调节体温的目的。行为性体温调节是以自主性体温调节为基础，是对自主性体温调节的补充。

3. 产热与散热过程

（1）产热过程　安静时，肝是产热最大的器官；劳动或运动时，骨骼肌是最主要的产热器官。使产热增加的因素主要有骨骼肌运动、交感神经兴奋、甲状腺素分泌增多等。

（2）散热过程　皮肤是主要的散热器官，呼吸、排便及排尿也能散发部分热量。散热的方式包括辐射、传导、对流、蒸发。

1）辐射：是指热由一个物体表面，通过电磁波的形式，传到另一个与之不接触的物体表面的散热方式。在安静状态下及低温环境中，辐射是主要的散热方式。由身体辐射所散出的热量与辐射面积的大小成正比。

2）对流：是指通过液体或气体的流动，来交换热量的一种散热方式。散热量与液体或气体的流动速度、温差呈正相关。风速越大，温差越大，散热越多。如开窗通风，就是利用对流原理。

3）传导：是指机体的热量传给与其直接接触且温度较低的物体的一种散热方式。如高热时用冰袋、冰帽等降温，就是利用传导散热的原理。

4）蒸发：是指由液态转化为气态，同时带走大量热量的一种散热方式。在环境温度等于或高于皮肤温度时，蒸发是主要的散热方式。高热患者乙醇拭浴或温水拭浴，主要是利用乙醇或温水的蒸发带走热量，以起到降低体温的作用。

考点 散热方式的种类和应用

（二）正常体温

临床上，常测量口腔、直肠、腋下等部位的温度来代表体温。在三种测量方法中，直肠温度（肛温）最接近人体深部的温度。但通常情况下，测量口腔、腋下温度更为方便，所以常用。正常体温在一个温度范围内，而不是一个具体的体温点，见表 9-1。

表 9-1　成人体温正常范围及平均值

部位	正常范围	平均值
腋温	36.0 ～ 37.0℃	36.5℃
口温	36.3 ～ 37.2℃	37.0℃
肛温	36.5 ～ 37.7℃	37.5℃

考点 成人不同部位体温正常范围

（三）生理变化

体温可随年龄、性别、昼夜、运动、药物等因素的变化而出现波动，但这种波动范围很小，一般不超过 0.5 ～ 1.0℃，常在正常范围内。

1. 昼夜　正常人体温随昼夜变化而出现规律性波动。一般清晨 2 ～ 6 时体温最低，午后 2 ～ 8 时体温最高，但变化范围不大，在 0.5 ～ 1.0℃，这种规律性的变化与人体昼夜活动的生物节律有关。

2. 年龄　不同年龄由于基础代谢水平不同，体温也不同。儿童基础代谢率高，体温略高于成年人。老年人由于基础代谢率低，故体温偏低。新生儿由于体温调节中枢尚未发育完善，体温易受环境温度的影响而发生波动。

3. 性别　一般女性皮下脂肪比男性厚，因此成年女性较男性体温高约 0.3℃。女性的基础体温随月经周期而发生规律性变化，排卵前体温较低，排卵日体温最低，排卵后体温上升，这与体内孕激素水平的周期性变化有关，其有产热作用，导致体温升高。

4. 药物　可改变体温调节中枢的调定点或调节功能，还可以作用于散热装置，影响体温。如麻醉药物可抑制体温调节中枢，并能扩张血管，增加散热，故对手术患者术中、术后应做好保暖。

5. 其他　情绪激动、精神紧张、进食、运动均可使体温略有升高，而安静、睡眠、饥饿、服用镇静剂后可使体温下降。

考点 体温的生理变化

二、异常体温的评估及护理

（一）体温过高

体温过高又称为发热，是指由于各种原因导致体温调节中枢的调定点上移，导致体温升高，超过正常范围。根据发热的原因可分为感染性发热和非感染性发热。其中，感染性发热在临床上最常见。

1. 发热程度　以口腔温度为标准，发热程度可进行如下划分。

低热：37.3 ～ 38.0℃。

中度热：38.1 ～ 39.0℃。

高热：39.1 ～ 41.0℃。

超高热：41℃以上。

考点 发热程度的划分

2. 发热过程　发热的临床过程可分为以下三个阶段。

（1）体温上升期　此期的热代谢特点为产热大于散热。患者主要表现为畏寒、皮肤苍白、干燥无汗，甚至寒战。体温上升有骤升和渐升两种方式。体温突然升高，在数小时内升至高峰，称为骤升，见于肺炎链球菌性肺炎、疟疾等；体温逐渐升高，在数日内升到高峰，称为渐升，见于伤寒等。

（2）高热持续期　此期的热代谢特点是产热和散热在较高水平上趋于平衡，体温维持在较高状态。患者主要表现为颜面潮红、皮肤灼热、口唇干燥、呼吸深快、脉搏加快、尿量减少等。此期可持续数小时、数天，甚至数周，因疾病及治疗效果而异。

（3）退热期　此期的热代谢特点是散热增加而产热趋于正常，体温恢复至正常水平。此期患者表现为大量出汗、皮肤潮湿、皮肤温度下降。退热有骤退和渐退两种方式。体温骤退者，由于大量出汗，体液大量丧失，易出现血压下降、脉搏细速、四肢湿冷等虚脱或休克现象，应密切观察，加强护理，尤其是年老体弱及心血管病患者。

考点 不同阶段的热代谢特点及临床表现

3. 常见热型　热型是根据绘制在体温单上的体温曲线波动的特点所分的类型。不同的发热性疾病可表现出不同的热型，加强观察有助于疾病的诊断，常见热型如下（图 9-1）。

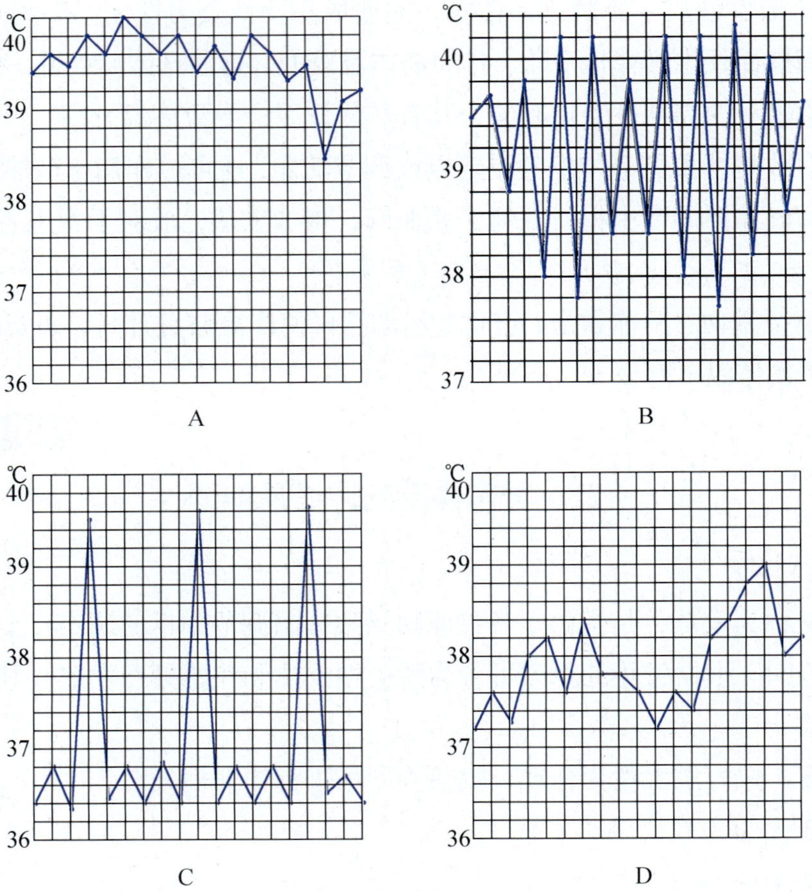

图 9-1 常见热型

A. 稽留热；B. 弛张热；C. 间歇热；D. 不规则热

（1）稽留热　体温持续升高至 39 ～ 40℃，持续数日或数周，24h 波动范围不超过 1℃，常见于伤寒、肺炎链球菌性肺炎等。

（2）弛张热　体温在 39℃以上，但波动幅度大，24h 内体温差超过 1℃，但最低温度仍超过正常水平，常见于败血症、化脓性感染、风湿热等。

（3）间歇热　高热与正常体温交替出现，发热时体温骤升达 39℃以上，持续数小时或更长，然后很快下降至正常，经数小时、数天的间歇后，又再次发作，常见于疟疾等。

（4）不规则热　体温在 24h 内变化不规则，持续时间不定，常见于流行性感冒、癌性发热等。

考点 各种常见热型的特点及常见疾病

4. 护理措施

（1）密切观察　定时测量体温，高热患者每隔 4h 测量体温 1 次，待体温恢复正常 3 天后，改为每日 2 次。同时注意观察发热的临床过程、热型和临床表现等，如患者的面色、脉搏、呼吸、血压及出汗等情况。小儿高热易出现惊厥，应密切观察，如有异常及时与医生联系。

（2）降温　可用物理降温或药物降温，首选物理降温。体温超过 39℃，可用冰袋冷敷头部；体温超过 39.5℃，可用乙醇拭浴和温水拭浴。根据医嘱给予药物降温时，应注意药物剂量，防止体温骤退时，因大量出汗引起虚脱或休克。行降温措施 30min 后，应复测体温，并做好记录和交班。

（3）保暖　体温上升期，患者如伴畏寒、发冷、寒战等表现，应及时通过调节室温、衣着等方式来进行保暖。

（4）补充营养和水分　病情允许时，应给予患者高热量、高蛋白、高维生素、易消化的流质或半流质饮食，注意食物的色、香、味，嘱患者少量多餐。鼓励患者多饮水，每日摄入量 2500 ～ 3000ml，以补充大量消耗的水分，促进毒素和代谢产物的排出。对不能进食的患者，遵医嘱给予鼻饲或静脉输液，以补充水分、电解质和营养物质。

（5）口腔护理　高热患者由于唾液分泌减少，口腔黏膜干燥，自身抵抗力下降，极易引起口腔感染。护士应协助患者在晨起、餐后及睡前漱口，或用生理盐水棉球清洁口腔，保持口腔清洁，防止口腔感染，口唇干裂者应涂润滑油保护。

（6）皮肤护理　应及时为高热患者擦干汗液，更换衣服和床单，以保持皮肤清洁、干燥，防止着凉。对长期高热卧床的患者，还应预防压力性损伤（压疮）和坠积性肺炎等并发症的发生。

（7）保证休息　发热患者由于消耗增加，进食量少，可酌情减少活动，适当休息。高热者应绝对卧床休息，并为患者提供温度适宜、湿度适宜、安静舒适、通风良好的室内环境，从而减少能量的消耗，有利于机体康复。

（8）心理护理　观察了解发热各期患者的心理反应，对体温变化及伴随症状等耐心解答，关心体贴患者，尽量满足患者的需要，以缓解其紧张情绪，消除躯体不适。

（9）健康教育　教会患者及家属正确测量体温和简易的物理降温方法，并告知患者及家属休息、饮水、营养、清洁的重要性。

考点 体温过高患者的护理措施

（二）体温过低

体温在 35℃以下，称体温过低。常见于早产儿及全身衰竭的危重患者。此外，长时间暴露在低温环境中使机体散热过多过快，导致体温过低；颅脑外伤、脊髓受损、药物中毒等导致的体温调节中枢功能受损，也是造成体温过低的常见原因。体温过低是一种危险的信号，常提示疾病的严重程度和不良预后。

1. 临床分级

轻度：32.1 ～ 35℃。

中度：30 ～ 32℃。

重度：＜ 30℃。

致死温度：23 ～ 25℃。

2. 临床表现　患者常表现为皮肤苍白、四肢冰冷、心跳呼吸减慢、脉搏细弱、血压下降，轻度颤抖、躁动、嗜睡，甚至昏迷等。

3. 护理措施

（1）保暖措施　采取适当的保暖措施，以提高机体温度，减少热量散失。首先，应提高室温至 24℃左右；其次，可采取局部保暖措施，如给患者加盖被、给予热饮料、足部放置热水袋等方法。但对老人、小儿及昏迷患者，保暖的同时，要注意防止烫伤。

（2）观察病情　密切观察患者病情及生命体征的变化，加强体温监测，每小时测量体温1次，直至体温恢复正常并稳定，同时注意呼吸、脉搏、血压的变化及其伴随症状。

（3）病因治疗　采取积极的治疗措施，去除引起体温过低的原因，使体温逐渐恢复至正常。

（4）抢救准备　随时配合医生做好抢救准备。

（5）健康教育　指导患者如何避免体温过低的发生，正确实施保暖措施等。

考点 体温过低患者的护理措施

三、体温的测量

（一）体温计的种类及构造

1. 水银体温计　又称为玻璃汞柱式体温计，包括口表、腋表和肛表，分别用来测量口腔、腋下、直肠温度（图 9-2）。玻璃汞柱式体温计是一种外标刻度的真空毛细玻璃管，玻璃管末端为储汞槽，当储汞槽受热后，汞膨胀沿毛细管上升，其上升高度与受热程度成正比。毛细管和储汞槽之间的凹陷处可使汞柱遇冷时不致下降，以便检视温度。水银体温计温度范围为 35 ～ 42℃，每一度之间分为 10 个小格，每一小格为 0.1℃，分别在 0.5℃和 1℃处用较粗的线标记，在 37℃处以红线标记。

2. 电子体温计　由电子感温器及显示器等部件组成。采用电子感温探头测量体温，温度值由数字显示器显示。读数直观，使用方便，测量准确，灵敏度高。

3. 红外体温计　是利用红外温度传感器，监测人体某一部位的表面热辐射。其使用简单、方便，一键测温，不需接触人体皮肤，避免交叉感染，可排查流感。适用于家庭、宾馆、图书馆、大型企事业单位场所，也可以用于医院、学校、海关、机场等综合性场所（图 9-3）。

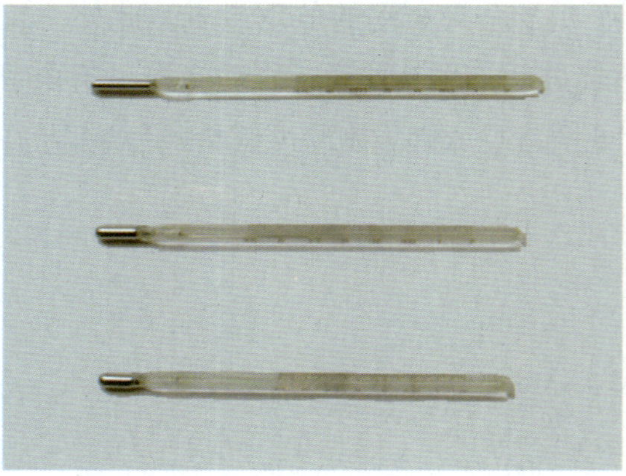

图 9-2　玻璃汞柱式体温计

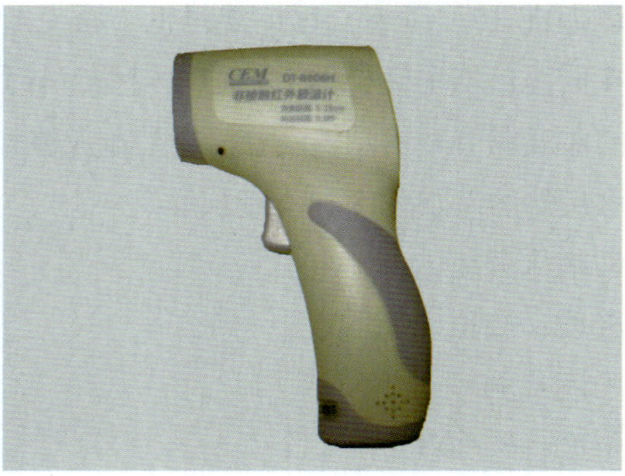

图 9-3　红外体温计

（二）体温测量方法

【目的】

1. 判断体温有无异常。

2. 监测体温变化，分析热型，观察伴随症状。

3. 为预防、诊断、治疗和护理提供依据。

【评估】

1. 评估患者病情、意识状态、自理程度、营养状况。

2. 测温部位的皮肤、黏膜状况。

3. 心理社会方面　有无焦虑、紧张等情绪反应，精神状态有无异常，对测体温的认识及合作程度。

4. 有无其他影响测量体温的因素。

【准备】

1. 护士准备　着装整洁，修剪指甲，洗手，戴口罩。

2. 用物准备　治疗盘内备干燥容器 1 个（盛清洁体温计），盛有消毒液的容器 1 个（用于回收用后的体温计），消毒纱布、弯盘、手消毒液、记录本、笔及有秒针的表。若测肛温，另备润滑油、棉签、卫生纸。

3. 环境准备　病室安静、整洁，光线充足，必要时关闭门窗或用屏风遮挡。

4. 患者准备　了解测量体温的目的及配合方法，体位舒适，测量前 20 ～ 30min 无剧烈运动、进食、洗澡、热敷、情绪激动等影响体温的因素。

【实施】

1. 操作步骤　见表 9-2。

表 9-2　体温测量法

操作流程	操作要点
核对解释	备齐用物，携至床旁，核对患者床号、姓名、住院号，解释目的、配合方法及注意事项，请患者配合
检查用物	确认体温计是否完好，将体温计汞柱甩至 35℃以下
体温测量	根据患者情况，选择合适的测量部位 （1）口腔测温法：将口表汞柱端斜放于舌下热窝，即舌系带两侧，闭口含住，用鼻呼吸，勿用牙咬，不要说话，3min 后取出（图 9-4） （2）腋下测温法：擦干腋窝汗液，将体温计汞柱端放于腋窝深处，屈臂过胸夹紧体温计，使汞柱端紧贴皮肤（图 9-5），10min 后取出 （3）直肠测温法：协助患者取侧卧位、俯卧位或屈膝仰卧位，露出臀部，用 20% 肥皂液或油剂润滑肛表汞柱端，轻轻插入肛门 3 ～ 4cm，婴儿只需将储汞槽轻插入肛门即可，护士注意扶持固定肛表，3min 后取出，用卫生纸擦净肛门
正确读数	消毒纱布擦净体温计，准确读数
整理、消毒	将体温计甩至 35℃以下，放到盛有消毒液的容器内消毒；为患者整理衣物、床单元，协助患者卧于舒适体位；告知测量结果，异常时做出合理解释，感谢患者配合
洗手、记录	洗手，记录体温值，将测量结果绘制在体温单上或录入护理信息系统中

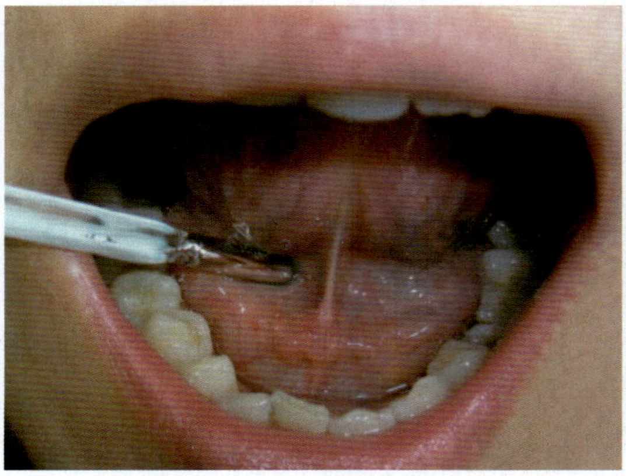

图 9-4　口腔测温法

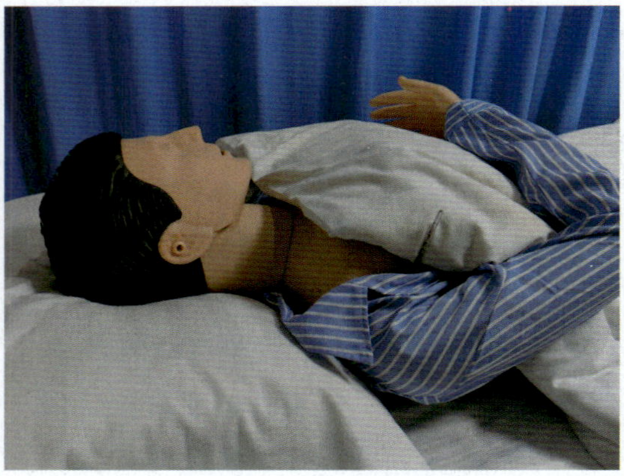

图 9-5　腋下测温法

考点 三种测量体温的具体步骤

2. 注意事项

（1）测量体温前后，应清点体温计的数量，并检查体温计是否完好，汞柱是否在 35℃以下，手甩体温计时要用腕部力量，勿触及他物，以防撞碎。切忌把体温计放入热水中清洗或放在沸水中煮，以防爆裂。

（2）根据患者病情，选择合适的体温测量方法：①精神异常、昏迷、婴幼儿、口鼻手术、呼吸困难及不能合作者，不宜测口温。②腋下出汗较多，腋下有创伤、手术、炎症，肩关节受伤或极度消瘦夹不紧体温计者，不宜测腋温。③腹泻、直肠或肛门手术者禁忌测肛温；心肌梗死患者不宜测肛温，以免因刺激直肠、肛管壁的盆内脏神经，引起副交感神经反射，导致心动过缓。

（3）患者刚进食、饮热水，或进行蒸汽吸入，面部冷、热敷后等，须间隔 30min 后测口温；腋窝局部冷热敷后应隔 30min 再测量腋温；灌肠、坐浴后间隔 30min 方可测肛温。

（4）发现体温与病情不相符时，应守在患者身旁重新测量，必要时可同时测肛温或口温作对照。

（5）患者不慎咬破体温计，应立即清除口中玻璃碎片，以免损伤唇、舌、口腔、食管及胃肠道的黏膜，再口服蛋清水或牛奶以延缓汞的吸收。若病情允许，服用大量粗纤维食物（如韭菜、芹菜等），以促进汞的排出。

（6）婴幼儿、昏迷、危重患者及精神异常者测体温时，应有专人看护，以免发生意外。

考点 测量体温的注意事项

【评价】

1. 测量时无影响因素，测量结果准确。

2. 护患沟通有效，患者能理解、配合操作。

3. 操作方法正确，患者无不适，达到操作目的。

（三）玻璃汞柱式体温计的消毒

体温计是临床护理常用工具，须注意做好体温计的日常清洁与消毒，以防止交叉感染。

1. 常用的消毒溶液　75% 乙醇、1% 过氧乙酸、1% 消毒灵、含氯消毒剂等。

2. 口表、腋表消毒法　玻璃汞柱式体温计使用后，全部浸泡于消毒容器内，5min 后取出用冷开水冲洗、擦干后，将体温计的汞柱甩至 35℃以下，再放入另一盛有消毒液的容器内浸泡，30min 后取出，用冷开水冲洗干净，擦干后存放于清洁的容器内备用。

3. 肛表消毒法　先用消毒纱布擦净，再按上述方法单独进行消毒。

4. 消毒液每日更换，盛放的容器及离心机应每周消毒一次。

考点 玻璃汞柱式体温计的消毒方法

（四）玻璃汞柱式体温计的检测

定期检查体温计的准确性，将所有体温计的汞柱甩至 35℃以下，并同时放入已测好的 40℃以下的温水中，3min 后取出检视，将读数相差 0.2℃以上或玻璃管有裂隙、汞柱自动下降的体温计取出，不再使用。

考点 玻璃汞柱式体温计的检测方法

第 2 节　脉搏的评估及护理

案例 9-2

患者，女，40 岁。患风湿性心脏病伴二尖瓣狭窄 10 年，因自觉心慌、胸闷、头晕收治心内科。入院查体：T37℃，P94 次 / 分，R24 次 / 分，BP132/86mmHg，HR130 次 / 分，听诊心音强弱不等，心律完全不规则，心率快慢不一。

问题：1. 患者的脉搏出现了何种情况？

2. 护士应如何测量此种脉搏？

在每个心动周期中，随着心脏的收缩和舒张，动脉管壁相应地出现扩张和回缩，导致动脉管壁产生有节律的搏动，称为动脉搏动，简称脉搏。

一、正常脉搏及其生理变化

（一）正常脉搏

1. 脉率　每分钟脉搏搏动的次数。正常成人在安静状态下，脉率为 60 ～ 100 次 / 分。正常情况下，脉率与心率一致，当脉搏微弱不易测量时，应测心率。

2. 脉律　指脉搏的节律性，它反映了左心室的收缩情况，正常脉搏的搏动均匀规则、间隔时间相等。部分正常小儿、青年人和成年人，可出现吸气时脉率增快，呼气时减慢的现象，称为窦性心律不齐，一般无临床意义。

3. 脉搏的强弱　指血流冲击血管壁的力量强度的大小。脉搏的强弱取决于心输出量、动脉的充盈程度、脉压大小、动脉壁的弹性和外周血管的阻力。正常情况下每搏强弱相同。

4. 动脉壁的情况　正常动脉管壁光滑、柔软，富有弹性，触诊可以感觉到动脉壁的性质。

考点 正常成人脉率

（二）脉搏的生理变化

1. 年龄　一般新生儿、婴幼儿的脉率较快，成人逐渐减慢、平稳，老年人稍增快（表 9-3）。

表 9-3 不同年龄段平均脉率

年龄	平均脉率（次/分）
出生～1个月	120
1～12个月	120
1～3岁	100
3～6岁	100
6～12岁	90
12～14岁	85（男）90（女）
14～16岁	80（男）85（女）
16～18岁	75（男）80（女）
18～65岁	72
65岁以上	75

2. 性别　女性的脉率比男性稍快，一般每分钟相差5次左右。

3. 活动与情绪　运动、激动等可使脉率增快，休息、睡眠时脉率减慢。

4. 体型　身材瘦高者比矮胖者脉率慢。因体表面积越大，脉率越慢。

5. 药物、饮食影响　使用兴奋剂、饮浓茶或咖啡及进食可使脉率增快，使用洋地黄、镇静剂或禁食可使脉率减慢。

二、异常脉搏的评估及护理

（一）异常脉搏

1. 频率异常

（1）速脉　在安静状态下成人脉率超过100次/分，又称心动过速。常见于发热、休克、甲状腺功能亢进症、大出血等患者。一般体温每升高1℃，儿童脉率约增加15次/分，成人脉率约增加10次/分。

（2）缓脉　在安静状态下成人脉率少于60次/分，又称心动过缓。常见于颅内压增高、房室传导阻滞、甲状腺功能减退症或服用某些药物（如地高辛）等患者。

2. 节律异常

（1）间歇脉　在一系列正常均匀的脉搏中，出现一次提前而较弱的搏动，其后有一较正常延长的间歇（即代偿性间歇），称间歇脉。间歇脉常见于各种器质性心脏病或洋地黄中毒等患者；少数健康人在过度疲劳、情绪激动、体位改变时，偶尔也会出现间歇脉，发生机制是由于窦房结以外的异位起搏点过早地发出冲动，使心脏搏动提前出现，即由过早搏动或期前收缩引起。

（2）二联律、三联律　每隔一个正常搏动后出现一次过早搏动，称为二联律。每隔两个正常搏动后出现一次过早搏动，或每个正常搏动后连续出现两个过早搏动，称为三联律。

（3）绌脉（脉搏短绌）　在同一单位时间内脉率少于心率，称绌脉或脉搏短绌。表现为脉搏细速、极不规则，听诊心律完全不规则，心率快慢不一，心音强弱不等，常见于心房纤维颤动的患者。其发生机制是由于心肌收缩力强弱不等，有些心输出量少的搏动只产生心音，而不能引起周围血管的搏动，造成脉率低于心率。

考点 异常频率、节律的判断及常见疾病

3. 强弱异常

（1）洪脉　当心输出量增加、外周阻力小、动脉充盈度和脉压较大时，脉搏搏动强大有力，称洪脉。常见于高热、主动脉瓣关闭不全、甲状腺功能亢进症等患者。

（2）丝脉　当心输出量减少、周围动脉阻力较大，动脉充盈度降低时，脉搏搏动细弱无力，扪之如细丝，称丝脉。常见于心功能不全、大出血、休克、主动脉瓣狭窄等患者。

（3）交替脉　指节律正常而强弱交替出现的脉搏。主要是由于心肌受损，心室收缩强弱交替所引起，常见于高血压心脏病、冠心病、心肌炎等患者。

（4）奇脉　吸气时脉搏明显减弱，甚至消失，称奇脉。常见于心包积液和缩窄性心包炎的患者，是心包填塞的重要体征之一。

（5）水冲脉　脉搏骤起骤落，犹如潮水涨落。常见于主动脉瓣关闭不全、甲状腺功能亢进症等。触诊时，如将患者手臂抬高过头并握紧其手腕掌面，就可感到急促有力的冲动。

4. 动脉壁异常　正常动脉用手指压迫时，其远端动脉壁不能触及，若仍能触到者，提示动脉硬化。早期动脉硬化表现为动脉管壁变硬，失去弹性，触诊呈条索状，如同按在琴弦上，严重时出现动脉迂曲或结节，常见于动脉硬化患者。

（二）护理措施

1. 休息与活动　根据病情指导患者增加卧床时间，酌情适量运动，以减少心肌耗氧量。

2. 观察病情　观察脉搏有无频率、节律、强弱的异常，以及动脉壁的弹性有无改变；遵医嘱给药，观察药物疗效及不良反应，做好用药指导。

3. 准备急救物品　抗心律失常药物、除颤仪等，随时处于完好备用状态。

4. 心理护理　进行有针对性的心理护理，以缓解患者的紧张、恐惧情绪。

5. 健康教育　指导患者合理饮食，戒烟戒酒，保持情绪稳定，勿用力排便；认识到脉搏监测的重要性，学会监测脉搏的方法；指导服用抗心律失常药的患者，不可随意调整药物剂量。

三、脉搏的测量

（一）测量的部位

脉搏测量部位多选用浅表、靠近骨骼的中动脉，常选择桡动脉，其次颞浅动脉、颈总动脉、股动脉、肱动脉、腘动脉、足背动脉、胫骨后动脉等（图 9-6）。

考点 脉搏测量的首选动脉

（二）脉搏测量的方法（以桡动脉为例）

【目的】

1. 判断脉搏有无异常。
2. 监测脉搏变化，间接了解心脏的功能状态。
3. 协助临床诊断，为预防、治疗、护理提供依据。

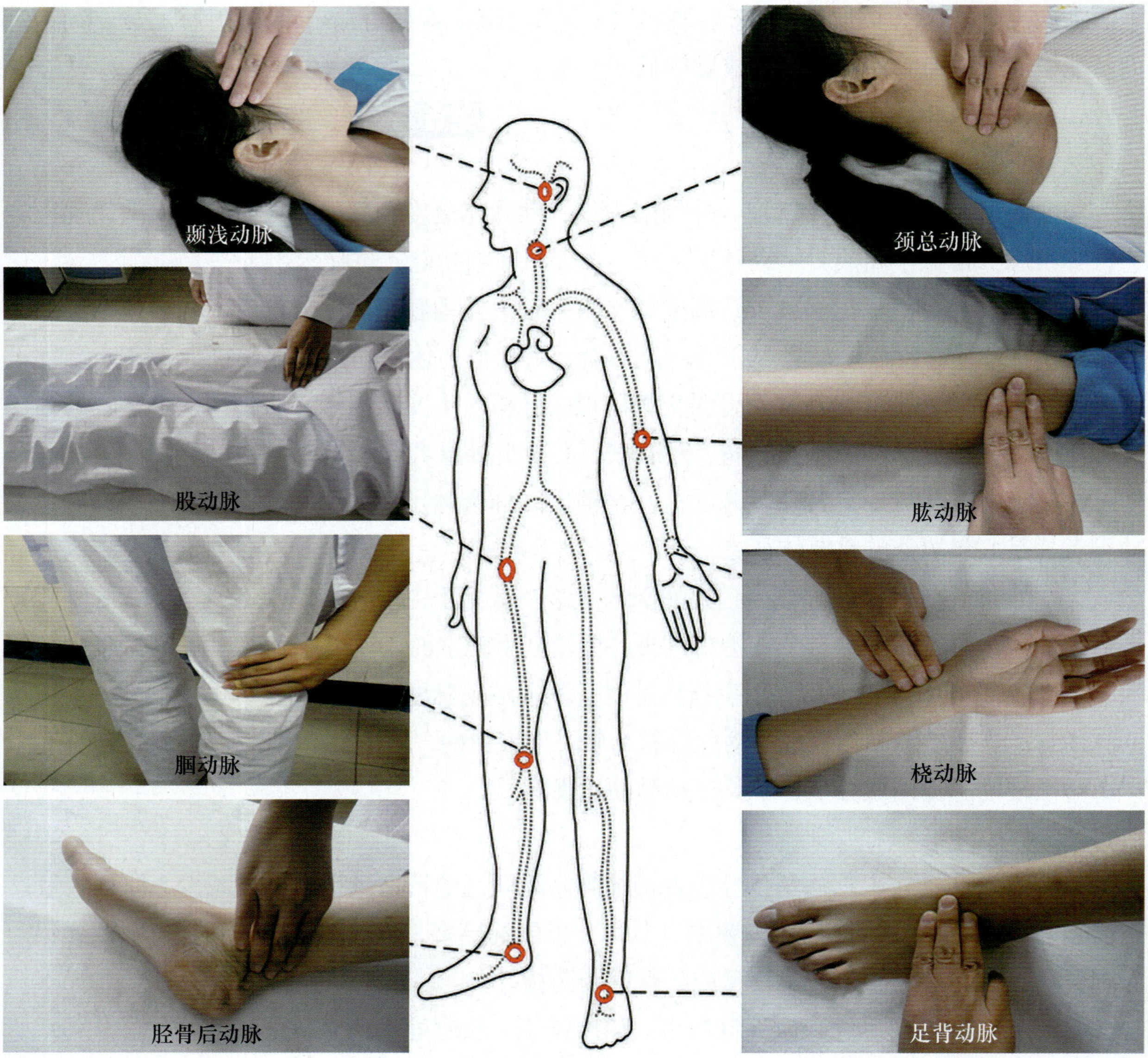

图 9-6　常用诊脉部位

【评估】

1. 评估患者病情、治疗情况、意识状态。

2. 测量部位的皮肤状况及肢体的活动度。

3. 患者 20 ～ 30min 内无剧烈运动、情绪激动等影响脉搏的因素。

4. 有无安装起搏器。

【准备】

1. 护士准备　着装整洁，洗手，戴口罩。

2. 用物准备　治疗盘内置有秒针的表、记录本、笔、手消毒液，必要时备听诊器。

3. 环境准备　病室安静、整洁，光线充足。

4. 患者准备　了解测量脉搏的目的及配合方法，体位舒适，情绪稳定。测量前 20 ～ 30min 无剧烈运动、情绪激动等影响脉搏的因素。

【实施】

1. 操作步骤　见表 9-4。

表 9-4 脉搏测量法（以测桡动脉为例）

操作流程	操作要点
核对、解释	备齐用物，携至床旁，核对患者床号、姓名、住院号，解释目的、配合方法及注意事项，请患者配合
安置体位	协助患者取仰卧位或坐位，手臂置于舒适位，手腕伸展，嘱患者放松
选择部位	靠近骨骼、浅表的大动脉均可作为测量脉搏的部位，首选桡动脉
测量方法	（1）护士将示指、中指、环指并拢，指端轻按于桡动脉搏动处，压力大小适中，以清楚触及脉搏搏动为宜，若触摸不清可用听诊器测心率。注意脉搏的节律、强弱，动脉壁的弹性、紧张度等 （2）脉搏短绌的测量：脉搏短绌的患者，应由两名护士同时测量，一人听心率，另一人测脉率。由听心率者发出“开始”与“停止”的口令，计数 1min（图 9-7）
测量时间	正常情况下测 30s，将所测数值乘 2，即为每分脉率。如脉搏异常或危重患者应测 1min。若脉搏细弱难测时，用听诊器在心尖部测心率 1min 代替触诊
整理用物	整理衣物、床单元，协助患者取舒适体位；告知测量结果，异常时做出合理解释，感谢患者配合
洗手、记录	将数值记录在记录本上，脉搏：次 / 分（如 80 次 / 分），绌脉：心率 / 脉率次 / 分（如 90/70 次 / 分）；洗手后将测量结果绘制在体温单上或录入护理信息系统中

考点 正常脉搏及绌脉的测量方法

2. 注意事项

（1）诊脉前，患者应情绪稳定，测量前 20 ～ 30min 无剧烈运动、情绪激动等。

（2）不可用拇指诊脉，以防拇指小动脉搏动与患者脉搏相混淆。

（3）为偏瘫或肢体有损伤的患者测脉搏，应选择健侧肢体，因患侧肢体血液循环不良会影响测量结果的准确性。

考点 脉搏测量的注意事项

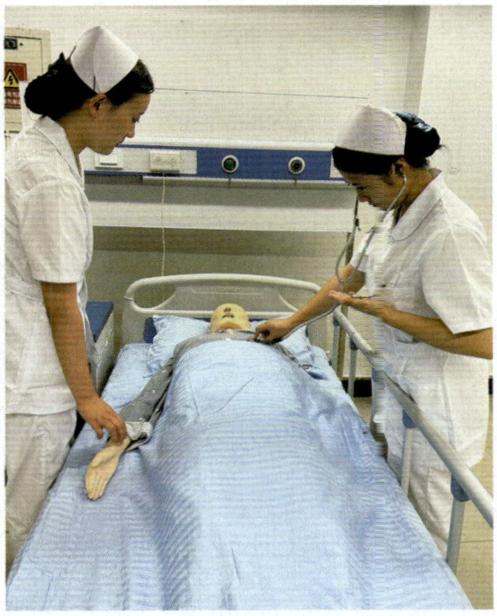

图 9-7 脉搏短绌测量法

【评价】

1. 测量时无影响因素，测量结果准确。

2. 护患沟通有效，患者能理解、配合操作。

3. 操作方法正确，患者无不适，达到操作目的。

第 3 节 呼吸的评估及护理

案例 9-3

患者，男，75 岁。15 年前确诊为慢性阻塞性肺气肿。3 天前淋雨受凉后出现咳嗽、咳痰，伴有呼吸困难、胸闷、乏力。查体：口唇发绀、颈静脉怒张，双肺有散在湿啰音，T37℃，P100 次 / 分，R24 次 / 分，BP130/84mmHg。

问题：1. 患者属于何种异常呼吸？

2. 护士应如何为患者测量呼吸？

机体在新陈代谢过程中不断地从外界环境中摄取氧气，并把机体产生的二氧化碳排出体外，这种机体与环境之间的气体交换过程称为呼吸。

一、正常呼吸及其生理变化

（一）正常呼吸

正常成人安静状态下，呼吸频率为 16 ～ 20 次 / 分，节律规则，均匀无声，不费力，呼吸与脉搏频率之比为 1 ∶ 4 ～ 1 ∶ 5。一般女性多为胸式呼吸，男性和儿童多为腹式呼吸。

考点 正常呼吸的频率

（二）生理变化

1. 年龄　年龄越小，呼吸频率越快，如新生儿呼吸约 44 次 / 分。

2. 性别　女性较同龄男性呼吸稍快。

3. 运动　剧烈的运动可使机体代谢增加而引起呼吸加快，休息、睡眠时呼吸减慢。

4. 情绪　强烈的情绪变化，如恐惧、愤怒、兴奋等可引起呼吸加快。

5. 其他　环境温度升高可使呼吸加深加快；气压的变化也会影响呼吸，如在高空低氧环境时，吸入的氧气不足以维持机体的耗氧量，呼吸会代偿性地加深加快。

二、异常呼吸的评估及护理

（一）异常呼吸

1. 频率异常

（1）呼吸过速　在安静状态下，成人呼吸频率超过 24 次 / 分，称为呼吸增快或气促。常见于发热、缺氧、贫血等患者。一般体温每升高 1℃，呼吸频率每分钟增加 3 ～ 4 次。

（2）呼吸过缓　在安静状态下，成人呼吸频率少于 10 次 / 分，称为呼吸缓慢。常见于呼吸中枢受抑制的疾病，如颅脑疾病、巴比妥类药物中毒等患者。

2. 节律异常

（1）潮式呼吸（陈 - 施呼吸）　是一种周期性的呼吸异常，其特点为开始呼吸浅慢，逐渐加深加快，达高潮后又逐渐变浅变慢，然后暂停数秒（5 ～ 30s），之后又出现上述状态的呼吸，如此周而复始，呼吸运动呈潮水涨落样，故称为潮式呼吸。常见于中枢神经系统疾病，如脑炎、颅内压增高、酸中毒、巴比妥类药物中毒等患者。发生机制是由于呼吸中枢兴奋性降低，只有当高度缺氧、二氧化碳积聚到一定程度，才能通过颈动脉体和主动脉弓的化学感受器反射性地刺激呼吸中枢，使呼吸恢复和加强。随着呼吸的由弱到强，二氧化碳不断排出，使其分压降低，呼吸中枢又失去有效的刺激，呼吸再次减弱至暂停，从而形成了周期性呼吸。

（2）比奥呼吸（间停呼吸）　呼吸与呼吸暂停现象交替出现，其特点为有规律地呼吸几次后，突然停止呼吸，间隔一段时间后又开始呼吸，如此反复交替出现。发生机制同潮式呼吸，是呼吸中枢兴奋性显著降低的表现，比潮式呼吸更为严重，多在呼吸停止前出现，常见于颅内病变或呼吸中枢衰竭等患者。

考点 呼吸节律异常的特点及常见疾病

3. 深浅度异常

（1）库斯莫尔呼吸（深度呼吸）　是一种深而规则的大呼吸，可伴有鼾音。常见于糖尿病、尿毒症等引起的代谢性酸中毒的患者。

（2）浅快呼吸　是一种浅表而不规则的呼吸，有时呈叹息样。可见于呼吸肌麻痹、肺与胸膜疾病、肋骨骨折等，也可见于濒死患者。

考点　深度呼吸的特点及常见疾病

4. 音响异常

（1）蝉鸣样呼吸　指吸气时伴有一种高音调的，似蝉鸣样的音响。多因声带附近有阻塞，使空气进入发生困难所致。常见于喉头水肿、痉挛、喉头有异物等患者。

（2）鼾声呼吸　是指呼吸时发出粗糙鼾声的呼吸。由气管或支气管内有较多的分泌物蓄积所致，常见于深昏迷患者，也可见于睡眠呼吸暂停综合征患者。

5. 呼吸困难　是指呼吸频率、节律和深浅度的异常。患者主观上感觉空气不足、胸闷、呼吸费力、不能平卧等；客观上表现为烦躁、鼻翼扇动、张口呼吸，并出现口唇和指（趾）发绀等。主要由气体交换不足，机体缺氧所致。根据临床表现可分为如下几类。

（1）吸气性呼吸困难　患者表现为吸气费力，吸气时间显著长于呼气时间，伴有明显的三凹征（胸骨上窝、锁骨上窝、肋间隙凹陷）。由上呼吸道部分阻塞，气体进入肺部不畅，呼吸肌收缩，肺内负压极度增高所致。常见于喉头水肿、喉头有异物的患者。

（2）呼气性呼吸困难　患者表现为呼气费力，呼气时间显著长于吸气时间。由下呼吸道部分阻塞，气体呼出不畅所致。常见于支气管哮喘、阻塞性肺气肿等患者。

（3）混合性呼吸困难　患者表现为吸气和呼气均感费力，呼吸频率加快而表浅。由于肺部广泛性的病变使有效呼吸面积减少，影响换气功能所致。常见于重症肺炎、广泛性肺纤维化、大量胸腔积液、大面积肺不张等患者。

考点　各种呼吸困难的特点及常见疾病

正常呼吸与异常呼吸类型的特点比较（表 9-5）。

表 9-5　正常呼吸与异常呼吸类型的特点比较

呼吸类型	呼吸形态	呼吸特点
正常呼吸	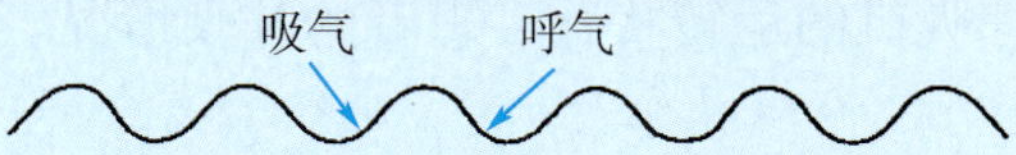	规则、平稳
呼吸过速	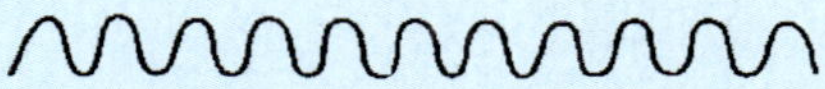	规则、快速
呼吸过缓	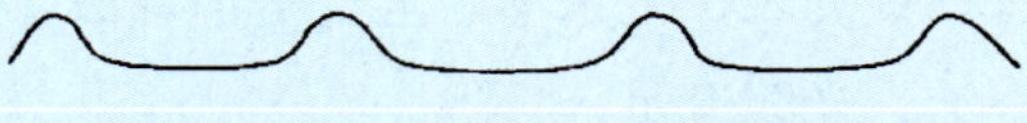	规则、缓慢
深度呼吸	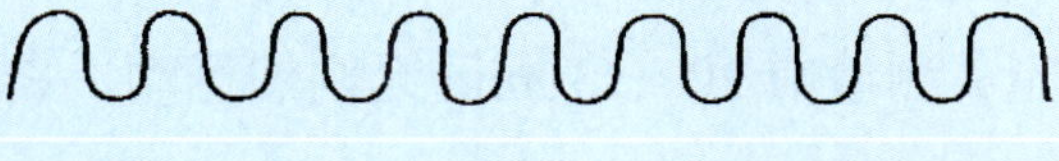	深而大
潮式呼吸	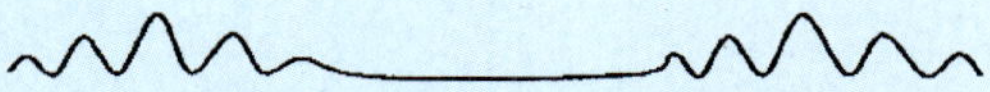	潮水般起伏
间停呼吸	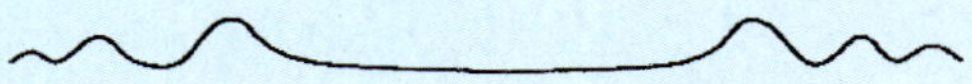	呼吸和呼吸暂停交替出现

（二）护理措施

1. 病情观察　密切观察呼吸的频率、节律、深浅度等有无异常改变，有无呼吸困难、发绀、咳嗽、胸痛等表现。

2. 卧床休息　根据病情需要取半坐卧位或端坐位，卧床休息，以减少耗氧量。

3. 环境舒适　调节室内温度、湿度，保持空气清新、湿润；提供安静环境，利于患者休息。

4. 保持呼吸道通畅　协助患者及时清除呼吸道分泌物，以保持呼吸道通畅。指导患者有效咳嗽；进行体位引流；对痰液黏稠者，给予雾化吸入以稀释痰液。必要时，给予吸痰等措施。

5. 改善缺氧状况　酌情给予氧气吸入或使用人工呼吸机辅助呼吸，促进气体交换，提高动脉血氧饱和度，改善缺氧状况。

6. 按医嘱给药　遵医嘱给药，注意观察疗效及不良反应。

7. 心理护理　根据患者的情况，有针对性地做好患者的心理护理，消除恐惧和不安，使患者情绪稳定，有安全感，主动配合治疗及护理。

8. 健康教育　讲解有效咳嗽的重要性，指导患者取坐位或半坐位，放松双肩，上肩前倾，护士用双手固定患者腹部或手术切口，嘱患者深吸气后用力咳嗽 1 ～ 2 次，能咳出痰液；教会患者正确的呼吸训练方法，如腹式呼吸、缩唇呼吸等；指导患者戒烟限酒，培养良好的生活方式。

考点 异常呼吸的护理要点

三、呼吸的测量

【目的】

1. 判断呼吸有无异常。
2. 监测呼吸变化，间接了解呼吸系统功能状态。
3. 协助临床诊断，为预防、治疗、护理提供依据。

【评估】

1. 评估患者年龄、诊断、病情、治疗情况、心理状态及合作程度。
2. 测量前呼吸状况。
3. 使用呼吸机者，需评估呼吸机的运转状况、患者的呼吸情况。

【准备】

1. 护士准备　着装整洁，洗手，戴口罩。
2. 用物准备　治疗盘内置有秒针的表、记录本、笔、手消毒液，必要时备棉签。
3. 环境准备　病室安静、整洁，光线充足。
4. 患者准备　患者情绪稳定，测量前 20 ～ 30min 无剧烈运动、紧张、恐惧等影响因素。

【实施】

1. 操作步骤　见表 9-6。

表 9-6　呼吸测量法

操作流程	操作要点
核对	备齐用物，携至床旁，核对患者床号、姓名、住院号
测量呼吸	护士保持诊脉手势（以分散患者注意力，使患者处于自然呼吸的状态），观察患者胸部或腹部的起伏，一起一伏为 1 次呼吸，一般情况测量 30s，将所测得的数值乘 2，计为呼吸频率 异常呼吸、婴幼儿或危重患者测量 1min；危重患者呼吸微弱不易观察时，可用少许棉花置于患者鼻孔前，观察棉花纤维被吹动的次数，计数 1min。同时应观察呼吸的节律、深浅度、音响、有无呼吸困难等
整理、致谢	整理衣物、床单元，协助患者取舒适体位；告知测量结果，异常时做出合理解释，感谢患者配合
洗手、记录	将呼吸数值记录在记录本上，形式为次 / 分（如 18 次 / 分），洗手后将测量结果绘制在体温单上或录入护理信息系统中

2. 注意事项

（1）呼吸受意识控制，测量呼吸时应注意不要让患者察觉，使其处于自然呼吸状态，确保测量结果的准确性。

（2）观察呼吸频率时，还要注意呼吸的节律、深浅度、声音和有无异常气味等。

（3）测量呼吸应在安静状态下，如患者有紧张、剧烈运动、哭闹等，需休息 30min 再测量。

【评价】

1. 测量时无影响因素，测量结果准确。

2. 护患沟通有效，患者能理解、配合操作。

考点　测量呼吸的方法

链接

睡眠呼吸暂停综合征

睡眠呼吸暂停综合征是一种睡眠时呼吸停止的睡眠障碍。指在连续 7h 睡眠中，发生 30 次以上呼吸暂停，每次气流中止 10s 以上，或平均每小时睡眠呼吸暂停、低通气次数超过 5 次，引起慢性低氧血症及高碳酸血症的临床综合征。高危人群，主要是肥胖、呼吸道狭窄、年纪大肌肉松弛、扁桃腺增生等人群。患者常以心血管系统异常表现为首发症状和体征，可以是高血压、冠心病的独立危险因素，是威胁健康的隐患之一。

第 4 节　血压的评估及护理

案例 9-4

患者，女，64 岁，性格急躁。高血压病史 8 年，今早起床后感觉头晕、头痛症状明显加重，家属将其送至医院就诊。查体：T36.8℃，P92 次 / 分，R20 次 / 分，BP 168/104mmHg。

问题：1. 患者的血压正常否？

2. 患者出现异常血压时，应采取哪些护理措施？

血压是血管内流动的血液对单位面积血管壁的侧压力（即压强），一般指动脉血压。当心脏收缩时，血液射入主动脉，此时动脉管壁所受到的压力的最高值称为收缩压。当心脏舒张时，动脉管壁弹性回缩，此时动脉管壁所受到的压力的最低值称为舒张压。收缩压和舒张压之差称为脉压。

一、正常血压及其生理变化

（一）正常血压

以肱动脉血压为标准。在安静状态下，正常成人的收缩压为 90 ～ 139mmHg（12.0 ～ 18.5kPa），舒张压为 60 ～ 89mmHg（8.0 ～ 11.8kPa），脉压为 30 ～ 40mmHg（4.0 ～ 5.3kPa），平均动脉压 100mmHg（13.3kPa）左右。

血压的计量单位有 kPa 和 mmHg 两种，kPa 和 mmHg 之间的换算关系：1mmHg=0.133kPa，1kPa=7.5mmHg。

考点 血压的概念及成人的血压正常值

（二）生理变化

正常人的动脉血压在一个较小的范围内波动，保持相对恒定，但可因各种因素的影响而发生改变。

1. 年龄　血压随年龄的增长而逐渐增高，收缩压的升高比舒张压的升高更为显著。

2. 性别　青春期前男女之间血压差异较小，更年期以前女性血压略低于男性，更年期后男女无明显差别。

3. 昼夜　清晨血压一般最低，然后逐渐升高，至傍晚血压最高。

4. 睡眠　安静休息时，血压平稳；过度劳累或睡眠不佳时，血压稍有升高。

5. 环境　在寒冷环境中，由于末梢血管收缩，外周阻力增加，血压可增高；在高温环境下由于皮肤血管扩张，外周阻力降低，血压可略下降。

6. 部位　因左右肱动脉解剖位置的关系，一般右上肢血压比左上肢高 10 ～ 20 mmHg。因股动脉的管径较肱动脉粗，血流量较大，故下肢血压比上肢高 20 ～ 40 mmHg。

7. 体位　立位血压高于坐位，坐位血压高于卧位，这与克服重力引起的代偿机制有关。长期卧床、使用降压药的患者，若由卧位变成立位，会出现头晕、心慌甚至晕厥等直立性低血压的表现。

8. 体型　高大、肥胖者血压较高。

9. 其他　情绪激动、紧张、恐惧、兴奋、运动或疼痛等均可使血压升高，但以收缩压为主，舒张压无明显变化。此外，吸烟、饮酒、盐摄入过多及用药等也会影响血压值。

考点 影响血压的因素

二、异常血压的评估及护理

（一）异常血压

1. 高血压　在未使用降压药物的情况下，成人收缩压≥ 140mmHg（18.7kPa）和（或）舒张压≥ 90mmHg（12kPa），称为高血压。

2. 低血压　在正常状态下，成人收缩压＜ 90mmHg（12kPa），舒张压＜ 60mmHg（8kPa）称为低血压。常见于大量失血、休克、急性心力衰竭等患者。

3. 脉压异常

（1）脉压增大　脉压＞ 40mmHg 称脉压增大，多见于主动脉瓣关闭不全、主动脉硬化、甲状腺功能亢进症等患者。

（2）脉压减小　脉压＜ 30mmHg 称脉压减小，多见于心包积液、主动脉瓣狭窄、缩窄性心包炎等患者。

目前我国采用的血压分类和标准见表 9-7。

表 9-7　中国高血压分类标准（2018 年）

类别	收缩压（mmHg）		舒张压（mmHg）
正常血压	＜ 120	和	＜ 80
正常高值	120 ～ 139	和（或）	80 ～ 89
高血压	≥ 140	和（或）	≥ 90
1 级高血压（轻度）	140 ～ 159	和（或）	90 ～ 99
2 级高血压（中度）	160 ～ 179	和（或）	100 ～ 109
3 级高血压（重度）	≥ 180	和（或）	≥ 110
单纯收缩期高血压	≥ 140	和	＜ 90

考点　异常血压的判断及常见疾病

（二）护理措施

1. 观察血压　测量的血压值异常时，护士应保持镇静，与患者的基础血压值对照后，给予合理的解释和安慰，及时与医生联系并协助处理，加强血压监测，及时了解血压变化，同时密切观察其有无伴随症状，并做好记录。

2. 劳逸结合　根据患者血压情况合理安排休息与活动，避免劳累。高血压初期不限制一般的体力活动，可进行散步、打太极拳、游泳等适度运动，应注意量力而行，避免长时间剧烈运动。患者血压较高时应嘱其卧床休息，如血压过低，应迅速将患者安置于平卧位，并针对病因给予应急处理。

3. 心理护理　长期抑郁或情绪激动、强烈的精神创伤等因素可使血压升高。因此应提供针对性的心理护理，消除患者紧张和压抑的心理，保持良好的心理状态，积极主动配合治疗和护理。

4. 合理饮食　患者应进食高维生素、低胆固醇、低脂、低盐、富含纤维素、易消化的饮食，避免辛辣刺激性食物，控制烟、酒、咖啡和浓茶的摄入。除应减少钠盐摄入，还应增加钾摄入，因钠盐可显著升高血压及高血压的发病风险，适度减少钠盐摄入可有效降低血压。钠盐摄入过多和（或）钾摄入不足，以及钾钠摄入比值较低是我国高血压发病的重要危险因素。

5. 控制体重　超重和肥胖患者应减重，包括控制能量摄入、增加体力活动和行为干预。

在膳食平衡基础上减少每日总热量摄入，控制高热量食物的摄入，适当控制碳水化合物的摄入；提倡进行规律的、中等强度的有氧运动，减少久坐时间。

6. 戒烟限酒　吸烟是心血管病的主要危险因素之一，戒烟可降低心血管疾病发生风险。过量饮酒会显著增加高血压的发病风险，且其风险随着饮酒量的增加而增加，限制饮酒可使血压降低。建议高血压患者不饮酒。如饮酒，则应少量并选择低度酒，避免饮用高度烈性酒。

7. 健康教育　指导患者遵医嘱按时服药，学会观察药物的不良反应。介绍高血压的相关知识，学会自我监测血压及紧急的处理方法。指导患者建立良好的生活行为习惯，如戒烟限酒、营养均衡、适度运动、减轻精神压力等。

三、血压的测量

（一）血压计的种类

1. 汞柱式血压计（图 9-8）　分为台式和立式。优点是准确可靠，是评价血压的标准工具；缺点是携带不便且易造成汞溢出，影响准确性。

2. 电子血压计（图 9-9）　可分为臂式、腕式和指套式。优点是测量时不需听诊且测量方法简单易学；缺点是影响因素多，测量准确性较差，尤其电池不充足时可能更为严重，需定期校验。

3. 表式血压计（弹簧式）　优点是体积小，携带方便；缺点是长期使用易造成弹簧疲劳引起误差。

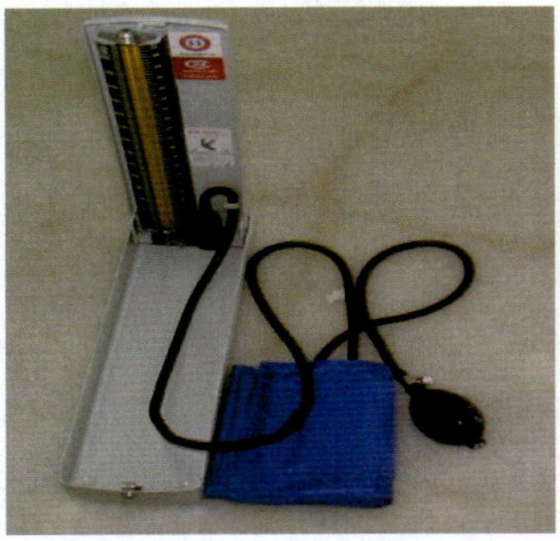

图 9-8　汞柱式血压计

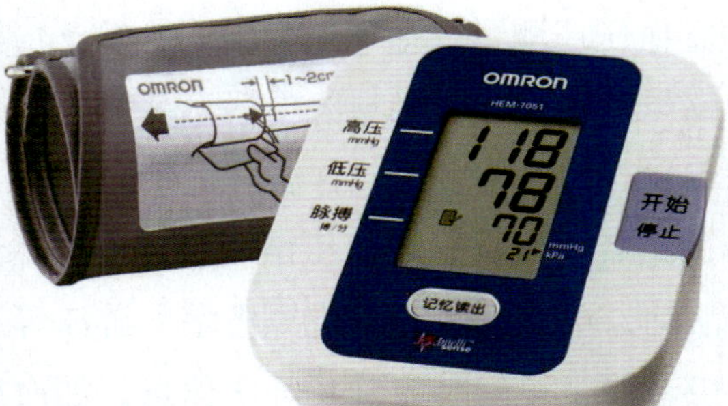

图 9-9　电子血压计

（二）血压计的构造

血压计是根据血液通过狭窄的动脉管道而形成涡流时发出响声的原理而设计的，主要由三个部分组成。

1. 加压气球和压力阀门　加压气球可向袖带气囊充气，压力阀门可调节压力大小。全自动电子血压计没有加压气球和压力阀门，通过一个按钮来启动加压过程。

2. 袖带　由内层长方形扁平橡胶袋和外层包布套组成。橡胶袋上有 2 根橡胶管，1 根接加压气球，1 根与压力表相接。

3. 测压计

（1）汞柱式血压计　有立式和台式两种，由玻璃管、标尺、汞槽三部分组成。在盒盖内壁上有一根玻璃管，管面左侧标明 mmHg 值（0 ～ 300mmHg），右侧标明 kPa 值（0 ～ 40kPa），每小格相当于 2mmHg。玻璃管上端和大气相通，下端和汞槽相通，槽内装有汞，由一调节开关控制，使用时将开关打开，输气球送入空气后，汞由玻璃管底部上升，汞柱上缘所指刻度即为压力刻度。

（2）电子血压计　袖带内有一换能器，具有自动采样功能，微电脑控制数字运算，自动放气，数秒钟内便可获得血压数值。

（3）表式血压计（弹簧式）　外形似表，有一袖带（同汞柱式血压计）与有刻度的圆盘表相连接，表盘面上标有刻度 20 ～ 300mmHg，盘中央有一指针指示血压数值。

（三）血压测量法

【目的】

1. 判断血压有无异常。
2. 监测血压变化，间接了解循环系统的功能状况。
3. 协助临床诊断，为预防、治疗、护理提供依据。

【评估】

1. 了解患者诊断、病情、治疗、意识状态、自理能力。尤其是既往血压值、治疗用药情况。
2. 测量部位的皮肤情况、肢体功能及局部动脉搏动情况。
3. 患者对测血压及血压异常的认识；有无紧张、焦虑等情绪反应；合作程度。
4. 血压计、听诊器是否完好，环境是否安静。

【准备】

1. 护士准备　着装整洁，洗手，戴口罩。
2. 用物准备　治疗盘内置有血压计、听诊器、记录本、笔、手消毒液。
3. 环境准备　病室安静、整洁，光线充足。
4. 患者准备　了解测量血压的目的、配合方法及注意事项，测量前 20 ～ 30min 内无剧烈活动或紧张、恐惧等影响血压的因素，情绪稳定。

【实施】

1. 操作步骤　见表 9-8。

表 9-8　血压测量法

操作流程	操作要点
核对解释	备齐用物，携至床旁，核对患者床号、姓名、住院号，解释目的、配合方法及注意事项，请患者配合
安置体位	（1）肱动脉测量法：协助患者取坐位或仰卧位，被测肢体与心脏处于同一水平（坐位时肱动脉平第四肋软骨，仰卧位时平腋中线）（图 9-10） （2）腘动脉测量法：取仰卧位、俯卧位或侧卧位

续表

操作流程	操作要点
测量血压	
1. 上臂式医用电子血压计	
测量方法	卷袖露臂，必要时脱袖，伸直肘部，掌心向上。将袖带平整地缠于上臂中部，使袖带气嘴向下，气嘴位于上臂内侧，袖带下缘距肘窝 2 ～ 3cm，松紧以能放入一指为宜。按“开始”键，袖带内气泵自动充气。气泵充气结束后，自动测量，自动慢速排气。测量结束后，自动显示收缩压（高压）、舒张压（低压）及脉率，并自动快速排出袖带内残余空气
整理告知	解开袖带，协助患者整理衣物及床单元，取舒适卧位。告知患者测量结果，感谢患者配合。按下“停止”键，关血压计电源，血压计及附件整理好收藏
2. 汞柱式血压计	
测量方法	（1）肱动脉测量法：卷袖露臂，必要时脱袖，伸直肘部，掌心向上；放平血压计，打开盒盖呈 90° 垂直位置，开启汞槽开关，驱尽袖带内空气，将袖带平整地缠于上臂中部，袖带下缘距肘窝 2 ～ 3cm，松紧以能放入一指为宜（图 9-11）。触摸肱动脉搏动，将听诊器胸件紧贴肱动脉搏动最强点（听诊器胸件不可塞在袖带内），用手指稍加压固定；关闭气门，均匀充气到肱动脉搏动音消失再升高 20 ～ 30mmHg（2.67 ～ 4kPa）。松开气门，以每秒 4mmHg（0.53kPa）的速度，缓慢均匀放气，双目平视汞柱所指刻度，听到第一声搏动音时汞柱所指刻度值即为收缩压，当搏动音突然减弱或消失，此时汞柱所指刻度值即为舒张压 （2）腘动脉测量法：协助患者卷裤或脱去一侧裤子，露出测量部位。将袖带缠于大腿下部，其下缘距腘窝 3 ～ 5cm，松紧以能放入一指为宜。将听诊器置于腘动脉搏动处，其余同肱动脉测量法
整理、告知	测量完毕后解开袖带，协助患者整理衣物及床单元，取舒适卧位。排尽袖带内余气，关闭气门，将血压计盒右倾 45° 使汞柱回流汞槽内，整理袖带放入盒中，关闭汞槽开关，盖上盒盖，平稳放置。告知患者测量结果，感谢患者配合
洗手、记录	洗手，记录测量结果，形式为：收缩压 / 舒张压 mmHg，如变音和消失音之间有差异时，同时记录两个读数，方法为：收缩压 / 变音 / 消失音 mmHg，如 160/80/40mmHg。腘动脉测量，还需注明下肢血压

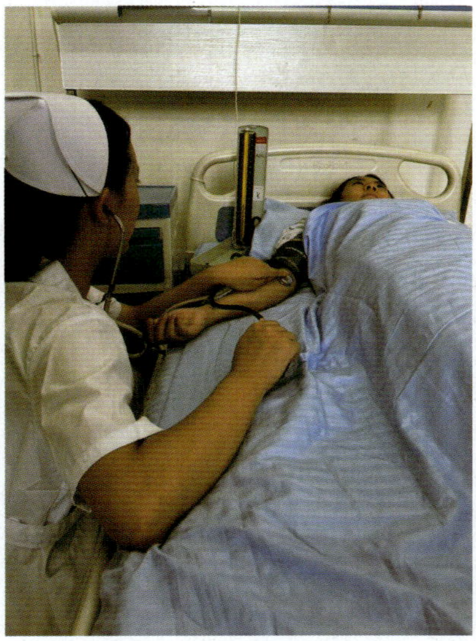

图 9-10　上肢肱动脉血压测量

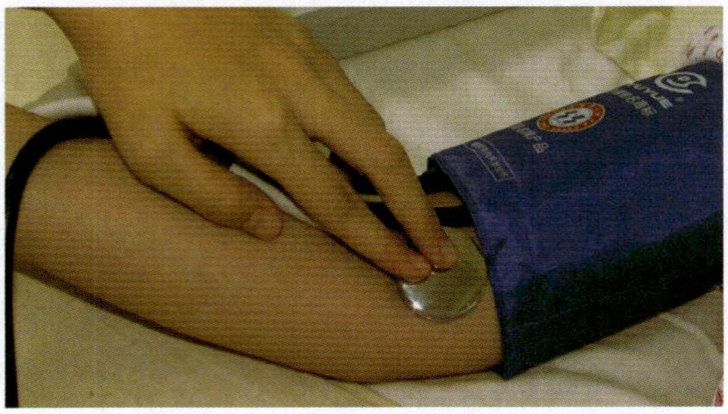

图 9-11　袖带下缘与肘窝的相对位置

2. 注意事项

（1）检查血压计　测量前应检查汞柱式血压计的汞柱玻璃管是否损坏，汞柱是否在“0”处，橡胶管、输气球有无老化、漏气，汞是否充足等，听诊器是否完好，以保证测量结果的准确性。电子血压计，应按说明书要求的时间，由专门机构进行校准。测量前，应接通电源，保证上臂式医用电子血压计的电量充足。

（2）做到“四定”　密切观察血压的患者应做到“四定”，即定时间、定部位、定体位、定血压计，以确保所测血压的准确性及可比性。

（3）偏瘫患者测血压　应选择健侧肢体，因患侧肢体肌张力减退及血液循环障碍，不能真实反映血压。

（4）排除影响血压值的外界因素　①若衣袖过紧或者太多时，应当脱掉衣服，以免影响测量结果。②袖带太窄需要较高的压力才能阻断动脉血流，故测得血压值偏高。③袖带过宽使大段血管受压，以致搏动音在达到袖带下缘之前已消失，故测得血压值偏低。④袖带过松使橡胶袋充气后呈球状，以致有效的测量面积变窄，测得血压偏高。⑤袖带过紧使血管在未充气前已受压，故测得血压偏低。⑥肱动脉高于心脏水平，测得血压值偏低；肱动脉低于心脏水平，测得血压值偏高。⑦视线低于汞柱，血压读数偏高；视线高于汞柱，血压读数偏低。

（5）使用汞柱式血压计时，应注意充气、放气速度均不宜过快，充气不可过猛、过高，防止汞外溢和患者不适。放气不可过快，以免看不清或听不清搏动音变化而使测得的血压值不准确。使用上臂式医用电子血压计时，不能让臂带处于长期充气状态，避免引起损伤。

（6）测量的要求　①推荐使用经过验证的上臂式医用电子血压计。②使用标准规格的袖带（气囊长 22 ～ 26cm，宽 12cm），肥胖者或臂围大者（> 32cm）应使用大规格气囊袖带。③首诊应测量两上臂血压，以血压读数较高的一侧作为测量的上臂。④测量血压时，应间隔 1 ～ 2min 重复测量，取 2 次读数的平均值记录。如果收缩压或舒张压的第 2 次读数相差 5mmHg 以上，应再次测量，取 3 次读数的平均值记录。

（7）妥善保管上臂式医用电子血压计及附件，不能暴露于高温、高湿、有灰尘、阳光直射的地方，防止受到强烈撞击或振荡。

考点 肱动脉血压测量的注意事项

【评价】

1. 测量时无影响因素，测量结果准确。
2. 护患沟通有效，患者能理解、配合操作。
3. 操作方法正确，患者无不适，达到操作目的。

自 测 题

A_1/A_2 型题

1. 高热患者的观察，错误的一项是（　　）

A. 每日测体温一次

B. 评估患者的心理状态

C. 面色有无改变

D. 脉搏、呼吸、血压的变化

E. 物理降温后的效果

2. 高热患者用温水擦浴为其降温，其散热的机制是（　　）

A. 辐射　B. 对流

C. 蒸发　D. 传导

E. 传递

3. 高热持续期的热代谢特点是（　　）

A. 产热大于散热

B. 产热持续增加

C. 散热持续减少

D. 散热增加而产热趋于正常

E. 产热和散热在较高水平上趋于平衡

4. 关于体温，下列叙述错误的是（　　）

A. 长时间从事夜间工作的人，一般在凌晨2～6时最高

B. 老年人体温低于成年人

C. 女性排卵至经期前和妊娠早期，体温轻度升高

D. 新生儿体温易受环境因素的影响

E. 女性体温较男性体温稍高

5. 不宜测肛温的患者是（　　）

A. 精神异常患者　B. 昏迷患者

C. 小儿　D. 腹泻患者

E. 下肢烧伤患者

6. 在检查体温计时，描述错误的是（　　）

A. 所有体温计的汞柱甩至35℃以下

B. 同时放入40℃温水中

C. 3min后取出检查

D. 汞柱有裂隙的体温计不能再使用

E. 读数相差0.1℃以上的体温计不能再使用

7. 关于脉搏，下列描述错误的是（　　）

A. 幼儿比成人快　B. 同龄男性比女性快

C. 老年人比较慢　D. 情绪激动时增快

E. 休息睡眠时减慢

8. 测量脉搏的首选部位是（　　）

A. 颞动脉　B. 桡动脉

C. 肱动脉　D. 足背动脉

E. 颈动脉

9. 单位时间内脉率小于心率，多见于以下哪类患者（　　）

A. 颅内压增高患者　B. 高热患者

C. 洋地黄中毒患者　D. 心房颤动患者

E. 心肌炎患者

10. 失血性休克患者的脉搏特征是（　　）

A. 间歇脉　B. 细脉

C. 奇脉　D. 洪脉

E. 丝脉

11. 关于血压，下列叙述正确的是（　　）

A. 中年以前，女性血压比男性高

B. 傍晚时血压较清晨低

C. 右臂血压低于左臂

D. 运动、恐惧时血压升高

E. 下肢血压一般比上肢血压低

12. 可使血压测得值偏低的因素是（　　）

A. 患者情绪激动

B. 在寒冷环境中测量

C. 缠袖带过松

D. 所测肢体位置高于心脏水平

E. 袖带太窄

13. 测量呼吸时护士的手不离开诊脉的部位主要为了（　　）

A. 保持患者体位不变

B. 保持护士姿势不变，以免疲劳

C. 易于观察呼吸的深浅度

D. 不被患者察觉，分散患者注意力

E. 易于记录时间

14. 属于节律性异常的呼吸是（　　）

A. 呼吸过速　B. 深度呼吸

C. 鼾声呼吸　D. 蝉鸣样呼吸

E. 潮式呼吸

15. 当危重患者呼吸微弱，不易观察时，测量呼吸频率的方法是（　　）

A. 仔细听呼吸声响并计数
B. 手置患者鼻孔前，以感觉气流通过并计数
C. 手按胸腹部，根据胸腹部起伏次数计算呼吸频率
D. 测得的脉搏乘以 1/4，以推测呼吸次数
E. 置少许棉絮于患者鼻孔前，计数其被吹动次数

16. 王先生在测口腔温度时，不慎咬破体温计，护士首先应采取的措施是（　　）
A. 了解咬破体温计的原因
B. 检查体温计破损程度
C. 清除口腔内玻璃碎片
D. 让患者喝 500ml 牛奶
E. 让患者喝 500ml 白开水

17. 患者，男，30 岁。扁桃体Ⅱ度肿大，口温为 39.6℃，P126 次 / 分，该患者发热的程度为（　　）
A. 低热　B. 中度热
C. 高热　D. 超高热
E. 正常体温

18. 患者，男，18 岁。因中暑体温上升至 40℃，面色潮红，皮肤灼热，干燥无汗，护士为其进行物理降温，再次测量体温的时间是（　　）
A. 15min 后　B. 20min 后
C. 30min 后　D. 40min 后
E. 60min 后

19. 患者，女，45 岁。因肺炎入院，体温 39.2℃，在退热过程中，护士应注意监测患者出现下列哪种情况（　　）
A. 惊厥　B. 心率加快
C. 虚脱　D. 畏寒
E. 皮肤干燥

20. 患者，女，35 岁。诊断为甲状腺功能亢进症，患者常出现的脉搏为（　　）
A. 二联律　B. 洪脉
C. 间歇脉　D. 三联律
E. 细脉

21. 患儿，男，5 岁。玩耍的过程中不慎将花生米吸入气管，其临床表现错误的是（　　）
A. 吸气费力　B. 呼气费力
C. 口唇发绀　D. 烦躁不安
E. 鼻翼翕动

22. 患者，男，36 岁。因发热 5 天入院。体温持续在 39.2 ～ 40℃，24h 波动不超过 1℃，入院后诊断为伤寒。可能的热型为（　　）
A. 稽留热　B. 弛张热
C. 间歇热　D. 不规则热
E. 普通发热

23. 王先生，就诊时突感胸闷心悸，护士为其测脉时，发现每隔 2 个正常搏动后出现 1 次过早搏动，此现象为（　　）
A. 间歇脉　B. 二联律
C. 三联律　D. 速脉
E. 缓脉

24. 患者，男，26 岁。因高热急诊入院。测量 T39.8℃（腋温），P112 次 / 分，R23 次 / 分，BP110/78mmHg，护士对体温测量结果有疑问，应（　　）
A. 向资深护士询问
B. 直接将结果绘于体温单上
C. 向医生报告
D. 不予理会
E. 先检测体温计，然后重新测量

25. 患者，男，68 岁。心肌梗死，护士为其测量体温时，不宜选用肛温的原因是（　　）
A. 因刺激直肠、肛管壁的盆内脏神经，引起副交感神经反射，导致心动过缓
B. 因刺激直肠、肛管壁的盆内脏神经，引起副交感神经反射，导致心动过速
C. 因刺激直肠、肛管壁的内脏大神经，引起交感神经反射，导致心动过速
D. 因刺激直肠、肛管壁的内脏小神经，引起交感神经反射，导致心动过缓
E. 因刺激直肠、肛管壁的迷走神经，引起迷

走神经反射，导致心动过缓

A_3/A_4 型题

（26、27 题共用题干）

患者，女，30 岁。因“冠心病，心房颤动”入院。护理体检时，T37.2℃，HR120 次 / 分，P90 次 / 分，R20 次 / 分，BP100/70mmHg。

26. 患者出现了以下哪种脉搏异常（　　）
A. 缓脉　　B. 间歇脉
C. 洪脉　　D. 丝脉
E. 绌脉

27. 护士正确测量脉搏的方法是（　　）
A. 先测心率，后测脉率
B. 先测脉率，后测心率
C. 护士测脉率，医生测心率
D. 一人测脉率一人计时
E. 一人测心率，一人测脉率，同时测 1min

（李　莉）

第10章 饮食的护理

饮食与营养和人的健康有着非常重要的关系。合理的饮食与营养是机体正常生长发育、组织修复、免疫功能等生命活动的基本条件，也是保持健康、增进健康、协助临床诊疗、促进疾病康复的有效手段。因此，护士必须掌握饮食和营养方面的相关知识，全面准确地了解患者的饮食与营养状况，制订科学合理的饮食护理计划，并实施有效护理，以满足患者对营养的需要，促进患者康复。

第1节 医院饮食

案例 10-1

患者，女，48岁。因“消瘦、烦躁3个月”入院，入院诊断为“甲状腺功能亢进症”。入院后为进一步明确诊断，需进行甲状腺 ^{131}I 试验。

问题：1. 做甲状腺 ^{131}I 试验前护士应如何对患者进行饮食指导？

2. 对患者进行的饮食指导属于医院饮食的哪一类？

营养素是能够在生物体内被利用，具有供给能量、构成机体、调节和维持生理功能的物质。人体需要的营养素包括蛋白质、脂类、碳水化合物（糖类）、矿物质、维生素。因碳水化合物、脂肪、蛋白质三大营养素，在体内酶的作用下，经生物氧化提供人体所需要的能量。因此，这些物质又被称为产能营养素。

为满足患者诊断、治疗和康复的需要，医院饮食分为三大类：基本饮食、治疗饮食和试验饮食。

一、基本饮食

基本饮食（general diet）包括普通饮食、软质饮食、半流质饮食和流质饮食四种（表10-1）。

表 10-1 基本饮食

类别	适用范围	饮食原则	用法及热量
普通饮食	病情较轻或疾病恢复期；体温正常；消化功能正常者	营养平衡，美观可口；易消化、无刺激性食物；与健康人饮食相似	每日3次 蛋白质 70～90g/d 总热量 9.5～11MJ/d

续表

类别	适用范围	饮食原则	用法及热量
软质饮食	消化功能差；咀嚼不便；老、幼患者；低热；口腔疾病或术后恢复期等患者	营养均衡；易消化、易咀嚼；食物碎、软、烂；无刺激性、少油炸、少油腻、少粗纤维及强烈刺激性调料；如面条，软饭，切碎煮熟的菜、肉等	每日 3 ～ 4 次 蛋白质 60 ～ 80g/d 总热量 8.5 ～ 9.5MJ/d
半流质饮食	口腔及消化道疾病；体弱；中度发热；手术后患者	少食多餐；无刺激性、易咀嚼、吞咽和消化；纤维少，营养丰富；食物呈半流质状态，如泥、末、粥、羹、面条等	每日 5 ～ 6 次，每次 300ml 蛋白质 50 ～ 70g/d 总热量 6.5 ～ 8.5MJ/d
流质饮食	急性消化道疾病；高热；口腔疾病、各类大手术后；危重或全身衰竭等患者	食物呈液体状，如奶类、豆浆、米汤、稀藕粉、肉汁、菜汁、果汁等；此类饮食所含热量及营养不足，只能短期食用；通常辅以肠外营养以补充热能和营养素	每日 6 ～ 7 次；每次 200 ～ 300ml 蛋白质 40 ～ 50g/d 总热量 3.5 ～ 5.0MJ/d

考点 基本饮食的种类、适用范围和用法

二、治疗饮食

治疗饮食（therapeutical diet）是指在基本饮食的基础上，根据病情需要，适当调整热能和营养素，以达到治疗或辅助治疗的目的，以促进患者康复（表 10-2）。

表 10-2 治疗饮食

类别	适用范围	饮食原则及用法
高热量饮食	用于热能消耗较高的患者，如甲状腺功能亢进症、大面积烧伤、结核病、肝炎、胆道疾病、体重不足患者及产妇等	基本饮食的基础上加餐 2 次，可进食牛奶、豆浆、鸡蛋、蛋糕、巧克力及其他甜食等。总热能约为 12.5MJ/d
高蛋白饮食	用于高代谢性疾病，如恶性肿瘤、结核病、贫血、烧伤、肾病综合征、甲状腺功能亢进症、低蛋白血症、大手术后等患者；孕妇、乳母等	增加蛋白质的含量，如肉类、鱼类、蛋类、乳类、豆类等。按体重计算 1.5 ～ 2g/（kg · d），每日总量不超过 120g，总热能为 10.5 ～ 12.5MJ/d
低蛋白饮食	用于限制蛋白质摄入的患者，如急性肾炎、尿毒症、肝性脑病等患者	成人蛋白质摄入总量在 40g/d 以下，视病情需要也可在 20 ～ 30g/d，多摄入蔬菜和含糖量较高的食物以维持热量，肾功能不全者应多摄入优质动物蛋白，忌用豆制品；肝性脑病者应以植物蛋白为主
低脂肪饮食	用于肝、胆、胰疾病，高脂血症，动脉硬化，冠心病，肥胖症及腹泻等患者	成人脂肪摄入量＜ 50g/d，肝、胆、胰疾病的患者＜ 40g/d，尤其应限制动物脂肪的摄入。饮食清淡、少油，禁食肥肉、蛋黄、动物脑等食物。高脂血症及动脉硬化患者不必限制植物油（椰子油除外）
低胆固醇饮食	用于高胆固醇血症、高脂血症、动脉硬化、冠心病、高血压等患者	胆固醇的摄入量＜ 300mg/d，禁用或少用含胆固醇高的食物，如动物内脏、脑、鱼子、蛋黄、肥肉、动物油等

续表

类别	适用范围	饮食原则及用法
低盐饮食	用于急慢性肾炎、心脏病、肝硬化伴腹水、重度高血压但水肿较轻的患者	成人食盐摄入量＜2g/d（含钠 0.8g）或酱油 10ml/d　但不包括食物内自然存在的氯化钠。禁食腌制品，如香肠、咸菜、皮蛋、火腿、咸肉、虾米等
无盐低钠饮食	适用范围同低盐饮食，但水肿较重者	无盐饮食除食物内自然含钠量外，不放食盐，烹调饮食中含钠量＜0.7g/d；低钠饮食，除无盐外，还应控制摄入食物中自然存在的含钠量＜0.5g/d。两者均禁食腌制品、含钠多的食物和药物，如挂面、油条、汽水和碳酸氢钠药物等
高纤维素饮食	用于便秘、肥胖、高脂血症、糖尿病等患者	多食用含纤维素多的食物，如韭菜、芹菜、粗粮、竹笋、菠菜等，成人食物纤维素含量＞30g/d
少渣饮食	用于伤寒、痢疾、肛门疾病、腹泻、肠炎、食管胃底静脉曲张、咽喉部及消化道手术的患者	少食含纤维素多的食物，如粗粮、竹笋、芹菜等，不用强刺激性调味品及坚硬、带碎骨的食物；肠道疾病者少用油脂

考点 治疗饮食的适用范围及用法

三、试验饮食

试验饮食也称诊断饮食（test diet），是指在特定的时间内，通过调整饮食的内容，来确保实验室检查结果准确性，协助疾病诊断的一种饮食（表 10-3）。

表 10-3　试验饮食

饮食种类	适用范围	饮食要求	实施时间
胆囊 B 超检查饮食	用于需要 B 超检查胆囊、输胆管道有无疾病患者	检查前 3 天最好禁食牛奶、豆制品、糖类等易于发酵产气食物检查前 1 天晚餐进无脂肪、低蛋白、高碳水化合物的清淡饮食，检查当天早晨禁食。若胆囊显影良好，还需要了解胆囊收缩的功能，则在第一次 B 超检查后，进食高脂肪餐（如油煎荷包蛋 2 只或奶油巧克力 40 ～ 50g，脂肪含量为 25 ～ 50g），以刺激胆囊收缩和排空，有助于显影剂进入胆囊；30 ～ 45min 后，进行第二次 B 超检查观察，若效果不明显，可再等待 30 ～ 45min 后再次检查	试验前 3 天以及试验期间
潜血试验饮食	用于大便潜血试验前的准备，以协助诊断有无消化道出血	禁食肉类、肝脏、血制品、含铁剂的药物、大量绿色蔬菜等，以免产生假阳性反应。可食牛奶、豆制品、白菜、冬瓜、土豆、白萝卜、菜花、山药等，第 4 天起连续留取 3 天粪便做潜血检查	试验前 3 天以及试验期间
甲状腺 ^{131}I 试验饮食	用于协助测定甲状腺功能	试验期间禁食含碘食物，如海带、紫菜、海参、虾、鱼、加碘食盐等；禁用含碘消毒剂做局部消毒；2 周后做甲状腺 ^{131}I 功能测定	试验期为 2 周

续表

饮食种类	适用范围	饮食要求	实施时间
肌酐试验饮食	用于协助检查、测定肾小球的滤过功能	试验期间禁食肉类、禽类、鱼类，忌饮茶和咖啡，限制蛋白质的摄入，全天主食＜300g、蛋白质＜40g，以排除外源性肌酐的影响；蔬菜、水果、植物油不限，热量不足可增加藕粉或含糖的食物，第3天留取尿液做肌酐试验	试验期为3天
尿浓缩功能试验饮食（干饮食）	用于检查肾小管的浓缩功能	全天饮食中水分摄入量控制在500～600ml。可进食含水分少的食物，如米饭、面包、土豆、豆腐干、馒头、炒鸡蛋等，烹调时尽量不加水或少加水；避免食用过甜、过咸或含水量高的食物，蛋白质摄入量为1g/（kg·d）	试验期为1天

考点 试验饮食的适用范围及饮食要求

第2节 一般饮食的护理

案例10-2

患者，男，65岁。诊断为冠心病，患者神志清楚，能够配合。入院查体：T 36.8℃，P 110次/分，R 24次/分，BP 158/100mmHg，体重75kg，伴有双下肢水肿，活动不便。

问题：1. 患者主要护理诊断是什么？

2. 护士应当如何对患者进行进食前的护理？

饮食护理（diet nursing）是满足患者基本生理需要的重要护理措施。护士通过对患者饮食与营养的全面评估，明确患者在营养方面存在的健康问题，制订有针对性的护理计划，并根据护理计划采取相应的饮食护理，帮助患者改善营养状况，促进患者康复。

一、营养状况评估

（一）影响因素的评估

影响饮食与营养的因素有生理因素、病理因素及心理社会因素。

1. 生理因素

（1）年龄 年龄不同，对食物的爱好、每日所需食物量和特殊营养素均有所差异。如婴幼儿、青少年生长发育速度较快，所需热量和营养素较多；老年人由于新陈代谢逐渐减慢，每日所需热量减少，但对钙的需求增加。同时，年龄也可影响人们对食物质地的选择，如婴幼儿咀嚼及消化功能尚未完善、老年人咀嚼及消化功能减退，应供给他们软质易消化的食物。

（2）活动量 各种活动是能量代谢的主要因素，活动强度、工作性质、工作条件不同，能量消耗也不同。活动量大的个体所需的热量及营养素多于活动量小的个体。

（3）身高与体重 是人体生长发育及营养状况综合反映的重要指标。目前最常用的指标为身体质量指数（body mass index，BMI），即体重（kg）/[身高（m）]^2。按照中国营养学会的标准，BMI正常值为18.5～24kg/m^2。BMI≥28kg/m^{2}为肥胖，28kg/m^2＞BMI≥24kg/m^{2}为超重，BMI＜18.5kg/m^{2}为消瘦。

另外，还可采用实测体重与标准体重的差值，除以标准体重，值的百分比来评价。

实测体重占标准体重的百分比计算公式：$\dfrac{\text{实测体重}-\text{标准体重}}{\text{标准体重}}\times 100\%$

百分比在 ±10% 以内为正常范围，增加 10% ～ 20% 为超重，超过 20% 为肥胖，减少 10% ～ 20% 为消瘦，低于 20% 则为明显消瘦。

标准体重的计算公式：我国常用的标准体重计算公式为 Broca 的改良公式，如下

男性：标准体重（kg）= 身高（cm）–105

女性：标准体重（kg）= 身高（cm）–100–2.5

（4）特殊生理状况　妊娠和哺乳期妇女对营养需求明显增加，同时有饮食习惯的改变。妊娠期女性摄入营养素的比例应均衡，同时需要增加蛋白质、铁、碘、叶酸的摄入量，在孕期的后三个月尤其要增加钙的摄入量。哺乳期女性在每日饮食的基础上再增加 500kcal 热量，蛋白质的需要量增加到 65g/d。同时应注意维生素 B 及维生素 C 的摄入。

2. 病理因素

（1）疾病　许多疾病可影响患者对食物及营养的摄取、消化、吸收、代谢和排泄。当患有高代谢性疾病（如发热、甲状腺功能亢进症、烧伤等）、慢性消耗性疾病（如结核病）时，机体对营养素的需求会增加。某些疾病可引起机体营养素流失，如肾炎患者，大量蛋白质通过尿液流失，则所需蛋白质也相应增加。

（2）药物　在治疗过程中，一些药物会影响患者的饮食及营养，如盐酸赛庚啶、胰岛素、类固醇类药物等可增进食欲；非肠溶性红霉素、氯贝丁酯等可降低食欲。有的药物可影响营养素的吸收，如苯妥英钠干扰叶酸和维生素 C 的吸收；有的药物可影响营养素的排泄，如异烟肼使维生素 B_6 排泄增加。

（3）食物过敏　某些人会对某种特定食物（如牛奶、海产品等）过敏，服用后可引起荨麻疹、腹泻、哮喘等过敏反应。

3. 心理社会因素

（1）心理因素　不良的情绪，如焦虑、抑郁、烦躁或过度兴奋、悲哀、恐惧等均可引起交感神经兴奋，抑制胃肠蠕动和消化液的分泌，使患者食欲减退，进食减少甚至厌食；愉快、轻松的心理状态会促进食欲。此外，整洁清新的进食环境、良好的食物感官，会使人具有轻松愉快的心情，促进食欲。

（2）社会文化因素　人的饮食受经济状况、文化背景、宗教信仰、地域环境等因素影响。经济状况直接影响人们对食物的购买力和饮食习惯；文化背景和宗教信仰影响人们对食物种类的选择、制作及进食的时间和方式；不同地域和气候环境会影响人们对食物的选择，并形成特定的饮食习惯。如东北地区居民喜食腌渍的酸菜，因其中含有较多的亚硝胺类物质，易导致消化系统肿瘤的发生。现代高效率，快节奏的生活方式，使食用快餐、速食食品的人越来越多。饮食习惯不佳，如偏食、吃零食等，可造成某些营养素的摄取量过多或过少，导致营养不均衡。

（3）饮酒　长期大量饮酒可导致食欲减退，对营养素的摄入造成影响，也会对全身各个

系统、器官造成危害，如酒精性肝病、胰腺炎、心肌病等，严重时危及生命。

（二）营养状况的评估

营养状况可以通过对患者的体重、毛发、面色、皮肤、黏膜、皮下脂肪、指甲、肌肉和骨骼等方面进行评估，做出初步判断（表 10-4）。

表 10-4 不同营养状况的身体征象

评价项目	营养良好	营养不良
体重	正常范围	肥胖或低于正常体重
毛发	浓密、有光泽	干燥、稀疏、无光泽、易脱落
面色	滋润、平滑、无肿胀	暗淡无光泽、弹性差、肿胀
皮肤	有光泽、弹性好	无光泽、干燥、弹性差、肤色过淡或过深
黏膜	红润	苍白、干燥
皮下脂肪	丰满	菲薄
指甲	粉色、坚实	粗糙、无光泽、反甲、易断裂
肌肉和骨骼	结实、皮下脂肪丰满而有弹性、骨骼无畸形	肌肉松弛无力，皮下脂肪菲薄，肋间隙、锁骨上窝凹陷，肩胛骨和髂骨嶙峋突出

（三）饮食状况的评估

1. 用餐时间长短　用餐时间短可使咀嚼不充分，从而影响营养素的消化与吸收。

2. 摄入种类及摄入量　食物种类繁多，不同食物中营养素的含量不同。应注意评估患者摄入食物的种类、数量及比例是否适宜，是否易被人体消化吸收。

3. 食欲　注意评估患者食欲有无改变，若有改变，注意分析原因。

4. 影响因素　注意评估患者有无咀嚼不便、口腔疾病等影响其饮食状况的因素。

二、患者的一般饮食护理

（一）进食前护理

1. 饮食教育　护士应根据患者所需的饮食种类对患者进行解释和指导，说明意义，明确可选用和不宜选用的食物及进餐次数等，取得患者配合。饮食指导时尽量用一些患者容易接受的食物代替限制的食物，使用替代的调味品或佐料，以使患者适应饮食习惯的改变，从而保证饮食计划的顺利实施。

2. 环境准备　舒适的进食环境可使患者心情愉快，促进食欲。患者进食环境应以清洁、整齐、空气新鲜、气氛轻松愉快为原则。

（1）去除不良气味及不良视觉影响。

（2）暂停非紧急的治疗、检查和护理。

（3）如有病危或呻吟的患者，可用隔帘或屏风遮挡。

（4）如有条件可安排患者在病室餐厅共同进餐，以增加轻松、愉快的气氛。

3. 患者准备　进食前患者感觉舒适会有利于患者进食。因此，在进食前，护士应协助患者做好相应的准备工作。

（1）减轻或去除各种不舒适因素　疼痛者于饭前半小时遵医嘱给予止痛剂；高热者给予降温；敷料包扎固定过紧、过松者适当调整；因特定卧位引起疲劳时，帮助患者更换卧位或相应部位给予按摩。

（2）协助患者洗手及清洁口腔　督促与协助患者洗手、漱口，病情严重者应做口腔护理。

（3）协助患者采取舒适的进食姿势　如病情许可，协助患者下床进食；不能下床者可安置于坐位或半坐位，摆好跨床小桌。卧床患者可取侧卧位或仰卧位，头偏向一侧，并给予适当支托。

（4）取得患者同意后将治疗巾或餐巾围于患者胸前，以保持衣服和被单的清洁，做好就餐准备。

（二）进食时护理

1. 及时分发食物　护士洗净双手，衣帽整洁。核对饮食单，协助配餐员及时准确将饭菜分发给每位患者。

2. 鼓励并协助患者进餐

（1）进食期间，护士可及时地、有针对性地解答患者在饮食方面的问题，逐渐纠正其不良饮食习惯。

（2）鼓励卧床患者自行进食，并将食物、餐具等放在患者易于取到的位置，必要时护士应予以帮助。

（3）不能自行进食的患者，根据患者的饮食习惯耐心喂食，做到喂食适量、速度适中，不催促患者，以便于咀嚼吞咽；温度适宜，避免过冷或过热，如饭菜已凉，必须加热后再喂；顺序合理，固体和液体食物交替喂。进流质饮食，可用吸管吸吮。对于喂食有困难者，及时反馈医生，遵医嘱进行管饲或静脉给所需营养。

（4）双目失明或双眼遮盖的患者，除遵循上述喂食要求外，应告知患者食物名称，以增加兴趣；如患者要求自己进食，可设置时钟平面图放置食物（图 10-1），并告知方位、食品名称，利于患者按顺序摄取。如 6 点钟方向放饭，12 点钟方向放汤，3 点钟和 9 点钟放菜。

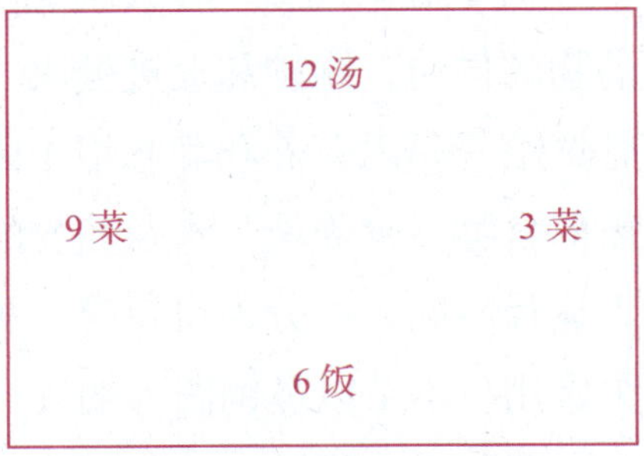

图 10-1　时钟平面图

（5）对禁食或限制饮食者，应告知患者原因，以取得合作，同时在床尾挂标记，做好交接班。

（6）对于需要增加饮水量者，应向患者解释大量饮水的重要性。对限制饮水量者，应向患者及家属说明限水的目的及饮水量，并在床边做限水标记。

3. 特殊问题处理　加强巡视，及时处理进食过程中的特殊问题。

（1）恶心　若患者在进食过程中出现恶心，应指导其做深呼吸，并暂停进食。

（2）呕吐　若患者发生呕吐，应将患者头偏向一侧，防止呕吐物进入气管并尽快清除呕吐物，及时更换被污染的被服等；帮助患者漱口，开窗通风；同时注意观察呕吐物的性状、量和气味等并做好记录。

（3）呛咳　应告知患者，进食过程中细嚼慢咽、不要边进食边说话，以免发生呛咳。若患者发生呛咳，应帮助患者拍背；若异物进入喉部，应立即在腹部剑突下、肚脐上用手向上、向后推挤，直至异物排出，以免窒息。

4. 饮食指导　护士可参照中国居民平衡膳食宝塔在协助患者进食的同时，讲述和解答有关饮食营养与健康的相关知识，帮助患者纠正不良饮食习惯及违反医疗原则的饮食行为。

（三）进食后护理

1. 及时撤去餐具，清理食物残渣，整理床单元。

2. 督促并协助患者进食后洗手、漱口或为患者进行口腔护理。

3. 餐后根据需要做好记录，如进食的种类、量，患者进食时和进食后的反应，以评价患者进食是否达到营养需求。

4. 对暂需禁食、延迟进食者应做好交接班。

5. 征求患者对医院饮食管理的意见，并及时反馈给相关部门，以便更好地改进和提高工作质量。

考点 一般饮食护理中进食前、中、后的护理措施

第3节　鼻　饲　法

案例 10-3

患者，男，30岁。因舌癌做了口腔手术，术后7天不能进食，遵医嘱留置胃管鼻饲，护士小王在插胃管过程中，患者出现了恶心。

问题：1. 护士应如何处理？

2. 护士应如何完成接下来的操作？

对于病情危重、存在消化功能障碍等不能经口或不愿经口进食的患者，为保证其营养和药物的供给，维护和促进健康，临床上常根据患者的情况，采用不同的特殊饮食护理，包括管饲给予肠内营养和静脉给予肠外营养两种方式。管饲是将导管插入胃肠道，给患者提供必需的食物、营养液、水及药物的方法，是临床上提供营养极为重要的方法之一。根据导管插入途径不同，可分为口胃管、鼻胃管、鼻肠管、胃造口管、空肠造口管等。其中以鼻饲法最为常用。本节以鼻饲法为例进行讲解。

鼻饲法（nasogastric feeding）是将胃管经一侧鼻腔插入胃内，从管内灌注流质饮食、水和药物的方法。

【目的】 供给食物、营养液和药物，以维持不能自行经口进食患者的营养和治疗的需要。适应证如下。

1. 昏迷患者。

2. 口腔疾病或口腔手术后患者，上消化道肿瘤、食管狭窄、食管气管瘘引起吞咽困难患者。

3. 不能张口的患者，如破伤风患者。

4. 其他患者，如早产儿、病情危重者、拒绝进食者等。

考点 鼻饲法的适应证

【评估】

1. 患者的年龄、病情、治疗情况、意识状态。

2. 患者的鼻腔情况（如是否通畅，有无肿胀、炎症、畸形、阻塞、鼻中隔偏曲、鼻腔息肉、鼻黏膜损伤等）。

3. 患者的心理状态、合作程度，以往是否接受过类似治疗，是否了解插管的目的，是否愿意配合和明确如何配合插管。

【准备】

1. 患者准备　了解鼻饲法的相关知识，包括鼻饲的目的、操作中的配合方法及注意事项，以取得合作。

2. 护士准备　衣帽整洁，修剪指甲，洗手，戴口罩。

3. 用物准备

（1）治疗车上层　无菌鼻饲包（内备：治疗碗、镊子、压舌板、止血钳、纱布、胃管、50ml 注射器、治疗巾）。液体石蜡、棉签、胶布、别针、夹子或橡胶圈、手电筒、听诊器、弯盘、鼻饲流食（38 ～ 40℃）、温开水、松节油、手消毒液、医嘱单、一次性清洁手套，按需准备漱口或口腔护理用物。胃管可根据鼻饲持续的时间、患者的耐受程度，选择橡胶胃管、硅胶胃管或新型胃管。采用滴注方式灌注流食者，还需要准备带有输注管的肠内营养容器。

（2）治疗车下层　生活垃圾桶、医疗垃圾桶。

4. 环境准备　安静整洁，光线适宜，无异味。

【实施】

1. 操作步骤　见表 10-5。

表 10-5　鼻饲法

操作流程	操作要点
核对解释	备齐用物，携至床旁，仔细核对患者床号、姓名、住院号，解释操作目的、配合要点
安置卧位	有义齿者，取下义齿，清醒患者取坐位或半坐卧位；昏迷患者取去枕仰卧位，头向后仰
铺巾置盘	准备胶布，将治疗巾铺于患者颌下，弯盘置于口角旁，确定患者剑突位置，做好剑突标志
清洁鼻腔	检查鼻腔，选择通畅一侧，用湿棉签清洁鼻腔
测量长度	打开无菌鼻饲包，戴好无菌手套，用 50ml 注射器从胃管末端注入少量空气，检查是否通畅；测量插管长度，并标记。插入长度一般为鼻尖经耳垂至剑突或前额发际至剑突处的距离，成人 45 ～ 55cm（图 10-2）
润滑胃管	倒少许液体石蜡至纱布上，润滑胃管前端 10 ～ 20cm
规范插管	清醒患者插管：一手持纱布托住盘曲的胃管，另一手持镊子或血管钳夹持胃管前端，沿着一侧鼻孔缓缓插入至咽喉部（10 ～ 15cm 处），嘱患者做吞咽动作，并迅速将胃管插至所标记处。如插管中患者出现恶心、呕吐，应暂停片刻，并嘱患者做深呼吸，以减轻不适；如发现呛咳、呼吸困难、发绀等情况，表示误入气管，应立即拔出，休息片刻后重新插管；如插入不畅，应检查胃管是否盘在口腔中，可将胃管抽出少许，再小心插入 昏迷患者插管：插管前先安置去枕仰卧位，头向后仰，当胃管插至 15cm 时，用左手将患者头部托起，使下颌尽量靠近胸骨柄（图 10-3），可以增大咽喉通道的弧度，便于胃管顺利通过咽部

续表

操作流程	操作要点
初步固定	用胶布固定胃管在鼻翼两侧
验证固定	确认胃管是否在胃内，三种方法如下。 抽：注射器接胃管末端，有胃液抽出（图 10-4A） 看：将胃管末端置于水中，无气泡逸出（图 10-4B） 听：将听诊器置于患者胃部，用注射器注入 10ml 空气，听到气过水声（图 10-4C） 将胃管固定在鼻翼及同侧面颊部防止胃管脱出
灌注食物	连接注射器，先灌注少量温开水润滑管腔，防止鼻饲液黏附于管壁。注入流质饮食或药物，避免注入空气导致腹胀，每次量不超过 200ml，间隔时间不少于 2h。灌注完毕，再注入少量温开水，防止鼻饲液积存于管腔中变质造成胃肠炎或堵塞管腔
反折固定	关闭胃管塞并反折胃管末端，用纱布包好，橡皮圈系紧或用夹子加紧，用别针固定于大单、枕旁或患者衣领处
整理、记录	协助患者清洁口腔、鼻腔，撤去治疗巾，整理床单元，嘱患者维持原卧位 20 ～ 30min。洗净注射器，放于治疗盘内，用纱布盖好备用。长期鼻饲每日 2 次口腔护理，鼻饲用物每日更换消毒，洗净双手，记录插管时间、患者反应、鼻饲液种类及量等
拔出胃管	携用物至床旁，核对解释，戴清洁手套，铺治疗巾，放好弯盘，松开别针，揭去胶布，移动胃管，反折胃管末端，切断空气压。一手用纱布包裹近鼻处的胃管，嘱患者深呼吸，呼气时拔管，到咽喉处快速拔出，以免管内残留液体滴入气管。用纱布包裹胃管放置于医疗垃圾桶内，移至患者视线外。清洁患者口鼻及面部，用松节油擦去胶布痕迹，协助患者漱口
整理、记录	清理用物，整理床单元，协助患者取舒适卧位。洗手，记录拔管时间和患者反应

考点 清醒及昏迷患者插管要点

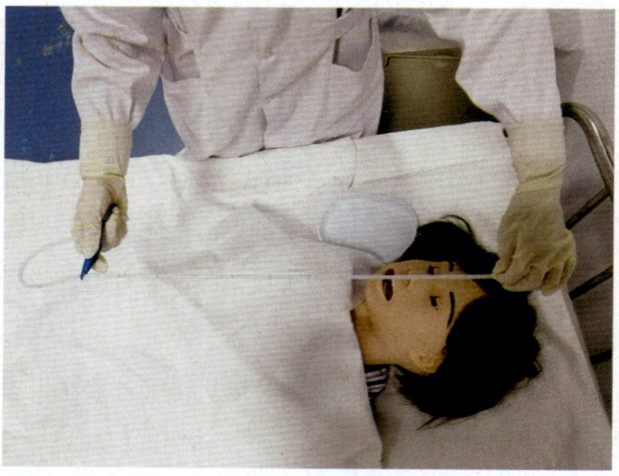

图 10-2 测量胃管的长度

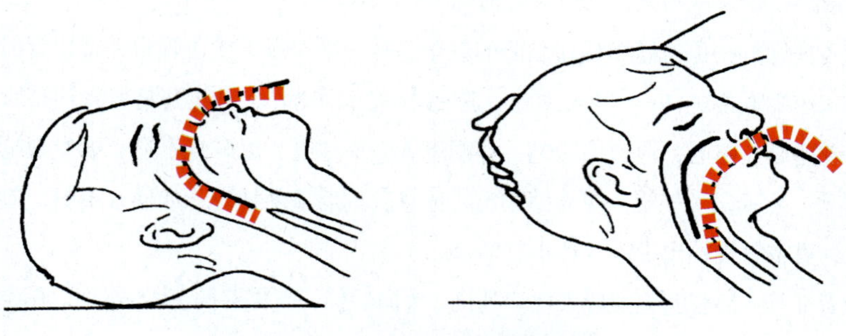

图 10-3 为昏迷患者插胃管

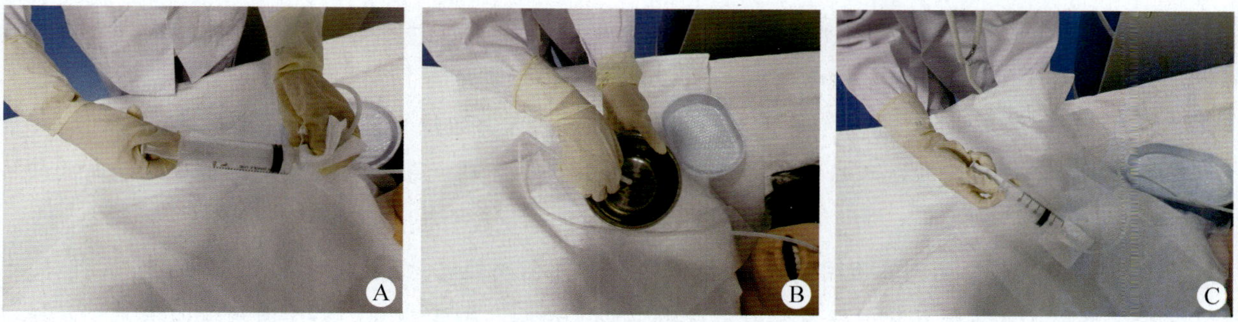

图 10-4　证实胃管在胃内方法

2. 注意事项

（1）有效沟通　鼻饲前应进行有效的护患沟通，向患者解释鼻饲的目的及配合方法，消除患者的疑虑及不安全感。

（2）动作轻稳　操作时动作应轻稳，避免损伤鼻腔及食管黏膜。尤其是通过食管三个狭窄处（环状软骨水平处、平气管分叉处、食管通过膈肌处）时。

（3）灌注饮食

1）灌食前：每次证实胃管在胃内，检查胃管是否通畅，先注少量温开水冲管。如从胃管内抽出咖啡色、暗红色液体或血液时，禁止鼻饲，应立即告知医生处理。

2）灌食时：鼻饲混合流食应当间接加温，以免蛋白凝固；每次鼻饲量不超过 200ml，间隔时间不少于 2h。新鲜果汁与奶液分别注入，防止产生凝块；药片应先研碎溶解后注入。如遇胃肠减压患者注入药物时，注药后半小时内停止胃肠减压。

3）灌食后：再次注入少量温开水，防止鼻饲液凝结变质；避免注入空气而致腹胀。鼻饲后半小时内尽量避免吸痰及翻身拍背，以免引起呕吐及呕吐物反流入气管。

4）长期鼻饲：①每天检查胃管插入的长度，并检查患者有无胃潴留，胃内容物超过 150ml 时，应通知医生减量或暂停鼻饲。②每日进行 2 次口腔护理，并定期更换胃管，普通胃管每周更换 1 次，硅胶胃管每月更换 1 次。于晚间末次喂食后拔管，翌晨从另一侧鼻腔插入。

5）鼻饲“三避免”：①避免灌入空气，以防造成腹胀；②避免灌注速度过快，防止不适应；③避免鼻饲液过热或过冷，防止烫伤黏膜和引起胃部不适。

6）食管胃底静脉曲张、食管癌和食管梗阻的患者禁忌鼻饲。

考点　鼻饲法注意事项

【评价】

1. 患者获得基本热能、营养、水及药物，无黏膜损伤及并发症。
2. 护士操作熟练规范，动作轻柔，关爱患者，插管顺利。
3. 护患沟通有效，清醒患者能做好身心准备，能积极配合。

链接

常用胃管种类

1. 硅胶胃管　由硅胶制成，质量轻，弹性好，无异味，与组织相容性好；管壁柔软，刺激性小；管壁透明，便于观察管道内情况；管道前端侧孔较大。价格比较低廉。可用于留置胃管时间较长的患者。

2. DRW 胃管　由无毒医用高分子材料精制而成，前端钝化，经硅化处理，表面光滑，无异味，易顺利插入，不易损伤食管及胃黏膜；管壁显影、透明，刻度明显，易于掌握插入深度；尾端有多用接头，可与注射器、吸引器等紧密连接。置管时间可达 15 天。

第 4 节　出入液量记录法

一、记录内容与要求

（一）目的

记录 24h 出入液量可以了解病情，为明确诊断、确定治疗方案、制订护理计划提供依据。适用于休克、大出血、大面积烧伤、大手术后，以及心脏病、肝硬化伴腹水等患者。

（二）记录内容和要求

1. 每日进水量

（1）内容　包括饮水量、输液量、输血量、食物中的含水量等。

（2）要求　饮水器应固定，固体食物应记录单位数目及所含水量。

2. 每日排出量

（1）内容　包括尿量、粪便量，以及其他排出液量，如胃肠减压抽出液量、胸腹腔抽出液量、痰量、呕吐液量、伤口渗出液量、胆汁引流液量等。

（2）要求　测量应准确，记录应及时（具体记录内容和要求，详见表 10-6）。

表 10-6　记录内容及要求

类别	记录内容	记录要求
摄入量	饮水量、输液量、输血量、食物中的含水量	患者饮水或进食时，应使用量杯或固定使用已测量过的容器，以便准确记录；固体食物除需记录固体单位量，根据需要可换算出固体食物的含水量
排出量	尿量、粪便量、其他排出量（如胃肠减压抽出液量、胸腹腔抽出液量、痰量、呕吐液量、咯血量、伤口渗出液量、胆汁引流液量等）	大便记录次数，其他液体量均以毫升为单位进行记录。对于尿失禁的患者，应给予接尿装置或留置导尿管，以保证计量准确

考点　出入液量记录内容

二、记录方法

1. 出入液量可先记录在出入液量记录单上。用蓝笔填写眉栏，如床号、姓名、住院号等。

2. 出入液量记录，晨 7 时至晚 7 时用蓝笔，晚 7 时至次晨 7 时用红笔。夜班护士按规定时间总结 24h 出入液量，并记录在体温单的相应栏内。

3. 出入液量总结，一般每日晚 7 时做 12h 总结，次日晨 7 时做 24h 总结，并用蓝笔将 24h 的总出入液量填写在体温单的相应栏目内。

4. 记录要求准确、及时、具体，字迹清晰。

自 测 题

A_1/A_2 型题

1. 为适应不同病情需要，医院饮食分为（　　）
   A. 基本饮食、治疗饮食、试验饮食
   B. 基本饮食、普通饮食、试验饮食
   C. 治疗饮食、普通饮食、试验饮食
   D. 普通饮食、流质饮食、软质饮食
   E. 普通饮食、流质饮食、半流质饮食
2. 流质饮食不宜长期使用是因为（　　）
   A. 水分太多　B. 饮食次数太多
   C. 脂肪量太多　D. 患者不习惯
   E. 总热量及营养素不足
3. 下列哪项不符合流质饮食原则（　　）
   A. 无刺激性　B. 每日 3 ～ 4 餐
   C. 易吞咽、易消化　D. 只能短期使用
   E. 通常辅以肠外营养以补充热能和营养
4. 低盐饮食中钠含量应低于（　　）
   A. 0.5g/d　B. 0.7g/d
   C. 1.0g/d　D. 1.5g/d
   E. 2.0g/d
5. 低蛋白饮食每日蛋白质的供应量应低于（　　）
   A. 30g/d　B. 40g/d
   C. 50g/d　D. 60g/d
   E. 70g/d
6. 成人插鼻饲管时，测量长度的方法正确的是（　　）
   A. 从眉心到剑突　B. 从鼻尖到剑突
   C. 从口到剑突　D. 从耳垂到剑突
   E. 从前额发际到剑突
7. 下列哪种属于试验饮食（　　）
   A. 高脂肪饮食　B. 半流质饮食
   C. 低盐饮食　D. 干饮食
   E. 要素饮食
8. 一般成人胃管插入深度为（　　）
   A. 20 ～ 30cm　B. 35 ～ 40cm
   C. 45 ～ 55cm　D. 50 ～ 60cm
   E. 55 ～ 65cm
9. 插胃管的护理操作中不妥的是（　　）
   A. 液体石蜡润滑胃管前端
   B. 一手用纱布托住胃管
   C. 另一手持镊子夹住胃管从一侧鼻孔缓缓插入
   D. 插至咽喉部时嘱患者做吞咽动作
   E. 如患者出现恶心应立即拔出胃管
10. 为患者鼻饲饮食后，再注少量温开水的目的是
    A. 便于准确记录入量（　　）
    B. 防止胃液反流
    C. 使患者温暖舒适
    D. 便于冲净胃管，避免食物积存
    E. 防止患者呕吐
11. 长期鼻饲患者更换普通胃管的时间为（　　）
    A. 1 天 1 次　B. 1 周 1 次
    C. 1 周 2 次　D. 2 周 1 次
    E. 1 个月 1 次
12. 下列鼻饲法的注意事项中不正确的一项是（　　）
    A. 长期鼻饲者应每日进行口腔护理
    B. 应隔周于晚间末次喂食后拔管
    C. 服用药片时，应将药片研碎，溶解后再灌入
    D. 拔管时夹紧胃管末端轻快拔出

E. 每次鼻饲量不超过 200ml，间隔不少于 2h

13. 对患者的饮食护理工作中，下列哪项不妥（　　）

A. 尊重患者对饮食的选择

B. 双目失明者可给予喂食

C. 禁食患者应交班

D. 进食前暂停一切治疗及护理工作

E. 鼓励卧床患者自行进食

14. 以下禁忌使用鼻饲法的患者是（　　）

A. 口腔手术患者

B. 人工冬眠患者

C. 食管下段静脉曲张患者

D. 破伤风患者

E. 昏迷患者

15. 每次给予鼻饲的量应不超过（　　）

A. 100ml　　B. 150ml

C. 200ml　　D. 250ml

E. 300ml

16. 一般不需做 24h 摄入量记录的疾病是（　　）

A. 肝硬化腹水

B. 休克

C. 肺炎球菌性肺炎

D. 大面积烧伤

E. 肾功能不全

17. 患者，女，45 岁。在全身麻醉下行乳腺癌根治术，麻醉清醒后患者应进食的是（　　）

A. 禁饮食　　B. 流质饮食

C. 软质饮食　　D. 普通饮食

E. 半流质饮食

18. 患者，男，40 岁。体温 38℃，口腔糜烂，根据病情应给予半流质饮食，下列不妥的一项是（　　）

A. 粥　　B. 蒸鸡蛋

C. 炒青菜　　D. 肉末

E. 烂面条

19. 患者，男，28 岁。诊断为原发性肾小球肾炎，需行内生肌酐清除率测定。该患者在为期 3 天的试验期间，每日蛋白质供给量应少于（　　）

A. 20g　　B. 30g

C. 35g　　D. 40g

E. 50g

20. 患者，男，55 岁。既往有高血压病史 16 年，护士对其进行饮食指导，其中错误的是（　　）

A. 低盐、低脂

B. 清淡、宜少量多餐

C. 低胆固醇

D. 高热量、高纤维素饮食

E. 富含维生素和蛋白质

21. 患者，男，36 岁。诊断为贫血，该患者宜采用的饮食是（　　）

A. 高纤维素饮食　　B. 高蛋白饮食

C. 低蛋白饮食　　D. 低脂肪饮食

E. 低纤维素饮食

22. 某患者，Ⅱ度烧伤面积 50%，宜采用（　　）

A. 少渣饮食　　B. 高纤维素饮食

C. 高热量饮食　　D. 高脂肪饮食

E. 低胆固醇饮食

23. 患者，男，52 岁。有溃疡病史，近日来上腹部疼痛加剧，医嘱做大便潜血试验，护士应给予其哪一种菜谱（　　）

A. 土豆、鸡蛋

B. 卷心菜、五香牛肉

C. 油豆腐、鸭血汤

D. 空心菜，炒鸡肝

E. 菠菜、红烧青鱼

24. 患者，男，40 岁。因脑外伤后昏迷入院，护士为其留置鼻胃管提供营养，插管至 15cm 处时将其头部托起的目的是（　　）

A. 以免损伤食管黏膜

B. 避免出现恶心

C. 使喉部肌肉放松便于插入

D. 加大咽喉部通道的弧度

E. 减轻患者痛苦

25. 护士小张在给 10 床患者插胃管时，患者出现呛咳，发绀，护士应采取的措施是（　　）
A. 嘱患者深呼吸
B. 托起患者头部再插管
C. 立即拔出，休息片刻后重插
D. 稍停片刻继续插
E. 嘱患者做吞咽动作

A_3/A_4 型题

（26、27 题共用题干）

患者，女，40 岁。因“消瘦、烦躁 3 个月”主诉入院，入院诊断为“甲状腺功能亢进症”。

26. 患者入院后应给予下列哪种饮食（　　）
A. 高热量饮食　　B. 低蛋白饮食
C. 低热量饮食　　D. 低脂肪饮食
E. 高纤维素饮食

27. 若患者需要进一步行 ^{131}I 试验，则患者在试验前应禁食下列哪种食物（　　）
A. 蔬菜　　B. 肉类
C. 海带　　D. 动物血
E. 巧克力及甜食

（28 ～ 30 题共用题干）

患者，男，46 岁。于 3 天前因心前区疼痛入院，医生诊断为冠心病。

28. 应给予患者下列哪种饮食（　　）
A. 高热量饮食　　B. 低纤维素饮食
C. 少渣饮食　　D. 低胆固醇饮食
E. 高蛋白饮食

29. 护理人员给予饮食指导时下列哪项不妥（　　）
A. 胆固醇每日摄入低于 300mg
B. 少食动物内脏
C. 少食动物脂肪
D. 少食鱼子
E. 少食高纤维素

30. 嘱患者不宜饱餐是为了（　　）
A. 增加胃液分泌
B. 减少消化道瘀血
C. 防止心绞痛发作
D. 减少消化和吸收
E. 增强交感神经兴奋性

（31 ～ 34 题共用题干）

患者，男，45 岁。车祸后昏迷 3 天。需鼻饲饮食以维持其营养需要。

31. 鼻饲插胃管前，应为患者摆放的体位为（　　）
A. 坐位　　B. 半坐位
C. 右侧卧位　　D. 左侧卧位
E. 去枕平卧位

32. 插管至 15cm 时，应注意（　　）
A. 使患者头偏一侧
B. 嘱患者做吞咽动作
C. 使患者下颌靠近胸骨柄
D. 嘱患者张嘴哈气
E. 使患者头向后仰

33. 灌注食物时，应注意鼻饲液的温度为（　　）
A. 36 ～ 38℃　　B. 37 ～ 39℃
C. 38 ～ 40℃　　D. 39 ～ 41℃
E. 40 ～ 42℃

34. 鼻饲时的注意事项中下列哪项不妥（　　）
A. 间隔时间应大于 4h
B. 药片应研碎溶解后再注入
C. 每次鼻饲量不超过 200ml
D. 新鲜果汁与奶液应分别注入
E. 每次鼻饲前应用少量温开水冲管后再进行喂食

（何冬梅）

第11章 排便和排尿护理

排便和排尿是人的基本生理需要，目的是将食物残渣、代谢终产物等排出体外，维持体内环境的稳定。排便和排尿受多种因素的影响，且涉及个人隐私，护理人员应该有温度、有情怀地对患者实施护理，满足其基本需要。

第1节 排便护理

案例 11-1

患者，女，53岁。办公室文员，性格内向，不爱喝水和运动。3年前无明显诱因出现便秘，经口服药物治疗后缓解，后偶尔出现便秘，服用药物后可缓解；1年前便秘加重，辗转多处治疗，曾长期服用大黄、芒硝、果导等导泻药，各种方案往往开始时疗效尚可，其后又逐渐出现便秘。入院前4天未排便，以“腹胀、腹痛2天”入院。入院后，管床护士小王对其进行护理体检：腹部较硬且紧张，可触及包块，肛诊可触及粪块。

问题：患者可能出现了什么情况？护士小王该如何护理？

粪便的主要成分是食物经过消化吸收后，由肠道排出体外的食物残渣。对患者粪便及排便活动的观察和护理，有助于疾病的诊断、治疗和康复。

一、与排便有关的评估

（一）粪便评估

1. 正常粪便

（1）排便次数和量　由于生活习惯不同，人的排便次数也不完全相同。一般情况下，成人每日排便1～2次，平均重量150～200g；婴幼儿每日3～5次。

（2）形状和软硬度　正常成人粪便柔软、成形。

（3）颜色和气味　正常成人粪便因有粪胆素，故呈黄褐色。食物和药物可影响其色。正常粪便因含有蛋白质分解产物而有臭味，强度由腐败菌的活动性和动物蛋白量而定，肉食者气味重，素食者气味轻。

（4）内容物　主要是食物残渣，还有脱落的上皮细胞、大量细菌和机体新陈代谢产物。

2. 异常粪便

（1）排便次数　一般情况下，成人每日排便多于3次或每周少于3次，应视为异常，如腹泻、便秘。

（2）形状和软硬度　消化不良或急性肠炎可为稀便或水样便，不成形；便秘时，水分在肠道内被过量吸收，使大便干结坚硬，呈栗子样；直肠、肛门狭窄呈扁条状。

（3）颜色、气味

1）颜色：柏油样便，提示上消化道出血；暗红色便，常提示下消化道出血；陶土样便，提示胆道梗阻；果酱样便，提示阿米巴痢疾、肠套叠；淡黄色混有泡沫，提示脂肪吸收不良；粪便表面有鲜红色或便后有鲜血滴出，提示有直肠息肉、肛裂和痔疮；呈"米泔水"样便，见于霍乱、副霍乱。

2）气味：消化不良为酸臭味；直肠溃疡、直肠癌为腐臭味，继发感染时，有恶臭味；上消化道出血为腥臭味。

（4）混合物　粪便混有大量黏液，多见于肠炎；粪便中伴有脓血，多见于痢疾、直肠癌；肠道寄生虫感染者，粪便可有蛔虫、蛲虫等寄生虫。

考点　粪便异常的临床意义

（二）异常排便活动的评估

1. 腹泻　指肠蠕动增快，排便次数增多，粪便稀薄不成形，甚至呈水样便，常伴有恶心、呕吐、腹痛、里急后重。主要由肠蠕动加快，肠黏膜吸收水分障碍，使肠内容物迅速通过消化道，水分在肠道内不能被吸收所致。持续严重的腹泻，可导致大量水分和胃肠液的丢失，发生水、电解质和酸碱平衡紊乱。长期慢性腹泻，可致机体营养不良，出现消瘦、体重下降等。常见的原因：饮食不当、胃肠道的炎症、消化系统功能紊乱、情绪紧张、泻剂使用不当等。

2. 便秘　指排便次数减少，粪便干硬，排便不畅，甚至排便困难。常伴有腹胀、食欲不振、乏力、嗜睡。常见原因：机体活动减少；肠蠕动减弱；生活无规律或排便习惯改变；食入粗纤维少，饮水减少；肛肠手术、器质性病变；中枢神经系统功能障碍；某些药物的副作用等。

3. 粪便嵌塞（粪结石）　指粪便持久滞留堆积在直肠内，坚硬不能排出。原因：粪便滞留在直肠内，水分被持续吸收。同时，从乙状结肠下来的粪便又不断加入直肠内的粪块，最终粪便变得又硬又大，坚实如石，堆积在直肠内，无法从肛门正常排出，引起机械性肠梗阻。常发生于慢性便秘患者。

4. 大便失禁　指肛门括约肌不受意识控制而不自主地排便。常见原因：神经系统病变或损伤、肛肠疾病、精神障碍、情绪失调等。

5. 肠胀气　指胃肠道内有过量气体积聚，不能排出。胃肠道内通常含有气体约 150ml，其中胃内约 50ml，肠道内约 100ml。肠内气体主要来源于：经口吞咽时带入；肠内食物发酵；血液的气体弥散。正常情况下，胃内气体通过打嗝由口腔排出，肠道内气体部分被小肠吸收，其余部分经肛门排出体外，不会产生不适。气体不能排出，则产生肠胀气。患者常有腹胀、痉挛性疼痛、呃逆、肛门排气过多，望诊腹部膨隆，叩诊为鼓音。当肠胀气压迫膈肌和胸腔时，则出现呼吸困难。

（三）影响排便活动因素的评估

1. 心理因素　是影响排便的重要因素。精神抑郁时，躯体活动减少，肠蠕动减弱，可致便秘；情绪紧张、焦虑可使迷走神经兴奋，肠蠕动加强，可致吸收不良，腹泻发生。

2. 社会文化因素　社会的文化教育影响个人的排便观念。排便是个人隐私的观念已被大多数社会文化所接受。当个体因排便问题需要他人帮助，而丧失隐私时，可能压抑排便的需要，从而造成排便功能的异常。

3. 排便习惯　许多人都有自己固定的排便时间、姿势。如果排便时间紊乱，总是忽略便意，则无法建立有规律的排便习惯；姿势体位的改变，也可能影响正常排便。

4. 液体摄入量　粪便中的含水量，将影响其软硬度。含水越少，粪便越硬。因此，每天应保证充足水分的摄入。

5. 饮食　含纤维素高的食物，有利于排便。低纤维饮食则使粪团的体积减小，趋向于减少排便反射，易致便秘。

6. 活动　长期卧床或缺乏运动，会导致肌张力下降，影响粪便在肠道内运行，造成水分吸收过多，使大便干硬，不易排出。

7. 药物　麻醉药、止痛药等，可使肠蠕动减弱，从而导致便秘；预防便秘的药物，使用剂量不当时，可引起腹泻或加重便秘。

8. 治疗和检查　腹部、肛门手术后，由于局部肠壁肌肉暂时麻痹和伤口疼痛，可导致排便困难；胃肠 X 线检查，常需灌肠或服用钡剂，可影响排便。

二、排便异常患者的护理

（一）腹泻患者的护理

1. 卧床休息　减少肠蠕动和体力消耗。应为患者提供安静、舒适的环境，注意保暖。

2. 饮食调理　鼓励患者多饮水，给予清淡易于消化的流质或半流质饮食。腹泻严重应禁食，以减轻肠道负担，有利于其功能恢复。忌辛辣、粗纤维和油腻食物摄入。

3. 遵医嘱给药　如止泻药，抗感染药，口服补盐液或静脉输液，以维持水、电解质平衡。

4. 皮肤护理　粪便通常呈酸性，含有消化酶，肛周皮肤受其刺激，易发生红肿、疼痛，表皮脱落。每次便后，用软纸轻擦肛门，用温水清洗肛周皮肤，并在肛门周围涂油膏，以保护局部皮肤。

5. 观察并记录　观察和记录粪便的性质、次数和量等。需要时，留取标本送检。病情危重者，应注意生命体征、意识、尿量等变化。疑是传染病的患者，则按隔离原则护理。

6. 心理支持　粪便臭味及被污染的被服、便器，都会给患者带来不适。因此，要给予患者安慰和支持。协助患者更换污染的被服、清洗沐浴，使患者舒适。将便器清洗干净，放于患者易取处，保证患者能迅速、容易地取用便器。病室空气流通、无臭味。

7. 健康教育　向患者讲解有关腹泻的知识，指导其注意饮食卫生，养成良好的卫生习惯。告知患者多饮水，饮食宜清淡，预防脱水。教会患者观察排便情况，有异常及时与护士联系。

（二）便秘患者的护理

1. 心理护理　给予解释和指导，减轻患者的紧张情绪和思想顾虑。

2. 提供环境　排便时，用屏风、窗帘遮挡。避开查房、治疗、护理和进餐时间。给予足够时间，使其安心排便。

3. 选取适宜的姿势 尽可能采用患者惯用的姿势。床上使用便器时，除非有特别禁忌，最好采用坐姿或将床头抬高进行排便。病情许可时，协助患者到厕所排便。

4. 腹部按摩 排便时，用手沿结肠解剖位置，自右向左（由近心端向远心端），进行环形按摩，可促使降结肠内容物向下移动，并可增加腹压，促进排便。

5. 用缓泻剂 遵医嘱指导患者正确使用缓泻剂。老人、小孩应选用作用缓和的泻药；慢性便秘者，采用番泻叶、大黄等缓泻剂。

6. 用简易通便剂 指导患者正确使用开塞露或甘油栓。

7. 必要时灌肠 上述方法无效时，按医嘱给予灌肠。

8. 健康教育

（1）定时排便 向患者讲解有关排便的知识，养成定时排便的习惯。

（2）合理安排膳食 食物中应有足够的纤维素。病情许可，每天液体摄入量不少于2000ml。适当食用油脂类食物。

（3）运动 帮助患者拟定有规律的活动计划（如散步、做操等）。卧床患者可进行床上活动。

（4）训练 对需要绝对卧床休息者或某些手术者，有计划地训练床上使用便器。

（三）大便嵌塞患者的护理

1. 润肠通便 早期可使用栓剂、口服缓泻剂来润肠通便。

2. 灌肠 必要时，先做保留灌肠，2 ～ 3h 后，行清洁灌肠。

3. 人工取便 上述两种方法无效后使用。术者戴上手套，将涂润滑剂的手指慢慢地插入患者直肠内，触到硬物后，轻轻破碎，后一块一块地取出。操作时动作轻柔，防止损伤直肠黏膜。操作中，患者如有心悸、头昏等不适，立即停止操作。

4. 健康教育 向患者和家属讲解有关排便的知识，协助建立合理的膳食结构，养成良好排便习惯，防止便秘。

（四）大便失禁患者的护理

1. 心理护理 应尊重和理解患者，给予安慰和支持，消除紧张所致的窘迫、自卑和忧郁，帮助患者树立信心，配合护理和治疗。

2. 皮肤护理 床上铺橡胶单和中单或一次性护理垫。每次便后，用温水洗净肛门周围及臀部皮肤，保持清洁干燥。必要时，肛门周围涂软膏以保护皮肤，防破损、感染。注意观察骶尾部皮肤的变化，定时按摩受压部位，预防压力性损伤发生。

3. 帮助患者重建控制排便的能力 掌握患者排便规律，定时给便器，促进患者按时排便。教会患者进行肛门括约肌及盆底肌的收缩锻炼。指导患者取立、坐或卧位，试做排便动作，先缓慢收缩肌肉，再慢慢放松，每次练习 20 ～ 30min，每日数次，以患者不疲劳为宜。

4. 病情允许，保证每天摄入足够液体。

5. 保持病室整洁、无臭味 应勤整理、更换，定时通风换气，保持病室整洁、空气清新。

（五）肠胀气患者的护理

1. 指导患者养成良好的饮食习惯，如进食时，细嚼慢咽。

2. 去除引起肠胀气的原因。如不吃产气食物和饮料，治疗肠道疾病等。

3. 鼓励患者适当活动。病情允许，可协助患者下床活动；卧床患者可在床上活动或变换体位。

4. 轻微肠胀气，可进行腹部热敷或腹部按摩。严重的，遵医嘱给予药物治疗或行肛管排气。

医者仁心

中国消化病学的奠基人——张孝骞

张孝骞，湖南长沙市人，西医学的先驱、著名临床医学家、中国科学院院士。座右铭是“戒，慎，恐，惧”。“学医是学共性，而治病是治个性”他认为，为患者诊治，就像公安人员破案，不能满足于一次诊断，更不能认为成竹在胸，因为无论医生如何使自己的诊断符合疾病的实际状况，都只能是在一定条件下、对某阶段病情的认识。所以，他会因个体差异而为患者提供针对性的诊治。他告诫学生，不要做“看书的郎中”，而是要去观察患者病情的变化，注重临床细节问题的发现和解决。

三、灌 肠 法

灌肠法是将一定量的液体，由肛门经直肠灌入结肠，以清除肠腔内粪便、积气或由肠道供给药物的方法。

根据灌肠的目的不同，分为保留灌肠法和不保留灌肠法。不保留灌肠法又分为大量不保留灌肠法、小量不保留灌肠法和清洁灌肠法。

（一）大量不保留灌肠法

【目的】

1. 解除便秘和肠胀气。

2. 清洁肠道，为肠道手术、检查或分娩做准备。

3. 排出肠内毒物，减轻中毒。

4. 为高热患者降温。

考点 大量不保留灌肠法的目的

【评估】

1. 患者临床诊断、病情、意识状态、自理能力、排便情况、肛门周围皮肤、肛管和直肠黏膜情况。

2. 患者的心理反应及合作程度。

【准备】

1. 护士准备　着装整齐、修剪指甲、洗手、戴口罩。

2. 用物准备

（1）治疗车上层　医嘱执行本、手消毒液、量杯、水温计、灌肠液、一次性灌肠包，根据包内用物进行补充。一次性灌肠包内主要有：灌肠器（由灌肠袋、引流管和肛管组成）、肥皂冻 1 包、手套、孔巾、治疗巾、卫生纸、塑料方盘 1 个等。

（2）治疗车下层　便盆，便盆巾，生活垃圾桶，医疗垃圾桶。

（3）输液架　必要时，备屏风。

（4）灌肠液　0.1% ～ 0.2% 肥皂液、生理盐水。成人每次用量 500 ～ 1000ml，小儿根据年龄酌情减少，200 ～ 500ml；常用温度 39 ～ 41℃为宜，降温时用 28 ～ 32℃，中暑用 4℃生理盐水。

3. 环境准备　关门窗，拉窗帘或用屏风遮挡患者。保持合适的室温，光线适宜。

4. 患者准备　患者了解灌肠的目的、过程和注意事项，愿意配合，排空膀胱。

考点　灌肠液的种类、量和温度

【实施】

1. 操作步骤　见表 11-1。

表 11-1　大量不保留灌肠法

操作流程	操作要点
核对、解释	物品备齐，携至床旁，核对床号、姓名及灌肠液，解释目的、过程，请患者配合。确认患者已排尿
环境、体位、垫巾	关门窗，拉窗帘或屏风遮挡。患者取左侧卧位，双膝屈曲，脱裤至膝部，臀部移至床沿。不能控制排便者取仰卧位，臀下垫便盆。盖好被子，只露臀部。护士洗手、检查和打开灌肠包，戴手套，垫一次性治疗巾于患者臀下（必要时，臀部铺孔巾，露出肛门），放塑料方盘和卫生纸于臀边
挂液、排气	倒灌肠液入灌肠袋，将灌肠袋挂于输液架上，袋内液面高度距肛门 40 ～ 60cm。润滑肛管前端，排气后夹管
插管、固定	左手垫卫生纸，分开臀裂，暴露肛门，嘱患者深呼吸，右手持肛管轻轻插入 7 ～ 10cm，小儿插入 4 ～ 7cm（图 11-1）。用手固定肛管
灌液	开放管夹，使液体缓缓流入
观察	观察患者的反应和液面下降情况。如有便意和腹胀，嘱其深呼吸，并降低灌肠袋位置，或减慢滴速，或暂停片刻；如出现面色苍白、出冷汗、剧烈腹痛，立即停止灌肠，通知医生进行处理。液面下降过慢或停止，多因肛管前端被粪块堵塞所致，可移动或挤捏肛管
拔管	待溶液即将流尽时，夹管。用卫生纸包裹肛管前端轻轻拔出，擦净肛门，取下一次性灌肠器，放入医疗垃圾桶，移去塑料方盘，撤出孔巾和治疗巾，脱下手套。协助其取舒适卧位，嘱患者尽可能保留 5 ～ 10min，有利于软化粪便
协助排便	能下床者，协助上厕所排便。不能下床者，把便盆、卫生纸和呼叫器放在易取处
整理	排便毕，协助取舒适体位休息，整理床单元，感谢患者的配合。开窗通风。用物分类处理
记录	洗手，记录。在体温单大便栏内记录灌肠结果。灌肠缩写符号为“E”，如灌肠后排便 1 次，用 1/E 表示；灌肠后无大便，用 0/E 表示；自行排便 1 次，灌肠后又排便 1 次，用“1　1/E”表示

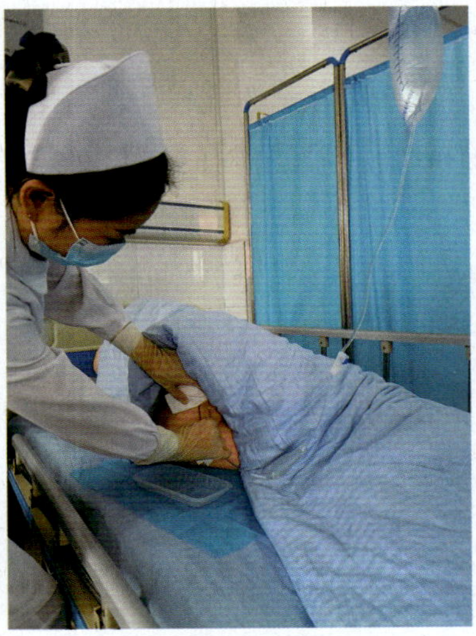
图 11-1 大量不保留灌肠

2. 注意事项

（1）认真做好查对，防止出现差错；做好解释工作，以消除患者的顾虑，取得患者的配合。

（2）遵医嘱正确选择灌肠液，注意其温度和量。如肝性脑病者禁用肥皂水，以减少氨的产生和吸收；水钠潴留者，禁用生理盐水。

（3）伤寒患者灌肠压力宜低。液面与肛门的距离小于30cm，液体量不超过500ml。

（4）以降温为目的的灌肠，嘱患者保留30min后排便，排便后30min再测体温。

（5）观察粪便性质、颜色、量，必要时送检。

（6）妊娠、急腹症、消化道出血、严重心血管疾病等患者禁忌灌肠。

（7）灌肠过程中，要观察患者的反应。如出现心慌、气促、脉速、面色苍白、出冷汗、剧烈腹痛等，应立即停止灌肠，与医生联系，配合医生及时处理。

考点 灌肠液、液面高、插管长度、保留时间、禁忌对象

【评价】

1. 严格遵守查对和消毒隔离制度，用物处理符合要求。
2. 护患沟通有效，患者配合操作，对服务满意。
3. 操作方法正确，达到目的，无并发症发生。

（二）清洁灌肠法

1. 目的　彻底清除滞留在结肠中的粪便，为结肠、直肠检查和手术做肠道准备。

2. 操作方法　第1次用肥皂水，以后用等渗盐水灌洗数次，直至排出液澄清无粪质为止。灌肠时，压力要低，每次液量在500ml左右，液面距肛门的距离不超过40cm。注意每次灌肠后，应让患者休息片刻。

（三）小量不保留灌肠法

【目的】　解除便秘和肠胀气。适用于腹部或盆腔手术后的患者、年老体弱者、小儿、危重患者和孕妇。

【评估】

1. 患者临床诊断、年龄、病情、意识状态、自理能力、排便情况、肛门周围皮肤、肛管和直肠黏膜情况。

2. 患者的心理反应及合作程度。

【准备】

1. 护士准备　着装整齐、修剪指甲、洗手、戴口罩。

2. 用物准备　仅列出与大量不保留灌肠法不同的用物：注洗器（或一次性灌肠器）、20～22号肛管、止血钳、温开水5～10ml。灌肠液常用“1、2、3”溶液（50%硫酸镁30ml、甘油60ml、温开水90ml）或油剂（甘油或液体石蜡50ml加等量温开水），溶液温度

为 38℃。

3. 环境准备　关门窗，拉窗帘或用屏风遮挡患者。

4. 患者准备　了解灌肠的目的、过程和配合要点，愿意配合。排空膀胱。

考点　灌肠液的种类及其组成、量、温度

【实施】

1. 操作步骤　见表 11-2。

表 11-2　小量不保留灌肠法

操作流程	操作要点
核对、解释	物品备齐携至床旁，核对床号、姓名及灌肠液，解释目的和配合要点
环境、体位、垫巾	关门窗，拉窗帘或用屏风遮挡，患者取左侧卧位，双膝屈曲，脱裤至膝部，暴露臀部并移至床沿，臀下垫一次性治疗巾（必要时，臀部铺孔巾，露出肛门），塑料方盘放于臀边，戴手套
装液、排气	用注洗器抽吸灌肠液，连接肛管，如用一次性灌肠器，将液体倒入灌肠袋，挂于输液架上，液面距肛门高度应低于 30cm，润滑肛管前端，排气后夹管
插管、固定	左手垫卫生纸，分开臀裂，暴露肛门，嘱患者深呼吸，右手将肛管轻轻插入 7 ～ 10cm，固定肛管（图 11-2）
注液	缓慢注入溶液后夹管，取下注洗器再吸溶液，松夹后再推注溶液。如此反复，至溶液推注完毕 如用一次性灌肠器，则开放管夹，使液体缓缓流入
注温开水	灌入温开水 5 ～ 10ml，使管内灌肠溶液全部流入
拔管	待温开水即将流尽时夹管，用卫生纸包裹肛管前端轻轻拔出，分离注洗器，肛管暂时置于塑料方盘内（一次性灌肠器，取下放入医疗垃圾桶）。擦净肛门，移去塑料方盘，撤出孔巾、治疗巾，脱下手套。协助其取舒适的卧位，嘱患者尽可能保留 10 ～ 20min 后再排便，以充分软化粪便，有利于排便
排便	协助患者排便
整理、记录	整理用物及床单元，开窗通风，感谢患者的配合。洗手，记录（灌肠的时间，灌肠液的种类、量，患者的反应及排便情况）

2. 注意事项　灌肠插管的深度为 7 ～ 10cm，压力宜低，灌肠液注入的速度不得过快。每次抽灌肠液时，夹紧或反折肛管尾段，防止空气进入肠道，引起腹胀。

考点　液面高度、插管长度、保留时间

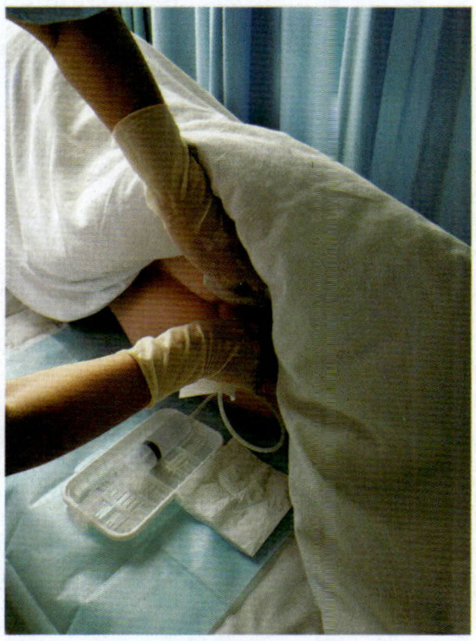

图 11-2　小量不保留灌肠（注洗器法）

【评价】　同大量不保留灌肠法。

（四）保留灌肠法

保留灌肠是自肛门灌注药物，保留在直肠或结肠内，通过肠黏膜吸收达到治疗目的。

【目的】　常用于镇静、催眠及治疗肠道感染。

【评估】

1. 患者临床诊断、病情、意识状态、治疗目的、肠道病变部位、排便情况、肛门周围皮肤、肛管和直肠黏膜情况。

2. 患者的心理状态、合作程度。

【准备】

1. 护士准备　同大量不保留灌肠法。

2. 用物准备　一般用物同小量不保留灌肠法，只是肛管更细（选 20 号以下）。常用溶液遵医嘱准备（镇静、催眠用 10% 水合氯醛；肠道杀菌剂用 2% 小檗碱、0.5% ～ 1.0% 新霉素或其他抗生素）。灌肠液量不超过 200ml，溶液温度 38℃。

3. 环境准备　同大量不保留灌肠法。

4. 患者准备　了解保留灌肠的目的、过程和配合要点，愿意配合。排大小便。

考点 保留灌肠法的目的、常用药液及温度

【实施】

1. 操作步骤　见表 11-3。

表 11-3　保留灌肠法

操作流程	操作要点
核对、解释	物品备齐，携至床旁。核对床号、姓名及灌肠液，解释目的，嘱患者排尿、排便
环境、体位、垫巾	关门窗，拉窗帘或用屏风遮挡。根据病情，选择卧位（慢性细菌性痢疾病变多在直肠或乙状结肠，取左侧位；阿米巴痢疾病变多在回盲部，取右侧位），臀部移至床沿，并暴露，抬高臀部 10cm，防止溶液流出，臀下垫一次性治疗巾（需要时，臀部铺孔巾，露出肛门），塑料方盘放于臀边，戴手套
装液、排气	同小量不保留灌肠法
插管、固定	插入长度为 15 ～ 20cm，余同小量不保留灌肠法
注液	同小量不保留灌肠法
注温开水	同小量不保留灌肠法
拔管	待温开水即将流尽时夹管，用卫生纸包裹肛管前端轻轻拔出，分离注洗器，肛管暂时置于塑料方盘内（如为一次性灌肠器，则取下放入医疗垃圾桶），用卫生纸擦净肛门，移去塑料方盘，撤出孔巾和治疗巾，脱下手套。嘱患者尽可能忍耐，使药物保留 1h 以上，以达到目的
整理、记录	整理患者和床单元，感谢患者的配合。清理用物，洗手，记录（灌肠时间，灌肠液的种类、量，患者的反应）

2. 注意事项

（1）肛门、直肠、结肠等手术后的患者和排便失禁患者不宜做保留灌肠。

（2）肠道抗感染治疗以晚上睡前灌肠为宜，有利于保留药物，达到治疗目的。

（3）灌肠前嘱患者排便，肛管要细，插入要深，注入药液要慢，量要少，液面距肛门不超过 30cm，使灌入药液能保留较长时间，利于肠黏膜充分吸收，达到治疗目的。

考点 体位、插入长度、液面高度、保留时间

【评价】

1. 护患沟通有效，患者能配合操作。

2. 操作方法正确，达到保留灌肠的目的。

四、简易通便法

采用简单而易行，经济而有效的措施，协助患者排便，解除便秘。适用于年老、体弱、久病卧床的便秘患者。常用的方法有以下几种。

1. 开塞露法　开塞露用甘油或山梨醇制成，装在塑料壳内。使用时，将封口端剪去（开口端应光滑），首先挤出少量液体润滑开口处，患者取左侧卧位，分开臀裂显露肛门，嘱患者深呼吸，放松肛门括约肌，将开塞露前端轻轻插入肛门后，将药液全部挤入直肠内。成人每次 20ml，小儿每次 10ml。嘱患者忍耐 5 ～ 10min，以刺激肠蠕动，软化粪块，利于排便。

2. 甘油栓通便法　甘油栓是甘油和明胶制成的栓剂。使用时，术者戴手套，捏住栓剂底部（较粗的一端）轻轻插入肛门至直肠内，抵住肛门处轻轻按揉，嘱患者保留 5 ～ 10min 后排便。因机械性刺激及润滑作用而通便。

3. 肥皂栓通便法　将普通肥皂削成圆锥形（底部直径 1cm，长 3 ～ 4cm）。护士戴手套，蘸热水后轻轻插入肛门。由于肥皂的化学性和机械性刺激而引起排便。如有肛裂、肛管皮肤黏膜溃疡及肛门剧烈疼痛者，则不宜使用此法。

五、肛管排气法

肛管排气法是将肛管从肛门插入直肠，以排除肠腔内积气，减轻腹胀的方法。

【目的】　帮助患者排出肠腔内积气，减轻腹胀。

【评估】

1. 患者的临床诊断、病情、意识状态、生命体征、腹胀情况、肛门周围皮肤、肛管和直肠黏膜情况等。

2. 心理状态和合作程度。

【准备】

1. 护士准备　同大量不保留灌肠法。

2. 用物准备

（1）治疗车上层　肛管、玻璃接管、橡胶管、棉签、透明玻璃瓶（内盛水 3/4 满，瓶口系带或带挂钩）、润滑剂、细长胶布条（1cm×15cm）、橡胶圈、别针、卫生纸、弯盘、小橡胶单、孔巾、治疗巾或一次性治疗巾、清洁手套、手消毒液。

（2）治疗车下层　生活垃圾桶、医疗垃圾桶。

3. 环境准备　同大量不保留灌肠法。

4. 患者准备　了解肛管排气的目的、过程和注意事项，愿意配合。

【实施】

1. 操作步骤　见表 11-4。

表 11-4 肛管排气法

操作流程	操作要点
核对、解释	备齐用物，携至床旁，核对床号、姓名，解释目的及方法
环境、体位	关门窗，拉窗帘或用屏风遮挡，调节室温。左侧卧位或仰卧位，协助患者脱裤至膝部，露出臀部，垫治疗巾于臀下（必要时，臀部铺孔巾）
系瓶连管	瓶系（挂）于患者床旁，橡胶管一端插入玻璃瓶的液面下，另一端与肛管相连
插管	戴手套，润滑肛管前端，一手用卫生纸分开患者的臀部露出肛门，嘱患者深呼吸，另一手将肛管从肛门缓慢地轻轻插入 15 ～ 18cm
固定	用胶布条将肛管固定在臀部，留出足够长的橡胶管用别针固定在床单上。肛管保留不超过 20min
观察	观察排气情况。排气畅通，瓶内液面下有气泡逸出；排气不畅，瓶中气泡很少或无
拔管	拔出肛管，清洁肛门，取下手套
整理、记录	协助患者取舒适体位，整理床单元，清理用物，感谢患者的配合。洗手、记录（排气时间及效果，患者的反应）

2. 注意事项

（1）排气不畅时，沿结肠解剖位置做离心按摩或协助患者更换卧位，以促进排气。

（2）长时间留置肛管会导致肛门括约肌功能降低，甚至出现肛门括约肌永久性松弛。必要时，可隔 2 ～ 3h 再插管排气。

【评价】

1. 护患沟通有效，患者愿意配合操作。

2. 操作方法正确，患者腹胀减轻或消失，无并发症发生。

链接

肛门插管的方向

临床上，会进行灌肠、肛管排气等经肛门插管的侵入性操作，如果进入肛管、直肠的方向不正确，会引起损伤、出血等并发症，只能顺应其解剖插管，才能避免损伤。直肠在矢状面上有上、下两个弯曲，上面的弯曲凸向后；下面的弯曲凸向前。肛管长 4cm，位于直肠会阴曲的下端，肛管的长轴从前上斜向后下，此轴向前上的延长线约通过肚脐。因此，肛门插管应先向肚脐的方向（前上方）进入，插入约 4cm，再转向后上，进入直肠。

第 2 节　排尿护理

案例 11-2

患者，女，30 岁。入院诊断：慢性胆囊炎伴胆囊结石。在全身麻醉下行腹腔镜胆囊切除术，术后第二天主诉下腹胀痛难忍，有尿意，但排尿困难。查体：耻骨联合上膨隆，可触及一囊性包块，叩诊呈实音，有压痛。

问题：1. 患者发生了什么情况？

2. 促进排尿的措施有哪些？

一、与排尿有关的评估

（一）尿液的评估

1. 正常尿液

（1）尿量与次数　成人日间排尿 4 ～ 6 次，夜间 0 ～ 2 次，每次尿量 200 ～ 400ml，每 24h 排出尿量 1000 ～ 2000ml。

（2）颜色和透明度　正常新鲜尿液呈淡黄色、澄清透明，放置后可出现微量絮状沉淀。

（3）比重　成人正常情况下，尿比重波动在 1.015 ～ 1.025。

（4）酸碱度　成人正常情况下，尿液呈弱酸性，pH 为 4.5 ～ 7.5，平均值为 6。

（5）气味　新鲜尿液有特殊气味，来自尿内挥发性酸，尿液排出放置一段时间后，由于尿液中尿素分解放出氨，故有氨臭味。

2. 异常尿液

（1）尿量与次数异常　24h 尿量超过 2500ml 者称多尿，见于糖尿病、尿崩症等。24h 尿量少于 400ml 或每小时尿量少于 17ml 者为少尿，见于心脏、肾脏疾病、休克患者等。24h 尿量少于 100ml 或 12h 内无尿，称无尿或尿闭，见于严重的心脏、肾脏疾病和休克等患者。如每次尿量少，且伴有尿频、尿急、尿痛及排尿不尽等症状称为膀胱刺激症，常见于膀胱炎患者。

（2）尿液颜色异常　肉眼血尿呈红色或棕色，见于泌尿系肿瘤、结石、炎症、外伤、结核等患者；血红蛋白尿呈酱油色或浓茶色，见于溶血患者；胆红素尿呈黄褐色，见于传染性肝炎、黄疸患者；乳糜尿呈乳白色，见于丝虫病等（图 11-3）。

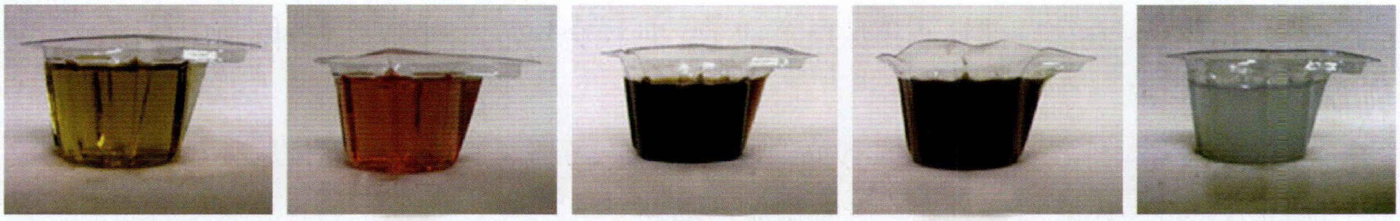

正常尿　血尿　血红蛋白尿　胆红素尿　乳糜尿

图 11-3　尿液颜色

（3）透明度异常　尿中有脓细胞、红细胞、大量上皮细胞、黏液、管型等，可致尿液混浊。见于泌尿系感染。

（4）气味异常　新鲜尿有氨臭味，提示泌尿系感染；尿液呈烂苹果味，提示糖尿病酮症酸中毒；尿液有大蒜臭味，提示有机磷农药中毒。

（5）pH 异常　酸中毒患者的尿液呈强酸性；严重呕吐患者的尿液呈强碱性。

（6）比重异常　若尿比重固定为 1.010 左右，提示肾功能严重障碍。

考点　尿液异常的评估

（二）排尿活动异常的评估

1. 尿潴留　指尿液大量存留在膀胱内不能自主排出者。当尿潴留时，膀胱容积可增至 3000 ～ 4000 ml，膀胱高度膨胀至脐部，下腹部膨隆、疼痛及压痛，并伴有排尿困难，体检可见耻骨上膨隆，触及囊样包块，叩诊呈浊音或实音。见于各种原因引起的尿道或膀胱颈部阻塞（机械性梗阻）和排尿神经反射障碍、麻醉（腰麻最多见）引起的尿潴留（非机械性梗阻）。

2. 尿失禁　指排尿失去意识控制，尿液不自主流出者。尿失禁可分为四种：真性尿失禁、假性尿失禁、压力性尿失禁、急迫性尿失禁。

（1）真性尿失禁　指膀胱的神经功能障碍或受损，使膀胱尿道括约肌失去功能，尿液不自主地流出，膀胱完全不能储存尿液，表现为持续滴尿，见于昏迷、瘫痪的患者。

（2）假性尿失禁　又叫充溢性尿失禁。膀胱内储存部分尿液，当充盈到一定压力时，即不自主溢出少量尿液，膀胱内压力降低时，排尿停止。主要原因是脊髓排尿中枢活动受抑制，如脊髓损伤的患者。

（3）压力性尿失禁　由于膀胱、尿道括约肌张力减低，骨盆底部肌肉及韧带松弛，当咳嗽、打喷嚏或运动时，腹肌收缩，腹内压升高，以致不自主地排出少量尿液。多见于经产妇。

（4）急迫性尿失禁　当患者有强烈的、急迫的排尿愿望时，立刻不自主排尿。表现为在膀胱容量还较低的情况下，出现尿频、尿急，导致尿失禁。见于膀胱感染、机械刺激。

考点 排尿活动异常的评估

（三）影响排尿因素的评估

1. 年龄、性别　婴幼儿因大脑发育不完善，对初级排尿中枢的抑制能力较弱，所以小儿排尿次数多，且易发生夜间遗尿现象。老年人因膀胱肌肉张力减弱，出现尿频。妇女在妊娠时，增大的子宫或胎头压迫膀胱可致尿频。

2. 心理因素　心理因素对排尿有很大影响，当情绪紧张、焦虑、恐惧或剧烈疼痛时，可能会促使排尿或抑制排尿。排尿还受暗示影响，如有些人听到流水声就会产生排尿的愿望。

3. 文化因素　在隐蔽的场所排尿已形成了一种社会规范，当个体缺乏隐蔽的环境时会影响正常的排尿。

4. 排尿习惯　排尿与个人习惯有关，如大多数人习惯于起床和睡前排尿。排尿姿势的改变、时间不充裕、环境不合适都会影响排尿活动。

5. 饮食、饮水　液体的摄入量直接影响尿量和排尿的次数。如大量饮水和摄入含水分多的食物，尿量会增加；咖啡、茶、酒类饮料有利尿作用，可使排尿增多；含盐较多的饮料和食物会造成水钠潴留，使尿量减少。

6. 气候因素　夏季炎热，出汗多，导致尿液浓缩，尿量减少；冬季外周血管收缩，体内水分相对增加，反射性抑制抗利尿激素的分泌，尿量增加，排尿次数增加。

7. 疾病因素　神经系统的病变，使排尿反射的神经传导和排尿意识控制障碍，出现尿失禁；肾脏的病变使尿液生成障碍，出现少尿或无尿；泌尿系统肿瘤、结石、狭窄和前列腺增生等疾病患者，可出现排尿困难，甚至尿潴留。

8. 治疗因素　外科手术及外伤均可导致失血、失液，若补液不足，可出现尿量减少；术中应用麻醉剂可干扰排尿反射，患者出现尿潴留；某些诊断性检查要求患者禁食、禁水从而影响尿量；某些药物可直接影响排尿，如利尿剂可使尿量增加；止痛药、镇静剂影响神经传导而干扰排尿。

二、排尿异常患者的护理措施

（一）尿失禁患者的护理

1. 心理护理　患者常感到羞涩、焦虑、自卑，护士要理解尊重患者，主动关心问候患者，提供必要的帮助，使其树立信心，积极配合治疗和护理。

2. 皮肤护理　注意保持会阴和骶尾部皮肤清洁干燥。床上铺橡胶单和中单或一次性护理垫。经常用温水清洗会阴部皮肤，勤换衣裤、床单、尿垫。根据皮肤情况，定时按摩受压部位，防止压力性损伤的发生。

3. 室内环境　定时开门窗通风换气，保持空气清新。

4. 观察排尿反应　假性尿失禁患者膀胱充盈时会出现腹胀不安，护士尽可能在尿液溢出前帮助患者试行排尿。为老年患者准备好便器，每隔 2 ～ 3h 给予便器一次，消除紧张心理，有意识地控制排尿。

5. 尿液管理

（1）外部引流　女患者可用女式尿壶紧贴外阴接取尿液，也可用尿布垫或尿不湿；男患者可置尿壶于外阴合适部位接取尿液，也可用阴茎套连接集尿袋接尿，但此法不宜长期使用。

（2）留置导尿管　长期尿失禁患者可行留置导尿，避免尿液刺激皮肤。并定时放尿，以锻炼膀胱肌肉张力。

6. 摄入足量水分　病情允许的情况下，指导患者每日摄入 2000 ～ 3000ml 液体，因多喝水尿液增多，可以促进排尿反射，还可预防泌尿系统的感染；入睡前限制饮水，减少尿量，以免影响睡眠。

7. 重建正常排尿功能

（1）训练膀胱功能　帮助患者拟定排尿时间表，让患者养成定时排尿的习惯。开始白天每隔 1 ～ 2h 让患者排尿，夜间每隔 4h 左右一次，并逐渐延长间隔时间，以训练有意识地排尿，促进排尿功能的恢复。排尿时，指导患者自己用手轻按膀胱上方，向尿道方向压迫，协助排空膀胱。

（2）盆底肌的锻炼　盆底和会阴部肌肉强而有力，有助于预防尿失禁。指导患者进行盆底肌肉锻炼，以增强控制排尿功能。盆底肌肉运动的具体方法：患者可取站位、坐位或卧位，先试做排尿（排便）动作，再慢慢收紧盆底肌，每次缩紧不少于 3s，然后缓慢放松，每次 10s，连续 10 次，每天练习数次，以不疲劳为宜。

（二）尿潴留患者的护理

机械性梗阻引起的尿失禁，应配合医生解除梗阻。非机械性梗阻，可采取以下护理措施。

1. 心理护理　安慰患者，消除焦虑和紧张情绪。

2. 提供隐蔽的排尿环境　关闭门窗，用屏风或窗帘遮挡，请无关人员回避。适当调整治疗和护理时间，使患者安心排尿。

3. 调整体位和姿势　取适当体位，病情许可应协助患者以习惯姿势排尿，如扶患者坐起或抬高上身。对需绝对卧床休息或某些手术患者，应事先有计划地训练床上排尿，避免术后不习惯卧床排尿而造成的尿潴留。

4. 促进排尿　利用条件反射诱导排尿，如让患者听流水声或用温水冲洗会阴。热敷下腹部，以解除肌肉紧张，促进排尿。如果病情许可，可用手按压膀胱协助排尿，切记不可强力按压，以防膀胱破裂。

5. 药物或针灸　根据医嘱口服或肌内注射卡巴胆碱；也可配合医生进行针灸治疗，如针刺中极、曲骨、三阴交等穴位，刺激排尿。

6. 健康教育　指导患者养成定时、及时排尿的习惯，教会患者自我放松的正确方法。

7. 实施导尿　经上述处理无效时，可遵医嘱采用导尿术。

考点 尿失禁、尿潴留患者的护理措施

三、与排尿有关的护理技术

（一）导尿术

导尿术是在严格无菌操作下，用无菌导尿管自尿道插入膀胱引流出尿液的方法。

【目的】

1. 为尿潴留患者引流出尿液，减轻痛苦。

2. 协助临床诊断 如留取未污染的尿标本做细菌培养；测膀胱容量、压力及残余尿量；进行尿道或膀胱造影等。

3. 为膀胱肿瘤患者进行膀胱化疗。

考点 导尿术的目的

【评估】

1. 患者的性别、年龄、病情、意识状态、排尿情况、膀胱充盈程度、会阴部的清洁情况及皮肤黏膜情况。

2. 患者对导尿的认识、心理反应及合作程度。

【准备】

1. 护士准备　仪表端庄、着装规范、洗手、戴口罩。

2. 用物准备

（1）无菌导尿包　内置治疗盘 3 个，导尿管 1 根，镊子 3 把，试管瓶，碘伏棉球，润滑油棉球袋，孔巾 1 块，纱布 1 块，1000ml 引流袋 1 个，无菌手套 1 副，薄膜手套 1 只，注射器 1 个（图 11-4）。

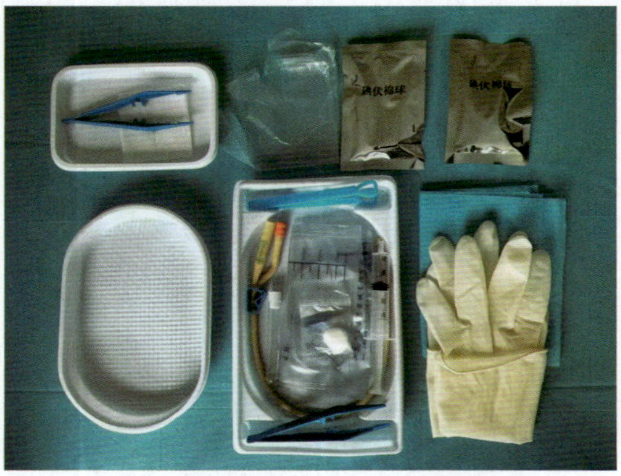

图 11-4　无菌导尿包

（2）其他用物　治疗巾、浴巾、便盆、便盆巾、医疗垃圾桶、生活垃圾桶。

3. 环境准备　酌情关闭门窗，调节室温；根据需要使用屏风或床帘遮挡。

4. 患者准备　了解导尿的目的、过程及配合方法。

【实施】

1. 操作步骤

（1）女患者导尿术 见表 11-5。

表 11-5 女患者导尿术

操作流程	操作要点
核对解释	携用物至床旁，核对床号、姓名，向患者解释导尿的目的、过程和配合方法，以取得患者配合
准备环境	关闭门窗，屏风遮挡或拉上布帘，调节室温，便盆放于同侧床旁椅上
清洗外阴	能自理者，嘱其清洗外阴，不能起床者，协助其清洗外阴
安置卧位	帮助患者脱去对侧裤腿，盖于近侧腿上，并盖上浴巾，对侧下肢用盖被遮盖，患者取仰卧屈膝外展位，暴露外阴
臀下垫巾、开包	将治疗巾（或一次性治疗巾）垫于臀下，消毒双手，核对、检查并打开无菌导尿包，取出初步消毒用物置于近外阴处
初步消毒	操作者左手戴手套，将碘伏棉球倒入小方盘内，清点棉球。右手持镊子夹碘伏棉球依次消毒阴阜、大阴唇，左手拇、示指分开大阴唇，消毒小阴唇和尿道口。每一个棉球只用一次。其顺序由上至下，由外向内。消毒完毕将镊子、脱下的手套放于弯盘内，将弯盘置于治疗车下层或床尾
开包、戴手套、铺巾	消毒双手，将导尿包放在患者两腿之间，按无菌技术操作原则打开，取出无菌手套戴好，取出孔巾，铺在患者的外阴处并暴露会阴部，孔巾和治疗巾内层形成一连续无菌区
排列用物润滑尿管	按操作顺序排好用物，取出导尿管，检查导尿管是否通畅，用润滑油棉球润滑尿管前段，根据需要将导尿管和引流袋的引流管连接，取碘伏棉球放于弯盘内
再次消毒	弯盘置于外阴处，左手拇、示指分开并固定小阴唇，右手持镊子夹碘伏棉球再次消毒尿道口、小阴唇（先对侧，再近侧）、尿道口，污染棉球置于弯盘内，每一个棉球只用一次。消毒顺序由上至下，由内向外再向内。消毒毕，将镊子放于弯盘内，将弯盘移至床尾。左手继续固定小阴唇
插导尿管	右手将盛有导尿管的弯盘移至会阴处，嘱患者张口呼吸，用另一镊子夹持导尿管前端，对准尿道口轻轻插入尿道 4 ～ 6cm，见尿后再插入 1cm
固定、引流尿液	松开固定小阴唇的手，下移固定导尿管，将尿液引入引流袋内或者弯盘内。如需做尿培养，用无菌标本瓶或试管接取中段尿 5ml，盖好瓶盖，放置合适处
拔管、整理	导尿毕，轻轻拔出导尿管，撤下孔巾，擦净外阴，收拾导尿用物弃于医疗垃圾桶。撤出臀下治疗巾放治疗车下层。脱去手套，协助患者穿裤，整理床单元，撤去屏风，打开门窗，交代注意事项，感谢患者的配合
洗手、记录	测量尿量，洗手，记录导尿时间、导出尿量、尿液性状及患者反应
送检	尿标本容器贴好标签，送检

链接

导尿管的种类

导尿管的种类：一般分为单腔导尿管（用于一次性导尿）、双腔导尿管（用于留置导尿）、三腔导尿管（用于膀胱冲洗或向膀胱内滴药）三种。其中双腔导尿管和三腔导尿管均有一个气囊，以达到将尿管头端固定在膀胱内防止脱落的目的。应根据具体情况，选择合适的导尿管。

（2）男患者导尿术 见表 11-6。

表 11-6 男患者导尿术

操作流程	操作要点
核对解释	同女患者导尿术
准备环境	同女患者导尿术
安置卧位	同女患者导尿术
臀下垫巾	同女患者导尿术
初步消毒	检查导尿包，按无菌要求打开导尿包，左手戴手套，右手持镊子夹碘伏棉球依次消毒阴阜、阴茎背侧、阴茎腹侧、阴囊。再用无菌纱布包住阴茎，将包皮向后推，充分暴露尿道口及冠状沟，由尿道口向外向后旋转擦拭消毒尿道口、龟头及冠状沟。每个棉球只用一次，消毒完毕脱下手套放于弯盘内，将弯盘置于治疗车下层或床尾
开包、戴手套、铺巾	消毒双手，将导尿包放在患者两腿之间，按无菌技术操作原则打开，取出无菌手套，戴好，取出孔巾，使孔巾和治疗巾内层形成一连续无菌区
排列用物、润滑尿管	按操作顺序排好用物，取出导尿管，检查导尿管是否通畅，润滑尿管前端，根据需要将导尿管和引流袋的引流管连接，取碘伏棉球放于弯盘内
再次消毒	左手用无菌纱布包住阴茎，将包皮向后推，充分暴露尿道口，右手持镊子夹碘伏棉球再次消毒尿道口、龟头、冠状沟，每个棉球限用一次，污染棉球置于弯盘内。消毒毕，将镊子放于弯盘内，将弯盘移至床尾
插导尿管	左手继续持无菌纱布固定阴茎并提起，使之与腹壁呈 60°，将方盘移至孔巾口旁，嘱患者张口呼吸，用另一镊子夹持导尿管对准尿道口轻轻插入尿道 20 ～ 22cm，见尿后再插入 1 ～ 2cm（图 11-5）
引流尿液	放尿于引流袋中。若需做尿培养，用无菌试管瓶接取中段尿 5ml，盖好瓶盖，放置合适处
拔管、整理	导尿毕，轻轻拔出导尿管，撤下孔巾，擦净外阴，收拾导尿用物弃于医疗垃圾桶。撤出臀下橡胶单和治疗巾放治疗车下层。脱去手套，协助患者穿裤，整理床单元，撤去屏风，打开门窗，交代注意事项，感谢患者的配合
洗手、记录	测量尿量，洗手，记录导尿时间、导出尿量、尿液性状及患者反应
送检	尿标本容器贴好标签，送检

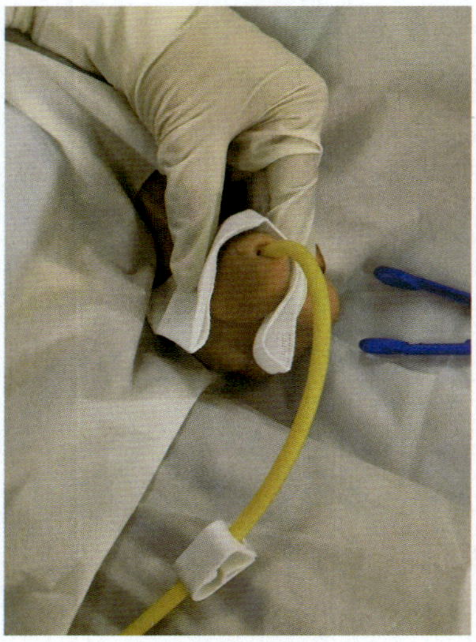

图 11-5 男患者导尿管插入

2. 注意事项

（1）严格执行无菌操作原则，预防尿路感染。

（2）操作前做好护患沟通以取得合作，导尿过程中注意保护患者隐私，操作环境要遮挡。

（3）为女性患者导尿时，如导尿管误入阴道，应立即拔出，更换无菌导尿管重新插入。老年女性尿道口回缩，插管时尤其要应仔细辨认。

（4）选择光滑、粗细适宜的导尿管，插入导尿管和拔出导尿管时，动作要轻柔以免损伤尿道黏膜。

（5）对膀胱高度膨胀且极度虚弱的患者，第一次导尿量不可超过 1000ml。以防大量放尿，导致腹腔内压突然降低，大量血液滞留于腹腔血管内，造成血压下降，产生虚脱；亦可因膀胱突然减压，导致膀胱黏膜急剧充血，引起血尿。

【评价】

1. 护患沟通有效，保护患者自尊，患者愿意配合。

2. 护士操作方法正确，达到导尿的目的。

考点　女患者、男患者导尿方法、操作要点、注意事项

（二）导尿管留置术

导尿管留置术是指导尿后将导尿管留在膀胱内，以引流尿液的方法，可避免反复插管引起感染。

【目的】

1. 抢救休克、危重患者时，准确测量每小时尿量、测量尿比重，以密切观察患者的病情变化。

2. 盆腔手术前留置导尿管，使膀胱在术中保持空虚状态，避免术中误伤膀胱。

3. 某些泌尿系统疾病术后留置导尿管，便于引流和冲洗，并可减轻手术切口的张力，促进切口的愈合。

4. 尿失禁或会阴部有伤口的患者引流尿液，保持会阴部的清洁干燥。

5. 为尿失禁患者进行膀胱功能训练。

【评估】

1. 患者病情、临床诊断、留置导尿的目的。

2. 患者膀胱充盈度及会阴部情况。

3. 患者对导尿的认识、心理反应、自理能力及合作程度

【准备】

1. 护士准备　仪表端庄、着装规范、洗手、戴口罩。

2. 用物准备　治疗盘内备无菌导尿包，另备无菌导尿管 1 根（双气囊导尿管 16 ～ 18 号），自带无菌液体的 10ml 注射器，无菌集尿袋一个，安全别针一个，其余同女患者导尿用物。

3. 环境准备　酌情关闭门窗，调节室温；根据需要使用屏风或床帘遮挡。

4. 患者准备　了解导尿管留置术的目的、过程及配合方法。

【实施】

1. 操作步骤　见表 11-7。

表 11-7　导尿管留置术

操作流程	操作要点
核对解释	携用物至患者床旁，核对患者床号、姓名，解释操作目的、过程和配合要点
消毒插管	同导尿术初步和再次消毒会阴部及尿道口，插入导尿管
固定尿管	见尿液流出后再插入 7 ～ 10cm，将尿液引入引流袋内，连接注射器，根据导尿管上注明的气囊容积向气囊内注入等量的无菌液体，轻拉导尿管有阻力感时，即证明导尿管已固定于膀胱内（图 11-6）

续表

操作流程	操作要点
固定集尿袋	导尿成功后，夹闭引流管，撤下孔巾，擦净外阴，用安全别针将引流袋的引流管固定于床单上，固定时引流管应留出足以翻身的长度，防止患者翻身牵拉使导尿管滑脱。引流袋固定于床边低于膀胱的高度，开放导尿管（图 11-7）
整理	收拾导尿用物，撤出臀下一次性垫巾（或橡胶单和治疗巾），脱去手套，协助患者穿好裤子，取舒适卧位，整理床单元，用物分类处理
洗手记录	洗手，记录留置导尿管的时间、引流量、尿液性状、患者的反应等

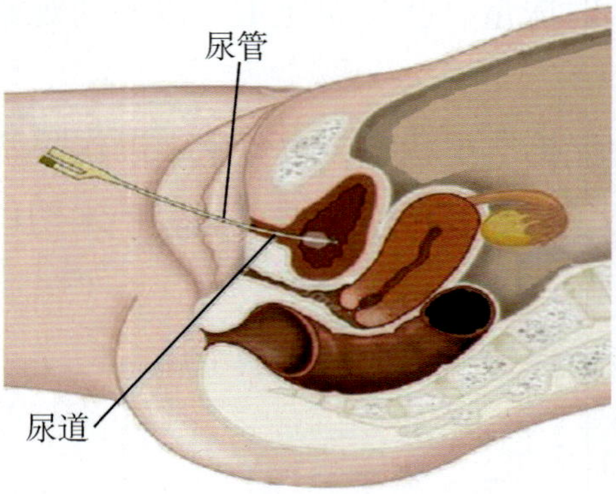

图 11-6　气囊导管尿固定法

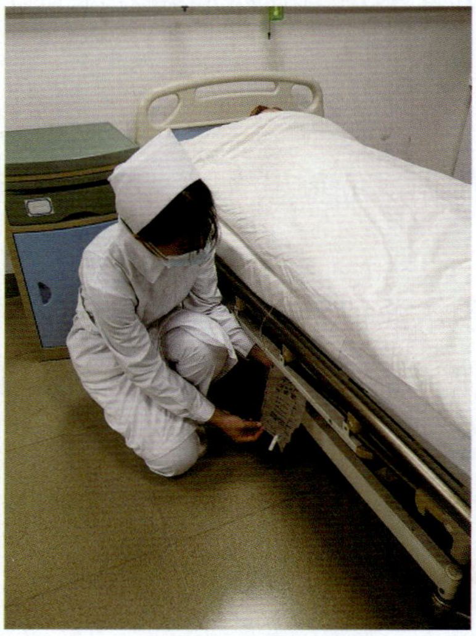

图 11-7　引流袋的固定

链接

导尿管插入困难的原因、处理

导尿时最常遇到的问题是导尿管插入困难，其原因有多种。如尿道口由创伤、炎症等所致的狭窄，以及尿道结石、畸形所致的堵塞，男性前列腺增生、炎性水肿等所致的膀胱颈部梗阻。处理：对尿道狭窄的患者可选用新、细而质地较硬的导尿管，但要严格地沿着尿道的走行方向缓缓插入，切忌强行硬插，损伤尿道黏膜；有尿道损伤史的患者，插管时要考虑有无假性尿道形成的可能；对尿道痉挛插管困难的患者，可予尿道内 2% 利多卡因 2ml，5min 后再行插管。

2. 注意事项

（1）同导尿术（1）～（5）。

（2）气囊导尿管固定时要注意不能过度牵拉导尿管，以防膨胀的气囊卡在尿道内口，压迫膀胱壁或尿道，导致黏膜组织的损伤。

【评价】

1. 患者理解留置导尿管的目的、主动配合。

2. 无菌观念强，操作正确，操作过程无污染，引流通畅，未发生感染。

【留置导尿管患者的护理】

1. 鼓励患者参与护理　向患者及家属解释留置导尿的注意事项及护理方法，鼓励其主动参与护理。

2. 保持尿液引流通畅　避免因导尿管和流管受压、扭曲、堵塞。离床活动时，应将导尿管远端进行固定，以防导尿管脱出。引流袋不得超过膀胱高度并避免挤压，防止尿液反流，导致感染的发生。

3. 防止逆行感染的措施

（1）保持尿道口清洁　女患者用碘伏棉球擦拭外阴及尿道口，男患者用碘伏棉球擦拭尿道口、龟头及包皮，每日 1 ～ 2 次。排便后及时清洗肛门及会阴部皮肤。

（2）引流袋的更换　每日定时更换，排空引流袋，记录尿量。

（3）导尿管的更换　每周更换导尿管 1 次，硅胶导尿管可酌情延长更换时间。

（4）多饮水　留置导尿管期间，如病情允许，应鼓励患者多饮水，每天尿量应维持在 2000 ～ 3000ml 以上，可达到自然冲洗尿道，预防尿路结石形成的目的。

4. 加强观察　注意倾听患者的主诉并观察尿液情况，发现尿液浑浊、沉淀、有结晶时，应及时进行膀胱冲洗并送检尿标本。每周检查尿常规 1 次。

5. 训练膀胱反射功能　可采用间歇性夹管方式，夹闭导尿管阻断引流，每 3 ～ 4h 开放一次，使膀胱定时充盈和排空，促进膀胱功能的恢复。

考点　导尿管留置术的目的、操作步骤、注意事项

（三）膀胱冲洗术

膀胱冲洗是通过留置导尿管或耻骨上膀胱造瘘管，将无菌溶液灌入膀胱内，再利用虹吸原理将灌入的液体引流出来的方法。

【目的】

1. 对留置导尿管的患者，保持引流通畅，预防感染。

2. 清洁膀胱　清除膀胱内的血凝块、黏液、细菌等异物。

3. 治疗某些膀胱疾病　如膀胱炎、膀胱肿瘤。

【评估】

1. 患者的病情、临床诊断、意识状态、生命体征、膀胱冲洗的目的、留置导尿是否通畅、尿液性状。

2. 患者对膀胱冲洗的认识、心理状况、合作理解程度。

【准备】

1. 护士准备　衣帽整洁、洗手、戴口罩。

2. 用物准备

（1）根据医嘱准备冲洗药液，按导尿术准备导尿用物，另备：无菌膀胱冲洗器、手套、消毒液、无菌棉签、医嘱执行本、手消毒液、便盆及便盆巾、生活垃圾桶、医疗垃圾桶。

（2）常用冲洗溶液：生理盐水、0.02% 呋喃西林、3% 硼酸液、氯己定液、0.1% 新霉素溶液。灌入溶液的温度为 38 ～ 40℃，若为前列腺增生摘除术后患者，用冰生理盐水灌洗。

3. 患者准备　患者及家属了解膀胱冲洗的目的、过程和注意事项，学会在操作时如何配合。

4. 环境准备　酌情屏风遮挡，调节室温，必要时应用屏风或挂帘遮挡。

【实施】

1. 操作步骤　见表 11-8。

表 11-8　膀胱冲洗术

操作流程	操作要点
核对、解释	携用物至床旁，核对、解释，关门窗，屏风遮挡
导尿、固定	按导尿管留置术插管，连接留置管并固定
排空膀胱	排空膀胱（便于冲洗液顺利滴入膀胱；有利于药液与膀胱内壁充分接触，并保持有效浓度）
连接、消毒	按输液法消毒瓶塞，打开膀胱冲洗装置，将针头插入瓶塞，溶液倒挂于输液架上，排气后关闭冲洗管。若导尿时使用的为三腔导尿管，直接将冲洗管与导尿管中冲洗腔连接；若导尿时使用的为单腔或双腔导尿管，需用 Y 形管连接，分开导尿管和引流袋引流管接头连接处，分别消毒，分别与 Y 形管的两个分管连接，主管与冲洗导管连接（图 11-8）
注液冲洗	关闭引流管，开放冲洗管，调节滴速 60 ～ 80 滴 / 分，溶液滴入膀胱 200 ～ 300ml 或有尿意时，夹闭冲洗管，放开引流管，冲洗液全部引流后，夹住引流管。按需要反复进行冲洗，每天冲洗 3 ～ 4 次，每次 500 ～ 1000ml。冲洗中，注意观察和询问患者的感受及反应，观察引流液的性状
消毒、固定	冲洗完毕，取下冲洗管，消毒导尿管口和引流管接头并连接，清洁外阴，固定好导尿管
安置患者	协助患者取舒适卧位，整理床单元，清理物品
洗手、记录	洗手，记录冲洗液名称、量、引流量、引流液性质、冲洗过程中患者反应等

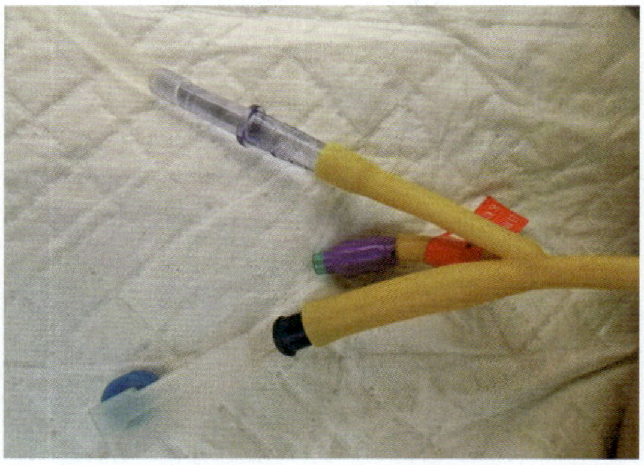
图 11-8　Y 形管连接膀胱冲洗术

2. 注意事项

（1）严格执行无菌操作，防止医源性感染。

（2）冲洗过程中要密切观察，若流出量少于灌入的液体量，应考虑是否有血块或脓液堵塞，可增加冲洗次数或更换导尿管；冲洗过程中，嘱患者深呼吸，尽量放松；冲洗时，若患者感觉不适，应当降低冲洗的量和速度，必要时停止冲洗，密切观察；若患者感到剧痛或者引流液中有鲜血时，应当停止冲洗，通知医生处理。

（3）冲洗时，冲洗液瓶内液面距床面约 60cm，以便产生一定的压力，利于液体流入；冲洗速度不宜过快，以防尿意强烈，膀胱收缩，迫使冲洗液从导尿管侧溢出尿道外，一般为 60 ～ 80 滴 / 分；如果滴入药液，须在膀胱内保留 30min 后再引流出体外，或者根据需要延长保留时间。

（4）Y 形管应低于耻骨联合，以便彻底引流。

（5）冲洗过程中注意观察引流管是否通畅。若需持续冲洗，冲洗管和引流管 24h 更换一次。

【评价】

1. 护患沟通有效，患者理解膀胱冲洗的目的，主动配合。

2. 操作正确，无菌观念强，操作过程无污染，达到操作目的。

自 测 题

A_1/A_2 型题

1. 胆道完全阻塞的患者，大便呈（　　）
   A. 黄褐色　　B. 暗红色
   C. 黄绿色　　D. 陶土色
   E. 淡黄色
2. 下列影响患者排尿因素中错误的是（　　）
   A. 气温升高尿量增多
   B. 饮酒和茶后尿量增多
   C. 情绪紧张引起尿急、尿频
   D. 前列腺增生引起排尿困难
   E. 含钠盐多的食物引起尿量减少
3. 当患膀胱炎时，患者排出新鲜尿液有（　　）
   A. 硫化氢味　　B. 烂苹果味
   C. 氨臭味　　D. 粪臭味
   E. 芳香味
4. 尿潴留患者首次导尿时，放出尿量不应超过（　　）
   A. 500ml　　B. 800ml
   C. 1000ml　　D. 1500ml
   E. 2000ml
5. 为女患者导尿术时，导尿管误入阴道时应立即（　　）
   A. 拔出导尿管，重新插入
   B. 更换导尿管，重新插入
   C. 嘱患者休息片刻再插入
   D. 重新消毒外阴，更换导尿管插入
   E. 重新更换导尿包后再插入
6. 休克患者留置导尿最主要的目的是（　　）
   A. 保持床单元清洁干燥
   B. 引流尿液，促进有毒物质的排泄
   C. 收集尿标本，作细菌培养
   D. 测尿量及比重，了解肾血流灌注情况
   E. 避免尿潴留
7. 患者，男，40 岁。粪便呈果酱样，初步诊断为慢性阿米巴痢疾，医嘱用甲硝唑灌肠治疗，护理措施正确的是（　　）
   A. 灌肠前臀部抬高 20cm
   B. 液面与肛门的距离 40 ～ 60cm
   C. 灌肠时患者取右侧卧位
   D. 灌入药液量应少于 500ml
   E. 灌入后保留 30min
8. 患者，女，65 岁。脑出血后昏迷，排便失禁多日，以下哪项是护理的重点（　　）
   A. 鼓励患者多饮水
   B. 给予患者高蛋白饮食
   C. 观察患者排便时的心理反应
   D. 保护臀部皮肤，防止发生压力性损伤
   E. 观察记录粪便性质、颜色及量
9. 患者，男，58 岁。尿毒症，留置导尿管 12h 引出尿液 180ml，正确的护理评估是（　　）
   A. 尿量正常　　B. 多尿
   C. 少尿　　D. 尿潴留
   E. 尿崩症
10. 患者，男，33 岁。因胆道梗阻出现全身黄染，尿中有胆红素，其尿液颜色为（　　）
    A. 淡黄色　　B. 红色
    C. 乳白色　　D. 酱油色
    E. 黄褐色
11. 患者，女，32 岁。今日行子宫肌瘤切除术，术前为其导尿。其目的是（　　）
    A. 避免手术中出现尿潴留
    B. 避免手术中误伤膀胱
    C. 避免手术中出现尿失禁
    D. 便于肿瘤切除
    E. 保护肾脏
12. 患者，男，68 岁。拟于今日行根治性前列腺切除术，术前护理给予留置导尿。护士在为患者插导尿管时遇到阻力，下列哪项措施是

正确的（　　）

A. 做好患者的心理护理
B. 快速用力插入
C. 稍等片刻，嘱患者深呼吸
D. 放平阴茎，使耻骨下弯消失
E. 提起阴茎，使耻骨前弯消失

13. 患者，女，38 岁。因外伤瘫痪致尿失禁采用留置导尿管，引流通畅，但尿色黄、浑浊，医嘱行抗感染治疗，护士在为其护理时应注意（　　）

A. 鼓励患者多饮水，并进行膀胱冲洗
B. 观察尿量并记录
C. 及时更换导尿管
D. 经常清洗尿道口
E. 指导患者锻炼膀胱充盈和排空

14. 患者，男，60 岁。因"血尿待查"入院，主诉排尿困难，下腹疼痛难忍，B 超提示尿道结石。护士应（　　）

A. 注射利尿剂
B. 立即导尿
C. 轻轻按摩、热敷下腹部
D. 耐心鼓励患者自行排尿
E. 与医生联系，配合医生处理

A_3/A_4 型题

（15 ～ 19 题共用题干）

患者，男，70 岁。肝性脑病前期，表现为意识错乱、睡眠障碍、行为失常，3 天未排便。

15. 患者出现了便秘，遵医嘱为患者提供的主要护理措施是（　　）

A. 清洁灌肠　　B. 保留灌肠
C. 调整排便姿势　　D. 腹部环形按摩
E. 大量不保留灌肠

16. 灌肠筒内液面距肛门（　　）

A. 10 ～ 20cm　　B. 20 ～ 30cm
C. 30 ～ 40cm　　D. 40 ～ 60cm
E. 60 ～ 80cm

17. 肛管插入直肠的深度是（　　）

A. 3 ～ 6cm　　B. 7 ～ 10cm
C. 11 ～ 13cm　　D. 14 ～ 16cm
E. 18 ～ 20cm

18. 灌肠中若患者出现脉速、面色苍白、出冷汗、腹痛，正确的处理是（　　）

A. 移动肛管　　B. 停止灌肠
C. 挤捏肛管　　D. 调整灌肠筒高度
E. 嘱患者放松长呼气

19. 行大量不保留灌肠，禁用的灌肠溶液是（　　）

A. 生理盐水　　B. 1、2、3 灌肠液
C. 肥皂水　　D. 0.9% 氯化钠溶液
E. 油剂

（20 ～ 22 题共用题干）

患者，女，43 岁。因外伤导致尿失禁，遵医嘱为该患者留置导尿管。留置后第 3 日，患者尿液有氨臭味。

20. 患者可能发生的情况是（　　）

A. 尿毒症
B. 酮体中毒
C. 膀胱手术部位出血
D. 膀胱炎
E. 膀胱组织坏死

21. 针对上述情况，采取的主要护理措施是（　　）

A. 建议医生使用抗生素
B. 立即拔出导尿管
C. 建议医生再次手术
D. 膀胱冲洗
E. 指导患者多饮水

22. 关于膀胱冲洗操作，不妥的一项是（　　）

A. 在无菌操作下备好冲洗液及装置
B. 分离并消毒导尿管及引流袋引流管的接头
C. 每次滴入溶液 400 ～ 500ml
D. 每日需冲洗 3 ～ 4 次
E. 冲洗管和引流管 24h 更换 1 次

（付能荣　邢丽娜）

第12章 冷热疗技术

冷热疗技术是临床工作中常用的物理治疗方法，可以缓解患者痛苦，增进患者舒适，对某些疾病有一定的治疗作用。由于冷热疗技术方法简便、易于操作，被广泛应用于医院、家庭和社区。护理人员应正确掌握常用冷热疗技术，了解影响冷热疗技术效果的因素及不良反应，以确保患者安全，满足其身心需要。

第1节 概　　述

案例 12-1

患者，男，30岁。因急性肺炎入院治疗。入院后护士小张为其进行护理体检，T 39.5℃，P 98次/分，R 23次/分，脉速，面色潮红，呼吸急促，皮肤灼热。

问题：可以采用哪些护理措施为患者进行降温？

一、冷热疗技术的概念

冷热疗技术是应用低于或高于人体温度的物质作用于人体皮肤表面，通过神经传导引起皮肤和内脏器官血管的收缩或舒张，改变机体各个系统的血液循环和新陈代谢过程，以达到治疗目的的方法。

二、冷热疗技术的效应

1. 生理效应　当机体受到冷热刺激后，可产生一系列生理反应。由于冷觉感受器数量较温觉感受器多，人体对冷的反应较热敏感。一般情况下，冷疗产生的效应与热疗相反（表12-1）。

表 12-1　冷热疗技术的生理效应

生理效应	用热	用冷
血管反应	舒张	收缩
血液流动	增快	减慢
淋巴流动	增快	减慢
毛细血管通透性	增加	减少
血液黏稠度	降低	增加
神经传导速度	增快	减慢
结缔组织伸展性	增强	减弱

续表

生理效应	用热	用冷
细胞代谢	增快	减慢
需氧量	增加	减少
体温	上升	下降

2. 继发效应　是指当机体用冷或用热超过一定时间，所产生的与生理效应相反的作用，是机体为了避免长时间用冷或用热对组织造成损伤，而产生的一种防御反应。如使用热疗本应引起小动脉扩张，但持续用热 30 ～ 45min 后，局部却会出现小动脉的收缩；用冷本应引起小动脉收缩，但持续用冷 30 ～ 60min 后，局部却会发生小动脉的扩张。因此，在为患者进行冷疗或热疗时，以 20 ～ 30min 为宜。如需反复使用，中间须休息 1h，让组织有机会复原。

三、影响冷热疗技术效果的因素

1. 方式　不同的冷热应用方式，产生的效果有所不同。水是良好的导体，其传导能力和渗透力比空气强，所以相同温度的湿冷、湿热的效果明显优于干冷、干热。在临床工作中，应根据患者的病变部位和治疗要求选择恰当的方法，在达到疗效的同时，避免冻伤或烫伤的发生。

2. 面积　冷热疗技术应用的效果与面积大小有关。应用面积越大，效果越强，反之，则相反。需要注意的是使用面积越大，患者的耐受性越差，可能会引起全身反应。

3. 温度　用冷、热的温度与人体治疗前体表的温度差异越大，机体对冷热刺激的反应则越强；反之，则小。若环境温度高于或等于机体温度时用热，热疗效应会加强；而在冷环境中用冷，冷疗效果相应也会加强。

4. 时间　在适宜的时间内，冷、热疗的效果与时间呈正相关。时间过长，则会产生继发效应，抵消治疗效应，甚至出现不良反应，如疼痛、皮肤苍白、冻伤、烫伤等。

5. 部位　用冷或热的部位不同，产生的效应也不同。不同厚度的皮肤对冷、热刺激敏感性不同，如手掌和脚底皮肤较厚，对冷、热刺激的耐受性较大；而身体皮肤较薄的区域，如前臂内侧、颈部，对冷热的刺激较为敏感。血液循环状况也会影响冷热效果，因此，为了增强冷热疗的效果，应选择血液循环良好的部位。如为高热患者降温，常将冰袋、冰囊置于颈部、腋下、腹股沟等大血管处，以增强散热效果。

6. 个体差异　年龄、性别、身体状况等可影响冷热疗的效应。婴幼儿由于体温调节中枢功能尚未发育成熟，对冷热刺激的适应能力有限；老年人则由于其功能减退，对冷热刺激的敏感性降低；女性对冷热刺激的反应较男性敏感；昏迷、血液循环障碍、血管硬化、感觉迟钝等患者对冷热刺激的敏感性降低，尤其要注意防止烫伤或冻伤。

考点 影响冷热疗技术效果的因素

第2节 冷 疗 法

一、冷疗法的作用

1. 减轻局部组织充血或出血 冷疗可使血管收缩，毛细血管通透性降低，减轻局部充血；用冷还可使血液循环减慢，血液黏稠度增加，减轻局部充血和出血。适用于鼻出血、扁桃体摘除术后、局部软组织损伤初期（48h 内）等。

2. 控制炎症扩散 冷疗可使局部血管收缩，血流减少，细胞的新陈代谢降低，细菌的活力也降低，从而抑制炎症的扩散。适用于炎症早期。

3. 减轻疼痛 冷疗可抑制组织细胞的活动，降低神经末梢的敏感性而减轻疼痛；同时冷疗还可使血管收缩，毛细血管通透性降低，局部渗出减少，减轻由于局部组织肿胀压迫神经末梢所引起的疼痛。适用于烫伤、牙痛、急性损伤初期。

4. 降低体温 当冷直接作用于皮肤时，可通过传导和蒸发等方式使体温降低。适用于高热、中暑等患者。对脑外伤、脑缺氧患者，可以利用局部或全身降温，减少脑细胞需氧量，有利于脑细胞功能的恢复。

考点 冷疗的作用

二、冷疗的禁忌证

1. 血液循环障碍 机体血液循环不良时，用冷会使血管收缩，导致局部组织缺血缺氧加重，甚至变性坏死。因此大面积组织受损、全身微循环障碍、休克、水肿、糖尿病等患者不宜冷疗。

2. 慢性炎症或深部化脓病灶 用冷可使局部血流量减少，影响炎症的吸收。

3. 组织破损 用冷可减少血液循环，增加组织损伤，影响伤口愈合。特别是大范围组织损伤，禁用冷疗。

4. 对冷过敏 对冷过敏者冷疗后，可能出现皮肤红斑、荨麻疹、关节疼痛、肌肉痉挛等过敏症状。

5. 冷疗的禁忌部位

（1）枕后、耳郭、阴囊处 由于皮肤薄，血液供应少，用冷易引起冻伤。

（2）心前区 用冷可致反射性心率减慢、心房颤动、心室颤动及房室传导阻滞。

（3）腹部 用冷易出现腹痛、腹泻。

（4）足底 用冷可致反射性末梢血管收缩而影响散热或引起一过性冠状动脉收缩。

考点 冷疗的禁忌证

三、冷疗的方法

冷疗分为局部冷疗法和全身冷疗法两大类。局部冷疗法有冰袋、冰囊、冰帽、冷湿敷等；全身冷疗法有乙醇拭浴、温水拭浴等。

（一）冰袋、冰囊的使用

【目的】 降温、止血、局部消肿、限制炎症扩散、减轻疼痛。

【评估】

1. 患者的年龄、病情、意识状态、自理能力、局部组织情况（如皮肤颜色、温度、硬结、感觉等）。

2. 患者的心理反应及合作程度。

3. 环境温度及湿度。

【准备】

1. 护士准备 着装整齐、修剪指甲、洗手、戴口罩。

2. 用物准备 治疗盘内放冰袋或冰囊（图 12-1）、布套、冰块、盆、木槌、勺、帆布袋、小毛巾。

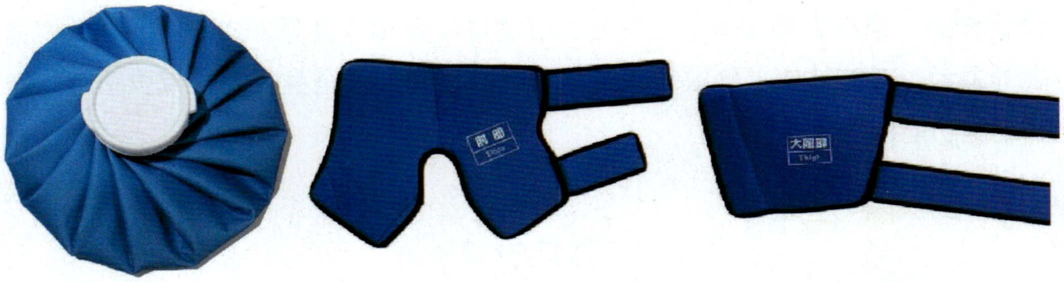

图 12-1 冰袋、冰囊

3. 环境准备 根据情况调节室温，如需暴露患者可用屏风遮挡，保持环境安全、舒适。

4. 患者准备 患者了解使用冰袋 / 冰囊的目的、方法、注意事项和配合要点。

【实施】

1. 操作步骤 见表 12-2。

表 12-2 冰袋、冰囊使用法

操作流程	操作要点
装袋、排气	将冰块放入帆布袋内，用木槌敲成小块，放入盆中，用水融化其棱角。将冰块装入冰袋或冰囊 1/2 ～ 2/3 满，排出袋内空气后，将袋口夹紧或塞紧
擦干、检查	擦干冰袋或冰囊后，将其倒提晃动，检查不漏水后套上布套
核对、解释	物品备齐，携至床旁，核对床号、姓名，解释目的、过程，取得配合
放置、冷敷	检查用冷部位皮肤情况，放冰袋或冰囊于所需部位，忌压部位采用悬吊式。高热降温，将冰袋置于前额、头顶和颈部外侧、腋下、腹股沟等体表大血管分布处；鼻出血者将冰囊置于鼻部；扁桃体摘除术后，将冰囊置于颈前颌下，减少出血
观察效果	观察局部血液循环情况、体温变化及冷疗用物是否漏水。严格执行交接班制度
整理、记录	撤除用物，整理床单元，记录使用部位、时间、效果和反应
用物处理	将冰袋或冰囊内的水倒空后，倒挂晾干，吹入少量空气，夹紧袋口备用。布袋及时送洗

2. 注意事项

（1）随时观察冰袋有无漏水，是否夹紧。冰块融化后，应及时更换，保持布套干燥。

（2）注意观察患者局部皮肤变化，如出现苍白、青紫、麻木等情况，应立即停止用冷并给予相应处理。

（3）用冷时间不可超过 30min。如需长时间用冷，可间隔 1h 后再重复使用。为高热患者降温时，冷疗 30min 后应进行体温测量，当体温降至 39℃以下时，取下冰袋，并在体温单上做好记录。

考点 冰袋、冰囊使用的注意事项

【评价】

1. 护患沟通有效，能满足患者身心需要。

2. 操作方法正确，达到冷疗目的，患者感觉安全、舒适，无不良反应。

（二）冰帽的使用

【目的】　头部降温，预防脑水肿。

【评估】

1. 患者的年龄、病情、意识状态、自理能力、头部状况。

2. 患者的心理反应及合作程度。

【准备】

1. 护士准备　着装整齐、修剪指甲、洗手、戴口罩。

2. 用物准备　冰帽（图 12-2）或冰槽、冰块、盆及冷水、木槌、帆布袋、勺、海绵垫、水桶、肛表。冰槽降温，另备不脱脂棉球及凡士林纱布。

3. 环境准备　根据情况调节室温，保持环境安全、舒适，酌情关闭门窗或遮挡患者。

4. 患者准备　患者及家属了解冰帽冷疗的目的、方法、配合要点和注意事项。

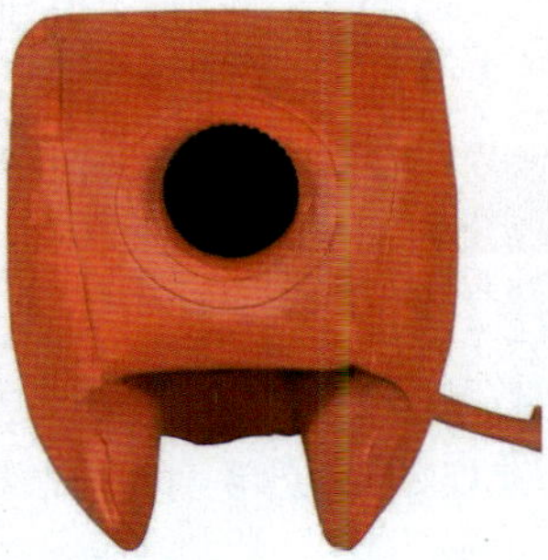

图 12-2　冰帽

【实施】

1. 操作步骤　见表 12-3。

表 12-3　冰帽（冰槽）使用法

操作流程	操作要点
核对、解释	备齐用物，携至患者床旁，查对床号、姓名，解释冷疗目的、方法，取得患者配合
降温	（1）冰帽降温：将患者头部置于冰帽中，将海绵垫垫于后颈部、枕部、双耳郭处，排水管放于水桶内 （2）冰槽降温：将患者头部置于冰槽中，双耳塞不脱脂棉球，双眼覆盖凡士林纱布，防冰水流入耳内，保护后颈及角膜
观察效果	观察效果及反应，严格执行交接班制度，维持肛温在 33℃左右，不可低于 30℃，以防心房颤动、心室颤动、房室传导阻滞等并发症的发生
整理、记录	撤除用物，整理床单元，记录使用的部位、时间、效果和反应
用物处理	冰帽处理同冰袋；冰槽将水倒空后，及时擦拭清洁备用

2. 注意事项

（1）密切观察患者　观察体温和心率的变化，肛温不可低于30℃，以防发生心室颤动等并发症。观察头部皮肤变化，尤其注意耳郭、后颈和枕部皮肤有无青紫、麻木及冻伤发生。

（2）观察冰帽、冰槽、冰块情况　冰帽或冰槽有无漏水、冰块是否融化，有则及时更换或添加，以保证冷疗效果。

（3）防继发效应发生　为防止继发效应发生，冷疗时间不宜超过30min。

考点 冰帽使用的方法

【评价】　同冰袋、冰囊使用法的评价内容。

（三）冷湿敷法

【目的】　降温、止血、消炎、止痛。

【评估】　同冰袋、冰囊使用法评估内容。

【准备】

1. 护士准备　着装整齐、修剪指甲、洗手、戴口罩。

2. 用物准备

（1）治疗盘内备　长钳2把、敷布2块、棉签、橡胶单、治疗巾。

（2）治疗盘外备　装有冰水的小盆。必要时，备换药用物。

3. 环境准备　根据情况调节室温，保持环境安全、舒适。如需暴露患者，可用屏风遮挡。

4. 患者准备　患者及家属了解冷湿敷的目的、方法、配合要点和注意事项。

【实施】

1. 操作步骤　见表12-4。

表12-4　冷湿敷法

操作流程	操作要点
核对、解释	携用物至床旁，查对床号、姓名，解释目的、方法，取得患者配合
患处观察、垫单	暴露患处后，观察皮肤情况，将橡胶单和治疗巾垫于受敷部位下
冷敷	将敷布置于冰水中，待敷布浸湿后，用长钳夹起，拧至不滴水为度，再将敷布抖开，敷于患处。每3～5min更换一次敷布，持续时间为15～20min
观察	观察局部皮肤情况及患者反应
整理、记录	撤除用物，擦干患者皮肤，整理床单元，记录冷敷的部位、时间、效果和患者反应
用物处理	将物品消毒后备用

2. 注意事项

（1）密切观察局部皮肤变化及患者反应。

（2）敷布拧干至不滴水为宜。

（3）若为物理降温，在冷湿敷30min以后应测量体温，并将结果记录于体温单上。

【评价】　同冰袋、冰囊使用法的评价内容。

（四）温水（乙醇）拭浴

【目的】　为高热患者降温。

【评估】　同冰袋、冰囊使用法评估内容，并询问有无乙醇过敏史。

【准备】

1. 护士准备　着装整齐、修剪指甲、洗手、戴口罩。

2. 用物准备

（1）治疗盘内备　大、小毛巾各 2 块，热水袋、冰袋及布套，清洁衣裤。

（2）治疗盘外备　脸盆内备 32 ～ 34℃温水约 2/3 满，或盛放 30℃、浓度为 25% ～ 35% 乙醇溶液 200 ～ 300ml。必要时备屏风、便器。

3. 环境准备　根据情况调节室温，如需暴露患者可用屏风遮挡。

4. 患者准备　患者及家属了解拭浴的目的、方法、配合要点和注意事项。

考点　拭浴所用温水及乙醇的准备要求

【实施】

1. 操作步骤　见表 12-5。

表 12-5　温水（乙醇）拭浴

操作流程	操作要点
核对、解释	携物至床旁，查对床号、姓名，解释拭浴目的、方法，取得患者配合
患者准备	松开床尾盖被，将冰袋置于头部，热水袋置于足底。协助患者根据需要脱去衣裤，松开腰带，将大毛巾垫于擦拭部位下
拭浴	将小毛巾浸入温水或乙醇中，拧至半干后缠于手上呈手套状，以离心方向轻轻拍拭，每侧部位拍拭 3min，拭浴全过程不超过 20min。拭浴毕，用大毛巾擦干皮肤后穿好衣裤，取出热水袋 拭浴顺序：双上肢→腰背部→双下肢 双上肢：颈部外侧→上臂外侧→手背；侧胸→腋窝→上臂内侧→手心 腰背部：颈下肩部→背部→臀部 双下肢：髂骨→大腿外侧→足背；腹股沟→大腿内侧→内踝；臀下→大腿后侧→腘窝→足跟
观察	观察患者有无寒战、面色苍白、脉搏、呼吸异常
整理、记录	撤除用物，协助患者取舒适体位，整理床单元。记录拭浴时间、效果和患者反应
用物处理	将物品消毒后备用

2. 注意事项

（1）拭浴前头部置冰袋，有助于降温，并可防止头部充血引起头痛；热水袋置于足底，有助于足部血管扩张减轻头部充血，并使患者感觉舒适。

（2）拭浴时要随时观察患者情况，询问其感受，如有异常应停止拭浴，通知医生。注意保护患者隐私，以满足其身心需要。

（3）拭浴应以拍拭方式进行，避免摩擦生热。对腋窝、肘窝、腹股沟、腘窝等血管丰富处，适当延长时间有利于散热。

（4）禁忌拍拭后颈部、胸前区、腹部、足底等处，以免引起不良反应。

（5）新生儿、血液病患者应慎用乙醇拭浴以免发生不良反应。

（6）拭浴后30min测量体温并记录，若患者体温在39℃以下应撤去冰袋。

考点 拭浴的顺序及注意事项

【评价】 同冰袋、冰囊使用法的评价内容。

第3节 热 疗 法

案例12-2

患者，女，19岁。进食后出现腹部剧烈疼痛、面色苍白、大汗淋漓，家人立即将其送入医院就诊。刚刚参加工作的护士小高见患者痛苦难忍，立即为患者准备了热水袋，欲帮其减轻疼痛。

问题：1. 护士小高的做法对吗？为什么？

2. 热疗的适应证和禁忌证有哪些？

一、热疗法的作用

1. 减轻深部组织充血 热疗使皮肤血管舒张，血流量增加，全身血液重新分布，使深部血流量减少，常用于深部组织充血。

2. 促进炎症的消散和局限 热疗使局部血管舒张，血液循环速度增快，促进组织中毒素和废物的排出，增强新陈代谢和白细胞的吞噬功能。炎症早期用热，可促进炎性渗出物的吸收和消散；炎症后期用热，可促使白细胞释放蛋白溶解酶，溶解坏死组织，使炎症局限。如软组织损伤或扭伤（48h后），用热可促进软组织渗出物的吸收和消散。

3. 减轻疼痛 热疗能降低痛觉神经的兴奋性，改善血液循环，减轻炎性水肿，加速致痛物质排出及渗出物的吸收，解除因局部神经末梢受刺激和压迫而引起的疼痛。热疗还可使肌肉和韧带等组织松弛，减轻因肌肉痉挛、僵硬、关节强直而引起的疼痛。常用于腰肌劳损、肾绞痛、胃肠痉挛等患者。

4. 保暖与舒适 热疗可使局部血管扩张，促进血液循环，使患者感到温暖舒适。多用于危重、年老体弱、早产儿及末梢循环不良患者的保暖。

考点 热疗的作用

二、热疗的禁忌证

1. 急腹症尚未明确诊断前 热疗能够减轻疼痛，因而易掩盖病情真相，导致贻误诊断和治疗。

2. 面部危险三角区感染 面部危险三角区血管丰富又无静脉瓣，且与颅内海绵窦相通，热疗可使血管扩张，血流量增多，导致细菌和毒素进入血循环，易引起颅内感染和败血症。

3. 各种脏器内出血 热疗可使局部血管扩张，增加脏器的血流量和血管通透性，加重出血。

4. 软组织损伤早期（48h内） 热疗可促进局部血液循环，扩张血管，从而加重皮下出血、肿胀及疼痛。

5. 其他

（1）心、肝、肾功能不全者　大面积热疗可使皮肤血管扩张，减少对内脏器官的血液供应，加重病情。

（2）皮肤湿疹　采用热疗可能会加重皮肤受损，也可使患者瘙痒难忍。

（3）急性炎症　热疗可使局部温度升高，有利于细菌繁殖和分泌物增多，加重病情，故牙龈炎、中耳炎、结膜炎禁用热疗。

（4）孕妇　热疗可影响胎儿的生长。

（5）金属移植物部位　金属能导热，容易造成患者烫伤。

（6）恶性肿瘤　热疗可加速正常细胞的代谢，同时也可使异常细胞代谢增强；热疗还会加速血液循环，使肿瘤扩散和转移，加重病情。

（7）麻痹、感觉异常者、婴幼儿、老年人慎用。

考点　热疗的禁忌证

三、热疗的方法

热疗的方法有干热法和湿热法两种，干热法包括热水袋使用法、烤灯使用法等；湿热法包括热湿敷法、热水坐浴法、温水浸泡法等。

（一）热水袋使用法

【目的】　常用于保暖、解痉、镇痛。

【评估】

1. 患者的年龄、病情、意识状态、自理能力、治疗状况，热疗部位皮肤情况，有无局部或肢体末梢循环不良、感觉迟钝等。

2. 患者的表达能力及合作程度。

【准备】

1. 护士准备　着装整齐、修剪指甲、洗手、戴口罩。

2. 用物准备　治疗盘内放热水袋（图 12-3）、布套、盛有热水的水壶、水温计、毛巾。

3. 环境准备　根据情况调节室温，酌情关闭门窗或遮挡患者，环境安全、舒适。

4. 患者准备　患者了解热疗的目的、方法、注意事项。

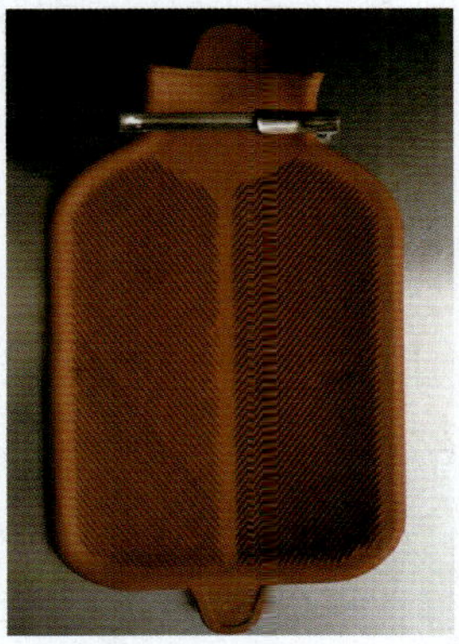

图 12-3　热水袋

【实施】

1. 操作步骤　见表 12-6。

表 12-6　热水袋使用法

操作流程	操作要点
灌袋、排气	检查热水袋有无破损，测量水温为 60 ～ 70℃。取下塞子，放平热水袋，一手持袋口边缘，另一手灌入热水，边灌边提高袋口，以免热水溢出，灌至热水袋容积的 1/2 ～ 2/3 满。将热水袋慢慢放平，排尽空气，旋紧塞子

续表

操作流程	操作要点
检查、装套	擦干热水袋后倒提，并轻轻抖动，检查无漏水后装入布套
核对、解释	备齐物品，携至床旁，核对床号、姓名，解释操作目的和注意事项
热敷	将热水袋放在所需部位，袋口朝向身体外侧，用热时间不超过 30min
观察、处理	观察局部情况，如发现皮肤潮红、患者主诉疼痛，应停止使用，并在局部涂凡士林保护皮肤
整理、记录	撤除用物，整理床单元，记录使用部位、时间、效果和反应
用物处理	将热水袋倒空后倒挂晾干，吹入少量空气，旋紧袋口备用；布袋及时送洗

2. 注意事项

（1）婴幼儿、老年人、昏迷、麻醉未醒、末梢循环不良、感觉障碍等患者，水温应调至50℃以内，并用大毛巾包裹热水袋，避免引起烫伤。

（2）炎症部位热敷，热水袋灌水 1/3 满，以免压力过大，引起疼痛。

（3）使用热水袋过程中经常巡视患者，观察局部皮肤情况。

（4）热水袋如需持续使用，应及时更换热水。

考点 热水袋的使用方法及注意事项

【评价】

1. 护患沟通有效，能满足患者身心需要。

2. 操作方法正确，达到热疗目的，患者感觉安全、舒适，无烫伤。

（二）烤灯使用法

【目的】 消炎、解痉、镇痛，促进创面干燥结痂，利于肉芽组织生长，以利伤口愈合。

【评估】

1. 患者的年龄、病情、意识状态、自理能力、热疗部位皮肤情况。

2. 患者的心理状态和合作程度。

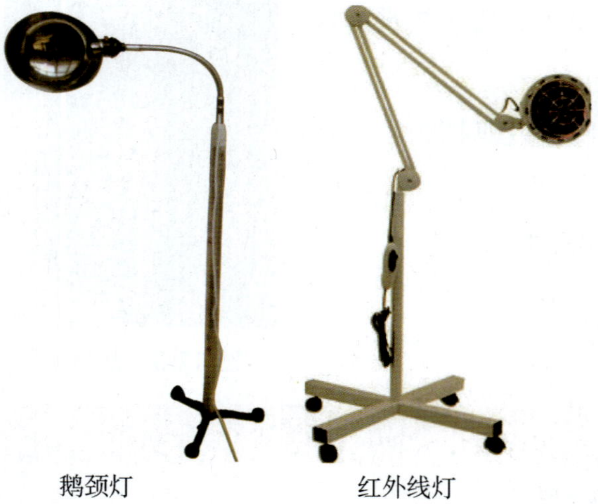

图 12-4 烤灯

【准备】

1. 护士准备 着装整齐、修剪指甲、洗手、戴口罩。

2. 用物准备 鹅颈灯或红外线灯（图 12-4）。必要时，备有色眼镜、屏风。

3. 环境准备 环境舒适、安全，根据情况调节室温，酌情关闭门窗或遮挡患者。

4. 患者准备 患者了解使用烤灯的目的、方法、配合要点和注意事项。

【实施】

1. 操作步骤 见表 12-7。

表 12-7　烤灯使用方法

操作流程	操作要点
检查、备灯	检查烤灯性能，根据治疗部位选择适当功率灯泡
核对、解释	携灯至床旁，核对床号、姓名，解释烤灯使用的目的、方法、注意事项。取适当体位，充分暴露照射部位
照射治疗	将灯头移至治疗部位斜上方或侧方，如灯头有保护罩可垂直照射，灯距 30 ～ 50cm，以患者自觉温热为佳，照射时间 20 ～ 30min
观察	观察患者有无发热、心慌、头晕，以皮肤出现均匀红斑为合适剂量
整理、记录	照射结束撤除用物，嘱患者休息 15min 后再离开，记录照射部位、时间、效果和反应
用物处理	用物消毒后，归回原处备用

2. 注意事项

（1）根据治疗部位选择灯泡：手、足等小部位用 250W 为宜，胸腹、腰背部用 500 ～ 1000W 的大灯头（鹅颈灯 40 ～ 60W）。

（2）意识不清、感觉障碍、血液循环障碍、瘢痕体质者，治疗应加大灯距，避免烫伤。

（3）照射面颈部、前胸部的患者，应注意保护眼睛，可戴有色眼镜或用纱布遮盖。

（4）照射过程中，随时观察患者局部皮肤反应，如皮肤出现紫红色，应立即停止照射，并涂凡士林保护皮肤。

考点 烤灯使用的目的及注意事项

【评价】　同热水袋使用法的评价内容。

链接

特定电磁波治疗仪（TDP）

TDP 是一种常用的理疗设备，可供医院、社区和家庭使用，对于软组织损伤、风湿性关节炎、肩周炎、小儿腹泻等有辅助治疗作用。TDP 主要采用电加热装置使覆盖于其上的治疗板受热，产生特定波长和不同能量的综合电磁波，对患者的病患部位（或穴位）进行照射，以达到治疗和辅助治疗的作用，目前主要用于消炎、消肿、止痛、止泻、提高机体免疫力等。

（三）热湿敷法

【目的】　消炎、消肿、解痉、镇痛。

【评估】

1. 患者的年龄、病情、意识状态、自理能力、局部皮肤、伤口状况。

2. 患者的心理反应及合作程度。

【准备】

1. 护士准备　着装整齐、修剪指甲、洗手、戴口罩。

2. 用物准备　长钳 2 把、敷布 2 块、纱布、凡士林、橡胶单、治疗巾、棉垫或大毛巾、水温计、装有热水的小盆、酌情备热源或热水袋。必要时，备换药用物。

3. 环境准备　环境舒适、安全，根据情况调节室温。如需暴露患者，用屏风遮挡。

4. 患者准备　患者及家属了解热疗目的、方法、配合要点和注意事项。

【实施】

1. 操作步骤　见表 12-8。

表 12-8　热湿敷法

操作流程	操作要点
核对、解释	携用物至床旁，查对床号、姓名，解释热湿敷的目的、方法，取得患者配合
患处观察、垫巾	患者取舒适体位，暴露患处后，观察皮肤情况，将橡胶单和治疗巾垫于受敷部位下，受敷部位涂凡士林，上盖一层纱布
局部热敷	将敷布浸入 50 ～ 60℃的热水中，夹起拧至不滴水为宜，抖开敷布，用手腕掌侧试温，不烫手即可敷于患处（如局部不忌压，上面可放置热水袋，并盖棉垫或用大毛巾包裹，以保持温度）
观察效果	观察局部皮肤情况及患者反应，如患者感觉过热，可揭开敷布一角散热。每 3 ～ 5min 更换一次敷布，持续时间为 15 ～ 20min
整理、记录	撤除用物，用纱布擦净患处，整理床单元，记录热敷部位、时间、效果和患者反应
用物处理	物品消毒后备用

考点　热湿敷的方法

2. 注意事项

（1）热湿敷过程中，应注意观察局部皮肤状况，每 3 ～ 5min 更换一次敷布，以保持适当温度。

（2）面部热湿敷的患者，敷后 15min 方能外出，以防受凉感冒。

（3）有伤口的部位进行热湿敷时，应按无菌操作进行，敷后伤口按换药法处理。

【评价】　同热水袋使用法的评价内容。

（四）热水坐浴法

【目的】　消炎、消肿、镇痛，常用于会阴、肛门疾病及手术后等患者。

【评估】

1. 患者的年龄、病情、意识状态、自理能力、局部皮肤及伤口状况。

2. 患者的心理反应及合作程度。

【准备】

1. 护士准备　着装整齐、修剪指甲、洗手、戴口罩。

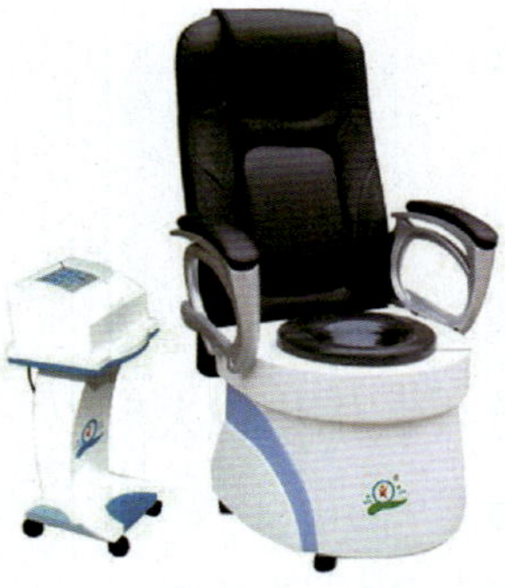

图 12-5　坐浴椅

2. 用物准备　坐浴椅（图 12-5）、消毒坐浴盆、水温计、热水壶、药液（遵医嘱）、毛巾、无菌纱布。必要时，备屏风、换药用物。

3. 环境准备　环境舒适、安全，根据情况调节室温，关闭门窗。必要时，可用屏风遮挡。

4. 患者准备　患者了解坐浴目的、方法、配合要点和注意事项。

【实施】

1. 操作步骤　见表 12-9。

表 12-9　热水坐浴法

操作流程	操作要点
核对、解释	携物至床旁，查对床号、姓名，解释坐浴目的、方法，协助排尿、排便、洗手
备坐浴液	将备好的药液置于坐浴盆内 1/2 满，调节水温至 40 ～ 45℃
协助坐浴	协助患者脱裤至膝部，先用纱布蘸药液擦拭外阴部皮肤试温，待皮肤适应水温后，坐入盆中。注意调节水温，添加热水时注意安全，应嘱患者臀部离开坐浴盆。坐浴时间为 15 ～ 20min
观察效果	观察患者有无面色苍白、眩晕、脉搏和呼吸异常等
整理、记录	坐浴毕，擦干臀部、穿好裤子，记录坐浴时间、效果和患者反应
用物处理	物品消毒后备用

2. 注意事项

（1）坐浴过程中，应注意患者安全，随时观察其面色、脉搏等，如患者主诉头晕、乏力等，应立即停止坐浴。

（2）会阴、肛门部有伤口的患者，应准备无菌坐浴盆及坐浴液，坐浴后按换药法处理伤口。

（3）女患者在月经期、妊娠末期、产后 2 周内及阴道出血、盆腔器官有急性炎症时，不宜坐浴，以免引起和加重感染。

考点 热水坐浴的水温、时间及注意事项

【评价】

1. 护患沟通有效，保护患者隐私，满足患者身心需要。

2. 操作方法正确，达到热疗目的，患者感觉舒适、安全，无不良反应。

（五）温水浸泡法

【目的】　消炎、镇痛、清洁及消毒伤口，常用于手、足、前臂、小腿部感染。

【评估】　同热水坐浴法评估内容。

【准备】

1. 护士准备　着装整齐、修剪指甲、洗手、戴口罩。

2. 用物准备　治疗盘内备长镊子、纱布、浸泡盆（根据浸泡部位选择）、浸泡溶液（遵医嘱，温度 40 ～ 45℃）、水温计、毛巾。必要时，备换药用物。

3. 环境准备　根据情况调节室温，如需暴露患者可用屏风遮挡，保持环境安全、舒适。

4. 患者准备　患者了解浸泡目的、方法、注意事项和配合要点。

【实施】

1. 操作步骤　见表 12-10。

表 12-10　温水浸泡法

操作流程	操作要点
核对、解释	查对床号、姓名，解释温水浸泡目的、方法，协助排尿、排便
配药、调温	将配置好的溶液置于浸泡盆内 1/2 满，调节水温至 40 ～ 45℃

续表

操作流程	操作要点
协助浸泡	将需浸泡的肢体慢慢放入盆中，需要时用长镊子夹取纱布清洗创面，随时添加热水或药液，以维持所需温度，浸泡时间为 15 ～ 20min
观察	观察患者局部皮肤有无发红、疼痛等
整理、记录	浸泡完毕，擦干肢体，协助患者取舒适卧位。有伤口的患者，按换药法处理伤口，洗手后记录浸泡部位、时间、药液、浸泡效果和反应
用物处理	整理床单元，物品消毒后备用

2. 注意事项

（1）密切观察浸泡部位皮肤情况，倾听患者主诉，注意调节水温。

（2）浸泡部位如有伤口，应采用无菌技术处理。

【评价】 同热水坐浴法评价内容。

自 测 题

A_1/A_2 型题

1. 禁用冷疗的部位不包括（　　）
   A. 枕后、耳郭、阴囊
   B. 胸前区
   C. 背后
   D. 腹部
   E. 足底
2. 防治脑水肿常用冰槽，其主要目的是（　　）
   A. 增强脑细胞代谢
   B. 降低体温
   C. 降低脑血管通透性
   D. 降低脑组织代谢
   E. 收缩血管，使血流减慢
3. 足底用冷可引起（　　）
   A. 腹泻
   B. 反射性心率减慢
   C. 一过性冠状动脉收缩
   D. 传导阻滞
   E. 心房颤动
4. 炎症早期用热的主要目的是（　　）
   A. 使血管扩张充血　B. 降低神经兴奋性
   C. 解除肌肉痉挛　D. 溶解坏死组织
   E. 促进炎性渗出物吸收
5. 不宜热水坐浴的患者是（　　）
   A. 急性盆腔炎　B. 子宫脱垂
   C. 肛周脓肿　D. 肛裂感染
   E. 痔疮手术后
6. 面部危险三角区感染不宜做热敷的理由是（　　）
   A. 皮肤细嫩易烫伤
   B. 易引起鼻出血
   C. 易造成颅内感染
   D. 加速病灶化脓
   E. 使局部疼痛加重
7. 患儿，男，5 岁。昏迷 1 周，四肢冰冷。用热水袋保暖，水温应调至（　　）
   A. 48℃　B. 55℃
   C. 65℃　D. 70℃
   E. 80℃
8. 患者，男，30 岁。左前臂Ⅱ度烧伤 5 天，局部

创面湿润，疼痛，可在局部使用（　　）

A. 红外线灯照射，每次 20 ～ 30min

B. 热湿敷，水温 40 ～ 60℃

C. 冷湿敷，每次 10 ～ 15min

D. 热水袋，水温 60 ～ 70℃

E. 冰袋，每次 30min

9. 某学生在打球时腕关节扭伤，3h 后就诊，正确的处理方法是（　　）

A. 热敷　B. 冷敷

C. 冷热交替使用　D. 用手揉搓

E. 小夹板固定

10. 患者，男，52 岁。肛裂感染，遵医嘱行热水坐浴，水温应控制在（　　）

A. 30 ～ 35℃　B. 35 ～ 40℃

C. 40 ～ 45℃　D. 45 ～ 50℃

E. 55 ～ 60℃

11. 患者，女，32 岁。会阴侧切伤口红肿，给予红外线灯照射，灯距应为（　　）

A. 5 ～ 10cm　B. 10 ～ 20cm

C. 20 ～ 30cm　D. 30 ～ 50cm

E. 50 ～ 70cm

12. 患者，男，32 岁。中暑高热，入院后查体：T 40.5℃，P 116 次 / 分，R 24 次 / 分，护士为其做乙醇拭浴。乙醇的浓度和量分别是（　　）

A. 10% ～ 20%，50 ～ 100ml

B. 21% ～ 34%，100 ～ 200ml

C. 25% ～ 35%，200 ～ 300ml

D. 40% ～ 50%，300 ～ 400ml

E. 40% ～ 50%，400 ～ 500ml

13. 患者，男，75 岁，昏迷。用热水袋时，要求水温不超过 50℃，其原因是（　　）

A. 机体对热敏感度增加

B. 局部感觉障碍

C. 皮肤抵抗力下降

D. 血管对热反应过敏

E. 加深患者昏迷程度

A_3/A_4 型题

（14 ～ 16 题共用题干）

患者，男，35 岁。因脑外伤入院，处于昏迷状态，查体：T 39.6℃，P120 次 / 分，R24 次 / 分，BP100/60mmHg，遵医嘱予降温。

14. 最适宜的降温方式为（　　）

A. 额部置冰袋　B. 温水拭浴

C. 乙醇拭浴　D. 腹股沟处置冰囊

E. 头部戴冰帽

15. 采用此法给予降温的主要目的是（　　）

A. 控制炎症扩散

B. 减轻局部充血或出血

C. 降低神经末梢的敏感性

D. 减轻脑细胞的损害

E. 促进炎症消散

16. 在应用冷疗时，应注意保护（　　）

A. 后颈、两耳、枕部

B. 额部、两耳

C. 额部、颈部

D. 枕部、额部

E. 枕部、后颈

（17、18 题共用题干）

患者，女，28 岁。分娩时会阴部侧切，现切口部位出现红、肿、热、痛，医嘱给予红外线灯局部照射。

17. 照射时间宜控制在（　　）

A. 5min　B. 10min

C. 10 ～ 20min　D. 20 ～ 30min

E. 40min

18. 照射过程中发现局部皮肤出现紫红色，应采取的措施是（　　）

A. 改用热湿敷　B. 局部纱布覆盖

C. 增加照射距离　D. 换用低功率灯头

E. 立即停用，局部涂凡士林

（王冬梅）

第13章 给药技术

药物疗法是临床最常用的一种治疗手段，其目的包括治疗疾病、减轻不适、协助诊断、维持正常生理功能、预防疾病及促进健康。护士是药物疗法的直接执行者，又是患者用药安全的监护者。为保证患者准确、安全、有效用药，护士必须了解用药的基本知识，熟练掌握正确的给药技术，指导患者安全用药，并观察用药后的疗效与反应。

第1节 给药的基本知识

案例 13-1

患者，女，43岁。咽喉部疼痛伴头晕1天，来院就诊。体检：神志清楚，面部潮红，T 39.5℃，P 110次/分，R 24次/分，咽喉部红肿，右侧扁桃体有白色渗出物，诊断为“急性化脓性扁桃体炎”。医生开出临时医嘱：青霉素皮试；长期医嘱：0.9%氯化钠溶液250ml+青霉素800万U ivgtt qd，阿奇霉素0.25g bid，金莲花1.4g tid，布洛芬口服液15ml tid，庆大霉素超声波雾化bid。

问题：1. 护士给药时，应遵循哪些原则？

2. 该患者的用药有哪些途径？

一、药物的种类、领取与保管

（一）药物的种类

常用的药物种类，根据给药的不同途径，大致可以分为以下几种。

1. 内服药　固体剂型有片剂、胶囊、丸剂、散剂等；液体剂型有溶液、酊剂、合剂等。
2. 注射药　有水溶剂、混悬剂、油剂、结晶及粉剂等。
3. 外用药　有软膏、滴剂、酊剂、洗剂、搽剂、涂膜剂、栓剂、粉剂等。
4. 新型制剂　胰岛素泵、植入慢溶片、粘贴敷片等。

（二）药物的领取

药物的领取方法各医院规定不一，大致有下列几种。

1. 病区　病区内设有药柜，备有一定数量的常用药物，由专人负责保管，根据消耗量填写领药单，按期进行领取和补充，以确保药物的正常使用。患者使用的贵重药、特殊药物，凭医生处方领取。剧毒药、麻醉药，病区内应有固定数量，使用后凭医生处方领取（麻醉药用专门红色处方和空安瓿）。

2. 中心药房　医院内设有中心药房，中心药房的工作人员负责准备好病区患者的用药，病区护士负责核对并领回，发药前再次进行核对。

3. 电子计算机联网管理　目前，大部分医院采取了计算机联网管理，患者用药从医生开出医嘱到医嘱处理、药物计价、记账、药品的消耗结算等均经计算机处理。通常医生从网上下达医嘱，护士在计算机上依据医嘱，向药房摆药中心发出信息，医嘱汇总生成后，中心药房根据网络信息摆药，分发药物等。护士通过各自的终端机直接打印当天各种药物治疗单，包括注射、口服、输液等长期医嘱治疗单并执行。医嘱处理的计算机化，缓解了护士工作压力，完善了药品使用及费用管理，降低了护理差错发生的概率，大大提高了工作效率。

（三）药物的保管

1. 药柜位置应符合要求　药柜应放在通风、干燥、光线明亮处，避开阳光直射，药柜由专人负责并保持其整洁。

2. 药物应分类放置　柜内所有药物应按内服、外用、注射、剧毒等分类放置。按药物有效期并按照日期先后顺序排列，有计划使用，以免浪费。剧毒药、麻醉药管理要实行“五专制度”，即专人负责、专柜加锁、专用账册、专用处方、专册登记，并列入交班内容。

3. 药瓶标签应明显　药瓶应有明显的标签，标签上的药名字迹要清晰，应用中、英文对照书写，并标明浓度和剂量。一般内服药用蓝色边标签，外用药用红色边标签，剧毒药、麻醉药用黑色边标签。凡没有标签或标签模糊的药品均不可使用。

4. 药物质量须保证　药物使用前要按规定检查药品的质量和有效期，如发生混浊、沉淀、变色、变性、发霉、异味、潮解、超过有效期及标签不清等情况，均不可使用。

5. 药物须妥善保管

（1）根据药物的不同性质妥善保管

1）易氧化分解和遇光变质类药物：口服药应装有色瓶中、盖紧瓶盖，放阴凉处，如氨茶碱、维生素 C 等；针剂类药的盒内用墨纸遮盖，如氢化可的松、盐酸肾上腺素等。

2）容易挥发、潮解或风化的药物：须装瓶并盖紧瓶盖，如糖衣片、酵母片、乙醇等。

3）容易被热破坏的药物：须放置在 2 ～ 10℃的冰箱内冷藏，如各种疫苗、胎盘球蛋白、抗毒血清等生物制品。

4）容易燃烧的药品：应远离明火处放置，以防意外，如乙醇、乙醚等。

5）各类中药应置于阴凉干燥处，芳香性药品密封加盖保存。

（2）患者专用药物　应单独存放，并注明床号、姓名，医护人员不可随意借给他人。

考点 药物的保管原则

二、给药原则

给药原则是一切用药的总则。给药过程与患者健康、生命密切相关。护士执行药疗时，应严格执行查对制度，严格遵守给药的原则，确保患者安全有效用药。

（一）严格按医嘱给药

在用药前必须查对医嘱，严格按照医嘱执行，不可擅自更改医嘱。如有疑问的医嘱，须向医生了解清楚后方可给药，不得擅自更改，也不可机械执行。

（二）严格执行查对制度

认真做到“三查八对”，确保给药准确。

1.“三查” 操作前、操作中、操作后查（查八对内容）。

2.“八对” 床号、姓名、药名、浓度、剂量、时间、用法、有效期。

（三）安全正确合理给药

1. 准确给药 在给药操作过程中做到“五准确”：即准确的患者、准确的药物、准确的剂量、准确的方法、准确的时间。常用给药时间与时间安排，见表 13-1。

表 13-1 给药时间（外文缩写）与时间安排

给药时间缩写	给药时间安排
qm	6：00
qd	8：00
bid	8：00，16：00
tid	8：00，12：00，16：00
qid	8：00，12：00，16：00，20：00
q2h	6：00，8：00，10：00，12：00，14：00，16：00……
q3h	9：00，12：00，15：00，18：00……
q4h	8：00，12：00，16：00，20：00……
q6h	8：00，14：00，20：00，2：00
qn	20：00

2. 做好用药指导 药物配好后要及时分发使用，并给予相应药物的用药指导。

3. 注意配伍禁忌 当有两种或两种以上药品配伍使用时，应注意有无配伍禁忌，避免发生药源性疾病。

4. 防止发生过敏反应 对易发生过敏反应的药物，使用前要先了解用药史、过敏史、家族过敏史，必要时，做好过敏试验。

（四）密切观察用药后反应

用药后要注意观察药物的疗效及不良反应。对易过敏及副作用较大的药物，应加强用药前的询问和用药后的观察，必要时做好记录。发现给药错误，及时报告、给予处理。

考点 给药原则

三、给药途径

不同给药途径可以影响药物的吸收速度和生物利用度。给药的途径应按照药物的性质、剂型、组织对药物的吸收、病变部位、患者的病情等情况而定。常用的给药途径有：口服、舌下含化、吸入、直肠给药、外敷、注射（皮内、皮下、肌内、静脉）等。

机体对药物吸收的速度，由快至慢其顺序为：吸入＞舌下含化＞直肠给药＞肌内注射＞

皮下注射＞口服＞外敷。

四、给药时间及时间间隔

为了维持药物在血液中的有效浓度，发挥最大药效，根据药物的半衰期确定给药次数与间隔时间。例如，异烟肼，半衰期为 6h，每天给药 4 次；磺胺嘧啶半衰期为 13h，每天给药 2 次。药疗和护理工作中，常用外文缩写来表示用药次数与间隔时间。医院常用的外文缩写见表 13-2。

表 13-2 医院常用外文缩写及中文译意

外文缩写	中文译意	外文缩写	中文译意
qd	每日一次	qod	隔日一次
bid	每日二次	biw	每周二次
tid	每日三次	qm	每晨一次
qid	每日四次	qn	每晚一次
q1h	每 1h 一次	am	上午
q2h	每 2h 一次	pm	下午
q3h	每 3h 一次	st	立即
q4h	每 4h 一次	DC	停止
q6h	每 6h 一次	prn	需要时（长期）
hs	临睡前	sos	需要时（临时）
ac	饭前	aa	各
pc	饭后	ID	皮内注射
12n	中午 12 点	H	皮下注射
12mn	午夜 12 点	IM 或 im	肌内注射
gtt	滴	IV 或 iv	静脉注射
po	口服	AS	左耳
OS	左眼	AD	右耳
OD	右眼		

考点 医院常用的外文缩写、给药时间安排

第 2 节 口服给药法

案例 13-2

患者，女，32 岁。因咽喉疼痛、低热，伴有咳嗽、咳痰 2 天，来院就诊。医生开了抗生素、止咳糖浆等口服药物。

问题：护士应如何指导患者正确服用药物？

口服给药是临床最常用的给药方法，是指药物经口服后，经胃肠道黏膜吸收进入血液循

环，从而发挥局部或全身的治疗作用，此法较安全。但口服给药吸收较慢，故不适用于急救、意识不清、呕吐不止、禁食等患者。

【目的】 药物经胃肠道吸收、利用而产生疗效，以达到减轻症状、协助诊断、预防、治疗疾病的作用。

【评估】

1. 患者的病情、年龄、意识、治疗等情况。
2. 患者对服药的认识、遵医行为、心理反应及合作程度。
3. 患者有无吞咽困难、呕吐，有无口腔、食管疾病。

【准备】

1. 护士准备　着装整齐、仪表端庄、修剪指甲、洗手、戴口罩。
2. 患者准备　了解用药目的、配合方法及用药的注意事项。
3. 用物准备　服药本、小药卡、药盘、药杯、药匙、量杯、滴管、研钵、饮水管、水壶（温开水）等。
4. 环境准备　环境整洁、光线充足、温湿度适宜。

【实施】

1. 操作步骤　见表 13-3。

表 13-3　口服给药法

操作流程	操作要点
查对药物	根据服药本，查看药柜内药物是否齐全，注意及时添加药柜内药物
做好准备	依床号、姓名，填写小药卡，按床号顺序将小药卡插入药盘内，放好药杯
摆放药物	根据服药本上床号、姓名、药名、浓度、剂量、时间进行配药。①固体药用药匙取出所需药量，放入药杯（图 13-1）。②水剂药先摇匀药液，用量杯量取。一手拇指置于所需刻度上，并使之与护士视线平齐，另一手持药瓶，瓶签向上（掌心），倒出所需药液（图 13-2），保证剂量准确。③油剂或不足 1ml 的（1ml 以 15 滴计算）的药液，可先加入少量温开水，再用滴管吸取药液，以减少损失。④摆完全部药物后，将物品归放原处，并根据服药本，重新核对
发放药物	洗手、携带服药本、药盘、备温开水，送药至患者床旁，解释目的和过程，请患者配合。如患者不在或因故不能服药，应将药物带回保管，适时再发，且做好交接班 发药前应与另一护士再次核对药物。核对患者床号、姓名、药名、浓度、剂量、方法、时间等信息，确认无误后发药
协助服药	协助患者坐起，倒温开水或使用饮水管，帮助患者服药，并给予用药指导，视患者服下后方可离开。鼻饲患者给药时，应将药物研碎溶解后，由胃管注入。发药后，再次核对，收回药杯
观察	观察患者服药后效果及不良反应。若有异常及时报告医生，酌情处理
整理	①服药后，收回药杯，消毒备用。油类药杯先去除油污，再做上述处理。②一次性药杯用后，消毒后再做毁形处理
记录	洗手，记录

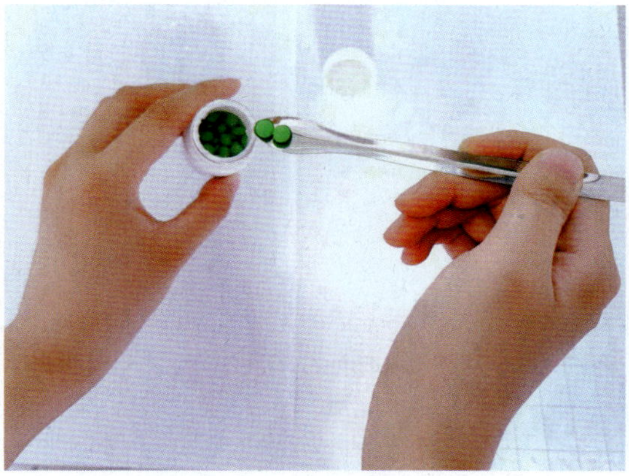

图 13-1 取片剂药物法

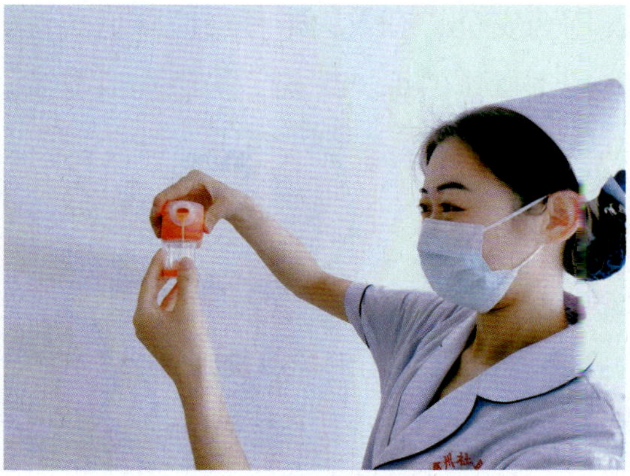

图 13-2 取水溶液方法

2. 注意事项

（1）严格执行查对制度，一次只取一人药物，防止差错事故的发生，保证患者用药安全。

（2）发药前了解患者有关情况，如因特殊检查或手术等原因暂时不能服药的，暂不发药，并做好交班接；如患者出现呕吐，查明情况，给予处理；不能自行服药的患者应协助服药；婴幼儿、上消化道出血或口服固体药困难者，可将药物研碎后再服用；鼻饲者将药研碎，用温开水溶解后，由胃管灌入，再注入少量温开水冲净胃管。

（3）发药时若患者提出疑问，护士应认真听取，重新核对，确认无误后给予耐心解释，再协助患者服下。

（4）根据药物不同的特性进行用药指导。

1）抗生素及磺胺类药物应按时服药，以保持有效的血药浓度。

2）健胃及刺激食欲的药物宜饭前服，其刺激舌味觉感受器，促进胃液分泌，增进食欲。助消化药及对胃黏膜有刺激的药物宜饭后服用，有利于消化食物和减少对胃黏膜的刺激。

3）服用强心苷类药物（如洋地黄）前，应先测脉率（心率）及节律。如脉率低于60次/分或节律异常，应暂停服药，并报告医生。

4）对牙齿有腐蚀作用或可造成牙齿染色的药物，如酸剂、铁剂，服用时需避免与牙齿接触。可用吸水管吸入药液，并及时漱口。服用铁剂药物时还应叮嘱患者勿饮茶，以免影响铁剂的吸收。

5）止咳糖浆对呼吸道黏膜有安抚作用，服后不宜立即饮水，以免冲淡药液，降低疗效。如同时服用多种药物，应最后服用止咳糖浆。

6）磺胺类药物和退热药，服后宜多饮水。因磺胺类药物经肾脏代谢，为防止尿少时析出磺胺结晶，堵塞肾小管；后者多饮水可促进发汗降温作用，增强药物疗效。

7）对特殊药物，如麻醉药、催眠药、抗肿瘤药，应待患者服下后，方可离开。

8）有配伍禁忌的药物不能同时服用。如呋喃妥因（呋喃坦啶）与碳酸氢钠等。

（5）发药后应观察服药效果及不良反应。如发现异常，应及时通知医生，给予处理。

考点 口服给药注意事项

【评价】

1. 患者理解服药的目的，能积极主动配合。

2. 用药安全、有效，不良反应降低到最低程度。

3. 护士操作熟练、准确，护患沟通有效，患者满意。

第3节 吸入给药法

案例 13-3

患儿，男，2岁。肺炎入院，咳嗽、有痰，医嘱进行超声波雾化吸入治疗。

问题：护士应如何为患儿正确实施超声波雾化吸入？

雾化吸入疗法是指用雾化装置使药液形成细小的雾滴，经鼻或口腔吸入，以达到湿化呼吸道黏膜、祛痰、解痉、抗炎等治疗目的。常用的雾化吸入方法有压缩雾化吸入法、超声波雾化吸入法、氧气雾化吸入法。

一、目　的

1. 预防和治疗呼吸道感染　消除炎症，减轻呼吸道黏膜水肿，稀释痰液，帮助祛痰。常用于肺炎、咽喉炎、肺脓肿支气管扩张及肺结核等患者。

2. 改善通气功能　解除支气管痉挛，保持呼吸道通畅。常用于支气管哮喘等患者。

3. 湿化气道　常用于呼吸道湿化不足，也配合人工呼吸器、气管切开术后使用，使呼吸道湿化。

4. 治疗肺癌　间歇吸入抗癌药物，以治疗肺癌。

考点 雾化吸入疗法目的

二、常用药物

1. 痰液溶解剂　如乙酰半胱氨酸（易咳净、痰易净）、复方异丙托溴铵溶液。可稀释痰液，帮助祛痰。

2. 支气管扩张剂　常用有硫酸特布他林、沙丁胺醇（舒喘灵）。可缓解支气管平滑肌痉挛。

3. 糖皮质激素　常用布地奈德雾化液、丙酸氟替卡松雾化液，可减弱局部炎症，预防哮喘发作或肺炎的喘息症状。

考点 雾化吸入疗法常用药物

三、常用方法

（一）压缩雾化吸入法

压缩雾化吸入法是利用压缩空气，将药物变成细微的气雾（直径3μm以下），随着患者呼吸将药物吸入呼吸道而产生疗效的一种治疗方法。压缩雾化器主要利用空气压缩机通电后，将空气压缩，压缩后的空气作用于雾化器内的药液，破坏药液表面张力而形成细微的气雾，通过口含嘴随着患者呼吸进入呼吸道，药物可进入支气管、肺等器官，尤其适用于下呼吸道疾病的治疗，迅速起效，局部药物浓度高，疗效好。可起到湿化气道、控制感染、解痉消炎、祛痰镇咳、改善通气的作用。

【评估】

1. 患者的病情、治疗用药情况、呼吸系统功能状况、自理能力。

2. 患者对接受吸入治疗的心理反应及合作程度。

3. 患者呼吸道是否感染、通畅，如有无支气管痉挛、呼吸道黏膜水肿、痰液等，患者面部及口腔黏膜状况，如有无感染、溃疡等。

【准备】

1. 护士准备　着装规范、仪表端庄、修剪指甲、洗手、戴口罩。熟悉药物的用法及药理作用。

2. 患者准备　了解超声雾化吸入治疗的目的及配合方法，并愿意配合。

3. 用物准备　压缩雾化器、电源装置、雾化所需药物、治疗巾、弯盘等。

4. 环境准备　环境安静、整洁，光线、温湿度适宜。

【实施】

1. 操作步骤　见表 13-4。

表 13-4　压缩雾化吸入法

操作流程	操作要点
检查设备	检查喷雾器及配件是否符合要求，压缩机的性能是否良好
加药连管	核对药名，拧开雾化杯，加入药液 2 ～ 8ml（图 13-3），雾化杯连接导气管和面罩（图 13-4），导气管另一端连接雾化器出气口（图 13-5）
核对、解释	携用物至患者旁，核对床号、姓名、住院号，解释操作目的，指导患者使用方法，协助患者取舒适卧位
开机调节	接通电源，打开压缩机电源开关（图 13-6）
雾化吸入	气雾喷出时，将口含嘴放入患者口中（或将面罩罩住患者口鼻），嘱患者用口做深而慢地吸气，用鼻呼气
观察处理	查看喷雾器的出雾是否清晰，如出雾变得不规则时，即可停止治疗
结束雾化	雾化结束后，取下口含嘴或面罩。关闭电源开关
整理、记录	擦净患者面部，协助取舒适卧位，指导或协助患者排痰。清洁和消毒口含嘴或面罩、雾化罐。洗手，记录雾化时间和雾化效果

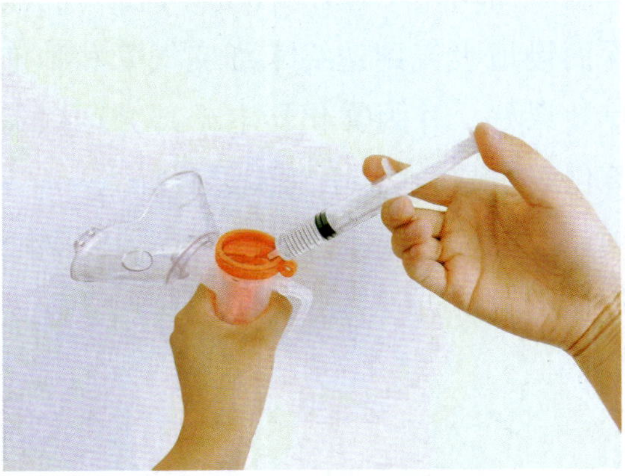

图 13-3　加入药物

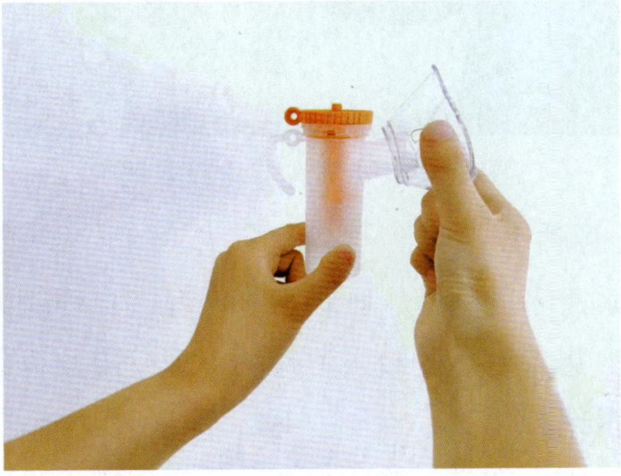

图 13-4　连接面罩

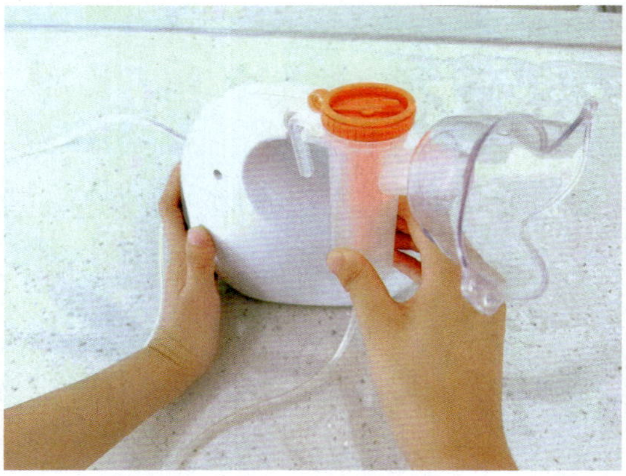

图 13-5　连接软管

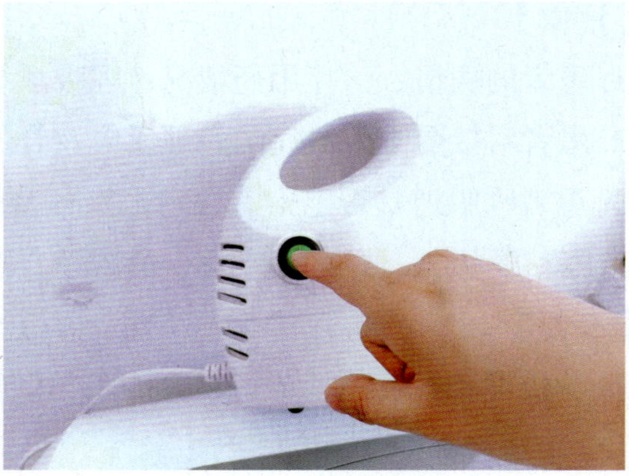

图 13-6　打开开关

2. 注意事项

（1）雾化前、后半小时不要进食，保持口腔清洁，雾化时长约 10min。

（2）雾化吸入时，患者最好选择坐位，这样有利于吸入药液沉积到终末细支气管及肺泡。

（3）儿童患者不清醒、哭闹不配合时，不要强行雾化，等患儿清醒、情绪平稳时再进行雾化。

（4）使用时，把压缩机放在平坦、平稳的平面上，勿放置在不平的表面，以免堵塞通风口。

（5）吸入过程中因温度变化，导管内会出现凝结水，如空气导管里有凝结水，可以空开机器（不加药液 / 取下雾化杯），用压缩空气将导管内水吹干。

（6）治疗结束后，雾化器必须进行清洁、消毒、灭菌后才能继续使用。

（二）超声波雾化吸入法

超声波雾化吸入法是应用超声波声能，产生高频振荡，使药液变成细微的气雾，由呼吸道吸入而产生疗效的方法。超声波雾化吸入器（图 13-7）由超声波发生器、水槽、晶体换能器、雾化罐、透声膜、螺纹管和口含嘴或面罩组成。其特点是雾量大小可以调节，雾滴小而均匀（直径 5μm 以下）。药液可随深而慢地吸气到达终末细支气管和肺泡，治疗效果好，并因雾化器电子部分产热，能对雾化液加温，使患者感觉温暖舒适。

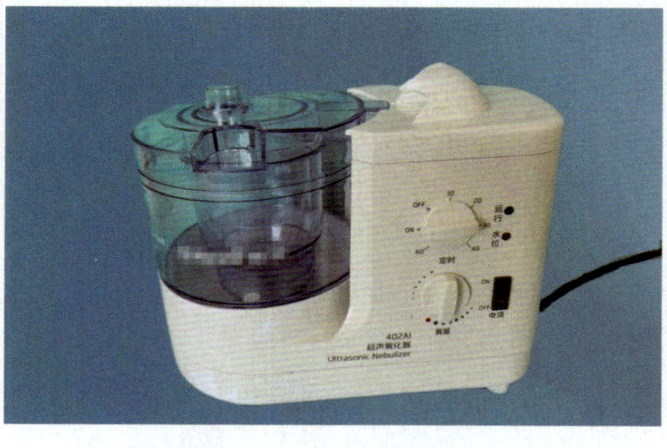

图 13-7　超声波雾化吸入器

【评估】

1. 患者的病情、呼吸系统状况、自理能力、用药情况。

2. 患者对接受吸入治疗的心理反应及合作程度。

【准备】

1. 护士准备　着装规范、仪表端庄、修剪指甲、洗手、戴口罩。

2. 患者准备　了解超声雾化吸入治疗的目的及配合方法，并愿意配合。

3. 用物准备　超声波雾化吸入器、所需药物、生理盐水、冷蒸馏水、水温计、50ml 注射器、弯盘。

4. 环境准备　环境安静、整洁，光线、温湿度适宜。

【实施】

1. 操作步骤　见表 13-5。

表 13-5　超声波雾化吸入法

操作流程	操作要点
连接、加水、加药	将超声波雾化吸入器主机与各附件连接；在水槽内加入冷蒸馏水（图 13-8），要求浸没雾化罐底部的透声膜。将药液用生理盐水稀释至 30 ～ 50ml，加入雾化罐内（图 13-9），盖紧水槽盖，连接管道（图 13-10）
核对解释	携用物至患者旁，核对床号、姓名，解释目的，协助患者取舒适卧位
开机调节	打开电源开关，指示灯亮后，预热 3 ～ 5min，调整定时开关至 15 ～ 20min 处，调节雾量开关（大档雾量 3ml/min、中档雾量 2ml/min、小档雾量 1ml/min）（图 13-11）
雾化吸入	气雾喷出时，将口含嘴放入患者口中（或将面罩罩住患者口鼻），嘱患者用口做深而慢的吸气，用鼻呼气（图 13-12）
治疗完毕	取下口含嘴或面罩，先关雾化开关，再关电源开关，以防损坏电子管；协助患者擦干面部，取舒适卧位，感谢患者合作
整理、记录	倒净水槽内余水并擦干，雾化罐、螺纹管浸泡于消毒液中 1h，再洗净晾干后备用，口含嘴或面罩应消毒；洗手，记录

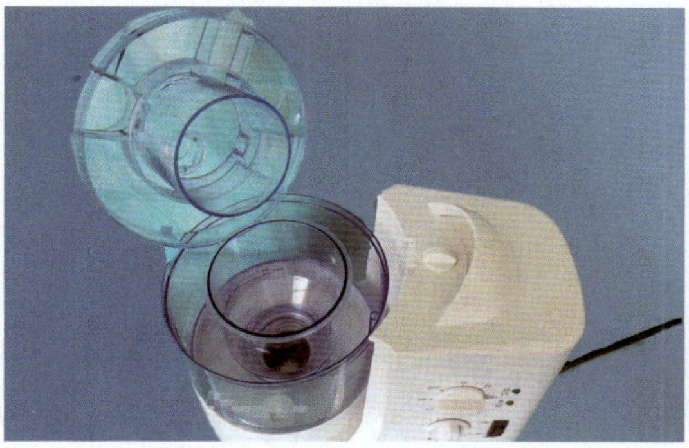

图 13-8　水槽内加冷蒸馏水

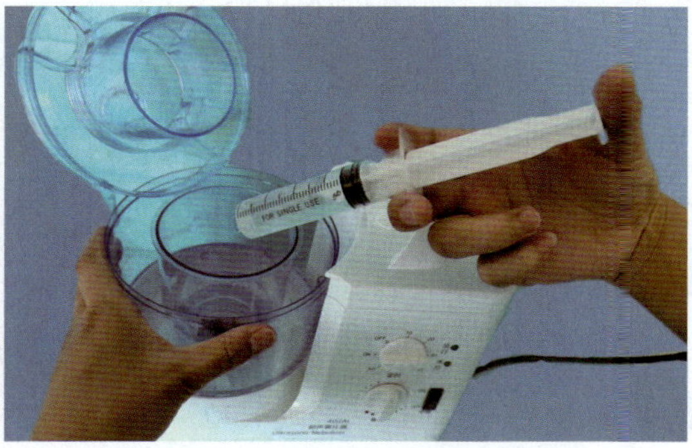

图 13-9　将药液加入雾化罐

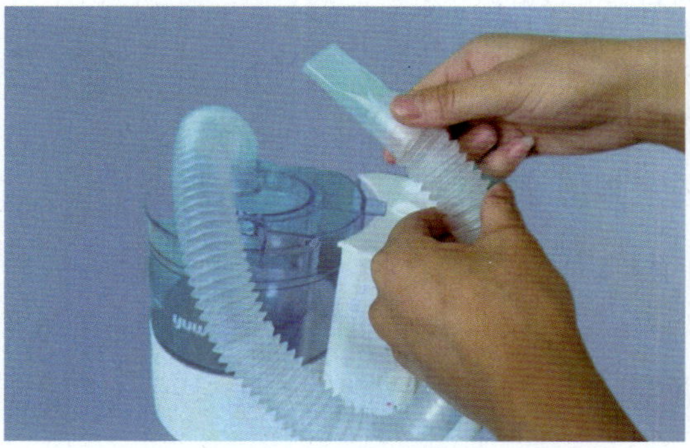

图 13-10　连接管道

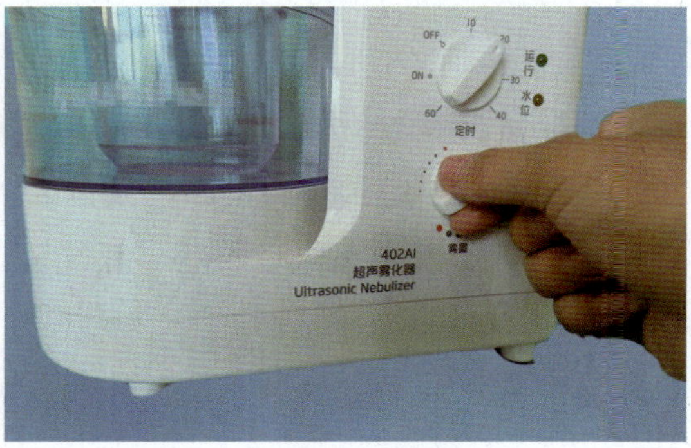

图 13-11　调节雾量大小

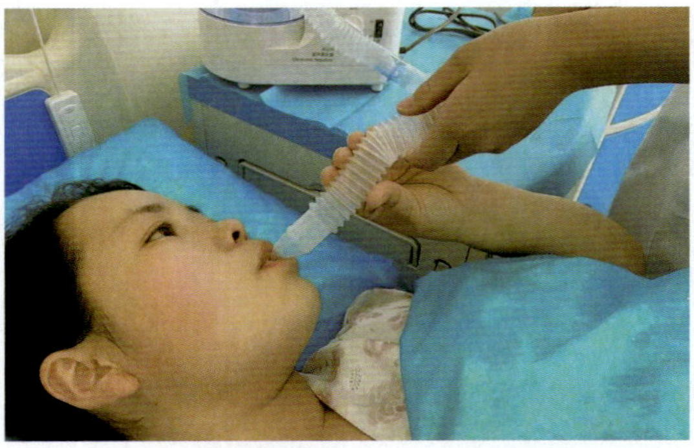

图 13-12 患者吸入

2. 注意事项

（1）使用前检查机器各部件情况，确保性能良好、连接正确。注意机器的保养。

（2）水槽底部晶体换能器和雾化罐底部的透声膜薄而脆，易破碎，操作时，动作要轻，以免损坏。

（3）水槽和雾化罐内切忌加温水或开水。使用时，注意测量水温，超出 50℃时或水量不足，应关机换冷蒸馏水。

（4）连续使用时，水槽内无足够冷水及雾化罐内无药液的情况下不能开机。应补充水及药液，并间隔 30min。

（5）在治疗过程中如需加药液，不必关机，直接从盖上小孔添加药液即可；但要加水入水槽，必须关机操作。

（6）治疗中应密切观察患者状况，有无呛咳、支气管痉挛等不适反应。必要时给予处理。

（7）雾化时间不宜过长，一般每次雾化时间为 15 ～ 20min；雾量不宜过大，以免引起患者不适。

考点 雾化吸入操作注意事项

【评价】

1. 护患沟通有效，患者可以理解治疗的目的，并主动配合。患者满意。

2. 患者呼吸道炎症减轻或消除，感觉舒适，达到治疗目的。

3. 操作正确，机器性能良好。

（三）氧气雾化吸入法

氧气雾化吸入法是利用高速气流，使药液形成雾状，随吸气进入呼吸道而产生疗效的方法。

【目的】

治疗或控制呼吸道炎症、减轻支气管痉挛、改善通气功能、稀释痰液利于排出。

【评估】

1. 患者的病情、呼吸系统状况、自理能力、用药情况。

2. 患者对接受吸入治疗的认识、心理反应及合作程度。

【准备】

1. 护士准备　着装规范、仪表端庄、修剪指甲、洗手、戴口罩。

2. 患者准备　了解治疗目的、清楚配合方法，并愿意配合。

3. 用物准备　氧气雾化吸入器、氧气装置一套（湿化瓶内不装水）、生理盐水、药液、5ml 注射器、弯盘等。

4. 环境准备　环境安静、整洁，光线、温湿度适宜，室内应避免火源。

【实施】

1. 操作步骤　见表 13-6。

表 13-6　氧气雾化吸入法

操作流程	操作要点
安装氧气	将氧气表安装在中心供氧装置接口处，检查氧气流出是否通畅
加药	按医嘱将药液稀释至 5ml，注入雾化器内，连接好面罩或者口含嘴
核对、解释	携用物至患者旁，核对床号、姓名，解释目的，协助患者取舒适卧位，向患者讲解并示范操作方法
连接雾化器	连接雾化器的接气口于氧气装置的输氧管上，调节氧流量 6～8L/min，检查雾化吸入器连接是否完好，有无漏气
吸入	指导患者手持雾化器，将口含嘴放入患者口中，紧闭嘴唇深吸气，用鼻呼气，如此反复，直至将药液吸完为止
治疗毕	取出雾化器，关闭氧气开关。协助患者擦干面部，取舒适卧位，感谢患者配合
整理、记录	用物处理按消毒隔离原则进行（一次性吸入器按规定处理）；洗手，记录

2. 注意事项

（1）初次使用的患者，护士应指导患者使用方法，做深吸气动作，以利于药液进入呼吸道深处。

（2）使用前应检查雾化器连接是否漏气，保证安全有效的治疗。

（3）氧气湿化瓶内勿放水，以免液体进入雾化器影响药液浓度，降低疗效。

（4）操作时严禁接触明火和易燃物品，以保证用氧安全。

【评价】

1. 患者理解治疗的目的，能主动配合。

2. 患者呼吸道炎症减轻或消除，感觉舒适，达到治疗目的。

3. 操作正确，机器性能良好。

考点 氧气雾化吸入操作注意事项

第 4 节　注　射　法

案例 13-4

患者，男，35 岁。上呼吸道感染，咽痛，发热，T 39.8℃，医嘱：复方氨林巴比妥 2mg 肌内注射 st。

问题：1. 护士为患者注射药物时应遵守哪些操作规程？

2. 如果为患者进行臀大肌注射，该如何定位？

注射法是将一定量的无菌药液或生物制剂注入人体组织或血管内的方法，以达到预防、诊断、治疗疾病目的。常用的注射法有皮内注射、皮下注射、肌内注射、静脉注射（图 13-13）。注射给药的特点是药物迅速发挥作用，适用于因各种原因不宜口服给药、某些药物易受消化液影响而失效或不能经胃肠黏膜吸收的患者。

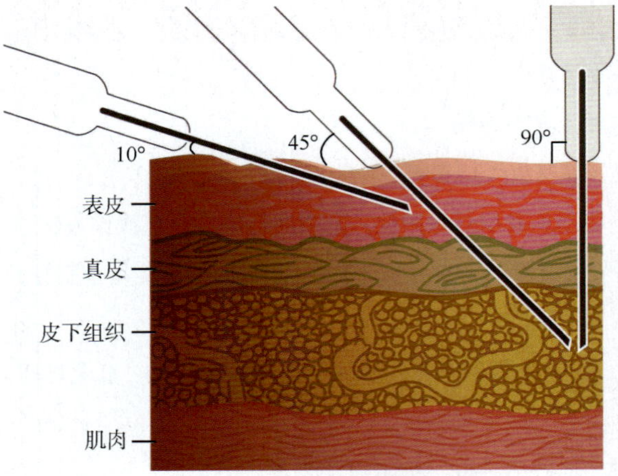

图 13-13 各种注射法

一、注射原则

（一）严格遵守无菌操作原则

1. 环境　清洁、干燥、宽敞，无尘埃飞扬，符合无菌操作的环境要求。

2. 护士　注射前必须洗手，戴口罩，修剪指甲，保持衣帽整洁。

3. 注射器　使用一次性注射器并保持无菌。

4. 注射部位　按要求用安尔碘或 0.5% 碘伏进行常规消毒。以注射点为中心，由内向外螺旋式消毒，直径大于 5cm，待干，同样的方法再消毒一次，待干后（约 20s），方可注射。

（二）严格执行查对制度

严格执行“三查、八对、一注意、五准确”。仔细检查药物质量，发现药物有混浊、沉淀、变色、变质，药物已过有效期或安瓿有裂隙等现象，则不可使用。同时注意药物配伍禁忌，需要注射几种药物时，应确认无配伍禁忌才可用药。

（三）选择合适的注射器和针头

根据药物剂量、性质，选择合适的注射器和针头。注射器应完好无损，不漏气；针头应锐利、无钩、不弯曲、不生锈，型号合适；注射器和针头的衔接必须紧密；一次性注射器的包装应密封无破损，型号合适，并在有效期内。

（四）注射药物现用现配

药液应按规定临时抽取，现配现用，及时注射，以防止药物效价下降或被污染。

（五）注射前排尽空气

注射前须排尽注射器内空气，尤其是动、静脉注射，防止气体进入血管形成空气栓塞。排气时，应注意防止浪费药液和污染针头。

（六）选择合适的注射部位

注射部位应避开神经和血管（动、静脉注射除外）。不能在局部皮肤有炎症、化脓感染、瘢痕、硬结及患皮肤病处进针。需长期注射的患者应有计划地更换注射部位。

（七）掌握合适的进针角度和深度

不同注射法有不同的进针角度和深度，因此进针时不可将针梗全部刺入注射部位。

（八）注射前检查回血

进针后、推注药液前，需抽动活塞，检查有无回血。动、静脉注射必须见到回血方可推药。皮下、肌内注射时无回血方可注药，如有回血，须拔出针头重新进针，切不可将药液注入血管内。

（九）掌握无痛注射技术

1. 分散患者注意力，消除其心理顾虑。

2. 指导并协助患者采取合适的体位，使肌肉放松，易于进针。

3. 注射时做到“两快一慢”（进针快、拔针快、推药慢且均匀）。

4. 注射刺激性较强的药物时，应选用粗长针头，且做深部注射。

5. 同时注射多种药物时，一般先注射无刺激性或刺激性较弱的药物，后注射有刺激性或刺激性强的药物，以减轻疼痛。

（十）严格防止交叉感染

注射时做到一人一套物品，包括注射器、针头、止血带、小垫枕，避免交叉感染；所有物品须按消毒隔离要求处理，一次性用物按规定进行处理，不可随意丢弃。勿用手直接接触使用过的针头，防止针刺伤或划伤。

考点 注射原则

链接

注射废物的分类收集

注射医疗废物的收集装置包括：锐器盒一个，黄色包装袋 2 个（均为有医院警示标识的防渗漏、防锐器穿透专用包装袋或容器）。

注射废物分类收集：使用过的注射器，不要套针帽，也不要用手分离针头，应针尖向下伸入锐器盒，将针头与注射器分离，针头入锐器盒，用后的安瓿等锐器也放入锐器盒。一次性注射器收集于 1 个黄色包装袋内，其他废弃物如棉签、密封瓶等收集于另一黄色包装袋内，按医疗废物转运程序处理。

二、注射用物

（一）基础注射盘常规放置下列物品

1. 无菌持物镊浸泡于消毒液内或放于灭菌后的干燥容器内。

2. 皮肤消毒液常用安尔碘或 0.5% 碘伏等。

3. 其他用物如无菌治疗巾或无菌纱布（放于敷料罐内）、无菌棉签、砂轮、启瓶器、弯盘等。静脉注射时，另加止血带、小垫枕等。

（二）注射器和针头

1. 注射器及针头的构造（图 13-14） 注射器分为空筒和活塞两部分。空筒前端有乳头，空筒标有刻度；活塞包括活塞体、活塞轴、活塞柄。其中乳头、空筒内壁、活塞体应保持无菌，不得用手触摸；针头分针尖、针梗和针栓三部分，除针栓外壁以外，其余部分应保持无菌，不得用手触摸。

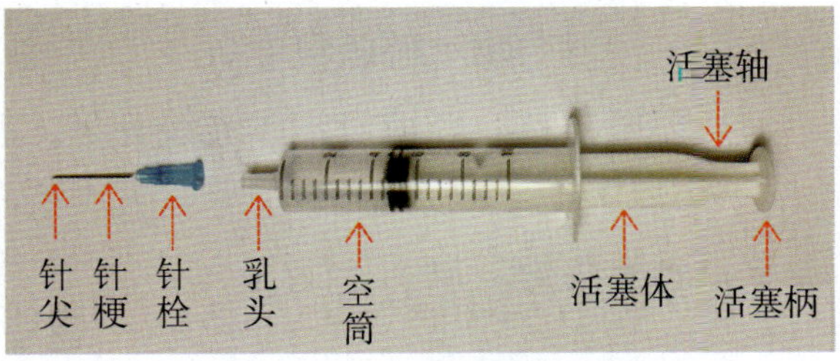

图 13-14 注射器和针头的构造

2. 注射器和针头的规格 见表 13-7。

表 13-7 各种注射法选用注射器和针头的规格

注射法	注射器	针头
皮内注射	1ml	4～5号
皮下注射	1ml、2ml	5～6号
肌内注射	2ml、5ml	6～7号
静脉注射	5ml、10ml、20ml、30ml、50ml或100ml	6～9号（或头皮针）
静脉采血	2ml、5ml、10ml，视采血量而定	6～16号

（三）注射药物

按医嘱准备。常用的注射药剂型有溶液、油剂、混悬剂、结晶、粉剂。结晶和粉剂需溶解后方可使用。

（四）注射本或注射卡

根据医嘱准备注射本或注射卡，注射本或注射卡作为注射给药的依据，便于查对，以避免给药错误的发生。

三、药液抽吸法

药液的抽吸应严格按照无菌操作原则和查对制度进行。

【目的】 遵医嘱准备药液，为注射做准备。

【评估】

1. 了解给药目的、药物性质及给药方法。
2. 环境的清洁和光线情况。

【准备】

1. 护士准备 着装整洁，修剪指甲，洗手、戴口罩。
2. 用物准备

（1）注射盘及盘内常规物品。

（2）合适的注射器和针头。

（3）注射卡 根据医嘱准备。

（4）注射药物 遵医嘱准备。

3. 环境准备 环境清洁、光线充足，符合无菌操作要求。

【实施】

1. 操作步骤 见表 13-8。

表 13-8 药液抽吸法

操作流程	操作要点
核对药物	核对药物名称与注射卡，检查药物质量及有效期
抽吸药液	（1）自安瓿内吸药 1）消毒、折断安瓿：轻弹安瓿顶端，将药液弹至体部，用消毒砂轮在安瓿颈部划一锯痕，消毒安瓿及拭去玻璃细屑，垫无菌纱布折断安瓿，检查并取出注射器和针头

续表

操作流程	操作要点
抽吸药液	2）吸药：将针头斜面向下放入安瓿内的液面下抽动活塞，吸取药液（图 13-15、图 13-16） （2）自密封瓶内吸药 1）消毒瓶塞：用启瓶器去除铝盖中心部分，常规消毒瓶塞，待干 2）溶解粉剂、结晶药（如为流体剂型则省去此步骤）：用无菌等渗盐水或注射用水或专用溶媒将粉剂、结晶药充分溶解 3）注入空气：检查注射器后，向瓶内注入与所需药液等量的空气 4）吸药：倒转药瓶，使针头斜面在液面下，吸取所需药液量。以示指固定针栓，拔出针头（图 13-17）
排尽空气	将针头垂直向上，先回抽活塞，使针头内的药液流入注射器内，并使气泡集中在乳头根部，再轻推活塞，排出气体（图 13-18）
查对备用	将原空安瓿（密封瓶 / 针头保护套）套在针头上。再次核对后，放于无菌盘内备用
整理	整理治疗台，清理用物，洗手、记录

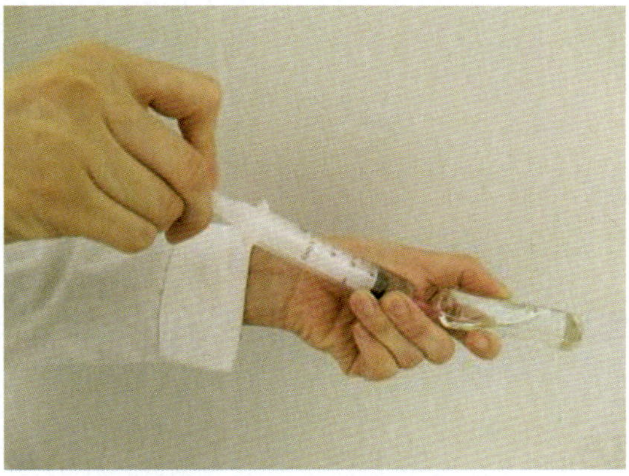

图 13-15 自小安瓿内吸取药液

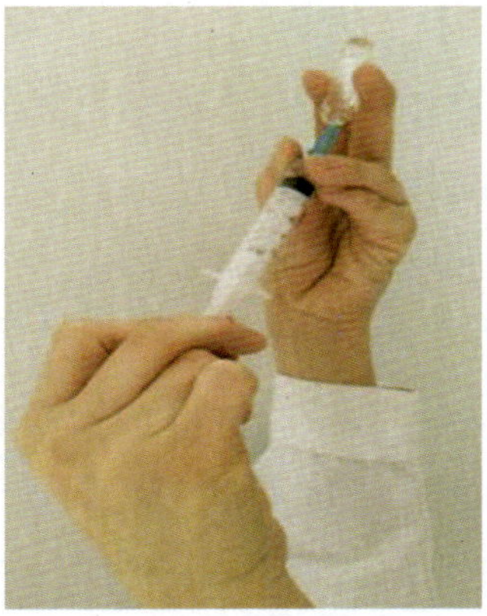

图 13-16 自大安瓿内吸取药液

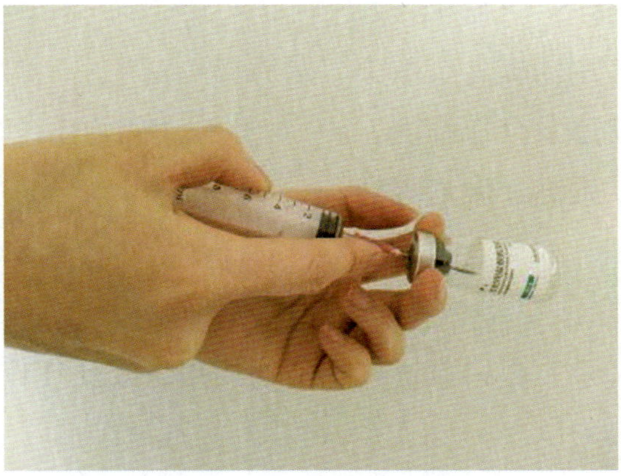

图 13-17 自密封瓶内吸取药液

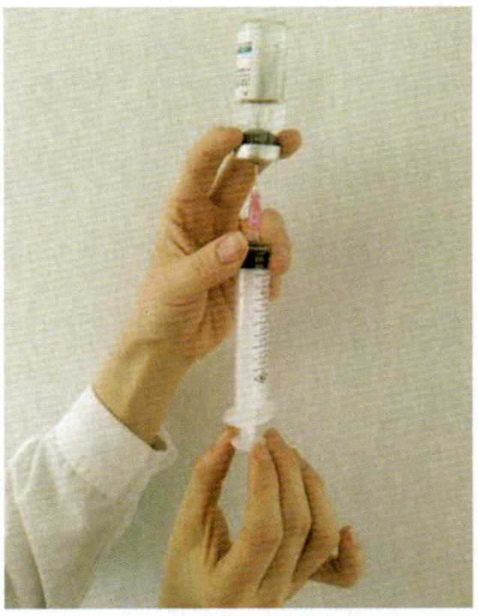

图 13-18 排尽空气

2. 注意事项

（1）严格执行查对制度，遵守无菌操作原则。

（2）吸药时，手不可触及注射器及针头的无菌部位；针栓不可插入安瓿内，以防止污染药液。

（3）针头在进入和取出安瓿时，针尖、针梗不可触及安瓿口外缘。

（4）排气时，示指固定针栓，不可触及针梗；轻推活塞柄排气，不可浪费药液（悬而不滴），以免影响药量的准确性。

（5）药液应现用现抽吸，避免药液污染和效价降低。

（6）吸取混悬液应先摇匀后吸取，较浓稠或油性的药物不易抽吸，若不怕热，可用手对搓几下药瓶，再进行抽吸。

【评价】

1. 严格按照操作规范抽吸药液，手法正确，药量准确。

2. 吸药过程中，无污染无差错。

四、常用注射技术

（一）皮内注射法

皮内注射法是将小量药液或生物制剂注射于表皮与真皮之间的方法。

【目的】

1. 药物过敏试验，观察有无药物过敏反应。

2. 预防接种（卡介苗接种）。

3. 局部麻醉的先驱步骤。

【部位】

1. 药物过敏试验选择前臂掌侧下段内侧。因该处皮肤较薄，易于注射；且皮肤色泽浅，便于观察有无药物过敏反应。

2. 预防接种常选择上臂三角肌下缘处皮内。

3. 局部麻醉在实施局部麻醉处，先皮内注入麻醉药物，成一皮丘，然后进行局部麻醉。

【评估】

1. 患者的病情、治疗过程及“三史”（用药史、过敏史、家族史）。

2. 患者的认知反应、意识状态、心理状态及合作程度。

3. 患者注射部位皮肤情况，避开红肿、硬结、瘢痕等处。

4. 环境是否清洁，光线是否充足。

【准备】

1. 护士准备　着装整洁，修剪指甲、洗手、戴口罩；熟悉药物的用法及药理作用。

2. 用物准备

（1）注射盘及盘内常用物品。

（2）1ml 注射器、4½ 针头。

（3）根据医嘱准备注射卡。

（4）遵医嘱准备注射药物。

（5）如做药物过敏试验，需另备 0.1% 盐酸肾上腺素及 2ml 注射器。

3. 环境准备　清洁、安静、光线适宜。

4. 患者准备　了解皮内注射的目的、方法、注意事项及配合要点；取舒适体位并暴露注射部位。

【实施】

1. 操作步骤 见表 13-9。

表 13-9 皮内注射法（以药物过敏试验为例）

操作流程	操作要点
备药	核对医嘱及注射卡，检查药液质量，使用 1ml 一次性注射器抽取皮试液，排净注射器内空气
核对、解释	携用物至床旁，核对患者床号、姓名，查对无误后，解释操作目的和过程
选择部位	协助患者取合适的体位，选择并暴露注射部位
消毒	75% 乙醇消毒注射部位皮肤（对乙醇敏感的患者可使用生理盐水清洁皮肤），待干
再次核对	再次进行核对，排尽空气
进针	用一手绷紧患者皮肤，另一手持针，示指固定针栓，针头斜面向上与皮肤呈 5° ～15° 进针（图 13-19A）
推药	左手拇指固定针栓，右手推注药液 0.1ml，使局部隆起呈半球状皮丘，皮肤发白并显露毛孔（图 13-19B）。国家卫生健康委发布的《β 内酰胺类抗菌药物皮肤试验指导原则（2021 年版）》：推注药液 0.02 ～ 0.03ml，使局部隆起形成直径 3mm 的皮丘
拔针、计时、核对	注药毕，快速拔针，计时。再次核对床号、姓名
指导患者	告知患者注意事项
整理	清理用物，协助患者取舒适卧位，感谢患者的配合
记录	密切观察患者用药后反应，洗手，记录

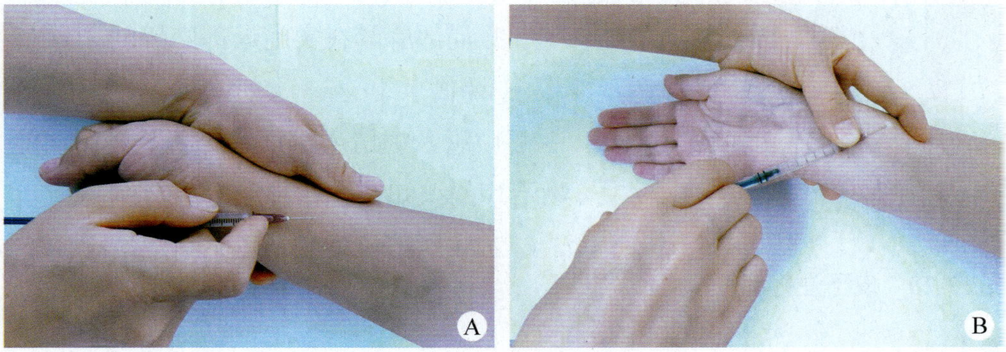

图 13-19 皮内注射

A. 进针；B. 推药

2. 注意事项

（1）做药物过敏试验前，须询问患者的“三史”（用药史、过敏史、家族史） 并备好急救药品，以防发生意外。如对所用药物过敏，严禁做药物过敏试验并与医生联系，做好标记。

（2）禁用含碘消毒剂消毒皮肤，以免脱碘不彻底或患者对碘过敏，影响对局部反应的观察。

（3）进针角度不宜太大，以免将药液注入皮下，影响药物作用的效果及对反应的观察和判断。

（4）拔针后应嘱患者切勿按揉局部，以免影响结果的判断。

（5）皮试结果不能确定时，可做对照试验：在另一前臂相同部位注射 0.1ml 的生理盐水，20min 后做对照观察。

考点 皮内注射操作要点及注意事项

【评价】

1. 患者理解皮内注射的目的，能积极配合，无不适，沟通有效。

2. 操作技术熟练，进针深度、角度、选择的注射部位，以及注入药物剂量准确，皮丘符合要求。

（二）皮下注射法

皮下注射法是将少量药液或生物制剂注入皮下组织的方法。

【目的】

1. 用于不宜口服给药，且需在短时间内发挥药效的药物治疗，如肾上腺素、胰岛素等药物的注射。适合小剂量及刺激性弱的药物注射，以免吸收不良造成局部硬结、疼痛等反应。

2. 局部给药，如局部麻醉、封闭疗法。

3. 各种疫苗、菌苗的预防接种。

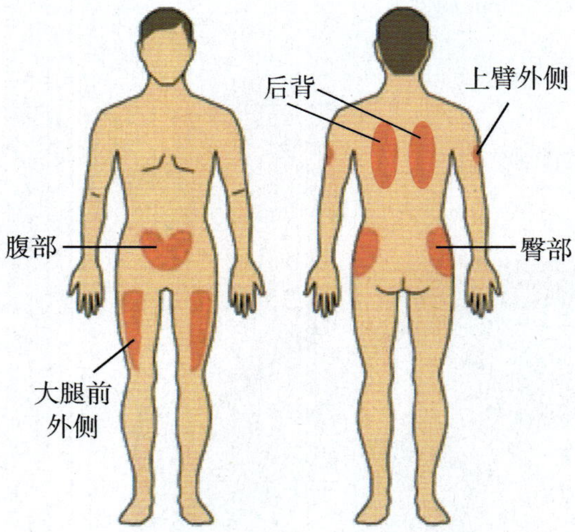

图 13-20　皮下注射部位

【部位】

1. 药物治疗可选用上臂三角肌下缘、上臂外侧（中 1/3）、腹部、后背、臀部、大腿前外侧（图 13-20）。

2. 预防接种常选择上臂三角肌下缘处皮下。

3. 局部麻醉在实施局部麻醉处。

【评估】

1. 患者病情、治疗状况、肢体活动能力，对药物治疗的认知及合作程度。

2. 注射部位皮肤及皮下组织情况。

3. 环境是否清洁，光线是否充足。

【准备】

1. 护士准备　着装整洁，修剪指甲，洗手、戴口罩；熟悉药物的用法及药理作用。

2. 用物准备　注射盘；1 ～ 2ml 注射器、5 ～ 6 号针头；注射卡；药物（遵医嘱准备）。

3. 环境准备　清洁、安静，温度适宜，光线充足。

4. 患者准备　了解皮下注射的目的、方法、药物作用、配合要点及注意事项；取舒适体位并暴露注射部位。

【实施】

1. 操作步骤　见表 13-10。

表 13-10　皮下注射法

操作流程	操作要点
备药	核对医嘱及注射卡，检查药液质量并吸取药液
核对、解释	携用物至床旁，核对患者床号、姓名，查对无误后，解释操作目的和过程
选择部位	协助患者取合适的体位，选择并暴露注射部位
消毒	常规消毒注射部位皮肤，待干
再次核对、排气	再次进行核对，无误后排尽空气
进针	左手拇指向下绷紧皮肤，右手以持锥法持注射器，示指固定针栓，针头斜面向上与皮肤呈 30° ～ 40° ，快速将针梗的 1/2 ～ 2/3 刺入皮下（图 13-21）
抽回血	右手保持原姿势固定注射器，松开绷紧皮肤的左手，抽动活塞
推药	如无回血，缓慢、均匀注入药液
拔针、核对	注药毕，用干棉签轻压穿刺点，快速拔针后按压片刻。再次核对床号、姓名
整理	清理用物，协助患者取舒适卧位，感谢患者的配合
记录	密切观察患者用药后全身和局部反应，洗手，记录

2. 注意事项

（1）针头刺入角度不宜超过 45° ，过瘦者捏起注射部位皮肤并减小进针角度，以免刺入肌层。

（2）皮下注射尽量避免应用对局部组织刺激性强或剂量较大的药物。

（3）对长期需要皮下注射者，应有计划地更换注射部位，轮流注射，以促进药物充分吸收，利于局部组织的修复，避免局部产生硬结。

（4）注射量少于 1ml 药液时，应选择 1ml 注射器，以保证注入药液剂量准确。

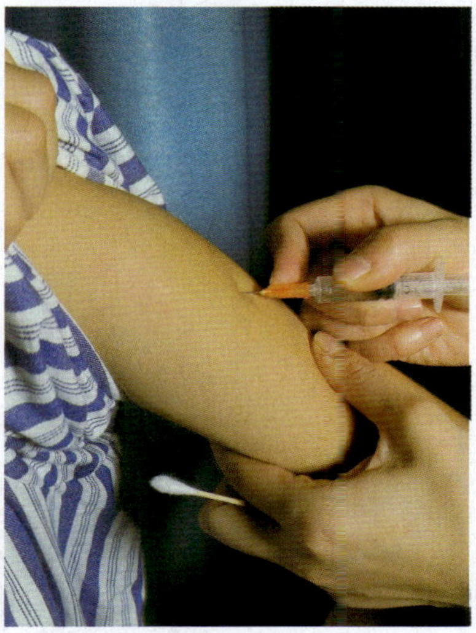

图 13-21　皮下注射

【评价】

1. 护士操作熟练规范，进针深度、选择部位，以及注入药物的剂量准确，注射部位未出现硬结、感染。

2. 患者理解皮下注射的目的及药物作用相关知识，能积极配合，有安全感，无不适，护患沟通有效。

（三）肌内注射法

肌内注射法是将一定量的无菌药液注入肌肉组织的方法。由于人体肌肉组织有着丰富的毛细血管网，毛细血管壁是多孔的类脂质膜结构，药物透过的速度较快，自肌内注射的药物通过毛细血管壁到达血液内，吸收较完全而迅速。

【目的】

1. 用于不宜或不能口服或静脉注射，且要求短时间内迅速发挥疗效者。

2. 注射药量较大或刺激性较强的药物，不宜皮下注射者。

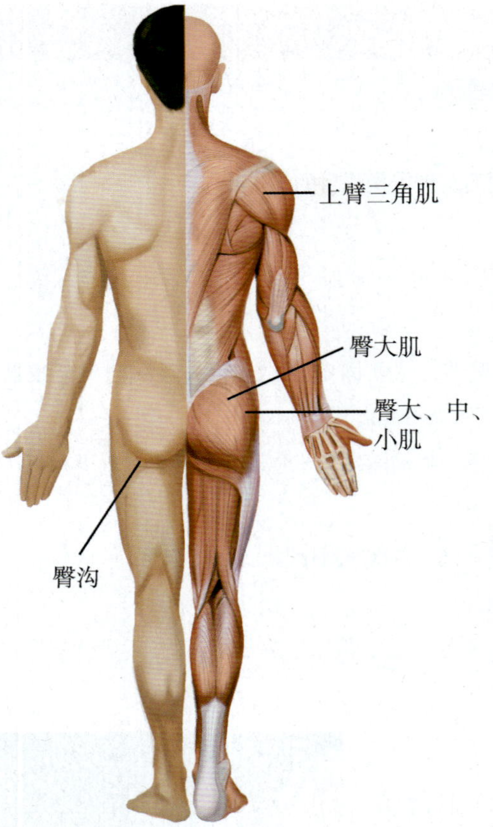

图 13-22 常用肌内注射部位

【部位】 注射部位一般选择肌肉丰厚且距大血管、神经较远处，且避免表面有炎症、瘢痕、损伤等部位。其中最常用的部位为臀大肌，其次为臀中肌、臀小肌、股外侧肌及上臂三角肌（图 13-22）。

1. 臀大肌注射定位法 臀大肌起自髂骨翼外面和骶骨的背面，肌束平行斜向外下方止于股骨上部。坐骨神经上部被臀大肌覆盖，注射时应避免损伤坐骨神经。具体定位方法有以下两种。

（1）十字法 从臀裂顶点向左或向右划一水平线，自髂嵴最高点做一垂线，将一侧臀部分为四个象限，其外上象限避开内角（髂后上棘至股骨大转子的连线）为注射部位（图 13-23）。

（2）连线法 取髂前上棘与尾骨连线的外上1/3 处为注射部位（图 13-24）。

2. 臀中肌、臀小肌注射定位法 此处血管、神经较少，脂肪组织也较薄，可用于小儿、危重或不能翻身的患者，目前使用日趋广泛。定位方法有两种。

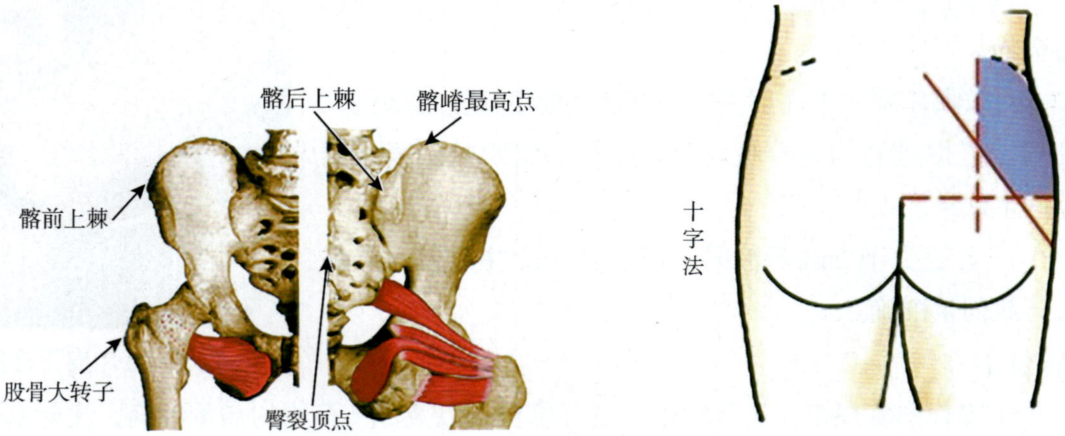

图 13-23 臀大肌注射定位法（十字法）

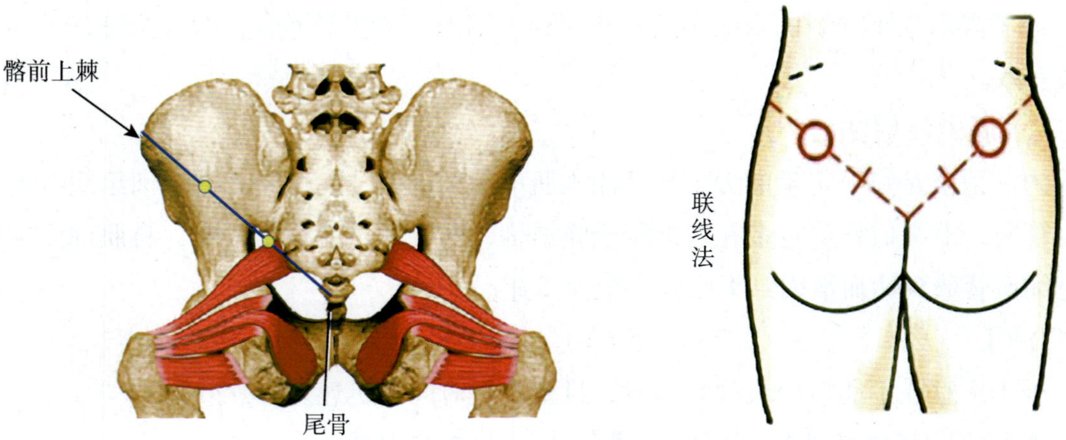

图 13-24 臀大肌注射定位法（连线法）

（1）三横指定位法　髂前上棘外侧三横指处（以患者自体手指宽度为准）为注射部位。

（2）示指、中指定位法　示指尖和中指尖尽量分开，分别置于髂前上棘和髂嵴下缘处，由示指、中指和髂嵴之间构成一个三角形区域，此区域即为注射部位（图 13-25）。

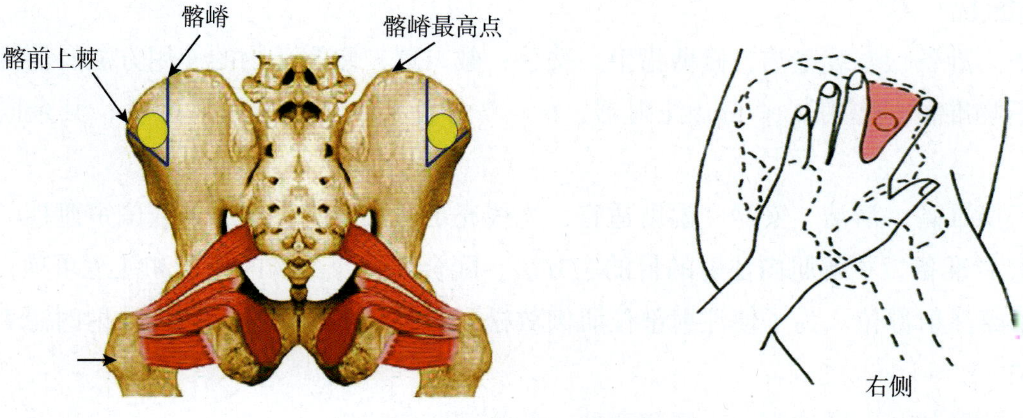

图 13-25　臀中肌、臀小肌注射定位法

3. 股外侧肌注射定位法　大腿中段外侧，成人膝关节上 10cm，髋关节下 10cm，宽约 7.5cm 的范围（图 13-26）。此处范围较广，较少有大血管、神经干通过，可供多次注射。

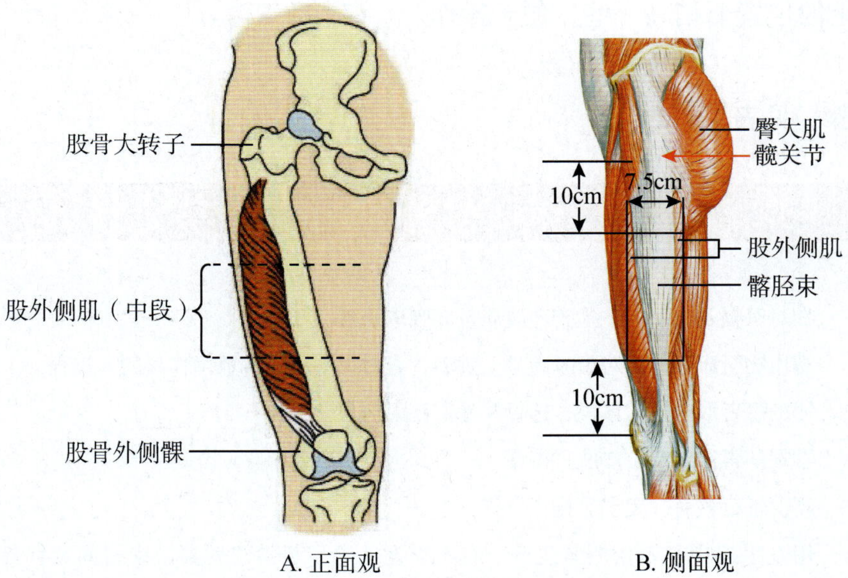

图 13-26　股外侧肌注射定位法

4. 上臂三角肌注射定位法　上臂外侧，肩峰下 2 ～ 3 横指处。此处注射方便，但肌肉较薄，只能做小剂量注射。

【评估】

1. 患者病情、肢体活动能力、治疗情况、用药史、过敏史和家族史，对药物治疗的认知及合作程度。

2. 患者注射部位的皮肤及肌肉组织状况。

3. 环境是否清洁，光线是否充足。

【准备】

1. 护士准备　着装整洁，修剪指甲，洗手、戴口罩；熟悉药物的使用方法及药理作用。

2. 用物准备　选用 2 ～ 5ml 注射器，6 ～ 7 号针头；药物遵医嘱准备；其余同皮下注射法。

3. 环境准备　清洁、安静，温度适宜，光线充足。必要时，用屏风或围帘遮挡。

4. 患者准备　了解肌内注射的目的、方法、配合要点及药物的作用和注意事项；取合适体位并暴露注射部位。为了使注射部位肌肉放松，减轻疼痛与不适，肌内注射时患者可采用以下体位。

（1）侧卧位　上腿伸直，下腿稍弯曲，使臀部肌肉放松。

（2）俯卧位　足尖相对，足跟分开，头偏向一侧。

（3）仰卧位　常用于危重及不能翻身的患者，采用臀中、小肌注射较为方便。嘱患者自然平卧，肌肉放松。

（4）坐位　为门诊患者接受注射时常用的体位，多用于上臂三角肌或臀部肌内注射，如为后者，患者坐的位置要稍高一些，便于操作。

【实施】

1. 操作步骤　见表 13-11。

表 13-11　肌内注射法

操作流程	操作要点
备药	核对医嘱及注射卡，检查药液质量并吸取药液
核对、解释	携用物至床旁，核对患者床号、姓名，查对无误后，解释操作目的和过程
选择部位	协助患者取合适的体位，选择并暴露注射部位
消毒	常规消毒注射部位皮肤，待干
再次核对、排气	再次进行核对，无误后排尽空气
进针	用左手拇指和示指绷紧皮肤，右手以握毛笔姿势持注射器，中指固定针栓，针头与皮肤呈 90°，快速刺入针梗的 2/3（图 13-27A）
抽回血	右手中指固定针栓，松开左手抽动活塞
推药	如无回血，缓慢、均匀注入药液（图 13-27B）
拔针	注药毕，用干棉签轻压穿刺点，快速拔针后按压片刻。再次核对床号、姓名
整理	清理用物，协助患者取舒适卧位，感谢患者的配合
洗手、记录	密切观察患者用药后全身和局部用药反应，洗手，记录

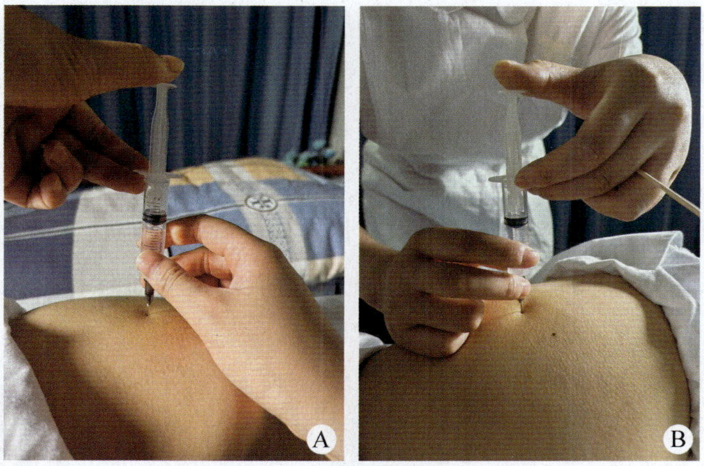

图 13-27 肌内注射

A. 进针；B. 推药

2. 注意事项

（1）由于臀大肌毗邻坐骨神经，故定位应准确，避免损伤坐骨神经。对 2 岁以下婴幼儿不宜选用臀大肌注射。婴幼儿在独立行走之前，臀部肌肉发育不完善，进行臀大肌注射时有损伤坐骨神经的危险，一般应选择臀中、小肌注射。

（2）两种以上药物同时注射时，注意配伍禁忌。

（3）需长期肌内注射者，须经常更换注射部位，选用细长针头，并注意观察局部对药物的吸收情况。如出现吸收差，有硬结等情况，可做局部热敷、理疗等处理。

（4）注射时勿将针梗全部刺入，以免发生断针。若针梗折断，首先稳定患者情绪，嘱患者保持原体位不动，以防断针移动，迅速用无菌血管钳取出断针。

【评价】

1. 护士操作技术熟练，进针深度、选择部位及注入药物剂量准确，能按无痛注射法进行操作。

2. 护士无菌观念强，注射部位未出现硬结、感染。

3. 患者了解肌内注射的目的及药物作用的相关知识，积极配合注射，护患沟通有效。

（四）静脉注射法

静脉注射法是将一定量的药液注入静脉的方法。药液直接进入血液循环，是药效发挥最快的给药方法。

【目的】

1. 药物不宜口服、皮下或肌内注射，又需迅速发挥药效时。

2. 静脉输液、输血或静脉高营养治疗。

3. 做某些诊断、试验检查时，由静脉注入造影剂做诊断性检查，如对肝、肾、胆囊的造影检查。

【部位】 一般选择粗、直、弹性好、相对固定的静脉，避开关节及静脉瓣。

1. 四肢浅静脉 上肢常选用肘部浅静脉（贵要静脉、正中静脉、头静脉）（图 13-28）

或手背浅静脉；下肢常选用大隐静脉、小隐静脉和足背静脉（图 13-29）。

2. 头皮静脉　小儿头皮静脉极为丰富，且静脉表浅易见，易于固定，方便患儿肢体活动，故患儿静脉注射多选用头皮静脉。常用的头皮静脉有颞浅静脉、额前正中静脉、耳后静脉和枕后静脉（见第 14 章“静脉输液和输血技术”图 14-7）。

3. 股静脉　位于股三角内，髂前上棘和耻骨结节连线的中点为股动脉定位，扪及股动脉，其内侧 0.5cm 处为股静脉（图 13-30）。操作时，勿损伤重要血管和神经。

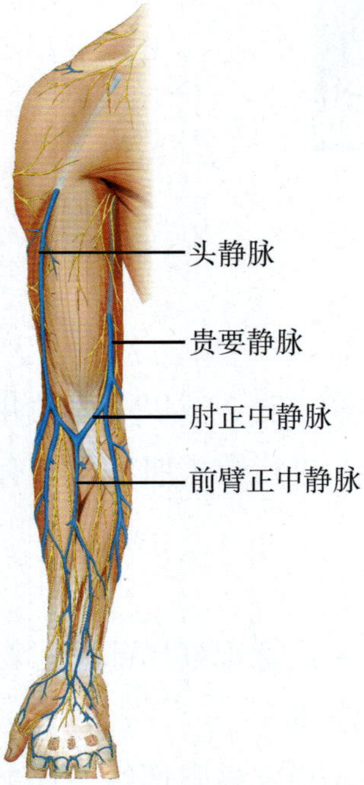

图 13-28　肘部浅静脉

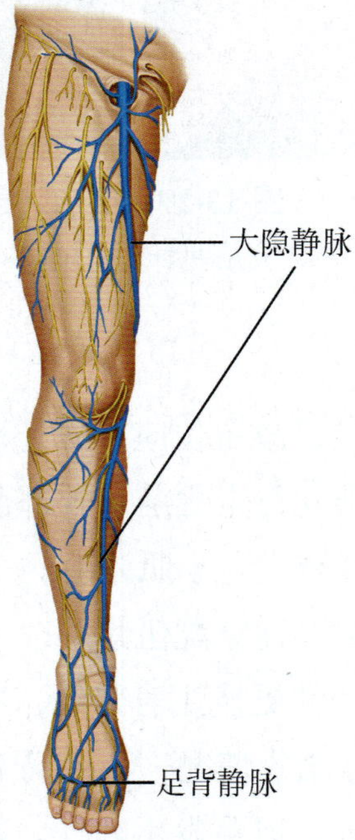

图 13-29　下肢浅静脉

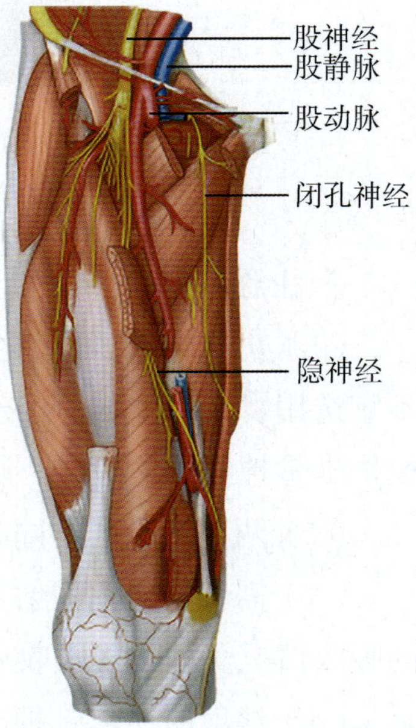

图 13-30　股静脉解剖位置

【评估】

1. 患者病情、肢体活动能力、治疗情况、用药史、过敏史和家族史，对药物治疗的认知及合作程度。

2. 注射部位的皮肤状况、静脉充盈度和静脉管壁弹性等。

3. 环境是否清洁、光线是否充足。

【准备】

1. 护士准备　同肌内注射法。

2. 用物准备　注射器（视药量而定）、6 ～ 9 号针头或头皮针、注射卡、药物、止血带、小垫枕、干棉签、消毒用物、无菌纱布。

3. 环境准备　安静、清洁、光线适中、温湿度适宜。

4. 患者准备　了解静脉注射的目的、方法、药物作用、注意事项及配合要点；取合适体位，暴露注射部位。

【实施】

1. 操作步骤　见表 13-12。

表13-12 静脉注射法

操作流程	操作要点
四肢浅静脉注射	
备药	核对医嘱及注射卡，检查药液质量并吸取药液
核对、解释	携用物至床旁，核对患者床号、姓名，查对无误后，解释操作目的和流程
选择静脉	选择合适的静脉，用手指探明静脉的走向和深浅，选择粗、直、弹性好、易固定的血管，将小垫枕放于穿刺部位下，在穿刺点上方6cm处扎止血带，嘱患者握拳
消毒	用安尔碘或0.5%碘伏消毒注射部位皮肤两次，待干
再次核对、排气	再次进行核对，无误后排尽空气
穿刺	左手拇指绷紧静脉下端皮肤，右手用持锥法持注射器，示指固定针栓，针尖斜面向上与皮肤呈15°～30°自静脉的上方或侧方刺入皮下，再沿静脉的走向潜行刺入静脉
推药	见回血后再顺静脉进针少许，松开止血带，嘱患者松拳，示指固定针栓，缓慢推注药液
拔针	注药完毕，用干棉签沿血管走向轻压穿刺点及静脉进针点，快速拔针，按压3～5min（或嘱患者屈肘3～5min）不出血即可，再次核对床号、姓名
整理	清理用物，协助患者取舒适体位，感谢患者的配合
洗手、记录	密切观察患者用药后全身和局部用药反应，洗手，记录
股静脉注射法	常用于患者急救时紧急穿刺，注入药物、加压输液、输血或采集血标本
备药、核对解释	同四肢浅静脉注射
安置体位	协助患者取仰卧位，两腿伸直、略外展、外旋，必要时在穿刺侧腹股沟下垫一沙袋或软枕
消毒	常规消毒局部皮肤及操作者左手示指、中指
再次核对、排气	再次进行核对，无误后排尽空气
穿刺	左手示指、中指扪及股动脉，右手用持锥法或握毛笔法持注射器，针头与皮肤呈45°或90°，在股动脉内侧0.5cm处刺入，左手抽动活塞，见有暗红色血液，提示进入股静脉
推药	右手示指固定针栓，左手推注药物
拔针	注射完毕，快速拔针，用无菌纱布按压局部3～5min，再次核对床号、姓名
整理	清理用物，协助患者取舒适卧位，感谢患者的配合
洗手、记录	密切观察患者用药后全身和局部用药反应，洗手，记录

2. 注意事项

（1）严格执行“三查八对”、无菌技术操作原则和消毒隔离原则。

（2）根据患者的年龄、病情及药物的性质，掌握推注药物的速度，并注意倾听患者的主诉，观察注射局部情况及病情变化。

（3）需长期静脉注射者，要有计划地使用并保护静脉，由远心端向近心端选择静脉。

（4）当注射对组织有强烈刺激性药物时，应另备装有生理盐水的注射器和头皮针，先用生理盐水注射器穿刺成功后，确认针头在静脉内，无外漏液后，再更换吸有药物的注射器进行注射，防止药物溢出血管外造成组织坏死。

（5）股静脉穿刺时，如抽出鲜红色血液，说明针头刺入股动脉，应立即拔出针头，并用无菌纱布紧压穿刺处5～10min，直至不出血。

3. 静脉穿刺常见失败原因及处理措施

（1）针头未刺入血管内　刺入过浅或因静脉滑动，针头未刺入血管。临床判断：抽吸无回血，推注药液局部隆起，患者有痛感（图 13-31A）。如遇此种情况发生，不必贸然拔针，也不可推注药液，应调整进针角度或固定穿刺段静脉后再行进入血管。

（2）针头（尖）未完全进入血管内（较浅）　针头斜面一部分在血管内，一部分在血管外，部分药液溢出至皮下。临床判断：抽吸可有回血，但推药时局部隆起并有痛感（图 13-31B）。

（3）针头刺入较深　斜面一部分穿破对侧血管壁，部分药液溢出至深层组织。临床判断：抽吸时，有回血；推注少量药液局部不一定隆起；推药时，患者有痛感（图 13-31C）。

（4）针头刺入过深，穿透对侧血管壁，药物注入深层组织　临床判断抽吸无回血，推注少量药液局部不一定隆起，但推药时患者有痛感（图 13-31D）。

后面三种失败原因中任意一种情况发生，均应立即拔针，以无菌棉签或棉球压迫止血，选择血管重新穿刺。

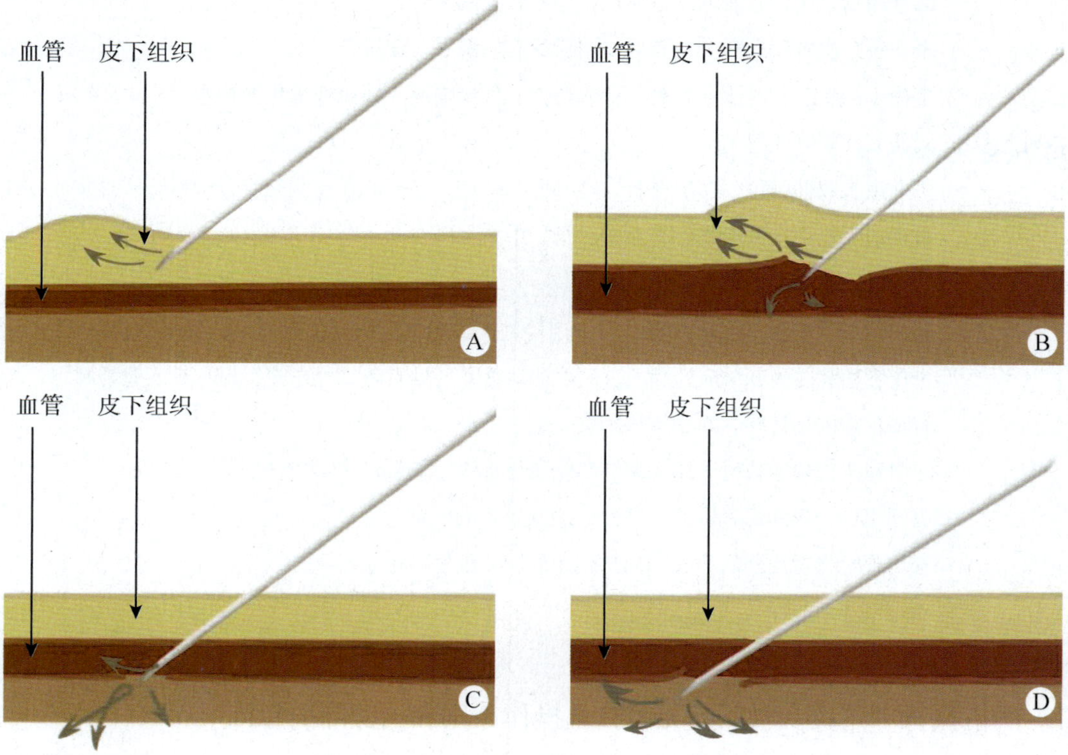

图 13-31　静脉穿刺失败的常见原因

链接

特殊患者的静脉穿刺要点

1. 肥胖患者　肥胖者的皮下脂肪多，静脉较深，难以辨认，但较固定。注射时，在摸清血管走向后在静脉上方进针，进针角度应稍加大（30°～40°）。

2. 消瘦患者　消瘦者皮下脂肪少，静脉较滑动，但较明显，穿刺时须固定静脉，从血管正面或侧面刺入。

3. 水肿患者　水肿者静脉不明显，可沿静脉走行的解剖位置，用手指按揉局部，以暂时驱散皮下水分，使静脉充分显露后再行穿刺。

4. 脱水患者　脱水者静脉萎陷，充盈不良，穿刺困难。可做局部热敷、按摩，待血管扩张显露后再穿刺。

5. 老年患者　老年人皮下脂肪少，皮肤松弛，静脉多硬化，脆性增加，血管易滑动，针头不易刺入。注射时可采用手指固定穿刺段静脉上下两端，在静脉上方进针，同时注意穿刺不可过猛，以防血管破裂。

【评价】

1. 严格按注射原则进行，操作技术熟练，一次性注射成功，注射部位无渗出、肿胀，未发生感染。

2. 能分析静脉注射失败的常见原因，并进行相应处理。根据患者情况提高静脉穿刺成功率。

3. 患者了解静脉注射的目的及药物作用的相关知识，积极配合，护患沟通有效。

考点 各种注射法定义、部位、方法及注意事项

第5节　药物过敏试验法

案例13-5

患者，男，30岁。青霉素过敏试验阴性，遵医嘱给予肌内注射青霉素80万U，首次注射5min后，患者突然感到胸闷、气促、面色苍白、口唇发绀、出冷汗，脉细弱，P120次/分，R30次/分，BP70/50mmHg，呼之不应。

问题：1. 该患者发生了什么情况？

2. 如何采取急救措施？

3. 如何预防该情况的发生？

临床上患者在应用某些药物时，常可引起不同程度的过敏反应，甚至发生过敏性休克，如不及时抢救可危及生命。为了合理用药，充分发挥药效，防止过敏反应的发生，在使用此类致敏性高的药物时，护士应认真履行如下给药职责：详细询问“三史”（即用药史、过敏史、家族史）；无过敏史还须做药物过敏试验；在做药物过敏试验的过程中，要准确配制药液，熟练掌握操作方法，认真观察反应，准确判断结果，并做好发生过敏反应的抢救准备，熟练掌握抢救技术。

一、药物过敏反应的特点

药物过敏反应（又称变态反应或超敏反应），属于异常免疫反应，是抗原抗体相互作用的结果，具有以下特点。

1. 仅发生于用药人群中的少数　各种药物引起过敏反应的发生率有高有低，不具有普遍性。

2. 很小剂量即可发生过敏反应　一旦患者对药物过敏，无论剂量大小均可发生过敏反应。此可作为与药物中毒反应相鉴别的重要依据。

3. 与正常药理反应或毒性反应无关　药物过敏反应是在用法、用量都正常的情况下的不正常反应，其临床表现与正常药理反应或毒性反应无关。

4. 一般发生于再次用药过程中　药物过敏反应的发生需要致敏阶段，因此，药物过敏反应通常不发生在首次用药，而是再次用药后发作。

5. 药物过敏的发生与体质有关　是对某些药物“质”的过敏，而非“量”的中毒。即对某药过敏的人，任何制剂、任何剂量、任何给药途径，均可发生过敏反应。

二、常用药物过敏试验法

（一）青霉素过敏试验

青霉素属于 β 内酰胺类抗生素，是目前临床常用的抗生素之一，具有疗效高、毒性低的优点，但易发生过敏反应。其过敏反应发生率在各种抗生素中最高，为 3% ～ 6%。多发生于多次接受青霉素治疗者，偶见于初次用药的患者。青霉素过敏的人接触该药后，任何年龄、给药途径、剂量、制剂均可发生过敏反应。因此，在使用各种剂型的青霉素之前都应先做过敏试验，结果阴性方可用药。此外，半合成青霉素（如阿莫西林、氨苄西林、羟苄西林等）与青霉素之间有交叉过敏反应，用药前也要做过敏试验。

1. 青霉素过敏反应的原理　青霉素本身不具有免疫原性，但其制剂中所含的高分子聚合物及其降解产物（如青霉烯酸、青霉噻唑酸等）作为半抗原进入人体后，与蛋白质、多糖及多肽类结合而成为全抗原，刺激机体产生特异性的抗体 IgE，IgE 黏附于皮肤、鼻、咽、声带、支气管黏膜下等微血管周围的肥大细胞及血液中的嗜碱性粒细胞表面，使机体呈致敏状态。当其再次接触该抗原后，该抗原与人体内的特异性抗体（IgE）结合，发生抗原 - 抗体反应，导致细胞破裂，释放组胺、缓激肽、5- 羟色胺等血管活性物质。这些物质作用于效应器官，使平滑肌痉挛、微血管扩张、毛细血管通透性增高、腺体分泌增多，进而产生一系列过敏反应的综合临床表现（图 13-32）。

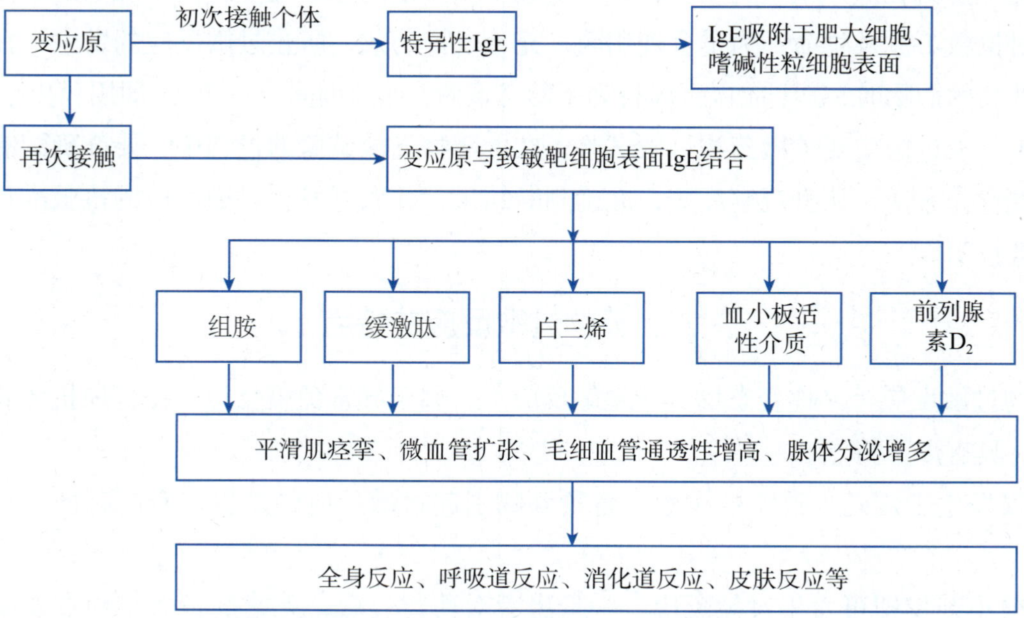

图 13-32　青霉素过敏反应的原理

青霉素G溶液的效价在室温下迅速降低，放置2h即可降低50%，青霉素G分子在水溶液中很快经过分子重排而成为青霉烯酸，青霉烯酸可与人体蛋白结合成青霉烯酸蛋白和青霉噻唑蛋白而成为全抗原。青霉烯酸水平随着温度和时间的延长逐渐增加。因此临床应用青霉素G时应现用现配，不宜放置过久，以防止和减少过敏性反应的发生。

2. 青霉素过敏反应的临床表现　青霉素过敏反应的临床表现有多种，涉及皮肤、呼吸、循环、中枢神经、消化等系统，最严重的表现为过敏性休克。

（1）过敏性休克　属于Ⅰ型变态反应，是过敏反应中最严重的反应，发生迅猛，可出现抢救不及时而死于严重的呼吸困难和循环衰竭的情况。多在用药后5～20min发生，有的甚至注射药物后数秒内闪电式发生，既可发生于皮内试验过程中，也可发生于初次注射时（皮内试验结果阴性），极少数发生于连续用药的过程中，主要表现如下。

1）呼吸道阻塞症状：由喉头水肿、支气管痉挛、肺水肿引起，患者胸闷、气促、哮喘、发绀、呼吸困难、喉头阻塞，伴濒死感。

2）循环衰竭症状：由于周围血管扩张及通透性增加，导致有效循环血容量不足，表现为面色苍白、出冷汗、脉细弱、血压下降等表现。

3）中枢神经系统症状：脑组织缺血缺氧引起头晕、眼花、面部及四肢麻木、躁动不安、意识丧失、抽搐、大小便失禁等。

4）皮肤过敏症状：皮肤瘙痒、荨麻疹及其他皮疹。

其中，最早出现的是呼吸道阻塞症状、皮肤过敏症状。因此，在给患者使用青霉素时，必须认真观察病情变化，注意倾听患者的主诉。

（2）血清病型反应　一般于用药后的7～12天发生，临床表现和血清病相似，如发热、关节肿痛、皮肤发痒、荨麻疹、全身淋巴结肿大、腹痛等。

（3）各器官或组织的过敏反应

1）皮肤过敏反应：轻者表现为瘙痒、荨麻疹，严重者可发生剥脱性皮炎。

2）呼吸道过敏反应：可引起哮喘或促发原有哮喘发作。

3）消化系统过敏反应：可引起过敏性紫癜，以腹痛和便血为主要症状。

考点 青霉素过敏性休克的临床表现

3. 青霉素过敏性休克的急救措施　由于青霉素过敏性休克发生迅猛，务必做好预防及急救准备，一旦出现过敏性休克，应立即采取有效措施组织抢救。

（1）立即停药，就地抢救，协助患者平卧，注意保暖，报告医生。

（2）即刻皮下注射0.1%盐酸肾上腺素0.5～1ml，患儿酌减。如症状不缓解，每隔30min皮下或静脉注射该药0.5ml，也可气管内滴入，直至脱离危险期。盐酸肾上腺素是抢救过敏性休克的首选药物，其具有收缩血管、增加外周阻力、兴奋心肌、增加心输出量、提升血压及松弛支气管平滑肌等作用。

（3）纠正缺氧、改善呼吸　给予氧气吸入，改善缺氧症状。呼吸受抑制时，应立即进行人工呼吸，并肌内注射尼可刹米、洛贝林等呼吸中枢兴奋药。喉头水肿导致窒息时可插入气管导管，借助人工呼吸机辅助或控制呼吸。

（4）维护循环功能　静脉滴注10%葡萄糖溶液或平衡溶液以扩充血容量。若血压仍不回升，可按医嘱加入多巴胺、间羟胺等升压药物。心搏骤停者进行胸外心脏按压。

（5）抗过敏和纠正酸中毒　遵医嘱给药，静脉注射地塞米松5～10mg或将氢化可的松200mg加入5%～10%葡萄糖溶液500ml内静脉滴注；抗组胺类药物，如肌内注射盐酸异丙嗪25～50mg或苯海拉明40mg（抗组胺药物可竞争靶细胞上的组胺受体）；可根据医嘱，给予5%的碳酸氢钠250ml静脉滴注，纠正酸中毒。

（6）密切观察病情，详细记录　密切观察患者生命体征、神志和尿量等，注意保暖，做好病情动态记录。不断评价治疗与护理效果，为进一步处置提供依据。未脱离危险期前不宜搬动。

考点　青霉素过敏性休克的处理

4. 青霉素过敏反应的预防　青霉素过敏反应，尤其是过敏性休克可危及患者生命。因此，积极采取预防措施是避免发生过敏反应的关键。

（1）用药前必须详细询问患者“三史”（用药史、过敏史、家族史），对有青霉素过敏史者禁止做过敏试验；无过敏史者，初次用药（使用各种剂型）、停药3天后再用者，或使用中更换药物批号时，均须做过敏试验，试验结果阴性方可用药。

（2）正确实施青霉素过敏试验，过敏试验药液的配制、皮内注入的剂量及试验结果判断应准确。

（3）配制试验药液或稀释青霉素的0.9%氯化钠溶液应专用，并做好标识。

（4）青霉素水溶液极不稳定，放置后易引起效价降低，还可分解产生各种致敏物质，皮试液抗原性低或失效可导致假阴性反应，因此皮试液应尽量现配现用，如需保存应4℃冷藏，且保存时间不应超过24h。

（5）试验结果阳性的处理　试验结果为阳性者，禁用青霉素，并在“两单四卡”（即体温单、医嘱单、注射卡、床头卡、病历卡、门诊卡）上用红笔醒目标识“青霉素（+）”，并告知患者及家属。

（6）一般不宜空腹进行过敏试验或药物注射，有的患者因空腹用药晕针、疼痛刺激等，产生头晕眼花、出冷汗、面色苍白、恶心等反应，易与过敏反应相混淆，须注意区别。

（7）加强责任心，必须严格执行查对制度。在做过敏试验前及用药过程中，均须密切观察患者反应，并做好相应的急救准备工作。首次注射青霉素者须观察30min以上。

（8）不能在同一时间、同一手臂上，做两种及以上药物的过敏试验，以免影响结果的判断。

考点　青霉素过敏反应的预防

5. 青霉素过敏试验法

【目的】　预防青霉素过敏反应。

【评估】

（1）患者病情、用药史、过敏史、家族史，是否空腹。

（2）患者对药物过敏试验的认识，局部皮肤情况、心理反应及合作程度。

【准备】

（1）护士准备　同皮内注射法。

（2）用物准备　注射盘、青霉素、10ml 生理盐水、1ml 和 5ml 一次性注射器，注射卡，0.1% 盐酸肾上腺素、地塞米松、氧气及其他急救器械。

（3）环境准备　病室安静、整洁、光线充足，符合无菌操作原则。

（4）患者准备　患者了解试验目的、方法和注意事项，不空腹，无青霉素类药物过敏史，能积极配合，取舒适体位，暴露注射部位。

【实施】

（1）试验液配制　根据《中华人民共和国药典临床用药须知》规定，以注射用青霉素 G 或青霉素 G 皮试制剂稀释为 500U/ml 的皮试液。临床青霉素 G 的制剂有 40 万 U、80 万 U、160 万 U、400 万 U，需多步稀释；青霉素 G 皮试制剂，每瓶含青霉素钠 2500U，加入生理盐水溶解至 5ml（500U/ml）即可，仅一步稀释，可节约操作时间和人力，并减少误差及污染。下面以每瓶含青霉素 G80 万 U 为例，进行配制（表 13-13）。

表 13-13　青霉素皮内试验液的配制方法

步骤	青霉素 G	加生理盐水（ml）	药物浓度（U/ml）	要求
溶解溶液	80 万 U/ 瓶	4	20 万	充分溶解
1 次稀释	取上液 0.1ml	至 1	2 万	混匀
2 次稀释	取上液 0.1ml	至 1	2000	混匀
3 次稀释	取上液 0.25ml	至 1	500	混匀

（2）试验方法　国家卫生健康委发布的《β 内酰胺类抗菌药物皮肤试验指导原则（2021 年版）》指导为：皮内注射青霉素皮试液 0.02 ～ 0.03ml（含青霉素 G 10 ～ 15U），形成直径 3mm 的皮丘，15 ～ 20min 后判断试验结果。

（3）结果判断　①阴性：皮丘无改变，周围无红肿、无红晕，无自觉症状。②阳性：如皮丘较之前注射形成的皮丘直径扩大（≥ 3mm），应判断为皮试阳性，伴有红晕或痒感，更支持阳性反应。在排除假阳性反应的前提下，皮试阳性有临床意义，提示患者有发生 IgE 介导的速发型过敏反应的可能。严重时，可有头晕、心慌、胸闷、气短等过敏症状，甚至发生过敏性休克。

考点　青霉素过敏试验结果的判断

（4）注意事项

1）患者对青霉素过敏，禁止做过敏试验，报告医生，更换其他药物。但既往仅皮试阳性的患者，应为“既往皮试阳性”，而不应表述为“过敏”，并非皮试的禁忌证，可在密切观察基础上重复皮试。

2）皮试有诱发严重过敏反应，甚至过敏性休克的可能。进行皮试前应常规备有相关抢救设备及药品，且相关人员应接受过严重过敏反应抢救的正规培训。

3）有些药物可抑制皮肤反应，导致假阴性结果，所以皮试前应询问近期用药史，并在病情允许时，停用可能干扰皮试结果的药物。如全身应用抗组胺药物、全身较长时间应用糖皮质激素、丙咪嗪类抗抑郁药、吩噻嗪类抗精神病药等。如用药史不明，或因客观原因无法停药或停足够长时间，应以磷酸组胺作为阳性对照，明确皮肤反应性是否受抑制而导致假阴性。

4）哮喘控制不佳或哮喘急性发作期患者进行皮试，一旦出现严重过敏反应，症状会更重，因此皮试最好在哮喘控制期进行；若必须在非控制期进行皮试，需加强监测。

5）婴幼儿及老年患者的皮肤反应性差，可能出现假阴性结果。

6）消毒皮肤忌用含碘消毒剂，注射部位不可抓挠或用手按揉，以防影响结果判断。

7）皮试观察期间嘱患者不可随意离开，如有不适及时告知医护人员。

8）如对皮试结果有怀疑，可做对照试验，15～20min后做对照观察。确认青霉素皮试结果为阴性后方可用药，使用青霉素治疗过程中要继续严密观察反应。

9）皮试阴性不能完全排除过敏反应的可能，因此即使皮试为阴性，在药物使用过程中仍需注意密切观察，并备好急救药物和器械，做好过敏反应抢救准备，出现异常及时给予急救处理。

10）4～6周内，发生过β内酰胺类药物严重过敏反应的患者进行皮试，由于抗体在严重过敏反应发生时已被大量消耗，皮试可能出现假阴性结果。如需进行皮试，建议在反应发生4～6周后进行。

11）皮试液浓度过高会引起皮肤非特异性刺激，操作者手法较重、注射量大及注入气泡等均可导致假阳性反应。

【评价】

（1）患者了解皮试目的，乐意配合操作。

（2）护士严格执行无菌操作和查对制度，操作方法和试验结果判断准确。

（3）护患沟通有效，患者有安全感，无不良反应。

（二）头孢菌素类药物过敏试验

头孢菌素是一类高效、低毒、广谱的抗生素，个别患者可发生过敏反应。根据国家卫生健康委发布的《β内酰胺类抗菌药物皮肤试验指导原则（2021年版）》，不推荐在使用头孢菌素前常规进行皮试，仅以下情况需要皮试：①既往有明确的青霉素或头孢菌素Ⅰ型（速发型）过敏史患者。此类患者如临床确有必要使用头孢菌素，并具有专业人员、急救条件，在获得患者知情同意后，选用与过敏药物侧链不同的头孢菌素进行皮试。②药品说明书中规定需进行皮试的。应当向药品提供者进一步了解药品引发过敏反应的机制、皮试的灵敏度、特异度、阳性预测值和阴性预测值，并要求提供相应皮试试剂。

【目的】 预防头孢菌素过敏反应。

【评估】 同青霉素过敏试验法。

【准备】 同青霉素过敏试验法，药物为头孢菌素。

【实施】

1. 试验液配制　头孢菌素皮试不引发皮肤非特异性刺激反应的推荐浓度为 2mg/ml。

以每毫升含 2mg 头孢菌素生理盐水溶液（2mg/ml）为标准，皮内试验的剂量 0.02 ～ 0.03ml（含 40 ～ 60μg）。下面以每瓶含头孢菌素 0.5g 为例，进行配制（表 13-14）。

表 13-14　头孢菌素类皮内试验液的配制方法

步骤	头孢菌素类	加生理盐水（ml）	药物浓度（mg/ml）	要求
溶解药液	0.5g/ 瓶	5	100	充分溶解
1 次稀释	取上液 0.2ml	至 1	20	混匀
2 次稀释	取上液 0.1ml	至 1	2	混匀

2. 试验方法、结果判断、过敏反应表现和处理　皮试液为头孢菌素皮试液，其余同青霉素过敏试验法。

3. 注意事项

（1）头孢菌素类药物可致交叉过敏。因此，凡对某一种头孢菌素过敏者，一般不可再使用其他品种的头孢菌素类药物。

（2）若患者对青霉素类药物过敏，但病情需要使用头孢菌素类药物时，在严密观察下做药物过敏试验，并做好过敏性休克的急救准备。

（三）链霉素过敏试验

链霉素可引起类似于青霉素的过敏反应，过敏性休克发生率虽较青霉素低，但其反应更严重、死亡率更高。故使用链霉素时，必须做药物过敏试验，试验结果阴性方可用药。链霉素主要对革兰氏阴性细菌及结核分枝杆菌有较强的抗菌作用，不良反应以对第Ⅷ对脑神经的损害为多见。

【目的】　预防链霉素过敏反应。

【评估】　同青霉素过敏试验法。

【准备】　同青霉素过敏试验法，药物为链霉素。另备葡萄糖酸钙或氯化钙、新斯的明。

【实施】

1. 试验液配制　以每毫升含 2500U 的链霉素生理盐水溶液（2500U/ml）为标准，皮内试验的剂量 0.1ml（含 250U）（表 13-15）。

表 13-15　链霉素皮内试验液的配制方法

步骤	链霉素	加生理盐水（ml）	药物浓度（U/ml）	要求
溶解药液	100 万 U/ 支	至 4	25 万	充分溶解
1 次稀释	取上液 0.1ml	至 1	2.5 万	混匀
2 次稀释	取上液 0.1ml	至 1	2500	混匀

2. 试验方法、结果判断　皮内注射链霉素皮试液 0.1ml（含 250U），其余同青霉素过敏

试验法。

3. 过敏反应的临床表现与急救处理

（1）临床表现　链霉素过敏反应临床较为少见，其表现与青霉素过敏反应大致相同。轻者表现为发热、皮疹、荨麻疹，重者可致过敏性休克。

（2）急救处理　一旦发生过敏性休克，其救治措施同青霉素过敏性休克基本相同。

4. 毒性反应的临床表现与急救处理

（1）临床表现　链霉素的毒性反应较其过敏反应更常见、更严重，可出现全身麻木、肌肉无力、耳鸣、耳聋、眩晕等症状。

（2）急救处理　静脉注射 10% 葡萄糖酸钙或 5% 氯化钙溶液。由于钙离子可与链霉素络合，从而减轻毒性症状。如出现肌肉无力、呼吸困难，遵医嘱皮下注射新斯的明 0.5 ～ 1mg，必要时给予 0.25mg 静脉注射。

【评价】

1. 患者了解试验目的及注意事项，并主动配合。

2. 皮试液配制过程正确，剂量准确。

3. 注射部位准确，操作规范，试验结果判断正确。

（四）破伤风抗毒素过敏试验及脱敏注射法

破伤风抗毒素（TAT）是一种免疫马血清，是特异性抗体，对人体是异种蛋白，具有抗原性，能中和患者体液中的破伤风毒素，使机体产生被动免疫。临床上常用于救治破伤风患者，也用于破伤风疾病的预防。但注射后也容易引起过敏反应。主要临床表现为发热、速发型或迟缓型血清病，反应一般不严重，偶尔可见过敏性休克，抢救不及时可导致死亡。因此，首次使用 TAT 前，必须做过敏试验，或曾用过破伤风抗毒素，停用超过 7 天者，再次使用，还须重做过敏试验。试验结果为阴性，方可将所需剂量一次注射完。

【目的】　预防 TAT 过敏反应。

【评估】　同青霉素过敏试验法。

【准备】　同青霉素过敏试验法，药物为 TAT。

【实施】

1. 试验液配制　以每毫升含 150IU 的 TAT 生理盐水溶液（150IU/ml）为标准。具体配制方法：取每毫升含 TAT1500IU 的药液 0.1ml，加生理盐水至 1ml 即为标准试验液。

2. 试验方法　皮内注射 TAT 试验液 0.1ml（含 TAT15IU），20min 后观察，判断试验结果并记录。

3. 结果判断

（1）阴性　局部皮丘无变化，周围无红肿，全身无异常反应。

（2）阳性　局部皮丘红肿硬结，直径大于 1.5cm，红晕直径超过 4cm，有时出现伪足、痒感。全身过敏反应、血清病型反应与青霉素过敏反应类似，偶见过敏性休克。

4. 阳性患者脱敏注射法　对 TAT 过敏试验阳性患者，可采取小剂量多次注射法。脱敏注射法是将所需要的TAT分次少量注入体内。其机制是小量抗原进入人体后，同吸附于肥大细胞或嗜碱性粒细胞上的IgE结合，使其逐步释放出少量的组胺等活性物质。经过多次小量的反复注射后，可使细胞表面的IgE抗体大部分，甚至全部被结合消耗掉，最后全部注入所需药量时，便不会发生过敏反应。但这种脱敏是暂时的，经过一定时间后，IgE能再产生，重建致敏状态，以后如再用TAT，仍需重做皮内试验（表13-16）。

表13-16 破伤风抗毒素脱敏注射法

次数	TAT（ml）	加生理盐水（ml）	注射途径	间隔时间（min）
1	0.1	至1	肌内注射	20
2	0.2	至1	肌内注射	20
3	0.3	至1	肌内注射	20
4	余量	至1	肌内注射	20

在脱敏注射前应按抢救过敏性休克的需要准备好急救物品，注射过程中密切观察，如发现患者出现气促、发绀、荨麻疹等全身反应或发生过敏性休克时立即停止注射，并迅速处理。如反应轻微，待反应消退后，酌情增加注射次数，减少每次注射剂量，以达到顺利注入所需药量的目的。

考点 TAT脱敏注射法及脱敏注射的观察

【评价】

1. 患者了解试验目的及注意事项，并主动配合。
2. 护患沟通有效，患者有安全感，无不良反应发生。

（五）普鲁卡因过敏试验

普鲁卡因是一种常用局部麻醉药，可用于做浸润麻醉、传导麻醉、腰椎麻醉及硬膜外麻醉。偶可引起过敏反应。当首次因手术或特殊检查需用普鲁卡因时，须做皮肤过敏试验，结果阴性才可使用。

【目的】 预防普鲁卡因过敏反应。

【评估】 同青霉素过敏试验法。

【准备】 同青霉素过敏试验法，药物为普鲁卡因。

【实施】

1. 试验药液配制　以0.25%普鲁卡因溶液为标准。具体配制方法应根据普鲁卡因原液浓度而异，如1%的普鲁卡因原液，则取0.25ml加生理盐水至1ml即可；如2%的普鲁卡因原液，则取0.1ml加生理盐水至0.8ml即配成。

2. 试验方法　取0.25%普鲁卡因液0.1ml皮内注射。20min后观察，判断试验结果并记录。

3. 结果判断和过敏反应的处理　同青霉素过敏试验法。

【评价】

1. 患者了解皮试目的，积极配合。

2. 护患沟通有效，患者有安全感，无不良反应。

（六）细胞色素 c 过敏试验

细胞色素 c 是一种细胞呼吸激活剂，常作为组织缺氧治疗的辅助用药，偶见过敏反应发生，用药前须做过敏试验。

【目的】 预防细胞色素 c 过敏反应。

【评估】 同青霉素过敏试验法。

【准备】 同青霉素过敏试验法，药物为细胞色素 c。

【实施】

1. 试验方法 常用试验方法有以下两种。

（1）皮内注射法 取细胞色素 c（每支 2ml 含 15mg）0.1ml，加生理盐水稀释至 1ml（0.75mg/ml）。皮试液以每毫升试验液含细胞色素 c 0.75mg 为标准，皮内注射 0.1ml。20min 后观察，判断结果。

（2）划痕试验法 前臂掌侧下段内侧，用 75% 乙醇常规消毒皮肤，取细胞色素 c 原液（每毫升含 7.5mg）1 滴，滴于皮肤上，用无菌针头在表皮上划痕两道，长度约为 0.5cm，深度以有微量渗血为度，20min 后判断结果。

2. 试验结果判断 局部发红，直径大于 1cm，有丘疹者为阳性。

3. 过敏反应的处理 同青霉素过敏试验法。

【评价】 同青霉素过敏试验法。

（七）碘过敏试验

临床上常用碘化物造影剂进行肾脏、胆囊、膀胱、心血管、脑血管等造影，此类药物可发生过敏反应。因此，凡首次用药者应在碘造影前 1 ～ 2 天做过敏试验，结果为阴性时方可做碘造影检查。

【目的】 预防碘过敏反应。

【评估】 同青霉素过敏试验法。

【准备】 同青霉素过敏试验法，药物为碘液。

【实施】

1. 试验方法

（1）口服法 口服 5% ～ 10% 碘化钾 5ml，每日 3 次，于检查前 3 天开始，观察结果。

（2）皮内注射法 取碘造影剂 0.1ml 皮内注射。20min 后观察，判断结果。

（3）静脉注射法 必须先做皮内试验，阴性后再做静脉试验，取碘造影剂（30% 泛影葡胺）1ml 静脉注射。观察 5 ～ 10min 后，判断结果。结果为阴性方可行造影。

2. 试验结果判断

（1）口服法 出现口麻、头晕、心慌、恶心、呕吐、流泪、流涕、荨麻疹等症状为阳性。

（2）皮内注射法 局部有硬块、红肿，直径超过 1cm 为阳性。

（3）静脉注射法　如出现恶心、呕吐、手足麻木，血压、脉搏、呼吸和面色改变则为阳性反应。

3. 过敏反应的处理　同青霉素过敏试验法。

4. 注意事项

（1）造影前须询问患者的用药史，有碘过敏者禁忌用碘造影剂。

（2）各种碘过敏试验结果并非绝对可靠，少数患者过敏试验虽为阴性，但在注射碘造影剂的过程中仍可发生过敏反应。偶有在过敏试验过程中，即出现过敏性休克，故造影前应做好急救准备，并密切观察，以便在需要时及时采取急救措施。

【评价】　同青霉素过敏试验法。

自 测 题

A_1/A_2 型题

1. 剧毒药和麻醉药的最主要保管原则是（　　）
   A. 药品用中外文对照
   B. 装密封瓶内保存
   C. 加锁并认真交班
   D. 与内服药分开放置
   E. 放在药柜醒目位置

2. 应远离明火处保存的药物是（　　）
   A. 抗毒血清　　B. 胎盘球蛋白
   C. 乙醚、乙醇　　D. 肾上腺素
   E. 苯酚

3. 应放在 4℃冰箱内保存的药物是（　　）
   A. 乙醇　　B. 苯巴比妥
   C. 细胞色素 c　　D. 丙种球蛋白
   E. 地塞米松

4. 药物保管中，剧毒药瓶上的标签颜色是（　　）
   A. 蓝色　　B. 红色
   C. 绿色　　D. 黑色
   E. 黄色

5. 关于药物使用原则，下列选项错误的是（　　）
   A. 根据医嘱给药
   B. 给药时间、剂量、浓度要正确
   C. 凡发生过敏的药物应停止使用
   D. 操作时要严格执行查对制度
   E. 注意观察患者用药后反应

6. 给药的时间应准确的原因是（　　）
   A. 患者的个体差异
   B. 便于集中投药
   C. 药物的半衰期不同
   D. 病情影响
   E. 药物久置失效

7. 下列给药途径中发挥药效最快的是（　　）
   A. 口服　　B. 皮下注射
   C. 吸入　　D. 静脉注射
   E. 舌下含服

8. 使用一次性注射器时，首先要检查（　　）
   A. 注射器是否完整，有无裂痕
   B. 注射器和针头是否能衔接紧密
   C. 注射器和针头的型号是否合适
   D. 针头是否锐利、无钩、无弯曲
   E. 是否密封，在有效期内

9. 下列有关皮内注射的描述错误的一项是（　　）
   A. 不可用碘酊消毒
   B. 注射部位可在前臂掌侧下段
   C. 进针角度为 5°
   D. 拔针时按住针眼
   E. 也可用于预防接种

10. 有关臀大肌注射的体表定位连线法的描述正

确的是（　　）

A. 髂嵴和尾骨连线的外上 1/3 处

B. 髂嵴和尾骨连线的外下 1/3 处

C. 髂前上棘和尾骨连线的内下 1/3 处

D. 髂前上棘和尾骨连线的中 1/3 处

E. 髂前上棘和尾骨连线的外上 1/3 处

11. 为患者进行臀大肌注射时，患者侧卧的正确姿势是（　　）

A. 下腿伸直，上腿稍弯曲

B. 上腿伸直，下腿稍弯曲

C. 双膝向腹部弯曲

D. 两腿弯曲

E. 两腿伸直

12. 静脉注射时，止血带应系在穿刺点上方约（　　）

A. 2cm 处　　B. 4cm 处

C. 6cm 处　　D. 8cm 处

E. 10cm 处

13. 股静脉的穿刺部位应在（　　）

A. 股动脉内侧 0.5cm 处进针

B. 股动脉外侧 0.5cm 处进针

C. 股神经内侧 0.5cm 处进针

D. 股神经外侧 0.5cm 处进针

E. 股神经和股动脉之间

14. 进行股静脉穿刺时，患者的正确体位是（　　）

A. 仰卧，屈膝

B. 仰卧，屈膝，略外展

C. 仰卧，下肢伸直

D. 仰卧，下肢伸直，略内收

E. 仰卧，下肢伸直，略外展

15. 为 2 岁以下的婴儿进行肌内注射时，最好选用（　　）

A. 臀中肌、臀小肌　B. 上臂三角肌

C. 前臂外侧肌　　D. 股外侧肌

E. 臀大肌

16. 进行静脉注射操作时，不妥的操作方法是（　　）

A. 右手持注射器，针头斜面向上

B. 在穿刺点上方约 6cm 处扎紧止血带

C. 注射毕，用力按压穿刺点，同时拔针

D. 针头与皮肤呈 20°，由静脉侧方刺入

E. 见回血，松开止血带，嘱患者松拳，注射

17. 进行药物过敏试验前，最重要的准备工作是（　　）

A. 环境要整洁、宽敞

B. 备好 75% 乙醇及无菌棉签

C. 抽药剂量要准确

D. 询问患者有无过敏史

E. 选择合适的注射部位

18. 对长期进行肌内注射的患者，护士在注射前要特别注意（　　）

A. 评估患者局部组织状态

B. 针梗不可全部刺入

C. 询问患者有无过敏史

D. 认真消毒患者局部皮肤

E. 患者体位的舒适

19. 静脉注射过程中，发现患者局部有肿胀、疼痛，试抽有回血，可能原因是（　　）

A. 针头穿透血管壁，针头斜面完全在血管外

B. 针刺入过深，药物注在组织间隙

C. 针头斜面一部分在血管外

D. 针头斜面紧贴血管壁

E. 针头阻塞

20. 备口服药时下列哪项不妥（　　）

A. 溶液，应将药液摇匀后再用量杯取药

B. 片剂，应用药匙取药

C. 油剂，可在杯内先加少许冷开水

D. 药液不足 1ml 时，用量杯测量

E. 配药完毕后核对，发药前经另一护士核对

21. 发药时，如果患者提出疑问应（　　）

A. 弃去药物，重新配药

B. 报告护士长

C. 报告医生

D. 重新核对，确认无误，解释后再给药

E. 安慰患者不会配错放心服用

22. 立即执行的外文缩写是（　　）

A. st　　B. prn
C. bid　　D. qd
E. qid

23. 静脉注射不正确的步骤是（　　）

A. 在穿刺点上方约6cm处扎止血带
B. 常规消毒皮肤后嘱患者握拳
C. 针头与皮肤呈20°进针
D. 见回血后即推注药液
E. 注射毕用干棉签按压拔针

24. 破伤风抗毒素过敏试验液0.1ml含破伤风抗毒素的量是（　　）

A. 5IU　　B. 15IU
C. 100IU　　D. 150IU
E. 1500IU

25. 青霉素过敏试验注射后，观察结果的时间是（　　）

A. 5min　　B. 10min
C. 20min　　D. 25min
E. 30min

26. 肌内注射青霉素80万U，bid表示（　　）

A. 每日2次　　B. 每日4次
C. 每日6次　　D. 每2h 1次
E. 每1h 2次

27. 患者因贫血，需服用硫酸亚铁，发药时，护士应（　　）

A. 待患者服下后再离开
B. 发药前测量脉搏
C. 告诉患者服药后多饮水
D. 告诉患者服药后不宜饮水
E. 告诉患者服药后不宜饮茶

28. 患者急性肺炎，注射青霉素数秒钟后出现胸闷、气短、面色苍白、出冷汗及濒危感，脉搏细弱，测血压60/40mmHg，此时首先应采取的急救措施是（　　）

A. 给予胸外心脏按压
B. 注射强心剂
C. 进行人工呼吸
D. 皮下注射0.1%盐酸肾上腺素1ml
E. 给予呼吸兴奋剂

29. 患者，女，50岁。因支气管哮喘需做雾化吸入，医嘱要求使用硫酸特布他林，其目的是（　　）

A. 减轻黏膜水肿　　B. 消除炎症
C. 稀释痰液　　D. 解除支气管痉挛
E. 保持呼吸道湿润

30. 患者，女，38岁。因感染服磺胺药治疗，护士嘱其多喝水，其目的是（　　）

A. 保护肝脏　　B. 减少副作用
C. 促进吸收　　D. 冲淡药味
E. 防止在肾脏析出结晶

31. 患者为扁桃体炎，注射青霉素后第10天感觉皮肤瘙痒，腹痛，护理体检：T 37.8℃，膝关节肿痛，全身淋巴结肿大，考虑该患者可能发生青霉素过敏（　　）

A. 皮肤过敏反应
B. 消化系统过敏反应
C. 呼吸道过敏反应
D. 血清病型反应
E. 关节炎，与注射青霉素无关

32. 患者青霉素皮试结果：局部皮肤红肿，直径1.5cm，患者自感胸闷、心慌。正确的处理方法是（　　）

A. 可以注射青霉素
B. 可以注射青霉素，但剂量要减少，准备急救药品
C. 在对侧肢体做对照试验
D. 暂停使用该药，下次使用重做试验
E. 禁用青霉素

33. 患者，男，65岁。患糖尿病12年，常规胰岛素6U餐前30min用药，合适的注射部位是（　　）

A. 腹部脐周　　B. 股外侧肌

C. 前臂外侧　　D. 臀大肌

E. 臀中肌

A_3/A_4 型题

（34～36 题共用题干）

患者，男，68 岁。慢性支气管炎，最近 23 天咳嗽、咳痰，痰液黏稠不易咳出，入院后给予雾化吸入治疗。

34. 超声雾化吸入治疗的目的不包括（　　）

A. 消除炎症　　B. 解除支气管痉挛

C. 稀释痰液　　D. 帮助祛痰

E. 保持口腔清洁

35. 该患者做雾化吸入治疗，首选的药物是（　　）

A. 卡那霉素　　B. 沙丁胺醇

C. 氨茶碱　　D. 地塞米松

E. 复方异丙托溴铵溶液

36. 雾化吸入治疗结束后，下列物品不需要消毒的是（　　）

A. 水槽　　B. 雾化罐

C. 螺纹管　　D. 口含嘴

E. 面罩

（37～39 题共用题干）

患者，男，20 岁，患急性扁桃体炎，医嘱青霉素皮试。

37. 使用青霉素前行过敏试验，其皮内试验液注入剂量为（　　）

A. 0.2ml　　B. 0.02ml

C. 0.3ml　　D. 0.4ml

E. 0.5ml

38. 皮试后 5min 患者出现胸闷、气急伴濒危感，皮肤瘙痒，面色苍白，出冷汗，脉细速，血压下降，烦躁不安，考虑患者出现何种情况（　　）

A. 青霉素毒性反应

B. 血清病型反应

C. 呼吸道过敏反应

D. 过敏性休克

E. 皮肤组织过敏反应

39. 根据患者病情，首先应采取的抢救措施是（　　）

A. 立即平卧，皮下注射盐酸肾上腺素

B. 立即皮下注射异丙肾上腺素

C. 立即静脉注射地塞米松

D. 立即注射呼吸兴奋剂

E. 立即静脉输液，给予升压药

（40～42 题共用题干）

患者，男，30 岁。因腿部烧伤，急诊入院，医嘱破伤风抗毒素注射，注射前询问患者一周前曾用过破伤风抗毒素。

40. 破伤风抗毒素皮试液浓度为（　　）

A. 15 IU/ml　　B. 50 IU/ml

C. 100 IU/ml　　D. 150 IU/ml

E. 500 IU/ml

41. 皮试后 20min 患者局部皮丘红肿，硬结大于 1.5cm，红晕大于 4cm，患者自述有痒感，正确的做法是（　　）

A. 禁用 TAT 注射

B. 备好抢救物品后再注射

C. 注射肾上腺素等药物抗过敏

D. 采用脱敏注射法注射 TAT

E. 再做过敏试验并用生理盐水做对照

42. 关于 TAT 脱敏注射法，正确的是（　　）

A. 分 2 次，量由小到大，每隔 20min 注射 1 次

B. 分 3 次，量由小到大，每隔 20min 注射 1 次

C. 分 3 次，量平均，每隔 20min 注射 1 次

D. 分 4 次，量由小到大，每隔 20min 注射 1 次

E. 分 4 次，量平均，每隔 20min 注射 1 次

（43～45 题共用题干）

患者，女，38 岁。因哮喘发作到医院就诊，医嘱给予青霉素 80 万 U 肌内注射，每日 2 次。

43. 用药前首先为患者做青霉素皮试，操作时错误的是（　　）

A. 皮试前询问用药史和过敏史

B. 用注射用水稀释皮试液

C. 皮试液现用现配

D. 备好盐酸肾上腺素

E. 在前臂掌侧下段做皮试

44. 注入皮内的青霉素量是（　　）

A. 10U　　B. 50U

C. 60U　　D. 100U

E. 200U

45. 皮试后，患者出现胸闷、气促伴濒危感，面色苍白、出冷汗，患者可能发生（　　）

A. 呼吸道过敏反应

B. 青霉素过敏性休克

C. 青霉素毒性反应

D. 皮肤过敏反应

E. 血清病型反应

（任艳萍）

第14章 静脉输液和输血技术

静脉输液和输血技术是临床常用的护理操作技术，是护士必须掌握的基本技能，也是医院治疗疾病、抢救患者的重要手段。机体在疾病和创伤时，体液平衡易发生紊乱，机体内环境遭到破坏，如不及时纠正，将导致严重后果。静脉输液和输血是纠正水、电解质及酸碱平衡失调，恢复内环境稳定状态的重要措施之一。在静脉输液和输血过程中，可能会发生不同程度的不良反应。因此，护士必须严格执行操作规程，熟练准确进行操作，密切观察不良反应，切实保证患者输液、输血治疗的安全和有效。

第1节　静脉输液法

案例 14-1

患者，女，41岁。化脓性扁桃体炎，高热。输液治疗过程中，患者出现胸闷、呼吸困难、咳粉红色泡沫痰。

问题： 1. 患者发生了什么情况？

2. 护士该如何处理？

静脉输液是利用大气压和液体静压形成输液系统内压高于机体静脉压的原理，将大量无菌溶液或药液直接输入静脉内的技术。

一、静脉输液的目的

1. 补充水分及电解质，维持酸碱平衡　常用于各种原因引起的脱水、酸碱平衡失调患者，如腹泻、剧烈呕吐、大手术后。

2. 增加血容量，维持血压，改善微循环　常用于严重烧伤、大失血、休克等患者。

3. 输入药物，治疗疾病　常用于中毒、感染、脑及各种组织水肿，以及各种需经静脉输入药物治疗的患者。

4. 供给营养，促进组织修复，增加体重，获得正氮平衡，常用于慢性消耗性疾病、不能由口进食和胃肠道吸收功能障碍患者。

考点 静脉输液的目的

二、常用溶液

1. 晶体溶液　由于晶体溶液分子量小，在血管内存留时间短，其对维持细胞内外水平衡有重要作用，纠正体内的水、电解质失调效果显著。

2. 胶体溶液　分子量大，在血管内存留时间长，能有效维持血浆的胶体渗透压，增加血容量，改善微循环，提升血压。

3. 静脉高营养液　供给患者热能，纠正负氮平衡，补充多种维生素和矿物质。临床常用溶液种类及作用见表 14-1。

表 14-1　临床常用溶液及作用

种类	分类	溶液	作用
晶体溶液	葡萄糖溶液	5% 葡萄糖注射液、10% 葡萄糖注射液	供给水分和热能
	等渗电解质溶液	0.9% 氯化钠注射液、复方氯化钠注射液、5% 葡萄糖氯化钠注射液	补充水分及电解质，维持体液容量和渗透压平衡
	碱性溶液	5% 碳酸氢钠溶液、1.4% 碳酸氢钠溶液、11.2% 乳酸钠溶液、1.84% 乳酸钠溶液	纠正酸中毒，维持酸碱平衡
	高渗溶液	25% 葡萄糖溶液、50% 葡萄糖溶液、20% 甘露醇	提高血浆渗透压、利尿、脱水、消肿、降低颅内压
胶体溶液	右旋糖酐	中分子右旋糖酐	提高血浆胶体渗透压，扩充血容量
		低分子右旋糖酐	降低血液黏稠度，预防血栓形成，改善微循环；提高血浆胶体渗透压，扩充血容量
	代血浆	羟乙基淀粉、明胶类代血浆	增加血浆胶体渗透压和循环血量，适用于急性大出血患者
	血液制品	5% 白蛋白、血浆蛋白	提高胶体渗透压，补充蛋白质和抗体，促进组织修复
静脉高营养液		复方氨基酸、脂肪乳剂、维生素等	供给热能，维持正氮平衡，补充各种维生素和矿物质

考点　常用溶液及其作用

三、常用输液部位

静脉输液时，应根据患者的年龄、意识、体位、病情缓急、输液疗程、其他诊疗情况、静脉情况及输注溶液的性质及量等情况，选择合适的输液部位。常用的输液部位如下。

1. 四肢的浅静脉　上肢常用手背静脉网、肘正中静脉、贵要静脉、头静脉；下肢常用足背静脉网、小隐静脉、大隐静脉。

2. 头皮的浅静脉　小儿多选此部位，因为小儿头皮静脉分布广、表浅易见、不易滑动、便于固定。如颞浅静脉、额静脉、耳后静脉及枕静脉等。

3. 颈外静脉、锁骨下静脉　颈外静脉和锁骨下静脉管腔粗大、位置相对表浅、固定，常用于中心静脉插管。需要长期持续输液或需要静脉高营养的患者，多选此部位。

四、常用静脉输液法

静脉输液法根据血管通路器材到达的位置，分为外周静脉输液法和中心静脉输液法。外周静脉输液法的常用穿刺工具有一次性静脉输液钢针和静脉留置针，因操作简单、危险性小，临床广泛使用；中心静脉输液法的常用穿刺工具为中心静脉导管，穿刺的是近心端的粗大血管，如颈外静脉和锁骨下静脉等，此法虽在临床上也广泛应用，但由于穿刺置管技术要求较高、难度较大，多由医生、麻醉师进行操作，护士的主要职责是术中的配合及插管后的输液及护理。因此，颈外静脉和锁骨下静脉穿刺置管输液法不在此阐述，下面介绍四肢浅静脉输液法和头皮浅静脉输液法。

（一）四肢浅静脉输液法

四肢浅静脉输液法常用的是一次性静脉输液钢针输液法和静脉留置针输液法。

【评估】

1. 患者的年龄、病情、意识状态、心肺功能状况。
2. 患者的心理状态、配合程度。
3. 患者穿刺部皮肤情况、血管状况及肢体活动度。
4. 输液的目的、药物性质、作用及不良反应。

【准备】

1. 护士准备　着装整齐、修剪指甲、洗手、戴口罩。
2. 患者准备　了解输液的目的、配合要求及注意事项，排空大小便，取舒适卧位。
3. 用物准备

（1）遵医嘱准备液体及药物，核对无误。

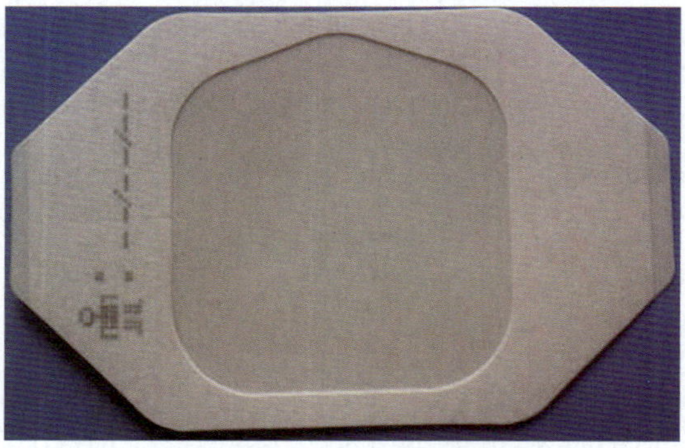

图 14-1　无菌透明敷贴

（2）治疗车上层　治疗盘、一次性输液器、一次性静脉输液钢针（头皮针）、加药用注射器及针头、消毒止血带、无菌手套、无菌干棉签、弯盘、启瓶器、输液贴或胶布、瓶套、小垫枕、砂轮、手消毒液、治疗巾、医嘱本（卡）、输液卡、输液瓶贴。必要时备夹板、绷带、输液架等。静脉留置针输液法，另备型号合适的静脉留置针 1 套及无菌透明敷贴（图 14-1，规格 6cm×7cm）。封管需另备：5 ～ 10ml 注射器 1 具，12500U 肝素钠 1 支及生理盐水 250ml，或 10ml 生理盐水 1 支。

（3）治疗车下层　锐器盒、注射器收集盒，医疗垃圾桶和生活垃圾桶。

4. 环境准备　环境安静、整洁、宽敞，光线适宜，符合无菌操作要求。

【实施】

1. 操作步骤　一次性静脉输液钢针输液法见表 14-2，静脉留置针输液法见表 14-3。

表 14-2　一次性静脉输液钢针输液法

操作流程	操作要点
准备药液	根据医嘱填写输液卡、输液瓶贴，准备药液，两人进行核对（核对医嘱、输液卡、输液瓶贴及药液，核对患者床号、姓名、药液名称、剂量、浓度、时间、用法和有效期）。检查瓶口有无松动、瓶身有无裂痕（或塑料瓶有无渗液），将输液瓶上下摇动，对光检查药液（有无浑浊、沉淀、变色或絮状物）和需用无菌物品的有效期和质量。根据医嘱填写输液瓶贴，将输液瓶贴倒贴于输液瓶或输液袋上
核对加药	启开液体瓶铝盖中心部分（或塑料瓶口的拉环），常规消毒瓶塞至瓶颈部，遵医嘱再次核对，无误后，加入药物。在输液瓶贴上记录加药时间，签名
插输液器	检查输液器（包装、有效期、质量及一次性静脉输液钢针型号），打开包装袋，关闭调节器，拧紧一次性静脉输液钢针，取出粗针头，插入瓶塞至针头根部
核对、解释	携用物至患者床旁，核对信息，进行解释，取得合作
挂瓶排气	去掉输液器外包装，关闭调节器，旋紧一次性静脉输液钢针，将液体挂于输液架上。护士一手倒置墨菲滴管（图 14-2），稍抬高滴管下端输液管，另一手持针翼和调节器，打开调节器，使药液流入滴管内，当药液平面至墨菲滴管 1/2 ～ 2/3 时，迅速放下（转正）滴管（图 14-3），使药液顺输液管缓慢下降至乳头。关闭调节器，检查输液管内无气泡，挂妥输液管
安置体位	协助患者取舒适体位，在穿刺部位肢体下方垫小垫枕、治疗巾、止血带，选择合适的静脉
扎带、消毒	备输液贴，在穿刺点上方 6cm 处扎止血带（图 14-4），常规消毒穿刺部位皮肤 2 遍，待干
核对、排气	再次核对无误，打开调节器，再次排气至少量药液滴出，关闭调节器，检查确认输液管内无气泡，取下护针帽
穿刺固定	嘱患者握拳，左手绷紧静脉下段皮肤，右手持针柄，针尖斜面向上，以 15° ～ 30° 从静脉上方或侧方刺入皮下，再沿静脉方向潜行刺入（图 14-5），见回血后放平针头再进针少许，一手固定针柄，另一手松止血带，嘱患者松拳，松调节器，确认液体滴入通畅，患者无不适后，用输液贴分别固定针柄、针梗及一次性静脉输液钢针下段输液管。必要时，用夹板、绷带固定肢体
调节滴速	根据患者病情、年龄及药物性质或遵医嘱调节输液速度（图 14-6），一般情况下，成人 40 ～ 60 滴 / 分，儿童 20 ～ 40 滴 / 分
再次核对	再次核对患者
整理、宣教	取出止血带、治疗巾和小垫枕，协助患者取舒适卧位，整理床单元，将呼叫器放于患者床头，告知输液过程中的注意事项，感谢患者配合
洗手、记录	洗手，在输液执行单、输液卡和输液瓶贴上记录输液滴速、时间，并签全名。挂输液卡于输液架上
加强巡视	输液中加强巡视，严密观察液体滴注是否顺畅，穿刺部位皮肤情况及患者病情变化，有无输液反应及输液故障等，保障患者输液顺利进行
更换药液	需更换液体时，核对无误后，常规消毒瓶塞（或撕去瓶口贴），从上一瓶中拔出输液管插瓶针，插入下一瓶中（若输液器和通气管分离，应先插通气管），检查滴管内液面高度合适、点滴畅通、滴速适宜、滴管下端输液管内无气泡后，方可离开。每次换瓶后，及时在输液卡上记录
停止输液	
核对、拔针	核对患者信息、药物，确认全部液体输液完毕，向患者解释。轻揭输液贴或胶布，关闭调节器，迅速拔针后用力按压（拇指指腹沿静脉走向，纵向按压针头破皮肤点和破静脉点）3 ～ 5min，至不出血
安置患者	协助患者取舒适体位，整理床单元，感谢患者的配合
整理、记录	将一次性静脉输液钢针头和输液插瓶针头剪于锐器盒内，按规定分类处理用物。洗手、记录

表 14-3 静脉留置针输液法

操作流程	操作要点
1～5 点同一次性静脉输液钢针输液法，嘱患者清洗穿刺部位皮肤	
连接排气	再次查对药液无误后，将输液瓶挂于输液架上，排尽输液管和一次性静脉输液钢针内的空气。检查留置针型号、有效期、包装，打开留置针外包装，显露肝素帽，再将输液器上的一次性静脉输液钢针插入肝素帽内，排尽肝素帽和留置针内空气，关闭调节器，放妥
消毒	在穿刺部位下垫小垫枕，治疗巾及止血带，于穿刺点上方 8～10cm 处扎止血带，选择合适静脉。松止血带，第一次消毒穿刺部位皮肤，直径 8cm（大于所用无菌透明敷贴面积），待干。打开无菌透明敷贴外包装，并在其中一条纸质胶布上注明置管日期和时间，另备胶布 1～2 条。戴一次性手套，再次消毒穿刺部位皮肤
转松针芯	扎止血带，去除护针帽，检查针尖和外套管尖端完好。转动针芯以松解针芯和外套管，并使针尖斜面向上，再次排气
穿刺送管	核对无误，嘱患者握拳，左手绷紧皮肤，右手持针翼（蝶形针翼夹住两翼），一般于静脉上方进针，针头与皮肤呈 15° ～30° 缓缓地直刺静脉，见回血后以 5° ～10° 推进 0.2cm 左右。一手固定留置针，一手退出针芯约 0.5cm 后固定，将外套管全部送入静脉
撤针固定	按压导管尖端处静脉退出针芯，松止血带，打开调节器，嘱患者松拳。确认输液通畅，用无菌透明敷贴密闭式固定留置针，用写有留置时间的胶布 U 形固定留置针延长管，使肝素帽高于外套管头端，再妥善固定一次性静脉输液钢针，取出止血带和治疗巾
调节滴速、再次核对、整理宣教、洗手、记录、加强巡视、更换药液同一次性静脉输液钢针输液法	
正压封管	确认患者输液完毕后，实施封管。关闭调节器，取下胶布，将一次性静脉输液钢针拔出少许至只留针尖斜面在肝素帽内，将一次性静脉输液钢针与输液器分离，连接抽有肝素钠封管液的注射器，先以脉冲方式推注 2～5ml 封管液，再以一手稳妥固定肝素帽，边拔一次性静脉输液钢针边推注封管液，直到针头完全退出，确保正压封管。用延长管上夹子夹闭留置针硅胶管近针头端
宣教	完成封管后详细告知患者注意事项
再次输液	核对无误，常规消毒肝素帽及其周围皮肤，松开夹子，将抽有生理盐水的注射器连接输液一次性静脉输液钢针，刺入肝素帽内，抽到回血后，推注 5～10ml 生理盐水冲管，分离注射器，将一次性静脉输液钢针与输液器紧密衔接进行输液。也可消毒后直接将一次性静脉输液钢针插入肝素帽内，再次输液。打开调节器，酌情调节滴速进行输液
停液拔管	核对，小心揭开胶布和无菌透明敷贴，关闭调节器，置无菌输液贴（或无菌干棉签）于穿刺点上，轻压穿刺点，迅速拔出套管针，按压进针点至不出血（按压时间长于一般一次性静脉输液钢针输液法）
安置患者	协助患者取舒适卧位，整理床单元
整理记录	将一次性静脉输液钢针头和输液插头剪至锐器盒内，按规定分类处理用物、洗手、记录

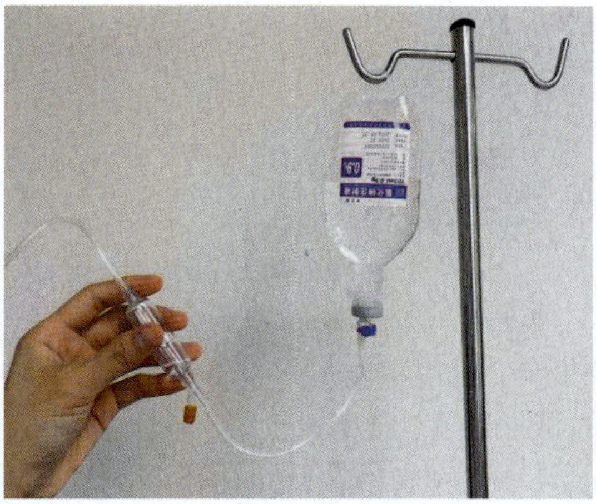

图 14-2　倒置墨菲滴管

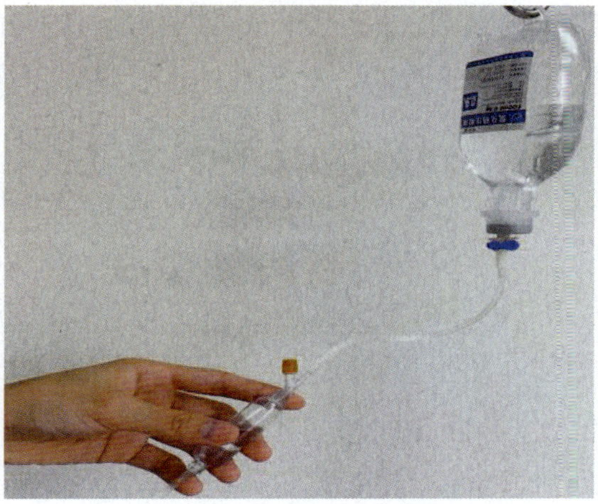

图 14-3　转正墨菲滴管

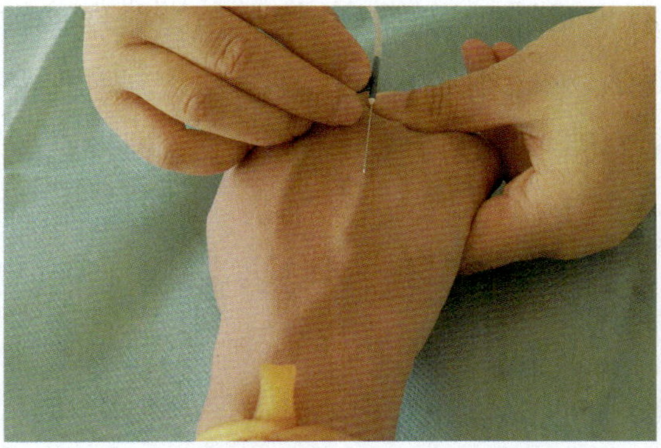

图 14-4　距穿刺点 6cm 处扎止血带

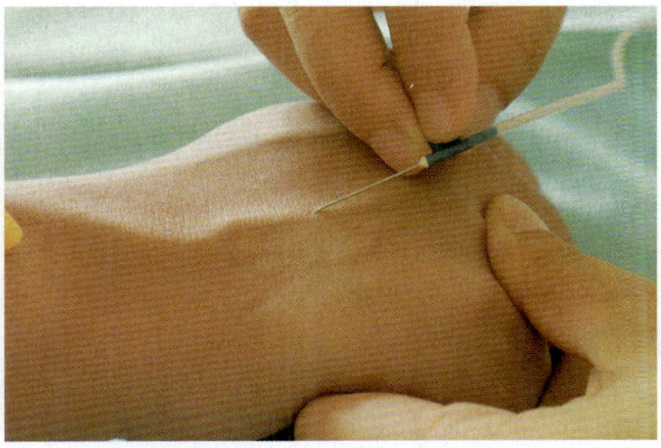

图 14-5　静脉穿刺角度

2. 注意事项

（1）严格执行查对制度，防止发生差错；严格遵守无菌操作原则，预防感染。

（2）根据病情、药物性质和患者的合作情况选择静脉。一般宜选择粗、直、弹性好，避开关节及静脉瓣，且相对固定的静脉。若需长期输液，注意保护及合理使用静脉，应从远端小静脉至近心端选择静脉（抢救时可例外）。

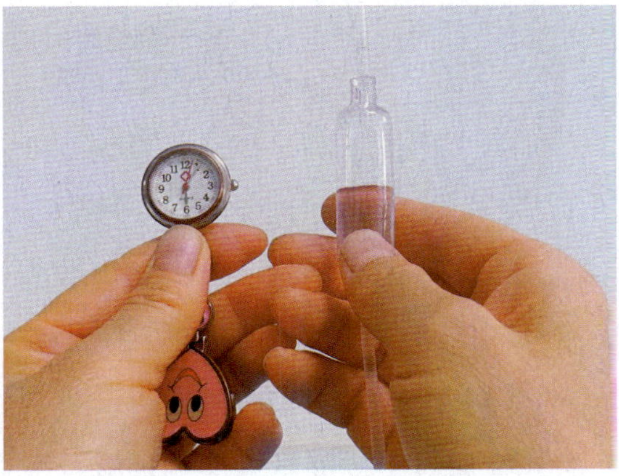

图 14-6　调节滴速

（3）根据病情、输液原则、药物性质合理安排输液顺序，加入药物时注意药物的配伍禁忌。

（4）根据患者的病情、年龄和药物性质调节滴速。对年老体弱、婴幼儿、心肺肾功能不良者及输入高渗药物、含钾药物、血管活性药物者，要适当减慢输液速度。对严重脱水、血容量不足、心肺功能良好者，输入脱水剂等，病情允许情况下可适当加快输液速度。

（5）输液过程中加强巡视。密切观察输液是否通畅、固定是否牢靠、滴速如何、余液多少（以便及时加药、接瓶或拔针）。观察输液局部有无肿胀、疼痛，耐心听取患者主诉，判断有无局部及全身的异常表现，及时处理和记录。

（6）输液前，必须排尽输液管及针头内的气体，防止空气栓塞；输液过程中，及时更换输液瓶；加压输液时，必须有护士看守，输液完毕后及时拔针。

（7）需连续输液者，每 24h 更换输液器。

（8）严禁在输液的肢体进行抽血化验或测量血压。

（9）不能用于腐蚀性药物的输注。

（10）静脉留置针输液法应正确选择留置针，能满足输液治疗的情况下，用最短、最细的导管留置；注意保护肢体，不输液时避免肢体下垂，能够下床活动的患者，避免使用下肢静脉留置，以防止回血堵塞留置针；再次输液前先试抽回血，再用无菌的生理盐水冲洗导管。如无回血且冲洗有阻力，应考虑导管堵塞，应拔出静脉留置针，禁止用力推注以"冲通"留置针，防血栓栓塞；外周浅静脉留置针一般可保留 3 ～ 4 天，最长不超过 7 天，留置期间密切观察穿刺局部情况和生命体征变化，如有异常及时拔管，并给予相应处理；封管液可选用生理盐水 5 ～ 10ml 或稀释肝素钠 3 ～ 5ml，对于血小板减少症、血友病和肝肾功能不全等不宜使用肝素的患者，可使用 5 ～ 10ml 生理盐水封管；不宜用于腐蚀性药物等的持续性静脉输注。

考点 静脉输液操作要点及注意事项

【评价】

1. 护患沟通有效，患者能配合操作，且对服务满意。
2. 操作方法正确，达到目的，无并发症发生。

（二）头皮浅静脉输液法

小儿头皮静脉丰富，无静脉瓣，浅表易见，不易滑动，另外头皮静脉输液，不影响患儿保暖和肢体活动，故婴幼儿静脉输液首选头皮静脉。临床常选择颞浅静脉、额静脉、耳后静脉和枕静脉（图 14-7）。

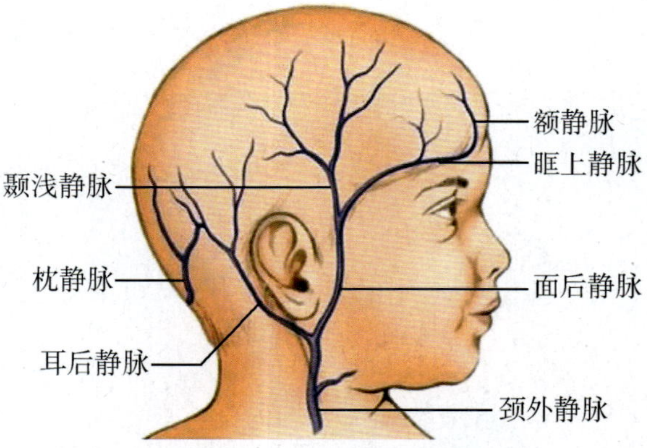

图 14-7 小儿头皮静脉

【评估】

1. 患儿年龄（月龄）、病情、意识、营养状况、穿刺部位皮肤、血管状况、肢体活动度。
2. 患儿家属对头皮静脉输液的理解及配合程度。

【准备】

1. 护士准备 着装整齐、修剪指甲、洗手、戴口罩。
2. 用物准备 同四肢浅静脉输液法，另备 4 ～ 5 号一次性静脉输液钢针、5 ～ 10ml 注射器和 75% 乙醇，按需要抽取 0.9% 氯化钠注射液 5 ～ 10ml、备皮用物。
3. 环境准备 病室安静、整洁、温度适宜。

【实施】

1. 操作步骤 见表 14-4。

表 14-4　头皮浅静脉输液法

操作流程	操作要点
1～5 点同一次性静脉输液钢针输液法	
安置体位	患儿仰卧或侧卧，头下垫枕，助手或家属固定患儿的头部和肢体，操作者位于患儿头端，戴手套
选择静脉	选择相对粗、直、清晰的血管，酌情剃去穿刺部位毛发，纱布擦净
消毒皮肤	用 75% 乙醇消毒局部皮肤、待干
核对排气	再次核对床号、姓名、药液，排尽输液管内气体
静脉穿刺	用抽取 0.9% 氯化钠注射液 5 ml 的注射器与一次性静脉输液钢针连接、排气，左手拇指、示指固定血管两端，右手持针柄，针尖斜面向上沿静脉方向平行刺入，见回血后再进针少许，注入少量 0.9% 氯化钠注射液，确保针头在血管内，分离注射器，将一次性静脉输液钢针与输液器连接后，打开调节器，见液体滴注通畅后固定针头
调速	根据病情、年龄、药物性质及治疗要求调节滴速，一般不超过 20 滴 / 分
再次核对	再次核对床号、姓名、腕带、药名、浓度、剂量、给药时间和给药方法
安置患儿	协助患儿取舒适卧位，向患儿和家属交代输液过程中的注意事项
洗手记录	清理用物、洗手，在输液执行单、输液卡和瓶贴上记录滴速、时间，签名，挂于输液架上
加强巡视	加强巡视，观察液体滴注是否通畅，穿刺部位皮肤情况及患儿病情变化
拔针按压	确认全部液体输液完毕，轻揭输液贴或胶布，关闭调节器，迅速拔针，局部按压至不出血。协助患儿躺卧舒适
整理记录	将一次性静脉输液钢针头和输液插头剪于锐器盒内，按规定分类处理用物。洗手、记录

2. 注意事项

（1）头皮静脉输液时，注意小儿头皮静脉与动脉的鉴别（表 14-5）。

表 14-5　小儿头皮静脉与动脉的鉴别

鉴别项目	头皮静脉	头皮动脉
颜色	浅蓝色	皮肤色或粉红色
搏动	无	有
血流方向	向心	离心
血管壁	薄，易被压瘪	厚，不易被压瘪
活动度	固定	易滑动
回血颜色	暗红色	鲜红色
穿刺后表现	无痛苦，回血正常，推药阻力小	痛苦状或尖叫，回血呈冲击状，推药阻力大，局部出现树枝样苍白

（2）消毒皮肤不使用碘酊消毒，因碘剂对皮肤刺激性大，脱碘不彻底可影响血管的清晰度。

（3）根据病情、年龄、药物性质及治疗要求调节滴速，一般每分钟不超过 20 滴。

（4）输液过程中，注意观察患儿病情变化及输液情况。

（5）在危重患儿操作过程中，应密切观察病情变化，如呼吸和面色等，切忌只顾操作而忽略了病情变化。

（6）长期输液的患儿应经常更换体位，以防发生坠积性肺炎和压力性损伤。

【评价】

1. 患儿输液过程安全、通畅、顺利。
2. 护士动作轻、稳、准，操作规范。

考点 小儿头皮静脉与动脉的鉴别

五、输液速度与时间的计算

在输液过程中，每毫升溶液的滴数（滴/毫升）称为该输液器的点滴系数。目前临床常用的输液器有10、15、20、50等几种型号。静脉输液的速度和时间可按下列公式计算。

1. 已知输入液体总量和计划所用的时间，计算每分钟滴数。其公式为

$$\frac{\text{液体总量（ml）} \times \text{点滴系数}}{\text{输液时间（分钟）}}$$

例如：患者需输液1000ml，计划在5h内输完，所用输液器点滴系数为15，请问每分钟滴数应调节到多少？

$$\text{每分钟滴数} = \frac{1000 \times 15}{5 \times 60} = 50\text{（滴）}$$

2. 已知每分钟滴数和输液的总量，计算输完液体所需的时间。其公式为

$$\text{输液时间（h）} = \frac{\text{液体总量（ml）} \times \text{点滴系数}}{\text{每分钟滴数} \times 60}$$

例如：患者今日需输入液体总量为1200ml，每分钟滴数为60滴，所用输液器点滴系数为15，请问需用多长时间输完？

$$\text{输液时间（h）} = \frac{1200 \times 15}{60 \times 60} = 5\text{（h）}$$

考点 输液速度和时间的计算

六、常见输液故障及排除方法

1. 溶液不滴

（1）针头滑出血管外　液体滴入皮下组织，表现为局部肿胀，有疼痛，挤压无回血。处理方法：将针头拔出，更换针头另选血管重新穿刺。

（2）针头斜面紧贴血管壁　表现为液体滴入不畅，局部无肿胀，挤压有回血。处理方法：调整针头位置或适当变换肢体位置，使点滴通畅。

（3）压力过低　输液瓶位置过低、输液肢体位置过高所致，表现为滴速缓慢。处理方法：适当抬高输液架高度或降低肢体位置。

（4）静脉痉挛　穿刺肢体长时间暴露在寒冷环境中或输入的液体温度过低导致，表现为液体滴入不畅，回抽有回血。处理方法：在穿刺部位上方实施热敷、按摩，缓解静脉痉挛。提高室温，利于保暖。

（5）针头阻塞　表现为液体不滴，捏住输液管下端同时轻轻挤压靠近针头的输液管，感

觉有阻力，但松手又无回血。处理方法：更换针头，重新选择静脉穿刺。

（6）输液管扭曲受压 由患者肢体活动、翻身等所致，表现为输液滴速过慢或者不滴。处理方法：检查患者肢体位置，排除扭曲、受压因素，保持输液管通畅。

2. 滴管内液面过低 折叠滴管下端输液管，同时挤压墨菲滴管，迫使液体流入滴管，直至液面升高至滴管的 1/2 ～ 2/3 时，停止挤压，松开滴管下段输液管即可（图 14-8A）。

3. 滴管内液面过高 从输液架上取下输液瓶，倾斜液面，使插入瓶内的针头露于液面上，待溶液缓缓流下，直至滴管露出液面，再将瓶挂于输液架上，继续进行滴注（图 14-8B）。

4. 滴管内液面自行下降 若输液管内液面自行下降，首先应检查瓶塞穿刺器插入输液袋是否已到位，若已经插到位，而液面继续下降，则考虑滴管及滴管上端输液管有裂隙所致漏气，应更换输液器。

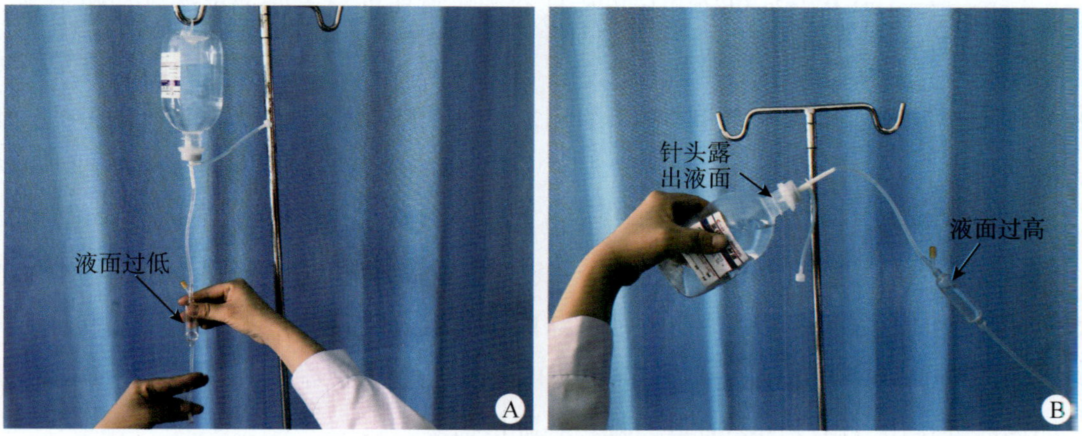

图 14-8 滴管内液面过低及过高的处理

A. 液面过低；B. 液面过高

七、常见输液反应及其防治

（一）发热反应

1. 原因 输入致热物质引起。多由于用物清洁灭菌不彻底，输入的溶液或药物制品不纯、消毒保存不良，输液器消毒不严或被污染，输液过程中未能严格执行无菌操作等所致。

2. 临床表现 常于输液数分钟至 1h 后发生，患者表现为畏寒、寒战和发热。轻者中度发热，停止输液后数小时，体温可自行恢复正常；严重者体温可高达 41℃，并伴有恶心、呕吐、头痛、脉搏细速等全身症状。

3. 预防 严格检查药液质量、输液用具的包装及灭菌有效期等，严格进行无菌技术操作，防止致热物质进入体内。

4. 护理措施

（1）轻者减慢或停止输液，通知医生。重者，立即停止输液并通知医生处理，保存余液和输液器、针头，根据需要送检。

（2）密切观察体温等生命体征及其他伴随症状。

（3）给予对症处理：寒战者，予以保暖措施；高热者，使用冰袋、乙醇擦浴等物理降温措施。遵医嘱给予抗过敏药物、激素或抗生素等药物治疗。

（二）循环负荷过重（急性肺水肿）

1. 原因　主要是输液速度过快，短时间内输入过多液体，使循环血量剧增，心脏负荷过重。尤其是心肺功能不良者、老年人、儿童患者更易发生。

2. 临床表现　患者突然出现呼吸困难、胸闷、咳嗽、咳大量粉红色泡沫样痰，严重时痰液可从口鼻涌出，听诊双肺布满湿啰音，心率快且节律不齐。

3. 预防　输液过程中，密切观察患者情况，严格控制输液速度和总量，尤其年老体弱者、婴幼儿、心肺疾病患者。

4. 护理措施

（1）立即停止输液，通知医生紧急处理，保留静脉通道以利于抢救，安慰患者以减轻其紧张心理。

（2）采取减轻心脏负荷的措施　如果病情允许，可协助患者取端坐位、双腿下垂，以减少下肢静脉回流；必要时进行四肢轮扎，每 5 ～ 10min 轮流放松一个肢体的止血带，可有效减少回心血量。另外，静脉放血 200 ～ 300ml，可直接减轻心脏负担，但须慎用，贫血患者应禁忌采用。

（3）采取有效措施改善缺氧症状　给予高流量氧气吸入（6 ～ 8L/min），以提高肺泡内压力，减少肺泡内毛细血管渗出液的产生。氧气吸入时，湿化瓶内加入 20% ～ 30% 乙醇，可有效降低肺泡内泡沫的表面张力，促使泡沫破裂消散，改善气体交换，减轻缺氧症状。

（4）遵医嘱予镇静、平喘、强心、利尿和扩血管药物，以稳定患者紧张情绪，扩张周围血管，加速液体排出，减少回心血量，减轻心脏负荷。

（5）严密观察病情变化，如生命体征、意识、面色、尿量等。

（三）静脉炎

1. 原因　主要原因是长期输入浓度高、刺激性强的药液，静脉内放置刺激性较强的塑料导管时间过长，引起局部静脉壁发生物理、化学性炎症反应；也可由于操作中未严格执行无菌操作，导致局部静脉感染。

2. 临床表现　沿静脉走向出现条索状红线，局部组织红、肿、热、痛，有时伴畏寒、发热等全身症状。

3. 预防　严格执行无菌技术操作，对血管壁有刺激性的药物应充分稀释后应用，放慢点滴速度，并防止药物溢出血管外；有计划地更换输液部位，保护静脉。

4. 护理措施

（1）停止在此部位输液，并抬高、制动患肢，严禁按摩患处。局部用 50% 硫酸镁溶液湿热敷或 95% 乙醇湿敷，每天 2 次，每次 20min。

（2）超短波理疗，每天一次，每次 15 ～ 20min。

（3）中药治疗，如意金黄散兑醋，局部外敷。

（4）如合并全身感染，遵医嘱给予抗生素治疗。

（四）空气栓塞

1. 原因　输液管内空气未排尽，输液装置连接不紧或有裂隙；加压输液、输血无专人守护；液体输完未及时更换药液或拔针；拔除管径较粗、近胸腔的深静脉导管后，穿刺点封闭不严。

进入静脉的空气，随血液循环首先被带到右心房，然后进入右心室。如果空气量少，则随血液被右心室压入肺动脉，分散到肺小动脉内，最后经毛细血管吸收，损害较小；如果空气量大，空气进入右心室后堵塞其顶端的肺动脉入口（图 14-9），血液不能进入肺内进行有效气体交换，导致机体严重缺氧，甚至立即死亡。

2. 临床表现　患者突然感到胸部异常不适（类似胸闷）或胸骨后剧烈疼痛，随即出现呼吸困难、严重发绀，并伴濒死感。听诊心前区常闻及响亮、持续的“水泡音”。

3. 预防　输液前认真检查输液器质量，排尽导管内的空气；输液过程中加强巡视，及时添加药液、更换输液瓶、排除输液故障（如液面自行下降）；加压输液、输血须专人守护；拔除管径较粗、近胸腔的深静脉导管后，必须立即严密封闭穿刺点。

4. 护理措施

（1）立即关闭输液调节器，取左侧头低足高卧位。该体位有助于气体浮向右心室尖部，避免阻塞肺动脉入口（图 14-10）。伴随着心脏的舒缩，空气被血液打成泡沫，分次小量进入肺动脉内，最后逐渐被吸收。

（2）给予高流量氧气吸入，提高患者血氧浓度，纠正缺氧状态。

（3）有条件者，用中心静脉导管抽出空气。

（4）严密观察患者病情变化，及时对症处理，做好记录。

考点　输液反应发生的原因、预防、临床表现和护理措施

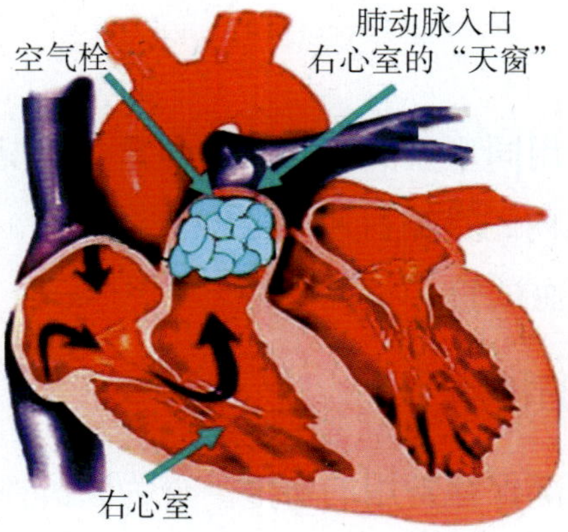

图 14-9　站立时的空气栓

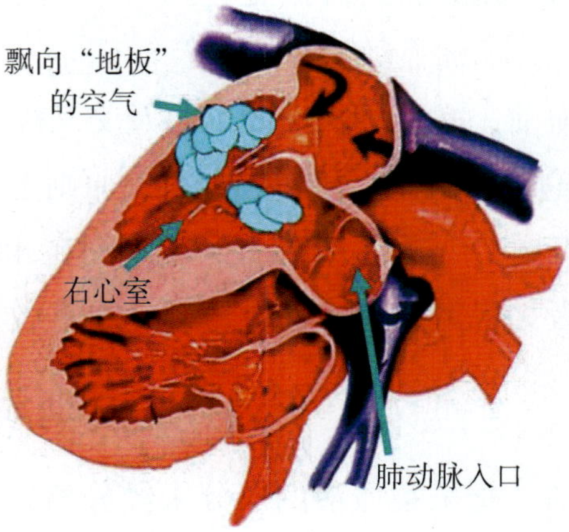

图 14-10　左侧头低足高位时的空气栓

第 2 节　静脉输血法

案例 14-2

患者，男，38 岁。因“腹痛 4h”被家属送来急诊，意识模糊，体检：面色苍白，P140 次 / 分，BP60/40mmHg，诊断为急性胰腺炎伴休克，急需大量输血。

问题：1. 此时给患者输血的目的是什么？

2. 在输血前需要做哪些准备？

静脉输血是将全血或成分血（血浆、红细胞、白细胞、血小板等）通过静脉输入体内的方法。输血是临床急救和治疗疾病的重要措施之一，但有可能出现输血反应，危害患者的健康和生命。因此，护理人员在输血时，必须严格遵循输血原则，严格遵守操作规程，严密监测输血过程中患者的反应。

一、静脉输血的目的及原则

（一）静脉输血的目的

1. 补充血容量　增加有效循环血量，提高血压，增加心输出量，促进循环。常用于失血、失液引起的血容量减少或休克患者。

2. 纠正贫血　增加血红蛋白含量，提高携氧功能。常用于贫血患者和某些慢性消耗性疾病的患者。

3. 补充血浆蛋白　增加蛋白质，改善营养状况，维持血浆胶体渗透压，减轻组织水肿。常用于低蛋白血症、大出血、大手术后患者。

4. 补充血小板和凝血因子　改善凝血功能，有利于止血。常用于凝血功能障碍及大出血的患者。

5. 补充抗体、补体　增强机体免疫力，提高机体抗感染能力。常用于严重感染患者。

6. 排出有害物质　一氧化碳、苯酚等化学物质中毒时，血红蛋白失去运输氧的能力或不能释放氧供组织利用，为了改善组织器官的缺氧，可以通过换血疗法，把不能释放氧的红细胞换出来；溶血性输血反应、重症新生儿溶血病时，为了排出血浆中的自身抗体，也可以采用换血疗法（先放血，再输血）。

（二）静脉输血的原则

1. 输血前，必须进行血型鉴定及交叉配血试验。

2. 无论是输全血，还是成分血，原则上均应选用同型血液输注。但在紧急情况下，如无同型血，可用 O 型血输给患者，应限制在 400ml 以内，且输血速度要慢。

3. 患者如果需要再次输血，则必须重做交叉配血试验。

二、血液制品的种类

1. 全血　指采集血液的成分未经分离处理而全部保存备用的血液。分为新鲜血和库存血两类。

（1）新鲜血　在 2 ～ 6℃环境下，常用抗凝保养液中保存 1 周以内的全血，基本保留了血液中的所有成分，可以补充各种血细胞、凝血因子和血小板，适用于血液病患者。

（2）库存血　在 2 ～ 6℃冰箱内，保存 2 ～ 3 周的全血，主要保留了红细胞和血浆蛋白，适用于各种原因引起的大出血，因为库存血虽然含有血液的所有成分，但随着保存时间的延长，白细胞、血小板和凝血酶原等成分破坏较多。含保存液的血液 pH 为 7.0 ～ 7.25，随着保存时间延长，葡萄糖分解、乳酸增高，pH 逐渐降低；红、白细胞逐渐破坏，钾离子外溢，酸性增强。因此，大量输入可以导致酸中毒和高血钾的发生。

2. 成分血　是根据血液成分比重不同，将血液成分进行分离，加工成各种血液制品，包括红细胞类、白细胞类、血小板类及血浆制品。根据患者病情需要，输入不同成分。其优点主要是针对性强、节约血源、疗效好、副作用少、经济方便等，是目前临床常用的方法。

3. 其他血液制品

（1）白蛋白制剂　从血浆中提纯，能提高机体血浆蛋白及胶体渗透压，用于低蛋白血症的患者，如肝硬化、肾病及烧伤等。

（2）纤维蛋白原　用于纤维蛋白缺乏症，弥散性血管内凝血（DIC）患者。

（3）抗血友病球蛋白　用于血友病患者。

三、静脉输血方法

目前临床采用密闭式输血法，包括间接静脉输血法和直接静脉输血法两种。间接静脉输血法是将已经备好的血液通过静脉输入给患者；直接静脉输血法是将供血者的血液抽出后，立即输入受血者体内的方法，常用于婴幼儿少量输血或无库存血条件而患者急需输血时。

【评估】

1. 患者的年龄、病情、治疗情况、血型、输血史，以及有无输血后不良反应。

2. 患者的心理状态及对输血相关知识的了解程度。

3. 穿刺部位皮肤、血管状况。

【准备】

1. 护士准备　着装整齐、修剪指甲、洗手、戴口罩。

2. 输血前准备

（1）备血　根据医嘱填写输血申请单，并抽取血标本 2ml，一并送往血库，做血型鉴定和交叉配血试验。采血时，禁忌同时采集两个患者的血标本，以免发生混淆。

（2）取血　根据输血医嘱，凭提血单到血库取血，并和血库工作人员共同做好三查八对，三查：查血液制品的有效期、血液质量、输血装置是否完好；八对：核对床号、姓名、住院号、血袋（瓶）号、血型、交叉配血试验结果、血液种类及剂量。正常库存血静置后分两层，上层为浅黄色的血浆，下层为暗红色的血细胞，两者边界清楚，无凝块、无气泡和其他异常物质。若血浆变红、血细胞呈紫红色、两者界限不清者、血液中有明显凝块，不得使用；血袋封口不严、破裂、标签模糊或脱落，也不得使用。

（3）取血后　血液取出后勿剧烈振荡，以免红细胞大量破坏而引起溶血。血液不能加温，以免血浆蛋白凝固变性而引起不良反应。如为库存血，需在室温下放置 15 ～ 20min 后再输入。

（4）核对　输血前，需与另一名护士再次核对，确定无误后方可输入。

3. 患者准备　了解输血的目的、方法、潜在危险、注意事项和配合要点。输血前，向患者或家属讲清不良反应和经血传播疾病的可能，患者或家属同意输血，则须签署“输血治疗同意书”。

4. 用物准备

（1）间接静脉输血法　同一次性静脉输液钢针输液法，仅将一次性输液器换成一次性输血器，另备 0.9% 氯化钠溶液。

（2）直接静脉输血法　同静脉注射，另备 50ml 注射器数具（按输血量而定）、3.8% 的枸橼酸钠溶液、血压计袖带、无菌纱布。

5. 环境准备　整洁、安静、舒适、安全。

考点 输血前准备

【实施】

1. 间接静脉输血法

（1）操作步骤　见表 14-6。

表 14-6　间接静脉输血法

操作流程	操作要点
再次核对	携输血用物至患者床旁，与另一护士进行“三查八对”，确认无误后签名
建立静脉通道	同一次性静脉输液钢针输液法，输入少量生理盐水冲洗管道
摇匀血液	以手腕旋转方式，轻轻摇匀血液
连接血袋输血	戴手套，打开并常规消毒储血袋封口处，将输血器针头从生理盐水瓶内拔出，插入血袋输血接口，缓慢将储血袋挂于输液架上
调节滴速	开始输入时速度宜慢，不超过 20 滴 / 分，观察 15min 左右，如无不良反应后，再根据年龄和病情调节滴速。成人一般 40 ～ 60 滴 / 分，儿童 20 ～ 40 滴 / 分
核对、观察、交代	再次核对血型，观察患者有无不良反应，向患者和家属交代注意事项
整理记录	撤去治疗巾，取出止血带，脱手套，整理床单元，洗手记录，感谢患者的配合
巡视	输血中加强巡视，严密观察有无输血反应及输血故障等。耐心听取患者主诉，观察输血部位状况，及时排除输血故障，保证输血通畅
再输盐水	输血完毕或输另外一袋血前，需输入少量生理盐水，使输血器内的血液全部输入体内，再拔针或更换
拔针、整理用物	及时拔针，整理床单元，协助患者取舒适卧位。将血袋取回，至少保存 24h，用物按规定处理
洗手、记录	洗手、记录（输血时间、种类、血量、血型、血袋号、有无输血反应等）、签名

（2）注意事项

1）在取血和输血过程中，严格执行无菌操作和查对制度。输血前必须由两名护士按要求逐项查对，避免差错事故发生。

2）输血前后及两袋血之间需要滴注少量生理盐水，以免发生不良反应。

3）血制品内不可随意加入其他药品，如钙剂、酸性及碱性药品、高渗溶液、低渗溶液，以防血液凝集或血细胞溶解。

4）输血过程中，加强巡视，观察有无输血反应，并询问患者有无不适。一旦出现输血反应，通知医生，及时处理。若发生严重反应，立即停止输血，并按输血反应进行处理。

5）严格掌握输血速度，对年老体弱、严重贫血、心力衰竭患者应谨慎，滴速宜慢。

6）输完的血袋送回输血科保留 24h，以备患者输血后发生输血反应时，查找分析原因。

7）输入成分血时，由于剂量少，输注时间短，护士应全程严密监护，以免发生不良反应。

2. 直接静脉输血法

（1）操作步骤 见表 14-7。

表 14-7 直接静脉输血法

操作流程	操作要点
准备核对	供血者和患者卧于相邻病床上，分别暴露一侧肢体，核对两人姓名、血型、交叉配血试验结果，做好解释
抽取抗凝剂	用注射器抽取一定量抗凝剂，一般 50ml 血中需加入 3.8% 的枸橼酸钠 5ml
穿刺抽血、输血	由三名护士共同协作，护士甲将血压计袖带缠绕于供血者上臂充气，用准备好的加有抗凝剂的注射器抽取供血者血液，护士乙传递，护士丙将抽出的血液输入受血者体内（即抽血、传递、输注三个环节）。如此连续进行。连续抽血时，不必拔出针头，只需更换注射器，在抽血间歇期放松袖带，并用手指压迫穿刺部位上方静脉，减少出血
拔针、整理	输血完毕后，及时拔针，用无菌纱布块按压穿刺点至不出血，整理用物，洗手记录

（2）注意事项 需注意从供血者血管内抽血时不可过急过快，应密切观察供血者面色、血压，及时询问有无不适；为受血者推注血液时不可过快，也应密切观察。其余同间接静脉输血法。

考点 输血的方法及注意事项

【评价】

1. 护患沟通有效，能满足患者身心需要。

2. 操作方法正确，达到输血目的，患者感觉舒适、安全、无输血反应发生。

四、输血反应及护理

输血是临床上挽救患者生命的重要手段之一，但有一定危险性，可能引起输血反应，威胁患者健康和生命。护士必须高度重视，有效预防和积极处理各种输血反应。输血反应包括输血传播性感染和输血非感染性反应两大类，常见有以下反应。

（一）非溶血性发热反应

发热反应是最常见的输血反应。

1. 原因 主要是由于输注了含有白细胞的血液成分与患者体内已有的抗体发生免疫反应，和（或）血液储存过程中白细胞释放的可溶性细胞因子等所致。排除原发病、过敏、溶血与细菌污染等所致发热。

2. 临床表现 在输血中或输血结束后 4h 内，基础体温升高 1℃以上或伴有寒战。患者常突然发热、畏寒、寒战，体温可达 38 ～ 41℃。还可以伴有头痛、恶心、呕吐、肌肉酸痛等全身症状。

3. 预防 加强对多次输血者的观察；严格管理血制品，有效预防致热原进入体内。

4. 护理

（1）反应轻者减慢输血速度，症状可自行缓解。重者立即停止输血，及时通知医生处理，密切观察生命体征，给予对症处理。如畏寒、发冷者，应保暖；高热患者，可给予物理降温。

（2）遵医嘱给予解热镇痛药和抗过敏药物。

（3）保留输血器、剩余血连同储血袋一并送检，查找发生反应的原因。

（二）过敏反应

1. 原因

（1）患者为过敏体质，对输入的异体蛋白过敏。

（2）输入的血制品中含致敏物质，如供血者采血前服用过可致敏的药物或食物。

（3）多次输血的患者，体内产生过敏性抗体，当再次输血时，抗原抗体相互作用而发生输血反应。

（4）供血者血液内的变态反应性抗体，随血液传给受血者，一旦与相应抗原接触，即可发生过敏反应。

2. 临床表现　过敏反应大多发生在输血后期或即将结束时，程度轻重不一，症状出现越早，反应越严重。轻度反应表现为皮肤瘙痒、局部或全身荨麻疹，中度反应表现为血管神经性水肿，多见于颜面部，表现为眼睑、口唇高度水肿；重度反应表现为喉头水肿、呼吸困难，甚至发生过敏性休克。

3. 预防　正确管理血制品；加强对供血者的选择和管理，勿选用有过敏史的供血者；在采血前 4h 内，供血者不宜进食高蛋白、高脂肪食物，宜用清淡饮食或糖水；对有过敏史的受血者，在输血前可遵医嘱给予抗过敏药物。

4. 护理

（1）过敏反应轻者，减慢输血速度。重者立即停止输血，通知医生处理。根据医嘱皮下注射盐酸肾上腺素 0.5 ～ 1.0ml 或给予抗过敏药物，如苯海拉明、异丙嗪、地塞米松等以缓解症状。

（2）对症处理。呼吸困难者，给予氧气吸入；严重喉头水肿者，进行气管插管或气管切开；循环衰竭者，给予抗休克治疗。

（3）监测生命体征变化。

（三）溶血性输血反应

溶血性输血反应是受血者和供血者的红细胞发生异常破坏或溶解而引起的一系列临床症状，是最严重的输血反应。分为急性 / 速发型溶血性输血反应和慢性 / 迟发型溶血性输血反应。

1. 急性 / 速发型溶血性输血反应　常发生在输血过程中、输血后即刻或输血后 24h 内。主要由于输入血液与患者间的免疫不相容性导致红细胞裂解和（或）清除加速。常由 IgM 抗体引起，多为血管内溶血，最常见于 ABO 血型不相容输血。

（1）原因

1）输入异型血：供血者和受血者血型不符，从而造成血管内溶血。发生反应快，后果严重。

2）输入变质血：输血前红细胞已经被破坏溶解，如血液储存过久，保存温度不当，血液被细菌污染，剧烈震荡，血液中加入高渗、低渗溶液或影响 pH 的药物等。

（2）临床表现　轻者与发热反应相似，重者在输入 10 ～ 15ml 后即可出现症状，死亡率高。通常将溶血反应的临床表现分为以下三个阶段。

1）第一阶段：由于受血者血清中的凝集素和输入血中红细胞表面的凝集原发生凝集

反应，红细胞凝集成团，阻塞部分小血管。典型表现是四肢麻木、腰背剧痛，还可出现头部胀痛、面部潮红、胸闷、恶心、呕吐等。

2）第二阶段：由于凝集的红细胞发生溶解，大量血红蛋白释放到血浆中。典型表现是黄疸和血红蛋白尿，同时伴有寒战、高热、呼吸困难、血压下降等。

3）第三阶段：由于大量血红蛋白进入肾小管，遇酸性物质形成结晶，堵塞肾小管；另外，由于抗原、抗体相互作用，又可引起肾小管内皮缺血、缺氧而坏死脱落，进一步加重了肾小管堵塞，导致急性肾衰竭，主要表现为少尿、无尿、高钾血症、酸中毒，严重者可迅速死亡。

（3）预防

1）认真做好血型鉴定和交叉配血试验。

2）输血前认真查对，杜绝差错事故发生。

3）严格遵守血液保存规则，不使用变质血液。

（4）护理

1）立即停止输血，通知医生，配合处理。

2）将余血送检，重做血型鉴定和交叉配血试验。

3）给患者吸氧，建立静脉通道，遵医嘱给予升压药或其他药物治疗。

4）保护肾脏，防止急性肾衰竭，双侧腰部封闭，并用热水袋热敷肾区，缓解肾小管痉挛。口服或静脉注射碳酸氢钠，碱化尿液，增加血红蛋白溶解度，避免阻塞肾小管。

5）若出现休克症状，给予抗休克治疗，密切观察生命体征，监测每小时尿量，必要时进行腹膜透析或血液透析，安慰患者，消除其恐惧、紧张心理。

2. 慢性 / 迟发型溶血性输血反应　常发生在输血结束后 24h 至 28 天。患者输血后体内产生针对红细胞血型抗原的意外抗体；当再次输血时，体内意外抗体可与输入红细胞相互作用，导致红细胞裂解和（或）清除加速。常由 IgG 抗体引起，多为血管外溶血，最常见于 Rh 血型不相容输血。症状较轻，有轻度的发热伴乏力、血胆红素升高。对此类患者应查明原因，确诊后避免再次输血。

（四）大量输血相关并发症 / 大量输血后反应

大量输血一般是指 24h 内输血量相当于或超过患者总血容量。常见大量输血相关并发症有：循环负荷过重、凝血功能障碍、枸橼酸钠中毒等。

1. 循环负荷过重　原因、预防、临床表现及处理措施同静脉输液反应的“循环负荷过重”。

2. 凝血功能障碍

（1）原因　长期反复输入库存血或大量输入库存血，由于库存血内血小板基本被破坏、凝血因子减少，可引起出血。

（2）临床表现　表现为皮肤、黏膜瘀斑，穿刺点淤血或手术区域异常渗血。

（3）护理　在短时间内输入大量库存血时，可间隔输入新鲜血或浓缩血小板，以避免出血倾向的发生，密切观察患者意识、血压、脉搏变化，注意皮肤黏膜、手术伤口有无出血现象。

3. 枸橼酸钠中毒

（1）原因　枸橼酸钠作为常用抗凝剂在库存血中广泛应用，随着库存血的大量输入，体内的枸橼酸钠堆积，当患者肝功能受损时，枸橼酸钠不能完全氧化排出，而与血中游离钙结合，使血钙浓度降低。

（2）临床表现　表现为手足抽搐、血压下降、心率缓慢，甚至心搏骤停。

（3）护理　在无禁忌证情况下，每输入库存血 1000ml，应遵医嘱静脉注射 10% 葡萄糖酸钙或氯化钙 10ml，以防止低血钙的发生。

（五）其他反应

输血还可能发生其他反应。如输血传播性感染（病毒感染、细菌感染、寄生虫感染、其他病原体感染，特别是病毒性肝炎、疟疾、获得性免疫缺陷综合征等）、迟发型血清学输血反应、输血后紫癜、输血相关移植物抗宿主病、输血相关急性肺损伤、输血相关呼吸困难、输血相关性低血压、铁超负荷、空气栓塞、肺血管微栓塞等。因此，要严格把握从采血到输血的各个环节，避免和控制输血可能给患者带来的负面影响。

自 测 题

A_1/A_2 型题

1. 输液溶液与其作用不符的一项是（　　）
   A. 输入 5% 碳酸氢钠可调节酸碱平衡
   B. 脂肪乳剂为静脉高营养液
   C. 20% 甘露醇可助利尿脱水
   D. 中分子右旋糖酐主要是可改善微循环
   E. 浓缩白蛋白可补充蛋白质
2. 关于小儿头皮静脉的叙述，错误的一项是（　　）
   A. 外观微蓝色
   B. 无搏动
   C. 管壁充盈，不易被压瘪
   D. 不易滑动，便于固定
   E. 血流方向为向心流动
3. 小儿头皮静脉输液如误入动脉，不会出现的表现是（　　）
   A. 回血呈冲击状
   B. 推注药液时阻力较大
   C. 呈树枝分布状苍白
   D. 出现痛苦貌或尖叫
   E. 局部发绀、水肿
4. 静脉留置针保留时间一般为（　　）
   A. 1 ～ 2 天　　B. 2 ～ 3 天
   C. 3 ～ 4 天　　D. 4 ～ 7 天
   E. 7 ～ 14 天
5. 墨菲滴管内液面自行下降的原因是（　　）
   A. 墨菲滴管有裂缝
   B. 患者肢体位置不正
   C. 静脉痉挛
   D. 输液速度过快
   E. 输液管管径粗
6. 静脉留置针堵塞，下列正确的处理方法是（　　）
   A. 挤捏留置针延长管
   B. 拔除导管
   C. 用注射器回抽
   D. 将外套管拔出或送进少许
   E. 注射器抽稀释肝素钠强行冲通
7. 关于输血前的准备工作，哪项是错误的（　　）
   A. 做血型鉴定和交叉配血试验

B. 须两人进行“三查”“八对”
C. 勿剧烈震荡血液
D. 库存血温度低可在阳光下放置 15 ～ 20min
E. 输血前，先静脉滴注生理盐水

8. 关于直接输血，错误的叙述是（　　）
A. 常用于婴幼儿少量输血
B. 此过程由三位护士协作完成
C. 直接输血 150ml；需加 4% 枸橼酸钠 5ml
D. 需同时消毒供血者和患者皮肤
E. 更换注射器时不拔出针头

9. 哪项不是输血过敏反应的表现（　　）
A. 皮肤瘙痒，荨麻疹
B. 血管性水肿
C. 手足抽搐，心率慢
D. 呼吸困难
E. 喉头水肿

10. 发生溶血反应时，护士首先应（　　）
A. 停止输血，通知医生
B. 通知医生和家属，安慰患者
C. 碱化尿液
D. 密切观察生命体征和尿量
E. 热敷双侧腰部

11. 大量输库存血时，为防止发生枸橼酸钠中毒反应可采用（　　）
A. 肌内注射异丙嗪
B. 静脉注射 10% 葡萄糖酸钙
C. 静脉注射 5% 地塞米松
D. 皮下注射盐酸肾上腺素
E. 两瓶血之间输入少量生理盐水

12. 输血目的不包括（　　）
A. 增加血红蛋白，促进携氧功能
B. 增加白蛋白
C. 供给各种凝血因子
D. 补充水和电解质，维持酸碱平衡
E. 补充血容量，增加心输出量

13. 取血时不能震荡的理由是（　　）
A. 以免污染引起发热反应
B. 以免血浆蛋白凝固引起反应
C. 以免红细胞与血浆混合
D. 以免进入空气，引起空气栓塞
E. 以免红细胞破坏，引起溶血反应

14. 患者，男，56 岁。输液过程中，患者突然感到胸部异常不适，随即发生呼吸困难，严重发绀，心前区闻及响亮持续的“水泡声”。应判断为（　　）
A. 发热反应　　B. 过敏反应
C. 肺水肿　　D. 空气栓塞
E. 心肺衰竭

15. 患者，男，30 岁。输大量库存血后，皮肤黏膜出现瘀点、瘀斑、伤口渗血。其原因是（　　）
A. 缺乏血小板、凝血因子
B. 皮肤穿刺太深
C. 穿刺时穿通血管
D. 肺水肿
E. 溶血反应

16. 患者，女，45 岁。输血过程中出现畏寒、寒战，伴头痛、恶心、呕吐，测体温 39.5℃。下列哪项措施不妥（　　）
A. 暂停输血
B. 畏寒时注意保暖
C. 高热时行物理降温
D. 给抗过敏药后继续输血
E. 密切观察病情

17. 患者，男，42 岁。患胰腺炎，于上午 8 时开始输液，输液量共 1500ml，每分钟滴注 60 滴，预约下午做 B 超检查，请估计何时完成输液（　　）
A. 下午 2：15　　B. 下午 3：30
C. 下午 2：30　　D. 下午 4：15
E. 下午 3：15

18. 患者，男，45 岁。护士为其静脉注射 25% 的葡萄糖溶液时，患者自述疼痛，推注时稍有阻力，推注部位局部隆起，抽无回血，此情况应考虑是（　　）

A. 静脉痉挛
B. 针头部分阻塞
C. 针头滑出血管外
D. 针头斜面紧贴血管壁
E. 针头斜面部分穿透血管壁

19. 患者，女，36岁。因突发头晕、头痛伴恶心、呕吐入院，入院后诊断为高血压性脑出血。医嘱要求给予脱水治疗，首选液体是（　　）
A. 低分子右旋糖酐　B. 中分子右旋糖酐
C. 代血浆　D. 浓缩白蛋白
E. 20%甘露醇

20. 患者，女，58岁，静脉输液中。护士巡视病房，发现其液体不滴，检查发现针头处无肿胀和疼痛，挤压有阻力，松手时无回血，最可能的情况及其处理是（　　）
A. 输液压力过低——提高输液瓶
B. 针头滑出血管外——更换针头和静脉，重新穿刺
C. 静脉痉挛——热敷局部静脉
D. 针头斜面紧贴血管壁——调整针头或输液肢体的位置
E. 针头阻塞——更换针头和静脉，重新穿刺

21. 患者，女，28岁。输血15min后感觉头胀、四肢麻木，腰背剧痛，血压下降，下列处理措施中错误的是（　　）
A. 热水袋敷腰部
B. 观察血压、尿量
C. 余血送检做血型鉴定和交叉试验
D. 减慢输血速度
E. 立即通知医生

A_3/A_4型题

（22、23题共用题干）

患者，男，45岁。患十二指肠溃疡，突然呕血，面色苍白，P120次/分，BP60/45mmHg。医嘱：输血400ml。

22. 为患者输两袋血之间应输入少量（　　）
A. 5%葡萄糖溶液
B. 5%葡萄糖氯化钠溶液
C. 0.9%氯化钠溶液
D. 复方氯化钠溶液
E. 10%葡萄糖溶液

23. 给患者输血的目的是补充（　　）
A. 凝血因子　B. 血红蛋白
C. 血小板　D. 抗体
E. 血容量

（24～26题共用题干）

患者，男，60岁。在输液过程中突然出现呼吸困难、气促、咳嗽、咳泡沫血痰等症状。

24. 给患者用20%～30%乙醇湿化吸氧，作用是（　　）
A. 增加迷走神经兴奋性
B. 增加外周阻力
C. 降低肺泡内泡沫表面张力
D. 降低肺泡表面张力
E. 降低吸入气体中的细菌密度

25. 护士对患者应采取下列哪项措施（　　）
A. 左侧卧位和头低足高位
B. 右侧卧位和头高脚低位
C. 去枕平卧位
D. 俯卧位
E. 端坐位

26. 该患者发生了（　　）
A. 循环负荷过重　B. 发热反应
C. 静脉炎　D. 空气栓塞
E. 过敏反应

（任艳萍）

第15章 标本采集技术

随着现代医学的发展，诊断疾病的方法日益增多。其中，必要的标本检验是临床诊断的依据之一。标本检验是指医务人员采取患者少许的血液、排泄物（粪、尿）、分泌物（痰液、鼻腔分泌物）、呕吐物、体液（胸腔积液、腹水）和脱落细胞（食管、阴道）等样品，通过实验室检查，了解机体的功能状态、疾病的性质及病情的进展情况。正确的检验结果对疾病的诊断、治疗和预后的判断具有重要的价值。因此，为了取得检验结果的准确性，护士必须正确掌握标本采集的基本知识和操作技能，为患者提供高效、优质的服务，使患者满意。

第1节　标本采集的原则

案例 15-1

患者，男，55岁。入院诊断为“亚急性细菌性心内膜炎”收入内科住院。医生开出血培养标本的医嘱。

问题： 1. 如你是该患者的责任护士，该如何采集标本？

2. 应该遵守哪些原则？

一、按照医嘱采集标本

各项标本的采集均应按医嘱执行。医生填写检验申请单，目的要明确，字迹要清楚，并签全名。护士对检验申请有疑问时，应及时核准后方可执行。

二、采集前做好充分准备

1. 采集标本前应明确检验项目、检验目的、采集的方法、采集标本量及注意事项。

2. 评估患者的病情，心理反应及合作程度。向患者及家属解释留取标本的目的和要求，消除患者顾虑，以取得信任和合作。

3. 根据检验目的准备好物品，选择适当容器，在容器外面贴上标签，并注明患者的科别、床号、姓名、性别、检验目的和送检日期。

三、严格执行查对制度

在采集前、中、后及送检前，应认真核对医嘱、申请项目、患者姓名、病床号、科室、住院号、申请时间、采集容器及方法等。

四、正确采集标本，及时送检

1. 护士必须掌握正确的采集的方法、采集量、采集容器和采集时间。如留取细菌培养标本，采集时严格执行无菌操作技术，标本放入无菌容器内且容器无裂缝、瓶塞干燥，不可混入防腐剂、消毒剂及其他药物，并在患者使用抗生素前采集。如已使用抗生素，应根据药物半衰期，在血药浓度最低时采集，并在检验申请单上注明。

2. 及时送检。标本采集后应及时送检，不应放置过久，以避免污染或变质而影响检验结果。特殊标本还应注明采集时间。

第 2 节　各种标本采集法

案例 15-2

患者，女，61 岁。近半个月来反复出现发热，恶心、呕吐，纳差，疲乏。为明确诊断，医生开出做血糖、肝功能、血培养、尿常规、粪便常规检验的医嘱。

问题： 1. 护士该如何根据医嘱为该患者采集血糖、肝功能、血培养标本？

2. 如何指导患者留取尿常规、粪便常规标本？

一、血标本采集法

临床上血标本采集法包括：静脉血标本采集法、动脉血标本采集法和毛细血管采集法。

（一）静脉血标本采集法

静脉血标本包括全血标本、血清标本和血培养标本。

【目的】

1. 全血标本　用于测定血液中某些物质的含量，如血糖、尿素氮、尿酸、肌酐等。

2. 血清标本　用于测定血清酶、脂类、电解质和肝功能等。

3. 血培养标本　用于血液的细菌学检查，如伤寒沙门菌培养等。

考点 静脉血标本采集的目的

【评估】

1. 患者的一般情况、治疗情况、理解能力、接受能力，以及配合程度。

2. 患者穿刺部位皮肤、静脉状况及肢体活动度。

3. 护士了解需做的检查项目及要求，如做血培养，则了解患者寒战或发热的初起时间及了解抗生素使用情况。

【准备】

1. 护士准备　着装整齐，洗手、戴口罩、戴手套。

2. 用物准备

（1）治疗车上层　检验申请单，试管架，手消毒液，注射盘内垫巾备安尔碘或碘伏、无菌棉签、止血带、小垫枕、一次性垫巾、医用手套，按检验项目选用真空采血器（包括采血针、真空采血管，见图 15-1）或 5 ～ 10ml 的一次性注射器、标本容器（按需要备干燥试管、抗凝管或血培养瓶）、检验条形码，采集血培养标本时备酒精灯和火柴。

（2）治疗车下层　医疗垃圾桶、生活垃圾桶、锐器盒。

3. 环境准备　病室清洁、安静、明亮、通风。

4. 患者准备　患者理解采集血标本的目的及相关注意事项，并做好准备。如采集生化检验的血标本，应在早晨空腹时采集。

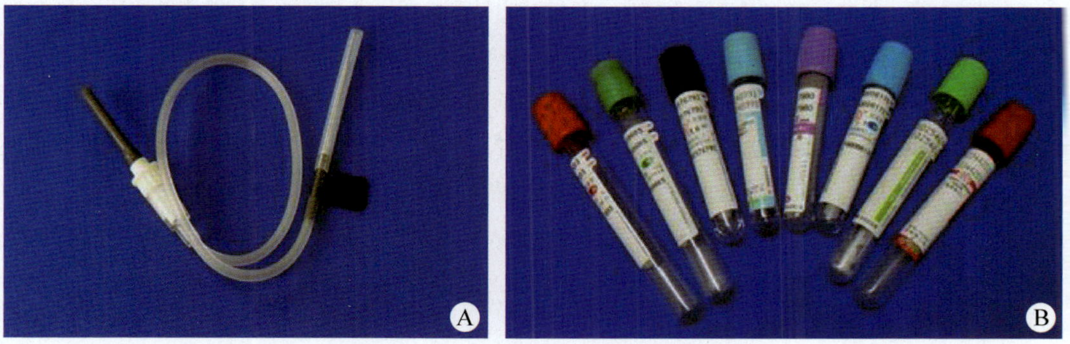

图 15-1　采血针和真空采血管

A. 采血针；B. 真空采血管

链接

真空采血系统

真空采血系统核心组件包括采血针、持针器、真空采血管。采血针是用于穿刺静脉和真空采血管管盖，将血液注入真空采血管的针具，主要包括直式采血针和蝶翼式采血针。持针器是用于固定直式采血针，供采血人员持握进行静脉穿刺的器具，可避免穿刺真空采血管管盖时误伤采血人员。真空采血管是其主要组成部分，主要用于血液标本的采集与保存，生产过程中预置了一定量的负压，同时预置了各种添加剂，完全能够满足临床的多项综合的血液检测。

【实施】

1. 操作步骤　见表 15-1。

表 15-1　静脉血标本采集法

操作流程	操作要点
核对、解释	备齐用物。携用物至床边，核对床号、姓名、手腕带信息、检验条码及检验申请单的项目；向患者或家属解释留取标本的目的、方法及注意事项，以取得配合
体位、选静脉、垫巾	指导患者取合适体位（门诊患者采取坐位，病房患者采取卧位），选择合适的静脉，垫铺有垫巾的小垫枕
扎止血带、消毒	在穿刺点上方约 6cm 的位置扎止血带，以穿刺点为中心，常规消毒皮肤，消毒直径大于 5cm，待干，嘱患者握拳（不可反复拍打采血部位），戴医用手套

续表

操作流程	操作要点
进针	（1）全血、血清标本采集法 1）真空采血器采血法：一手持真空采血针，另一只手在穿刺部位下方握住患者手臂，拇指于穿刺点下方 2.5 ～ 5.0cm 处向下牵拉皮肤固定静脉，保持针头斜面向上，使采血针与手臂呈 30° 左右的角度刺入静脉，成功穿刺入静脉后，可在静脉内沿其走向继续推进一些，将采血针另一端连接真空采血管，血液在负压作用下自动流出（图 15-2），见血液流出松止血带，使用时间不宜超过 1min。嘱患者松拳，如需继续采集，取下真空采血管，按不同采血管采集顺序，置换另一真空采血管，采集正确血量。采血完毕，迅速拔出针头，用无菌棉签或无菌输液贴按压穿刺点 5min（止血功能异常的患者，宜适当延长时间），直至出血停止 2）注射器采血法：手持一次性注射器，采血前确保注射器内空气已排尽，按上述采血过程将针头刺入静脉（图 15-3A），见回血后，松止血带，嘱患者松拳，缓慢匀速抽动活塞至所需采血量（图 15-3 B），抽血毕，迅速拔出针头，用无菌棉签或无菌输液贴按压穿刺点 5min（图 15-3 C） 3）经血管通路采血法：外周血管通路仅在置入时可用于采血，短期使用或预期使用时间不超过 48h 的外周导管可专门用于采血，但不能给药。采血后，血管通路要用足够量的生理盐水冲净导管中的残余血液 （2）血培养标本采集法 1）注射器采血法（同全血、血清标本采集法） 2）经血管通路采血法（同全血、血清标本采集法）
取标本	根据检查目的不同，将标本置于不同容器中（以注射器采血为例） （1）血培养标本：注入密封瓶时，先除去铝盖中心部，常规消毒瓶盖，更换针头后将血液注入瓶内，立刻轻柔颠倒混匀；注入三角烧瓶时，先点燃酒精灯，松开瓶口纱布，取出瓶塞，迅速在酒精灯火焰上消毒瓶口后，取下针头，将血液注入瓶内，轻轻摇匀，再将瓶口、瓶塞消毒后塞好，扎紧封瓶纱布 （2）全血标本：取下针头，将血液沿着管壁缓慢注入盛有抗凝剂的试管内，立刻轻柔颠倒混匀，使血液与抗凝剂充分混匀 （3）血清标本：取下针头，将血液沿管壁缓慢注入干燥试管内，注意勿将泡沫注入，避免震荡，以防止红细胞破裂造成溶血
整理	协助患者取舒适卧位，整理床单元和用物，垃圾按医院规定处理，交代注意事项，感谢患者的配合
洗手、记录	洗手，记录
送检	将标本连同检验申请单及时送检

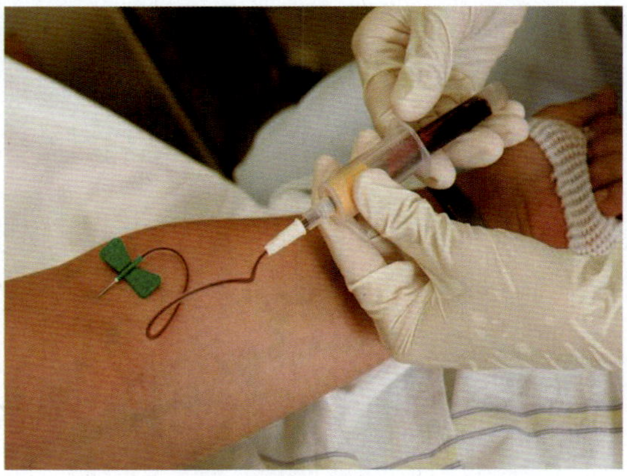

图 15-2 真空采血器采集静脉血标本

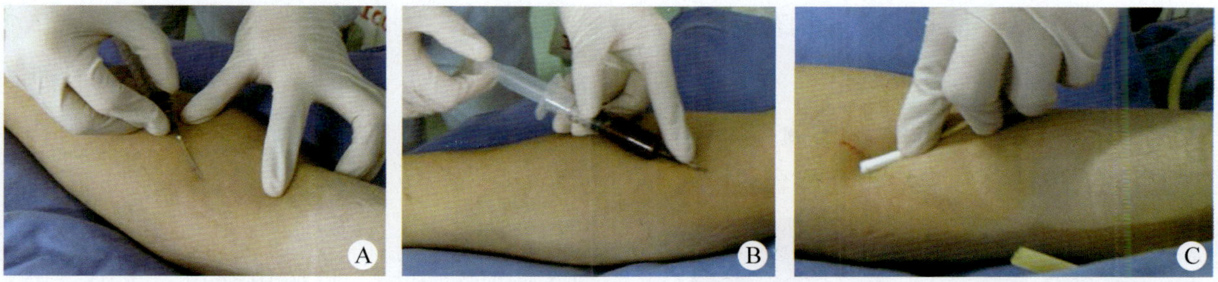

图 15-3　注射器采集静脉血标本

A. 针头刺入静脉；B. 抽动活塞抽取血液；C. 拔出针头按压穿刺点

2. 注意事项

（1）严格执行查对制度和无菌操作制度。

（2）根据检验项目选择合适的标本容器，并确定采血量。

（3）做生化检验时，需空腹采血，应事先通知患者，避免因进食而影响检验结果（因清晨空腹时，血液中的各种化学成分处于相对恒定状态）。

（4）严禁在输液、输血的针头或同侧肢体留取血标本，应在对侧肢体采集血标本，以免影响检验结果。

（5）止血带使用时间不超过 1min，血液流入采血管后即可松开。

（6）同时采集多种血标本时，注入容器的顺序为：血培养瓶→抗凝管→干燥试管，动作应迅速准确。或根据采血管说明书要求依次采集血标本。

（7）血培养标本采集时血培养瓶应在室温下避光保存；根据是否使用过抗生素，准备合适的需氧瓶和厌氧瓶；血标本注入厌氧菌培养瓶时，注意勿将注射器中空气注入瓶内；间歇性寒战患者应在寒战或体温高峰前取血；当预测寒战或高热时间有困难时，应在寒战或发热时尽快采集血培养标本；两次血培养标本采集时间至少间隔 1h；根据检验目的计算采血量，选择标本容器和注射器。一般血培养取血 5ml，亚急性细菌性心内膜炎患者，为提高培养阳性率，采血量增至 10 ～ 15ml。

（8）标本采集后尽快送检，送检过程中避免过度震荡。

考点 静脉血标本采集的注意事项

【评价】

1. 采集方法正确，技术熟练，符合操作规程。

2. 体现人文关怀，护患沟通有效，患者能配合操作，无不良反应。

（二）动脉血标本采集法

【目的】　常用于做血气分析，可以判断患者体内酸碱平衡状态和组织供氧等情况，为治疗提供依据。

【评估】

1. 患者的病情、年龄、意识、有无出血倾向、自理能力、体温、吸氧状况或者呼吸机参数的设置。

2. 患者肢体活动情况，采集血标本部位的皮肤及血管情况。

3. 患者的认知情况、心理状态及配合程度。

【准备】

1. 护士准备　着装整齐，洗手、戴口罩，必要时戴手套；认真核对，向患者解释标本采集的目的、方法、注意事项和配合要点。

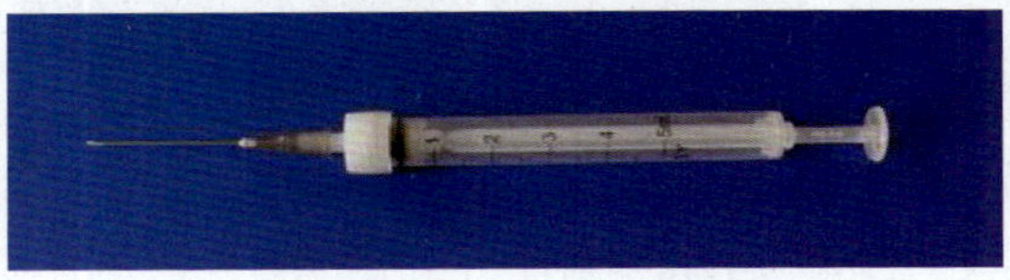

图 15-4　动脉血气针

2. 用物准备

（1）治疗车上层　检验申请单，手消毒液，注射盘内备安尔碘或碘伏、棉签、小垫枕、一次性垫巾、小沙袋、动脉血气针（图 15-4）、无菌纱布、无菌软塞、无菌手套。或备 5ml 或 10ml 一次性注射器、肝素钠。

（2）治疗车下层　医疗垃圾桶、生活垃圾桶、锐器盒。

3. 环境准备　病室整洁、安静、明亮、通风。

4. 患者准备　患者理解采集血标本的目的、方法、相关注意事项和配合要点，并做好准备。

【实施】

1. 操作步骤　见表 15-2。

表 15-2　动脉血标本采集法

操作流程	操作要点
核对、解释	携用物至床边，核对床号、姓名、手腕带信息及检验申请单（或医嘱执行单）；解释目的、方法及注意事项，以取得配合
选动脉	患者取舒适体位，暴露穿刺部位 （1）桡动脉：穿刺点位于前臂掌侧腕关节上 2cm，手臂外侧 0.5 ～ 1cm，动脉搏动最明显处 （2）股动脉：穿刺点位于腹股沟韧带中点下方 1 ～ 2cm，髂前上棘与耻骨结节连线中点动脉搏动最明显处
消毒	以穿刺点为中心，常规消毒局部皮肤，消毒直径大于 8cm
穿刺、取血标本	再次核对患者，穿刺 （1）动脉血气针采血：检查动脉血气针，按照说明要求，将血气针活塞调整到预设位置，血气针针筒自动形成吸引等量液体的负压，戴无菌手套或消毒非持针手示指和中指，用戴无菌手套的手指触动脉搏动最明显处，以两指固定动脉，右手持血气针在两指间，与皮肤呈合适的角度（桡动脉 30 ～ 45°、肱动脉 45°、股动脉 45°/90°、足背动脉 15°），针尖斜面向上，逆血流方向缓慢刺入，见血后停止进针，动脉血自动流入注射器内。血液标本充满预设刻度后拔针，拔出针头后立即刺入软塞，以隔绝空气。同时，用无菌纱布块或棉签按压穿刺点 5 ～ 10min。必要时，用小沙袋压迫止血。用掌心搓动血气针 5s，以使血液与抗凝剂混匀，避免凝血 （2）普通注射器采集：取出一次性注射器并检查，抽取肝素钠 0.2ml 湿润注射器内壁，弃去余液和注射器内残留气泡。用左手示指和中指在已消毒范围内摸到动脉搏动最明显处，右手持注射器，在两指间与皮肤呈合适的角度（同上），针尖斜面向上，逆血流方向缓慢刺入，见有鲜红色血涌入注射器时，一手固定注射器，一手抽取所需血量，采血 1ml。拔出针头后，立即刺入无菌软塞，以隔绝空气。同时，用无菌纱布块按压穿刺点 5 ～ 10min。必要时，用小沙袋压迫止血。将注射器轻轻转动，以使血液与抗凝剂混匀，避免凝血

续表

操作流程	操作要点
整理	协助患者取舒适卧位，整理床单元和用物。询问患者有无不适，并交代注意事项，感谢患者的配合
洗手、记录	再次核对。脱手套、洗手，记录（患者基本信息、采集时间、呼吸支持方式、吸氧浓度、提问、采集者姓名）
送检	将标本连同检验申请单及时送检

考点 桡动脉的定位及动脉血气针采血的方法

2. 注意事项

（1）严格执行无菌操作原则及查对制度。

（2）若饮热水、洗澡、运动，需休息 30min 后再采血，避免影响结果。

（3）如使用注射器采血时，应先铺无菌治疗盘，再选用 0.5ml（12500U/ 支）肝素钠湿润注射器后，排尽空气置于无菌治疗盘内，写好铺盘时间备用。

（4）穿刺部位应压迫止血，至不出血为止。凝血功能障碍者穿刺后应延长按压时间，至少 10min。

（5）标本必须隔绝空气，避免混入气泡或静脉血。采集标本后立即送检。

（6）有出血倾向者，慎用动脉穿刺法采集动脉血标本。

【评价】　同"静脉血标本采集法"。

（三）毛细血管采集法

用于血常规检查。采血部位成人通常为手指末梢，婴幼儿可从拇指或足跟部采血。目前此项采血技术多由检验人员完成。

二、尿标本采集法

尿标本采集法包括常规尿标本、12h 或 24h 尿标本、尿培养标本。

【目的】

1. 常规尿标本　用于检查尿液的色泽、透明度、细胞及管型，测定比重，并做尿蛋白及尿糖定性检测。

2. 12h 或 24h 尿标本　用于尿的定量检查，如钠离子、钾离子、氯离子、17- 羟类固醇、17- 酮类固醇水平，尿糖定量或尿浓缩查结核分枝杆菌等。

3. 尿培养标本　采集未被污染的尿液做细菌学检查。

【评估】

1. 患者年龄、诊断、病情、自理能力及有无影响标本采集的因素。

2. 检查项目的目的及要求，女性患者是否在月经期，若在月经期，则不宜留取尿标本。

3. 患者的认知情况、心理状态及配合程度。

【准备】

1. 护士准备　着装整齐，洗手、戴口罩，必要时戴手套；认真核对，向患者解释标本采集的目的及注意事项。

2. 用物准备　检验申请单。根据采集标本种类，另备：①常规尿标本：容量为 100ml 以上的清洁容器。② 12h 或 24h 尿标本：容量为 3000ml 以上的清洁容器及防腐剂（根据检验项目准备，见表 15-3）。③尿培养标本：无菌试管、试管夹。必要时，备外阴冲洗及导尿术用物一套。

3. 环境准备　病室整洁、安静、明亮、通风。必要时，备屏风遮挡患者。

4. 患者准备　患者理解采集标本的目的、方法，愿意接受并配合。

表 15-3　常用防腐剂的作用及用法

名称	作用	用法	举例
40% 甲醛	固定尿中有机成分，防腐	每 100ml 尿液加 400mg/L 甲醛 0.5ml	爱迪计数（12h 尿细胞计数）
浓盐酸	防止尿中激素被氧化	24h 尿液加 5 ～ 10ml 浓盐酸	17- 羟类固醇，17- 酮类固醇
甲苯	保持尿液的化学成分不变	第一次尿液留取后，每 100ml 尿液加 0.5% ～ 1% 甲苯 2ml，使之形成薄膜，覆盖于尿液表面，以防细菌污染。若测定尿液中钠、钾、氯、肌酸等需加入 10ml	尿生化检查，如尿蛋白定量，尿糖定量，尿钾离子、钠离子、氯离子、肌酐、肌酸的定量检查

考点　常用防腐剂的作用及用法

【实施】

1. 操作步骤　见表 15-4。

表 15-4　尿标本采集法

操作流程	操作要点
核对、解释	核对患者的床号、姓名、手腕带信息及检验申请单，向患者及家属解释目的及方法，以取得配合
留取标本	根据检验的项目，留取不同标本 （1）常规尿标本采集法：①嘱患者留取晨起后第一次尿液的中段尿 30 ～ 50ml 于清洁容器内，测尿比重需留取尿液 100 ml（图 15-5）。②尿胆原检测：留取 14：00 ～ 16：00 时间段的尿液 （2）12h 或 24h 尿标本采集法（按要求备好防腐剂）：① 24h 尿标本：将容器置于阴凉处，指导患者于晨 7h 排空膀胱后，开始留尿，至次晨 7 时排出最后一次尿。将 24h 的全部尿液留于容器中。② 12h 尿标本：方法同上，时间则自晚 7 时至次晨 7 时止 （3）尿培养标本采集法。①尿管尿液采集法：导尿术后弃去前段，留取 5 ～ 10ml 尿液置于无菌容器内送检（图 15-6）；留置导尿患者应先夹闭尿管 30s，消毒导尿管外部及尿管口，用注射器接导尿管抽取尿液（防止带入消毒剂）；长期留置尿管者，应在更换新导尿管后留取尿标本。②中段尿留取法：先确认患者膀胱的充盈度（膀胱内存留 4 ～ 6h 或以上的尿液），按导尿术要求清洁、消毒外阴（不铺孔巾），嘱患者自行排尿，弃去前段尿，用试管夹夹住无菌试管，留取中段尿 5 ～ 10ml，塞紧塞子
整理	协助患者取舒适卧位，整理床单元和用物
记录	洗手，记录
送检	将标本连同检验申请单及时送检

考点　尿标本采集法操作要点

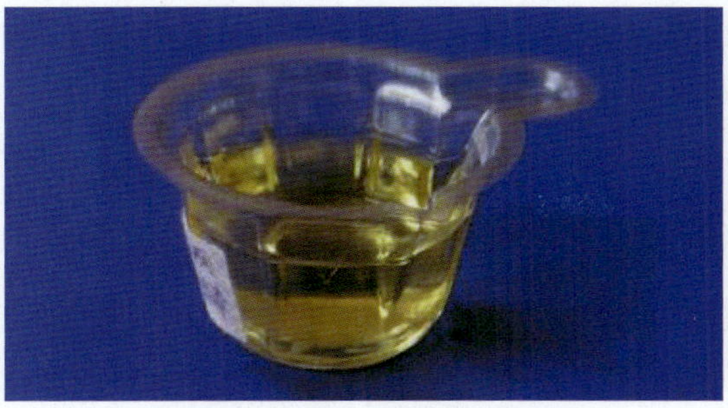

图 15-5　尿常规标本

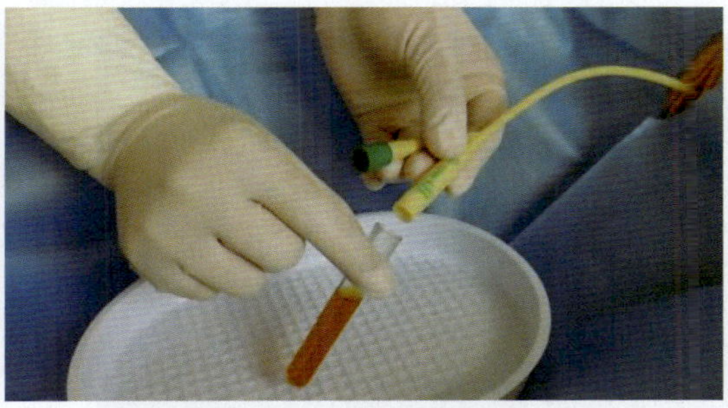

图 15-6　导尿术后留取标本

2. 注意事项

（1）常规尿标本留晨起第一次尿，以减少食物、药物及运动对检验结果的影响。

（2）会阴部分泌物过多时，应先清洁或冲洗会阴后再留取。女患者月经期不宜留取尿标本。不可将经血、白带、精液、粪便或其他异物混入尿液中。

（3）昏迷或尿潴留患者，可通过导尿术留取尿标本。

（4）留取 12h 或 24h 尿标本应做好交接班。并根据检验要求加入防腐剂。

（5）留取尿培养标本时，应严格执行无菌技术操作，选择在抗生素应用前采集。

（6）不能留取尿袋中的尿液标本送检。

（7）留取尿标本前不宜过多饮水。

考点 尿标本采集注意事项

【评价】

1. 患者无泌尿系统感染发生。
2. 正确执行查对制度，采集方法正确，及时送检。
3. 与患者沟通有效，患者主动配合。

三、粪便标本采集法

粪便标本包括常规标本、潜血标本、寄生虫及虫卵标本和培养标本。

【目的】

1. 常规标本　用于检查粪便性状、颜色、混合物及寄生虫卵等。
2. 潜血标本　用于检查粪便内肉眼不能观察到的微量血液。
3. 寄生虫及虫卵标本　用于检查寄生虫成虫、幼虫及虫卵。
4. 培养标本　用于检查粪便中的致病菌。

【评估】

1. 患者年龄、病情、自理能力及有无影响标本采集的因素。
2. 检查目的及要求。
3. 患者的认知情况、心理状态及配合程度。

【准备】

1. 护士准备　着装整齐，洗手、戴口罩。
2. 用物准备　检验申请单。根据患者采集标本种类不同，另备：①常规标本：蜡纸盒（内

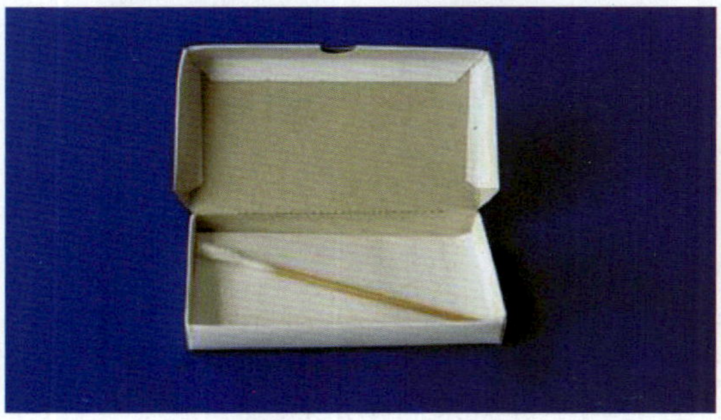

图 15-7 蜡纸盒

附有竹签（图 15-7），清洁便器。②潜血标本：蜡纸盒（内附有竹签），清洁便器。③寄生虫及虫卵标本：蜡纸盒（内附有竹签），或载玻片及透明胶带（查找蛲虫使用），清洁便器。④培养标本：无菌培养瓶或无菌蜡纸盒，无菌长棉签或竹签，消毒便器。

3. 环境准备　病室整洁、安静、明亮、通风。必要时，备屏风遮挡患者。

4. 患者准备　患者理解采集标本的目的、方法，愿意接受并配合。

【实施】

1. 操作步骤　见表 15-5。

表 15-5　粪便标本采集法

操作流程	操作要点
核对、解释	携用物至床边，核对床号、姓名、手腕带信息及检验项目，向患者及家属解释目的及方法，以取得配合
留取标本	根据检验的项目，留取不同标本 （1）常规标本：嘱咐患者排便于清洁便器内，用竹签在不同的部位取带血或黏液的粪便约 5g（约蚕豆大小）放入蜡纸盒内。如为水样便应取 15 ～ 30 ml 盛于容器中 （2）潜血标本：嘱患者在检查前 3 天内禁食肉制品、血制品、绿叶类食物等，禁服铁剂，避免出现假阳性，于第 4 天留取 5g 粪便，置于蜡纸盒内 （3）寄生虫及虫卵标本：①查找寄生虫体或虫卵计数，采集 24h 粪便。②服驱虫剂后或做血吸虫孵化检查，应留取全部粪便。③检查阿米巴原虫：应在采集前将容器用热水加温，便后连同容器立即送检（因阿米巴原虫在低温环境可失去活力，不易查到）。④检查蛲虫：取透明薄膜纸于夜晚 12h 左右或清晨排便前由肛门口周围拭取，立即镜检；或嘱患者睡觉前 / 清晨未起床前，将透明胶带贴在肛门周围处。取下并将已粘有虫卵的透明胶带面贴在载玻片上或将透明胶带对合，立即镜检 （4）培养标本：嘱患者排便于消毒便器内，用无菌长棉签或竹签取脓血或带黏液的粪便 2 ～ 5g，放入无菌培养瓶或无菌蜡纸盒内。如患者无便意，护士可用无菌长棉签蘸取无菌生理盐水，插入患者肛门 6 ～ 7cm，沿一方向边旋转边退出棉签，放入无菌培养瓶中，塞紧
整理	撤便器、协助患者取舒适卧位，整理床单元和用物，感谢患者的配合
记录	洗手，记录
送检	将标本连同检验申请单及时送检

考点 粪便标本采集法操作要点

2. 注意事项

（1）留取标本后要及时送检。粪便标本应新鲜，不可混入尿液及其他杂物，以免影响检验结果。

（2）灌肠后的粪便不宜作为检查标本。

（3）留取培养标本时，应严格遵守无菌操作。

【评价】

1. 正确执行查对制度，采集方法正确，及时送检。

2. 与患者沟通有效，患者主动配合。

四、痰标本采集法

为协助诊断呼吸系统的某些疾病，如肺部感染、肺结核、肺癌等，常采集痰标本进行细胞、细菌等检查。临床上常用的痰标本有三种：常规痰标本、24h 痰标本和痰培养标本。

【目的】

1. 常规痰标本　用于检查痰液的一般性状，查细菌、寄生虫卵和癌细胞等。

2. 24h 痰标本　检查 24h 痰液的量及观察痰的性状。

3. 痰培养标本　检查痰液中的致病菌。

【评估】

1. 患者的年龄、病情、治疗、排痰情况及配合程度。

2. 患者口腔黏膜有无异常。

3. 观察痰液的颜色、量、分层、气味、黏稠度和有无肉眼可见的异常物质等。

【准备】

1. 护士准备　着装整齐，洗手、戴口罩。

2. 用物准备　检验申请单。根据患者采集标本种类不同准备：①常规痰标本备痰盒或痰杯；②24h 痰标本备清洁广口瓶（容量 500ml）；③痰培养标本备朵贝尔溶液，无菌培养瓶或盒。必要时备吸痰用物（电动吸引器、吸痰管等）、集痰器、手套等。

3. 环境准备　病室整洁、安静、明亮、通风。

4. 患者准备　患者理解采集标本的目的、方法，愿意接受并配合。

【实施】

1. 操作步骤　见表 15-6。

表 15-6　痰标本采集法

操作流程	操作要点
核对、解释	携用物至床边，核对床号、姓名、手腕带信息及检验项目，向患者及家属解释目的及方法，以取得配合
留取标本	根据检验的项目留取不同标本。 （1）常规痰标本。①自行咳痰患者：嘱其晨起用温开水漱口清洁口腔，深吸气数次后用力咳出呼吸道深部痰液，盛于痰盒内。标本量不少于 1ml。②痰量少或无痰患者可配合雾化吸入后，将痰液咳出。③无力咳痰、不合作或人工辅助呼吸患者的痰液采集：患者取合适体位，先叩击患者胸背部，然后将集痰器（图 15-8）分别与吸引器、吸痰管连接，抽吸痰液 2 ～ 5ml 于集痰器内。④气管镜采集法：在气管镜引导下，协助医生直接采集标本 （2）24h 痰标本：在广口瓶内加少量清水。患者起床后（晨 7 时），进食前漱口后，第一口痰开始留取，至次日晨（次晨 7 时）进食前漱口后最后一口痰结束。全部痰液集入广口瓶内。记录痰标本采集起始时间、总量、外观和性状 （3）痰培养标本：患者能自行留取痰液时，清晨起床后未进食前先用漱口溶液漱口，再用清水漱口，深呼吸数次后，用力咳出气管深处痰液于无菌培养瓶或盒内。昏迷患者按无菌吸痰法吸取痰液

续表

操作流程	操作要点
整理	协助患者取舒适卧位，整理床单元和用物
记录	洗手，记录
送检	将标本连同检验申请单及时送检。如常规痰标本查癌细胞，瓶内应放 10% 甲醛溶液或 95% 乙醇溶液固定后，送检

考点 痰标本采集法操作要点

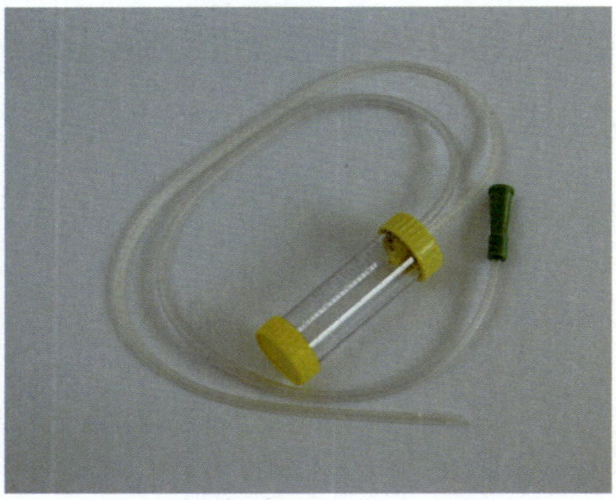

图 15-8 集痰器

2. 注意事项

（1）护士在采集过程中要注意根据检查目的选择正确的容器。收集痰液时间宜选择清晨，可提高阳性率。

（2）患者做痰培养及痰找癌细胞检查时，应及时送检。

（3）留取标本时嘱患者不可将唾液、漱口水、鼻涕水等混入。

（4）采集 24h 痰标本时，要注明起止时间。

【评价】

1. 正确执行查对制度，采集方法正确，及时送检。

2. 与患者沟通有效，患者主动配合。

五、咽拭子标本采集法

【目的】 从咽部和扁桃体处取分泌物做细菌培养，以协助诊断。

【评估】

1. 检查项目的要求。

2. 了解患者身体状况，观察患者口腔黏膜有无异常和咽部情况。

3. 解释操作目的，取得患者配合。

【准备】

1. 护士准备 着装整齐，洗手、戴口罩；认真核对，向患者解释标本采集的目的及注意事项。

2. 用物准备 检验申请单、咽拭子培养试管、无菌生理盐水及压舌板。

3. 患者准备 患者理解采集标本的目的、方法，愿意接受并配合。

4. 环境准备 病室整洁、安静、明亮、通风。

【实施】

1. 操作步骤 见表 15-7。

表 15-7 咽拭子标本采集法

操作流程	操作要点
核对、解释	携用物至床边，核对床号、姓名、手腕带信息及检验项目，向患者及家属解释目的、方法及配合要点，以取得配合
留取标本	（1）口咽拭子：指导患者用清水漱口后，嘱患者发“啊”音（必要时以压舌板轻压舌部）。取出无菌拭子，蘸无菌生理盐水，轻柔、迅速地擦拭两侧腭弓及咽、扁桃体的分泌物（如做真菌培养时，应在溃疡面上采集分泌物）。将试管口在酒精灯火焰上消毒，将拭子插入试管中（图 15-9），塞紧试管口 （2）鼻咽拭子：指导患者头向后仰，护士一手固定患者头部，一手持拭子插入鼻孔经下鼻道深入至鼻咽后壁，转动拭子一周取出，将试管口在酒精灯火焰上消毒，将拭子插入试管中（图 15-9），塞紧试管口
整理	协助患者取舒适卧位，整理床单元和用物，感谢患者的配合
记录	洗手，记录
送检	将标本连同检验申请单及时送检

考点 咽拭子标本采集的部位

2. 注意事项

（1）做真菌培养时，应在口腔溃疡面上采集分泌物。

（2）采集标本应避免在患者进食后 2h 进行，动作要轻柔，防止患者呕吐。

（3）最好在使用抗生素前采集标本。

（4）防止标本污染，影响检验结果。

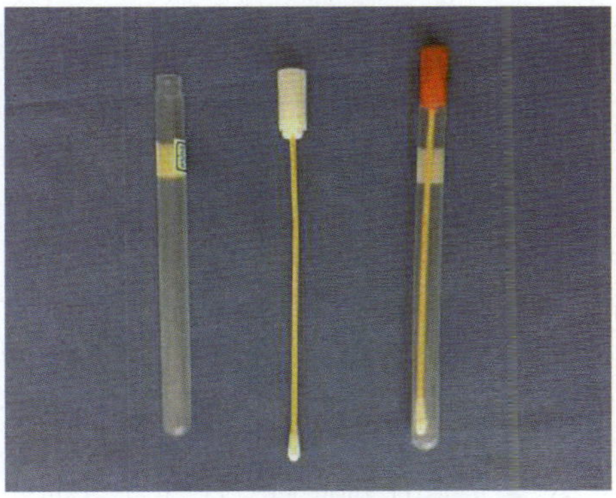

图 15-9 咽拭子培养试管

【评价】

1. 正确执行查对制度，采集方法正确，及时送检。

2. 与患者沟通有效，患者主动配合。

六、呕吐物标本采集法

留取呕吐物标本检验，可用于明确呕吐物的性质，以协助诊断。如毒物不明的中毒患者，留取呕吐物送检，以明确毒物的性质等。当患者呕吐时，可用痰杯或弯盘接取呕吐物后，在容器外贴好标签，及时送检；中毒患者洗胃时，第一次抽取的胃液留标本送检。

自 测 题

A_1/A_2 型题

1. 符合标本采集的原则是（ ）
   A. 注明标本采集的时间
   B. 所有容器必须无菌
   C. 医生填写检验申请单
   D. 细菌标本应加防腐剂
   E. 检验申请单一出，必须立即采集

2. 测定 17- 羟类固醇、17- 酮类固醇的尿液中应

加入的防腐剂是（　　）

A. 甲醛　　B. 甲苯

C. 浓盐酸　　D. 稀盐酸

E. 麝香草酚

3. 静脉采血，全血标本应准备（　　）

A. 干燥试管　　B. 抗凝管

C. 培养瓶　　D. 石蜡油瓶

E. 无菌瓶

4. 为防止血清标本溶血，下列哪项是错误的（　　）

A. 备干燥试管

B. 选用干燥注射器及针头

C. 立即送检

D. 不能振荡

E. 采血后不用取下针头，快速将血液注入试管

5. 同时抽取多项血标本时，应将血液先注入（　　）

A. 抗凝管　　B. 干燥试管

C. 血培养管　　D. 生化管

E. 普通试管

6. 检查蛲虫时，标本采集的时间是（　　）

A. 清晨起床排便后　　B. 上午 9 时

C. 餐后 2 时　　D. 午后 4 时

E. 晚上 12 时

7. 查阿米巴原虫，留取粪便标本的正确方法是（　　）

A. 清晨留取少许

B. 粪便置于加温容器中立即送检

C. 取粪便表面的部分

D. 取粪便的不同部位

E. 取粪便异常部位

8. 尿常规检查应在何时留取标本最合适（　　）

A. 饭前半小时　　B. 全天尿液

C. 早晨第一次尿　　D. 随时收集尿液

E. 饭后半小时

9. 血清标本除下列哪项外都可测定（　　）

A. 血清酶　　B. 脂类

C. 电解质　　D. 血气分析

E. 肝功能

10. 患者，女，56 岁，疑诊为肺癌。若留取痰标本查找癌细胞，则固定标本的溶液宜选用（　　）

A. 95% 乙醇　　B. 2% 碘伏

C. 10% 甲醇　　D. 40% 甲醛

E. 稀盐酸

11. 患儿，男，3 岁。因患手足口病入院，需做咽拭子培养，操作中不正确的是（　　）

A. 嘱患者发“啊”

B. 用清洁拭子蘸无菌生理盐水

C. 轻柔、迅速地擦拭两侧腭弓

D. 将试管口在酒精灯火焰上消毒

E. 拭子插入试管中，塞紧

12. 患者，男，50 岁。今日感疲乏无力，纳差，有时恶心。前来就诊。医嘱需查谷丙转氨酶，你应该何时采集血标本（　　）

A. 晨空腹时　　B. 饭前

C. 饭后　　D. 即刻

E. 睡前

13. 患者，男，52 岁。因脑出血收入重症监护室住院。医嘱有采集动脉血进行血气分析，护士小李在进行操作过程中，不正确的一项是（　　）

A. 选择桡动脉

B. 消毒皮肤

C. 检查动脉血气针

D. 戴无菌手套、定位

E. 与桡动脉呈 5° 进针，动脉血自动流入注射器内

14. 患者，男，50 岁。胃溃疡多年，近几天自感疲乏，头昏，上腹部闷痛，留取大便标本做何检查（　　）

A. 潜血试验　　B. 常规检查

C. 细菌培养　　D. 寄生虫检查

E. 虫卵检查

15. 患者，男，60 岁。糖尿病，需留尿做尿糖定量检查，采集标本法是（　　）

A. 留清晨第一次尿 100ml

B. 随时留尿 100ml

C. 饭前留尿 100ml

D. 饭后留尿 100ml

E. 留 24h 尿

16. 患者，男，42 岁。发热两周，伴进行性贫血，全身乏力，急诊入院。T 39.2℃，P 98 次 / 分，B 超检查提示脾大，初诊为亚急性心内膜炎，需做血培养进一步明确诊断，应取血（　　）

A. 2 ～ 3ml　　B. 4 ～ 5ml

C. 6 ～ 8ml　　D. 10 ～ 15ml

E. 18 ～ 20ml

17. 患者，男，50 岁。因患肺炎入院，医生开出医嘱行肝功能检查，护士嘱患者早晨空腹采血，是因为（　　）

A. 标本不易溶血，不影响检验结果

B. 取血方便，不影响检验结果

C. 饭前留尿 100ml

D. 饭后留尿 100ml

E. 空腹血液化学成分相对稳定，检验结果准确

18. 患者，女，50 岁。入院诊断为“亚急性细菌性心内膜炎”，为其采集血培养标本，最佳的时间是（　　）

A. 发热前，抗生素应用前

B. 发热期间，抗生素应用后

C. 发热期间，抗生素应用前

D. 抗生素应用后的退热期

E. 任何时间均可

（杨　威）

第16章 危重患者的护理及抢救技术

危重患者是指病情严重，随时可能发生生命危险的患者。如果抢救及时，护理得当，患者可转危为安，反之，即可发生生命危险。因此，护士必须及时、准确地观察患者的病情变化，熟练掌握各种基本抢救技术，熟悉抢救室工作的组织管理和抢救流程，做好充分准备，与医生密切配合，保证抢救工作的顺利进行。

第1节　危重患者的支持性护理

案例 16-1

患者，男，58岁。因“咳嗽、咳痰伴呼吸困难、气促、意识障碍7h”入院。查体T 38.2℃，P 102次/分，R 28次/分，BP 168/80mmHg。患者女儿代诉，7h前患者受凉后出现咳嗽、咳痰，痰难咳出，发热（具体未测）伴呼吸困难逐渐加重，并出现意识障碍，呼之不应。诊断为“支气管哮喘伴肺心病、心力衰竭”。遵医嘱给予平喘、化痰、扩血管药物，吸氧等治疗。

问题：1. 护士应重点观察哪些内容？

2. 应如何为患者实施护理？

一、危重患者的病情观察

（一）病情观察的意义

病情观察是临床护理工作中的重要内容，也是护士的基本职责。护士必须要具有扎实的专业知识、娴熟的专业技能、敏锐的观察力和判断力，及时、准确地观察病情，为诊断、治疗、护理和并发症的预防提供依据，为抢救患者赢得时间。

（二）病情观察的方法

1. 直接观察法　通过视、触、叩、听、嗅等进行观察的一种方法，是病情观察最基本的方法。

（1）视觉观察　通过视觉观察患者全身或局部表现的方法。如了解患者发育、营养、意识状态、面容、表情、体位、姿势、皮肤、黏膜及舌苔等情况。

（2）触觉观察　通过手的触觉去感知患者体表及脏器状况的一种检查方法。如判断皮肤的温度、湿度、弹性等；脉搏的强弱、节律、频率等；器官的大小、硬度和移动度等。

（3）叩诊观察　通过手指叩击或手掌拍击被检查部位体表，使之震动而产生音响，根据所感到的震动和所听到的音响特点，来了解被检查部位脏器的大小、形状、位置及密度，如确定肺下界、心界大小、有无腹水及腹水的量等。

（4）听觉观察　通过耳朵或借助听诊器来辨别身体各部位发出的声音，判断正常与否的一种方法。如患者的说话、咳嗽、呻吟等声音；患者的心音、肠鸣音等。

（5）嗅觉观察　通过嗅觉来辨别来自患者体表、呼吸道、胃肠道、呕吐物、分泌物等的气味，以判断疾病的性质。

2. 间接观察法

（1）通过与医生、患者家属及其朋友等沟通交流，有助于全面了解病情发生的原因和经过。

（2）通过阅读交接班记录、病历记录和各种检查报告等，可帮助获取病情变化的相关信息。

（3）借助仪器的检查和监测，获得临床检测指标，使观察更准确和完善，如心电监护仪及血糖检测仪等。

（三）病情观察的内容

1. 生命体征　是机体内在活动的一种客观反映，是衡量机体健康状况的指标。正常人的体温、脉搏、呼吸和血压在一定范围内相对稳定。当病情危重时，体温、脉搏、呼吸和血压均可出现不同程度的变化。详见第 9 章“生命体征的评估及护理”。

2. 意识状态　意识是大脑功能活动的综合表现。意识障碍是指个体对外界环境刺激缺乏正常反应的一种精神状态。凡影响大脑活动的疾病均会引起不同程度的意识改变。意识障碍的程度由轻到重依次可分为嗜睡、意识模糊、昏睡和昏迷。

（1）嗜睡　是最轻的意识障碍。表现为睡眠时间延长，易唤醒，醒后能正确、简单、缓慢地回答问题，能勉强配合检查。刺激去除后又很快入睡。

（2）意识模糊　其程度较嗜睡深，正常的外界刺激不能唤醒。强刺激唤醒后，能做出简单的思维活动，语言不连贯，对时间、地点、人物的定向力出现完全或部分障碍。此期可出现错觉、幻觉、谵妄、烦躁或精神错乱。

（3）昏睡　意识障碍程度加重。处于深睡眠状态，不易唤醒，强刺激下可唤醒，表现答非所问，对答含糊，停止刺激即又进入熟睡。

（4）昏迷　是最严重的意识障碍，是病情危重的信号。

1）轻度昏迷：意识大部分丧失，无自主运动，对声、光刺激无反应，对疼痛的刺激有痛苦表情，可做出退缩或防御动作；角膜反射、瞳孔对光反射、眼球运动、吞咽反射均存在，生命体征可无明显改变。

2）中度昏迷：对各种刺激反应迟钝，对强刺激可有防御反应，角膜反射减弱，瞳孔对光反射迟钝，眼球无转动，生命体征有改变，可有大小便失禁或潴留。

3）重度昏迷：对各种强刺激无反应，全身肌肉松弛，深浅反射消失，呼吸不规则，血压下降，大小便失禁或潴留。

3. 瞳孔　瞳孔变化是许多颅内疾病、药物中毒等病情变化的一个重要指征。应观察瞳孔的大小、对称性、形状及对光反射。

（1）瞳孔的形状与大小

1）正常瞳孔：圆形、位置居中、边缘整齐，在自然光线下，直径 2 ～ 5mm，且两侧等大等圆，对光反射灵敏。

2）异常瞳孔：①瞳孔散大：直径大于 5mm 称为瞳孔散大。双侧瞳孔散大常见于颅内压增高，颅脑损伤，阿托品、颠茄类药物中毒及濒死状态等；单侧瞳孔散大、固定常提示同侧颅内病变所致的小脑幕切迹疝的发生，如颅内肿瘤、血肿等。②瞳孔缩小：瞳孔直径小于 2mm 称瞳孔缩小，小于 1mm 为针尖样瞳孔。双侧瞳孔缩小常见于有机磷农药、巴比妥类、氯丙嗪、吗啡等药物中毒；单侧瞳孔缩小常提示同侧小脑幕切迹疝早期。

（2）瞳孔对光反射　正常瞳孔对光反射灵敏，当光线照射瞳孔时，瞳孔立即缩小，移去光线后又可增大。当瞳孔大小不随光线刺激而发生变化时，称为瞳孔对光反射消失，常见于病情危重或深昏迷患者。

4. 一般情况

（1）饮食与营养　饮食在疾病的治疗中占重要地位，注意观察患者的饮食习惯、食欲、食量、进食后的反应等。通过毛发质量、光泽度，以及皮肤弹性和色泽、指甲的润泽程度、皮下脂肪的丰满程度、肌肉的发育状况等综合判断其营养状况。临床上将营养状态通常分为良好、中等、不良、肥胖 4 个等级。肥胖是指体重超过标准体重的 20%，消瘦是指体重低于标准体重的 10%。

（2）面容与表情　疾病可以影响患者的面容与表情，不同疾病呈现出不同的面容和表情。如急性病容，患者表现为表情痛苦、面色潮红、烦躁不安、呼吸急促、痛苦呻吟等，见于急性感染性疾病和急腹症等；慢性病容，患者表现为面容憔悴、肤色灰黄、目光黯淡、精神萎靡、消瘦无力等，见于恶性肿瘤、结核病等慢性消耗性疾病的患者。危重病容表现为面容枯槁、面色苍白或铅灰、表情淡漠、眼眶凹陷等，见于大出血、严重休克、脱水等患者。

（3）皮肤与黏膜　皮肤与黏膜的变化可以反映某些全身性疾病。观察患者皮肤的完整性、颜色、弹性、温度、湿度，有无出血、水肿、黄疸、发绀、皮疹、皮下结节、囊肿和压力性损伤等情况。

（4）姿势与体位　患者的姿势和体位常与疾病有密切关系。大多数患者可采取主动体位；昏迷或衰竭患者呈被动体位；急性腹痛患者常双腿蜷缩，以减轻腹部疼痛，呈被迫体位等。

（5）休息与睡眠　观察患者休息的方式，睡眠的习惯、深度、时间，有无失眠、入睡困难、易醒、多梦、嗜睡等现象。

（6）呕吐物与排泄物　呕吐可由多种疾病引起，应观察呕吐物的性状、量、颜色、气味，呕吐的时间、次数、方式等；排泄物包括大小便、痰液、汗液等，应注意观察其颜色、性状、气味、量及次数等。

（7）步态　是指一个人步行所表现的姿态。常见的异常步态有蹒跚步态（鸭步）、醉酒步态、共济失调步态、慌张步态、剪刀步态、间歇性跛行和保护性跛行等。

5. 心理状态的观察　危重患者的心理状态复杂多变。疾病带来的痛苦和死亡等威胁会使患者出现恐惧、焦虑、烦躁、悲伤、绝望等不良情绪。可通过观察患者的眼神、语言或动作，了解其内心情绪变化，给予相应的护理，以取得最大限度的配合。

6. 检查、治疗后反应的观察

（1）特殊检查后的观察　如内镜、造影、各种穿刺等，有可能给患者带来不适或创伤，应注意观察被检查者的面部表情、主诉和生命体征，倾听其主观感受，了解各项检查的注意事项，预防并发症。

（2）特殊治疗后的观察　如手术、吸氧、引流、输血等，要认真观察治疗后的反应。如观察手术伤口处有无出血，吸氧治疗后疗效，引流液的性状、量等，输血有无不良反应等。

（3）用药后的观察　应注意观察药物疗效、有无过敏反应和毒副作用。如使用利尿药和退热药，观察有无水、电解质紊乱和虚脱现象，发现问题及时处理。

考点 危重患者病情观察内容

二、危重患者的支持性护理

由于危重患者病情的特殊性，要求护士必须在认真观察、准确判断的基础上，给予及时准确的护理，这是减轻患者痛苦、缩短病程、减少并发症和后遗症发生的关键。

（一）病情监测与记录

危重患者病情重、变化快，需要对其各个系统进行持续性的监测，及时了解病情变化情况并做好护理记录。重点监测中枢神经系统、循环系统、呼吸系统、肾功能和体温。

（二）保持呼吸道通畅

保持呼吸道通畅是护理危重患者的关键。指导并协助患者做深呼吸、协助变换体位、轻叩背部、雾化吸入等，以促进痰液的排出；对于昏迷患者，使其仰卧头偏向一侧，及时处理呕吐物与分泌物，预防异物误吸入气管，发生窒息或吸入性肺炎。

（三）加强临床护理

1. 口腔护理　保持患者口腔清洁，每日进行口腔护理 2 ～ 3 次，可预防口腔感染，增进患者的食欲。

2. 皮肤护理　保持皮肤清洁、干燥，及时更换污染的床单和衣物，使患者舒适。加强预防压力性损伤的各项措施，做到“六勤一注意”，即勤观察、勤翻身、勤擦洗、勤按摩、勤整理、勤更换和注意交接班，防止压力性损伤的发生。

3. 眼睛护理　危重患者眼部常出现分泌物，应及时用湿棉球或纱布擦拭干净。对眼睑不能闭合的患者，可涂金霉素眼膏或覆盖凡士林纱布保护角膜，预防角膜感染。

（四）补充营养和水分

危重患者的分解代谢增加，机体消耗大，应注意补充水分和营养。保证患者有足够的营养和水分的摄入，以增强抵抗力。对自理缺陷的患者，应协助其进食；对不能经口进食者，可采用鼻饲或给予静脉营养；对各种原因造成体液不足的患者，应补充足够的水分。

（五）大小便护理

协助患者保持大小便通畅。如出现尿潴留，可先采取诱导的方法，必要时进行导尿，以减轻患者的痛苦；留置导尿的患者应执行留置导尿护理常规；如患者便秘，可进行简易通便或灌肠。

（六）保持引流管通畅

危重患者身上常会安置多种引流管，如胃肠减压管、留置导尿管等，应注意妥善安置，防止脱落、扭曲、阻塞、受压等，确保引流管通畅。

（七）确保安全

意识不清、烦躁的患者要有专人看护，合理使用保护具，防止坠床或碰伤等。对牙关紧闭或抽搐的患者，要用牙垫或压舌板（裹上数层纱布）放于上、下颌第一磨牙之间，防止舌咬伤，室内光线要暗，工作人员动作轻稳，避免刺激而引发抽搐。

（八）保护并促进肢体功能

当患者病情平稳时，护理人员应尽早协助其做肢体运动，每天 2 ～ 3 次。同时进行按摩，以促进血液循环，增加肌肉张力，帮助恢复功能，预防肌腱及韧带退化、肌肉萎缩、关节僵直、静脉血栓形成和足下垂的发生。必要时，给予矫形装置。

（九）心理护理

危重患者由于病痛的折磨、死亡的威胁等导致出现烦躁、焦虑、忧郁、恐惧等不良情绪。护士要细心观察，关心、理解、尊重患者，通过耐心细致的工作，消除不良因素的影响，使患者以最佳的心理状态配合治疗和护理。

第 2 节　危重患者的抢救技术

案例 16-2

患者，男，78 岁。反复咳嗽、咳痰 20 年，气促 5 年，加重伴昏睡 1 天入院。查体：T 38℃，P 120 次 / 分，R 28 次 / 分，BP 160/90mmHg。昏迷状，球结膜水肿，口唇发绀。PaO_2 45mmHg，$PaCO_2$ 70mmHg。

问题：1. 患者为何种程度的缺氧？

2. 护士应如何为患者吸氧？

一、抢救工作管理

（一）抢救工作的组织管理

1. 成立抢救小组　抢救一般分为全院性抢救和科室性抢救。全院性抢救由院长组织实施，各科室由经验丰富、业务能力强的医务人员参与抢救工作。科室性抢救一般由科主任、护士长负责组织实施，参加抢救的医护人员分工明确，听从指挥。

2. 制订抢救方案和护理计划　医护人员共同参与抢救方案的制订，护理人员根据患者的情况明确护理诊断，制订护理计划，解决患者现存的或潜在的健康问题。

3. 严格执行查对制度　急救药物须经两人核对后方可使用。抢救中执行口头医嘱时，须向医生复述一遍，双方确认无误后方可执行，抢救完毕需及时由医生补写医嘱和处方。抢救中各种药物的空安瓿、输液空瓶、输血袋等应集中放置，以便统计和查对。

4. 做好抢救记录及交接班　及时做好抢救记录，及时、准确、清晰和完整，并注明执行时间与执行者。严格执行交接班制度，保证抢救和护理措施的落实。

5. 医护密切配合　安排护士参加医生组织的查房、会诊、病例讨论，使其熟悉危重患者的病情、重点监测项目及抢救过程，做到心中有数、配合恰当。

6. 抢救室内抢救器械和药品管理　严格执行"五定"制度，即定数量、定点安置、定专人管理、定期消毒灭菌、定期检查维修，保证抢救时使用；室内物品一律不得外借，值班护士班班交接，并做记录。护士还应熟悉抢救器械的性能和使用方法，并能排除一般故障，保证急救物品完好率。

7. 抢救用物的日常维护　抢救用物使用后，要及时清理，归还原处，并及时补充，要保持清洁、整齐。如抢救传染病患者，应按传染病要求进行消毒、处理，严格控制交叉感染。

（二）抢救设备及其管理

1. 抢救室　应设在距医护办公室较近且在病区中心的单间，以便于观察。室内宽敞、安静、温湿度适宜、光线充足。

（1）抢救床　应放在抢救室的中间，要求四不靠边。以能升降的活动床为佳，并备一块木板，以备胸外心脏按压用。

（2）抢救设备与器械　吸氧设备（氧气筒给氧或中心给氧系统）、电动吸引器（或中心吸引装置）、心电图机、电除颤仪、心脏起搏器、电动洗胃机、呼吸机、简易人工呼吸器、心电监护仪等。

（3）抢救车　抢救患者时抢救车放置在患者床尾，抢救车内放置抢救物品（图 16-1）。

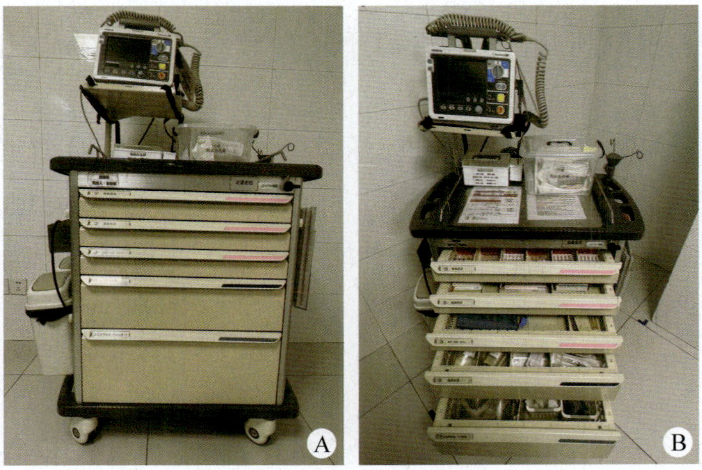

图 16-1　抢救车

A. 外观；B. 内面抽屉

1）常用抢救药品（表 16-1）。也可根据专科情况，确定各科备用的急救药品种类。

表 16-1 抢救药品

类别	药物
中枢兴奋药	尼可刹米、盐酸洛贝林等
升压药	重酒石酸去甲肾上腺素、盐酸肾上腺素、盐酸异丙肾上腺素、重酒石酸间羟胺、盐酸多巴胺等
降压药	硝普钠、盐酸肼屈嗪、硫酸镁注射液等
抗心力衰竭药	去乙酰毛花苷、毒毛花苷 K 等
抗心律失常药	盐酸利多卡因、盐酸维拉帕米、盐酸普鲁卡因胺等
血管扩张药	甲磺酸酚妥拉明、硝酸甘油气雾剂、硝酸甘油注射液、硝普钠等
止血药	酚磺乙胺、氨甲苯酸、维生素 K_1 等
抗过敏药	盐酸异丙嗪、地塞米松、盐酸苯海拉明、阿司咪唑等
激素类药	氢化可的松、地塞米松、醋酸可的松等
脱水利尿药	20% 甘露醇、25% 山梨醇、呋塞米等
镇痛镇静药	盐酸哌替啶、苯巴比妥钠、盐酸氯丙嗪、盐酸吗啡等
抗惊厥药	地西泮、异戊巴比妥钠、注射用硫喷妥钠、硫酸镁注射液等
碱性药	5% 碳酸氢钠、11.2% 乳酸钠溶液
解毒药	硫酸阿托品、碘解磷定、氯解磷定、亚甲蓝等
激素类药	氢化可的松、地塞米松、醋酸可的松等
其他药品	生理盐水、各种浓度的葡萄糖、低分子右旋糖酐氨基酸注射液、10% 葡萄糖酸钙注射液等

2）一般物品：治疗盘、血压计、听诊器、开口器、压舌板、舌钳、无菌敷料、无菌棉签、无菌治疗巾、无菌橡胶手套、各种规格的注射器、输液器、输血器、各种型号的引流瓶及引流管、吸氧管、吸痰管、绷带、夹板、手电筒、止血带、砂轮、应急灯、电插板、输液架等。

3）各种无菌包：静脉切开包、气管切开包、气管插管包、导尿包、开胸包、各种穿刺包等。

4）记录本：抢救车内放置物品交接班记录本。车内一切物品要每班交接并做好记录。

2. 抢救设备管理　为了不延误抢救时机，所有抢救物品应严格管理，做到“五定”，完好率达到 100%。护士还应熟悉抢救器械的性能和使用方法，并能排除一般故障，以确保急救物品随时处于可用状态。

二、吸　氧　法

吸氧法又称氧气吸入法，指通过给氧，提高患者的动脉血氧分压（PaO_2）和血氧饱和度（SaO_2），预防和纠正各种原因引起的缺氧状态的方法，是常用的抢救措施。

（一）缺氧程度的判断

根据缺氧的临床表现及血气分析检查，判断缺氧的程度（表 16-2）。

表 16-2　缺氧程度判断

程度	发绀	呼吸困难	神志	血气分析	
				动脉血氧分压（PaO_2）（kPa）	动脉血二氧化碳分压（$PaCO_2$）（kPa）
轻度	轻度	不明显	清楚	＞6.6	＞6.6
中度	明显	明显	正常或烦躁不安	4.6～6.6	＞9.3
重度	显著	严重，三凹征明显	昏迷或半昏迷	＜4.6	＞12.0

（二）吸氧适应证

血气分析检查是用氧的客观指标，动脉血氧分压（PaO_2）正常值为 10.6～13.3kPa，当患者的动脉血氧分压低于 6.6kPa（50mmHg）时，应给予吸氧。

1. 呼吸系统疾病　如肺炎、肺气肿、肺不张、支气管哮喘、气胸等。
2. 心肺功能不全　肺部充血而致呼吸困难者，如心力衰竭、心包积液等。
3. 各种中毒引起的缺氧患者　如药物中毒、一氧化碳中毒等。
4. 昏迷患者　如脑血管意外或颅脑损伤所致昏迷患者，使中枢受抑制而引起缺氧。
5. 其他　某些手术前后、休克患者及分娩时产程过长或胎心音异常等。

考点　吸氧程度的判断和吸氧适应证

（三）供氧装置

1. 氧气管道装置（中心供氧装置）　中心制氧是采用高新技术，清除空气中的氮气和其他物质，以高纯度的氧气供医院患者使用。病室墙壁有氧气管道接口。用氧时，将氧气流量表接在氧气管道接口上，接上湿化瓶，连接氧气管，打开流量表开关即可（图 16-2）。

2. 氧气筒及氧气表装置　见图 16-3。

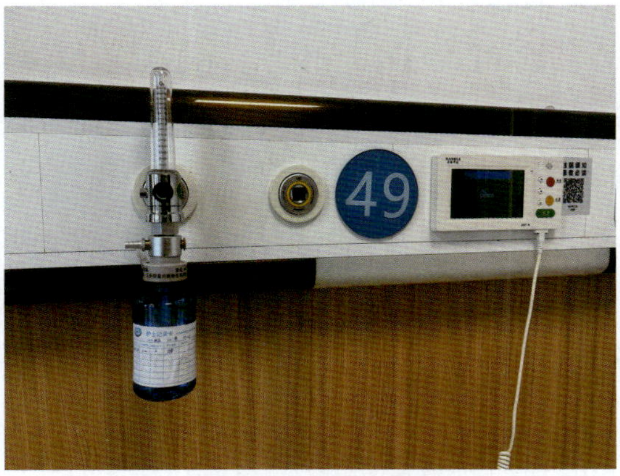

图 16-2　中心供氧装置

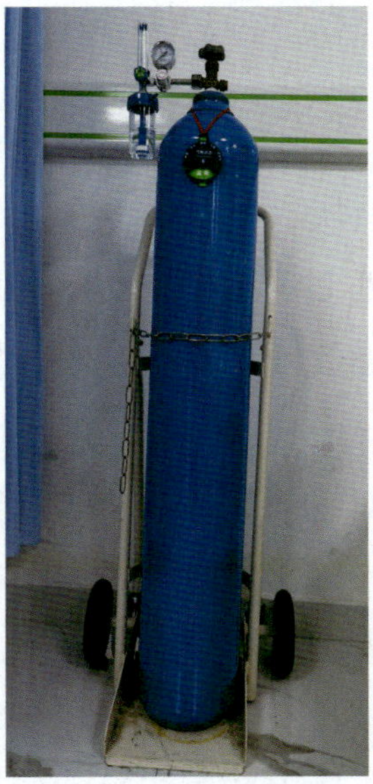

图 16-3　氧气筒及氧气表

（1）氧气筒　为圆柱形无缝钢筒，筒内能耐高压达 14.7MPa（150kg/cm²），容积 40L，能容纳氧气 6000L。氧气筒顶部有一总开关，控制氧气的进出。使用时，将总开关向逆时针

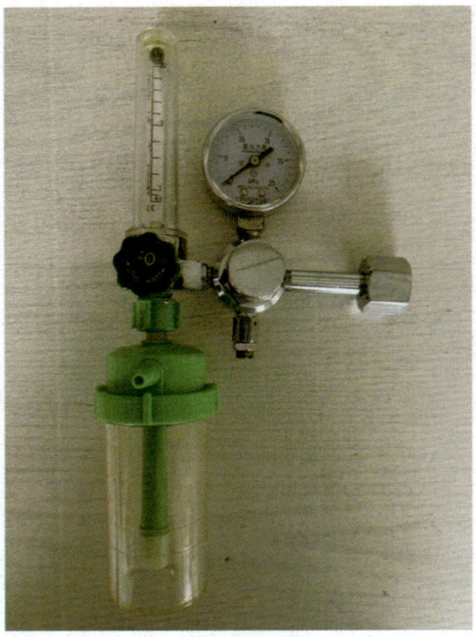
图 16-4 氧气表

方向旋转 1/4 周，即可有足够的氧气流出；停用时，向顺时针方向旋紧即可。氧气筒颈部的侧面有一气门，与氧气表相连，是氧气自筒中输出的途径。

（2）氧气表 由压力表、减压器、流量表、湿化瓶及安全阀组成（图 16-4）。压力表可测知氧气筒内的压力，以 MPa（kg/cm^2）表示。减压器是一种弹簧自动减压装置，将来自氧气筒内的压力减至 2 ～ 3kg/cm^2（0.2 ～ 0.3MPa），使流量平稳，保证安全。流量表用来测量每分钟氧气的流出量，流量表内有浮标，从浮标上端平面所指的刻度，可知每分钟氧气的流出量，用 L/min 表示。湿化瓶内装 1/3 ～ 1/2 蒸馏水或冷开水，通气管浸入水中，出气管和鼻导管相连。瓶内的水可湿润氧气，以免患者呼吸道黏膜受干燥气体的刺激。安全阀的作用是氧流量过大、压力过高时，安全阀内部活塞自动上推，过多的氧气由四周小孔流出，以确保安全。

（3）装表法 氧气表装在氧气筒上，以备急用。方法：将氧气筒置于氧气架上，打开总开关，使少量气体从气门处流出，随即迅速关上，避免灰尘吹入氧气表。然后将氧气表稍向后倾置于氧气筒气门上，用手初步旋紧，再用扳手拧紧，使氧气表直立于氧气筒旁。接湿化瓶，先打开总开关，再打开流量开关，检查氧气流出是否通畅，各连接部位有无漏气，关紧流量开关，推至病房待用。因此，装表法可简单归纳为一吹（尘）、二上（表）、三紧（拧紧）、四查（检查）。

3. 氧气枕代替供氧装置 在抢救危重患者或转移患者途中，可用氧气枕代替供氧装置。同时，氧气枕也适用于家庭氧疗。氧气枕为一长方形橡胶枕，枕的一角有橡胶管。操作方法：将氧气枕灌满氧气，接上湿化瓶，连接导管，调节氧流量，让患者头枕氧气枕，借重力使氧气流出。

（四）氧气吸入的浓度及其换算法

1. 氧气吸入浓度 掌握吸氧浓度对纠正缺氧起着重要的作用。

（1）如氧浓度低于 25%，则和空气中氧含量（20.93%）相似，无治疗价值。

（2）如氧浓度高于 60%，持续时间超过 24h，则会发生氧中毒，患者表现为恶心、呕吐、烦躁不安、干咳、胸痛、进行性呼吸困难等。

（3）对缺氧和二氧化碳潴留同时存在者，应给予低流量、低浓度持续给氧。因慢性缺氧患者长期二氧化碳分压高，其呼吸主要依靠缺氧刺激颈动脉和主动脉体化学感受器，沿神经上传至呼吸中枢，反射性地引起呼吸。如给予高浓度吸氧，则缺氧反射性刺激呼吸的作用消失，从而导致呼吸抑制，甚至呼吸停止。

2. 吸氧浓度和氧流量的换算法 吸氧浓度和氧流量的换算公式为

$$吸氧浓度（\%）=21+4\times 氧流量（L/min）$$

（五）双侧鼻导管给氧法（以中心供氧装置为例）

【目的】 纠正各种原因引起的缺氧，提高动脉血氧分压（PaO_2）和动脉血氧饱和度

（SaO_2），增加动脉血氧含量（CaO_2）。促进组织的新陈代谢，维持机体生命活动。

考点 吸氧的目的

【评估】

1. 患者的年龄、意识、病情、治疗情况、缺氧状况、鼻腔情况。
2. 患者的心理状态及合作程度。

【准备】

1. 护士准备　仪表端庄、衣帽整洁、修剪指甲、洗手、戴口罩。
2. 用物准备

（1）治疗车上层　①治疗盘内置：氧气表装置一套（流量表、装 1/3 ～ 1/2 冷开水或蒸馏水的湿化瓶）、一次性双侧鼻导管（图 16-5）、盛冷开水的治疗碗、棉签、纱布。②治疗盘外置：医嘱执行单、手消毒液、吸氧记录单、笔、弯盘等。

（2）治疗车下层　医疗垃圾桶、生活垃圾桶。

（3）氧气管道装置（即中心供氧装置）处于完好状态。

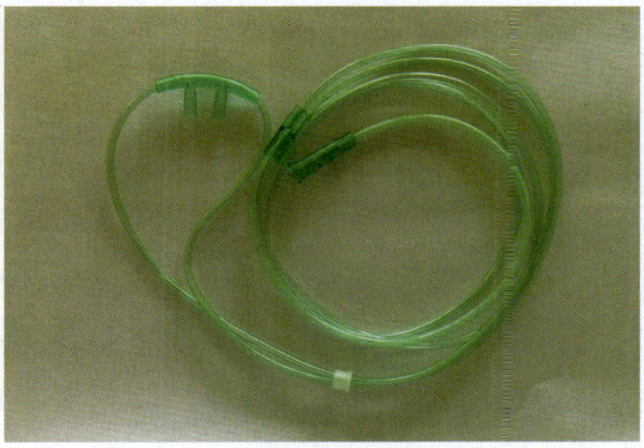

图 16-5　鼻导管

3. 环境准备　温湿度适宜、光线充足、环境安静、整洁、远离火源和热源。
4. 患者准备　患者了解吸氧的目的、方法、注意事项及配合要点，愿意配合。

【实施】

1. 操作步骤　见表 16-3。

表 16-3　鼻氧管给氧法

操作流程	操作要点
给氧	
核对解释	物品备齐，携至床旁，核对床号、姓名，向患者及家属解释吸氧目的、方法、注意事项及配合要点
装氧气表	将湿化瓶安装在流量表上，关闭流量开关，将流量表安装在中心供氧装置上，听到“咔嚓”声，表示接头已锁住，安装到位
清洁鼻腔	用湿棉签清洁双侧鼻腔并检查鼻腔有无分泌物堵塞及异常
取管连接	检查并取出一次性鼻导管并与湿化瓶的出口连接
调节湿润	根据医嘱调节氧流量，鼻导管前端放入冷开水中湿润，检查鼻导管是否通畅
插管固定	将鼻氧管轻轻插入患者鼻孔 1cm，将导管环绕患者耳后于颌下固定，并调节松紧度
观察告知	密切观察患者病情及用氧效果，告知患者及家属安全用氧的注意事项
整理记录	协助患者取舒适体位，整理用物，洗手，记录（用氧时间、氧流量、患者反应，并签全名）
停氧	
核对解释	核对床号、姓名，向患者解释说明操作目的
拔鼻导管	轻轻拔出鼻氧管，清洁鼻部

续表

操作流程	操作要点
关闭氧气	关闭流量表开关，分离鼻导管，卸下流量表及湿化瓶
整理用物	协助患者取舒适体位，整理床单元，清理用物，湿化瓶消毒备用
洗手记录	洗手，记录（停氧时间和用氧效果）

2. 注意事项

（1）用氧前，检查氧气装置有无漏气，是否通畅。

（2）严格操作规程，注意用氧安全，做好“四防”，即防火、防热、防油、防震。氧气筒应放于阴凉处，周围严禁烟火及易燃品，至少距明火 5m，距暖气 1m；氧气筒搬运时避免倾倒、撞击；氧气筒、氧气表开关及螺旋口等严禁涂油，防止引起燃烧、爆炸。

（3）吸氧时，应先调节氧流量，再插管应用；需要调节氧流量时，应先将患者吸氧管取下，调节好氧流量后再连接；停止吸氧时，应先取下吸氧管，再关流量表。以免一旦关错开关，大量氧气突然冲入呼吸道而损失肺组织。

（4）用氧过程中，应密切观察患者的缺氧症状有无改善，定时测量脉搏、血压，观察其精神状态、皮肤颜色和温度、呼吸方式等，以便选择适当的用氧浓度。

（5）持续吸氧的患者，应保持管道通畅，吸氧过程中，保持呼吸道通畅，及时清理呼吸道分泌物。

（6）氧气筒内氧气不可用尽，压力表指针降至 0.5MPa（$5kg/cm^2$）时不可再用，以免灰尘进入筒内再次充气时引起爆炸。对未用或已用空的氧气筒，应分别悬挂“满”或“空”的标志，以便于及时更换，避免急救时搬错，影响抢救速度。

考点 吸氧的注意事项

【评价】

1. 患者缺氧症状改善，生命体征平稳，感觉舒适，操作规范，未发生呼吸道黏膜损伤及其他意外。

2. 患者及家属了解安全用氧的知识。

链接

氧疗的副作用

1. 氧中毒　见于长时间、高浓度吸氧的患者。

2. 肺不张　吸入高浓度氧气后，一旦支气管有阻塞时，其所属肺泡内的氧气被肺循环血液迅速吸收，引起吸入性肺不张。

3. 呼吸道干燥　吸入未被湿化的氧气后可导致呼吸道黏膜干燥，分泌物黏稠，不易咳出。

4. 晶状体后纤维组织增生　视网膜血管对高氧分压非常敏感，造成视网膜血管收缩，引起晶状体后纤维组织增生。

5. 呼吸抑制　常见于慢性呼吸衰竭患者吸入高浓度氧气之后。

（六）其他给氧法

1. 面罩法　将面罩置于患者的口鼻部，用松紧带固定后供给氧气的方法。氧气自下端输入，呼出的气体从面罩两侧孔排出（图 16-6）。由于口、鼻部都能吸入氧气，效果较好。给氧时必须有足够的氧流量，一般需 6 ～ 8L/min。可用于张口呼吸、氧分压明显下降者。但会影响患者谈话、进食、饮水、服药等活动，有误吸风险，且翻身易移位。持续吸氧者，应 4 ～ 8h 更换一次面罩。

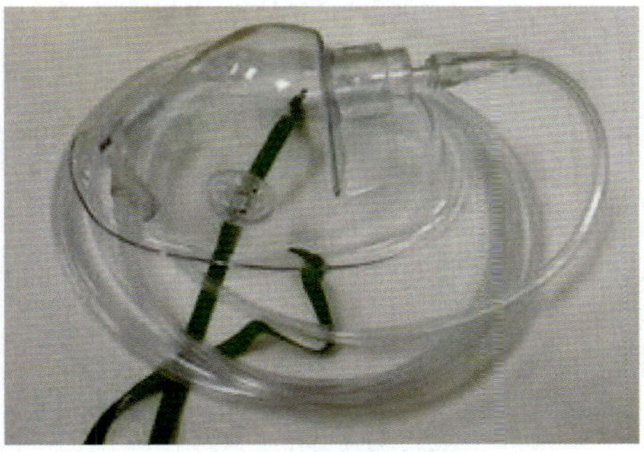

图 16-6　面罩吸氧

2. 氧气头罩法　透明头罩上有多个孔，将患者头部置于头罩内，可以保持罩内一定的氧浓度、温度和湿度。头罩与颈部之间要保持适当的空隙，防止二氧化碳潴留及重复吸入。此法简单、无刺激、易于观察病情，能根据病情调节氧浓度，主要用于小儿。

3. 氧气帐法　将患者的头胸部置于塑料帐幕内吸入氧气的方法。因设备复杂、造价高，故仅用于烧伤和新生儿的抢救。

链接

高压氧舱

高压氧舱，用于治疗各种缺氧症。舱体是一个密闭圆筒，通过管道及控制系统把纯氧或净化压缩空气输入，患者在舱内吸氧治疗，增加血液和组织中的氧储量，舱外医生通过观察窗和对讲器与患者联系。高压氧舱治疗必须经过加压、稳压和减压吸氧三个阶段。高压氧舱可以治疗一氧化碳中毒、急性氰化物中毒、气性坏疽、脑外伤、肺水肿、脑缺血性疾病、重度神经衰弱等 100 余种疾病，也可对老年人进行保健治疗，改善心脑功能。

三、吸　痰　法

吸痰法是利用负压吸引的原理，用导管经口、鼻或人工气道将呼吸道内的分泌物吸出，以保持呼吸道通畅的治疗方法。适用于各种原因引起的不能有效咳嗽和排痰者，如年老体弱、危重、昏迷、麻醉未清醒前与气管切开的患者等。

（一）吸痰法种类

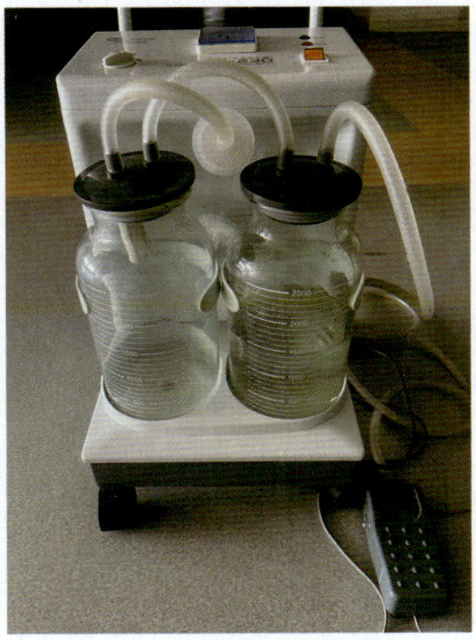

图 16-7　电动吸痰器

1. 中心吸引装置吸痰法　将吸引器管道连接到各病房床单元，使用时，只需接上负压表，连接吸痰管，打开吸引开关，调节合适的负压，试吸通畅后，即可进行抽吸。

2. 电动吸引器吸痰法　由马达、偏心轮、气体过滤器、压力表、安全瓶、储液瓶组成（图 16-7）。安全瓶和储液瓶可各储液 1000ml，瓶塞上有两根玻璃导管，并通过橡胶管相互连接。接通电源后马达带动偏心轮，从吸气孔吸出瓶内空气，并由排气孔排出，不断循环转动，使瓶内产生负压，连接吸痰管，将痰液吸出。

3. 注射器吸痰法　在紧急状态下，可用 50 ～ 100ml 注射器或手动吸引器，连接吸痰导管，抽吸出痰液或呕吐物。

（二）吸痰法（以电动吸引器吸痰法为例）

【目的】

1. 清除呼吸道分泌物，保持呼吸道通畅。改善肺通气，促进呼吸功能。预防窒息、吸入性肺炎等并发症。

2. 取痰标本做培养和药敏试验，协助诊断和治疗。

【评估】

1. 年龄、病情、意识状况、心理反应、合作程度。

2. 呼吸道分泌物的量、黏稠度、部位，排痰的能力。口、鼻腔黏膜有无异常，鼻腔有无阻塞，是否有人工气道等。

【准备】

1. 护士准备　仪表端庄、着装规范、剪指甲、洗手、戴口罩。

2. 用物准备

（1）治疗车上层　①一次性使用吸痰包：内含一次性弯盘、一次性无菌治疗碗、镊子、无菌纱布、治疗巾、无菌生理盐水纱布、吸痰管（内含无菌手套 1 只）；②听诊器、0.9% 氯化钠溶液 500ml（瓶装）、弯盘、治疗盘、记录单、医嘱执行单；③手消毒液。按需备压舌板、开口器。④必要时备一次性使用吸痰管单包装（内含无菌手套 1 只）。

（2）治疗车下层　医疗垃圾桶、生活垃圾桶。

（3）电动吸痰器（包括连接管）、干燥瓶或消毒液试管。

3. 环境准备　温湿度适宜、光线充足、环境安静、整洁。

4. 患者准备　了解吸痰目的、方法及配合要点。

【实施】

1. 操作步骤　见表 16-4。

表 16-4　电动吸引器吸痰法

操作流程	操作要点
核对、解释	核对床号、姓名，向患者及家属解释吸痰的目的及配合要点
吸氧、调负压、备液	吸痰前，给予患者高流量吸氧 3 ～ 5min。检查吸引器各处连接是否正确、有无漏气，打开吸痰器开关，反折连接管前端，调节负压：成人 300 ～ 400mmHg（40.0 ～ 53.3kPa）；儿童＜ 300mmHg（＜ 40.0kPa）。 六步洗手法洗手，核对药液标签，检查药液质量，打开瓶装生理盐水，倒生理盐水（瓶签向掌心，冲洗瓶口，从原处倒出），注明开瓶日期和时间
体位、铺巾	检查患者口腔、鼻腔，取下活动义齿，帮助患者取合适卧位，将患者的头转向操作者，铺治疗巾于颌下
取管、接管	检查吸痰管型号、有效期，打开吸痰管包装，戴无菌手套，取出吸痰管，连接管与吸痰管连接
试吸、润滑	试吸生理盐水，检查吸痰管是否通畅，同时润滑导管前端
插管、吸痰	嘱患者张口（昏迷患者使用压舌板帮助其张口）。一手将吸痰管末端折叠（或开放吸痰管接头侧孔），以免负压损伤黏膜，另一手用无菌镊子或戴手套持吸痰管插入口腔咽部（10 ～ 15cm）（图 16-8），放松折叠处（或关闭吸痰管接头侧孔），左右旋转，向上提拉，先吸净口咽部的分泌物，再吸气管内分泌物。若气管切开吸痰，注意无菌操作，先吸气管切开处，再吸口（鼻）部。每次吸痰时间不超过 15s，以防缺氧

续表

操作流程	操作要点
冲管、观察	每次导管退出后，立即用生理盐水抽吸冲洗。吸痰过程中，观察气道是否通畅，患者的反应。吸出液的颜色、性质及量等
安置、整理	吸痰毕，给予患者高流量吸氧 3 ～ 5min，冲洗吸痰管，将吸痰管与连接管断开，将吸痰管弃于医疗垃圾桶内，关闭吸引器，将玻璃接管插入消毒液试管中浸泡，擦净患者面部，脱手套，协助患者取舒适体位，整理床单元
洗手、记录	洗手，记录（患者吸痰后的情况，吸出液的量、颜色、性状及黏稠度等）

考点 吸痰操作要点

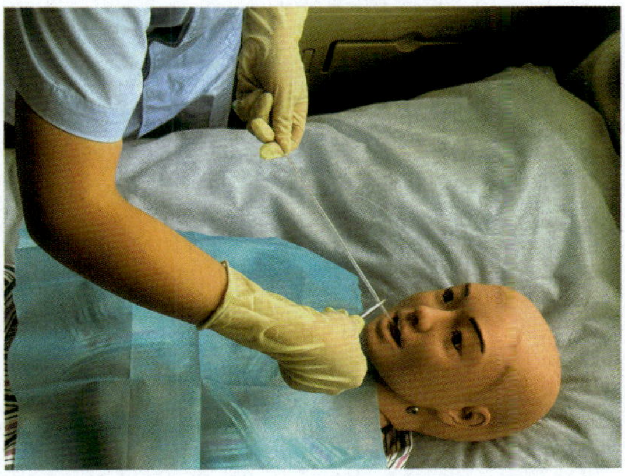

图 16-8　经口腔吸痰

2. 注意事项

（1）密切观察病情，保持呼吸道通畅。如发现患者排痰不畅或喉头有痰鸣音，应及时吸痰。

（2）吸痰时动作轻柔，插管时不可有负压，以免损伤呼吸道黏膜；吸痰管应左右旋转、缓慢上移、向上提拉，以利于呼吸道分泌物被充分吸尽。

（3）每次吸痰时间不宜超过 15s，以免造成缺氧；使用呼吸机或缺氧严重的患者，吸痰前后应增加氧气的吸入，以防缺氧。

（4）吸痰过程中严格执行无菌操作，治疗盘内吸痰用物每天更换 1 ～ 2 次，吸痰导管应每次更换，并做好口腔护理。

（5）痰液黏稠时，可协助患者变换体位，配合拍背、叩击、雾化吸入，提高吸痰效果。

（6）昏迷患者可用压舌板及开口器协助张口，再进行吸痰。口腔吸痰困难者，可由鼻腔进行。鼻腔、口腔、气道切开处需同时吸痰时，先吸气管切开处，再吸口腔，最后吸鼻腔。如为气管插管或气管切开患者，需经气管插管或套管内吸痰，应严格无菌操作。婴幼儿吸痰，吸痰管要细，负压不可过大，以免损伤黏膜。

（7）储液瓶内的吸出液应及时倾倒，一般不应超过 2/3，以免液体过多吸入马达内损坏仪器。储液瓶内应放少量消毒液，使吸出液不致黏附于瓶底，便于清洗消毒。

（8）如果给患者吸痰时，临床上有明显的血氧饱和度下降的问题，建议在吸痰前的 30 ～ 60s，向成人和儿童提供 100% 的氧气。

（9）建议成人和儿童使用的吸痰管（直径）要小于他们使用的气管插管直径的 50%，婴儿则要小于 70%。

考点 吸痰的注意事项

【评价】

1. 患者和家属能理解吸痰的重要性，并能配合。

2. 患者呼吸道分泌物及时清除。吸痰过程中，患者呼吸道未发生损伤。

四、洗 胃 法

案例 16-3

患者，女，35 岁。因与男友争吵，服农药自杀后被家人发现，送医院急诊。入院时，患者神志不清，呼之不应，瞳孔呈针尖样改变，小便失禁，口腔内闻及蒜臭味。经询问得知患者服用敌敌畏农药，估计服用量约 40ml。诊断为有机磷中毒，医嘱立即为患者洗胃。

问题： 1. 护士为患者洗胃时，应选择何种洗胃液？为什么？

2. 如何正确洗胃？

3. 每次灌注入胃内洗胃液的量是多少？

洗胃法是将大量溶液饮入或通过胃管灌入胃内，以冲洗并排出胃内容物的方法。

（一）常用洗胃溶液及禁忌

常用洗胃溶液及禁忌见表 16-5。

表 16-5 常用洗胃溶液及禁忌

毒物种类	常用洗胃溶液	禁忌
酸性物	镁乳、蛋清水、牛奶	—
碱性物	5% 醋酸、白醋、蛋清水、牛奶	—
氰化物	口服 3% 过氧化氢溶液后引吐，1 ∶ 20 000 ～ 1 ∶ 15 000 高锰酸钾洗胃	—
敌敌畏	2% ～ 4% 碳酸氢钠、1% 盐水、1 ∶ 20 000 ～ 1 ∶ 15 000 高锰酸钾洗胃	—
1605，1059，4049（乐果）	2% ～ 4% 碳酸氢钠洗胃	高锰酸钾
敌百虫	1% 盐水或清水、1 ∶ 20 000 ～ 1 ∶ 15 000 高锰酸钾	碱性药物
DDT（灭害灵）、666	温开水或生理盐水洗胃，50% 硫酸镁导泻	油性药物
酚类、煤酚类、苯酚（石碳酸）	用温开水或植物油洗胃至无酚味为止，洗胃后多次服用牛奶、蛋清保护胃黏膜；50% 硫酸镁导泻	液体石蜡
巴比妥类（催眠药）	1 ∶ 20 000 ～ 1 ∶ 15 000 高锰酸钾洗胃；硫酸钠导泻	高硫酸镁
异烟肼（雷米封）	1 ∶ 20 000 ～ 1 ∶ 15 000 高锰酸钾洗胃，硫酸钠导泻	—
灭鼠药（磷化锌）	1 ∶ 20 000 ～ 1 ∶ 15 000 高锰酸钾洗胃、0.5% 硫酸铜洗胃，口服 0.5% ～ 1% 硫酸铜溶液，每次 10ml，每 5 ～ 10min 一次，催吐	蛋、牛奶、脂肪及其他油类食物
抗凝血类（敌鼠钠等）	催吐、温水洗胃、硫酸钠导泻	碳酸氢钠溶液
有机氟类（氟乙酰胺等）	0.2% ～ 0.5% 氯化钙或淡石灰水洗胃，硫酸钠导泻，饮用豆浆、蛋白水、牛奶等	—
发芽马铃薯（龙葵素）	1% 活性炭悬浮液等	—

注：①蛋清水、牛奶可黏附于黏膜表面或创面上起到保护作用，并可减轻患者疼痛。②氧化剂可将某些化学性毒物氧化，改变其性能，减轻或去除其毒性。③ 1605、1059、4049（乐果）等禁用高锰酸钾洗胃，否则可氧化成毒性更强的物质。④敌百虫遇碱性药物可分解出毒性更强的敌敌畏，其分解过程随碱性的增强和温度的升高而加速。⑤巴比妥类药物采用硫酸钠导泻，是利用其在肠道内形成的高渗透压阻止肠道水分和残存的巴比妥类药物的吸收，使其尽早排出体外。硫酸钠对心血管神经系统没有抑制作用，不会加重巴比妥类药物的中毒。⑥磷化锌中毒，可口服硫酸铜生成无毒的磷化铜沉淀，阻止吸收，促进排泄。磷化锌易溶于油类物质，忌用鸡蛋、牛奶、油类等脂肪类食物，以免加速磷的溶解，促进吸收，加重中毒反应。

（二）洗胃方法

【目的】

1. 解毒　清除胃内毒物或刺激物，减少毒物吸收，还可利用不同灌洗液进行中和解毒。清除胃内毒物需尽早进行，服毒后 4 ～ 6h 内洗胃最有效。

2. 减轻胃黏膜充血水肿　幽门梗阻患者饭后常有滞留现象，引起上腹胀满、不适、恶心、呕吐等症状，通过洗胃，减轻潴留物对胃黏膜的刺激，减轻胃黏膜水肿、炎症。

3. 某些手术或检查前的胃肠道准备　如胃部、食管下段、十二指肠手术前。

考点　洗胃的目的

【评估】

1. 患者年龄、病情、医疗诊断、意识状态、生命体征、心理状态等。

2. 患者口腔黏膜有无损伤，有无活动义齿，既往健康状况，对洗胃的耐受能力、合作程度等。

3. 中毒的时间、途径，中毒物质的名称、量及浓度等。

【准备】

1. 护士准备　仪表端庄、着装规范、剪指甲、洗手、戴口罩。

2. 用物准备

（1）口服催吐法　①治疗盘内：量杯（或水杯）、压舌板、水温计、弯盘、塑料围裙或橡胶单（防水布）。②另备水桶 2 只（一个盛洗胃液，一个盛污水）。③洗胃溶液：按医嘱根据毒物性质准备洗胃液。一般量为 10 000 ～ 20 000ml，温度 25 ～ 38℃。④为患者准备洗漱用物。

（2）胃管洗胃法　①治疗盘内：无菌洗胃包（内有胃管、镊子、纱布或使用一次性胃管），塑料围裙或橡胶单、治疗巾、检验标本容器或试管、量杯、水温计、压舌板、弯盘、棉签、50ml 注射器、听诊器、手电筒、润滑油、胶布、手套，必要时备张口器、牙垫、舌钳放于治疗碗中。②水桶 2 只。③洗胃溶液（同催吐法）。④洗胃设备：电动吸引器洗胃法需备电动吸引器、Y 形三通管、调节夹或止血钳、输液架、输液瓶（输液器）。漏斗胃管洗胃法备漏斗胃管。全自动洗胃机洗胃法另备全自动洗胃机。

3. 环境准备　整洁、安静、温度适宜、光线适中。必要时，用屏风或床帘遮挡。

4. 患者准备　了解洗胃的目的、方法、注意事项及配合要点。

考点　洗胃液的种类、量和温度

【实施】

1. 操作步骤　见表 16-6。

表 16-6　洗胃法

操作流程	操作要点
核对、解释	核对床号、姓名，告知患者洗胃的目的及配合方法，以取得合作
安置体位	根据洗胃方法选择体位：口服催吐法取坐位；胃管洗胃法取坐位或半坐位；中毒较重者取左侧卧位；昏迷患者去枕平卧位，头偏向一侧

续表

操作流程	操作要点
洗胃	
（1）口服催吐法	服毒量少、清醒、愿意合作者。围好围裙，取下活动假牙，污水桶置于患者座位前，用压舌板刺激患者咽后壁或者舌根诱发呕吐，协助患者每次饮洗胃液 300 ～ 500ml，再呕吐。如此反复进行，直至吐出液澄清无味为止
（2）全自动洗胃机洗胃法	接通电源，检查机器性能，连接管道，将三根橡胶管分别与机器上的进液管（药管）、胃管、排污管的管口连接，将药管和污水管分别放于备好的洗胃液桶和污水桶内。围好围裙，取下活动假牙，弯盘置于口角旁。按鼻饲法插入胃管（插入长度为前额发际至剑突距离，由口腔插入 55 ～ 60cm），证实胃管在胃内后，用胶布固定。将胃管连接至洗胃机，先按“手吸”键，吸尽胃内容物，遵医嘱留取毒物标本送检。调节参数启动“自动”键即可自动洗胃，每次注入洗胃液 300 ～ 500ml，至洗出液澄清无味为止（图 16-9），按“停机”键
（3）电动吸引器洗胃法	利用负压吸引原理进行洗胃的方法。接通电源，检查吸引器功能，调节负压，保持在 13.3kPa 左右。将输液瓶连接输液管，下接 Y 形三通管主管，Y 形三通管另两端分别与胃管及储液瓶的橡胶管相连，将灌洗液倒入输液瓶内，夹紧输液管挂至输液架上。按鼻饲法插入胃管，固定。打开吸引器，吸出胃内容物后夹紧引流管，关闭吸引器，开放输液管，使洗胃液流入胃内 300 ～ 500ml 时，夹紧输液管，开放引流管，开动吸引器，吸出灌洗液。如此反复灌洗，直至洗出澄清无味液体为止
（4）漏斗胃管洗胃法	按鼻饲法插入胃管，先将漏斗低于胃部水平位置，挤压橡皮球，抽尽胃内容物。必要时，留标本送检做毒物鉴定。漏斗上举距患者头部 30 ～ 50cm，将洗胃液缓慢倒入漏斗，一次 300 ～ 500ml，当漏斗内液体尚余少许时，将漏斗降至低于胃部的位置，倒置于污水桶内，引流出胃内灌洗液。利用虹吸原理，将胃内容物及毒物排除。引流不畅时，可挤压橡胶球帮助引流。反复灌洗直至洗出液澄清无味为止（图 16-10）
（5）注射器洗胃法	按鼻饲法插入胃管，证实胃管在胃内后用胶布固定好，先用注射器抽尽胃内容物后，再注入洗胃液每次约 200ml。如此反复灌洗，直至洗出澄清无味液体为止。
观察	密切观察患者病情、生命体征变化及洗胃情况，观察洗胃液出入量的平衡，洗出液的颜色、气味。如有腹痛、休克现象或洗出液呈血性，应立即停止洗胃，及时报告医生，采取急救措施
整理	洗胃毕，反折胃管末端，拔出胃管。协助患者漱口，洗脸，取舒适卧位，清理用物
记录	洗手，记录：灌洗液的名称、量；洗出液性质、气味、颜色、量；患者的反应

考点 不同洗胃法的操作要点

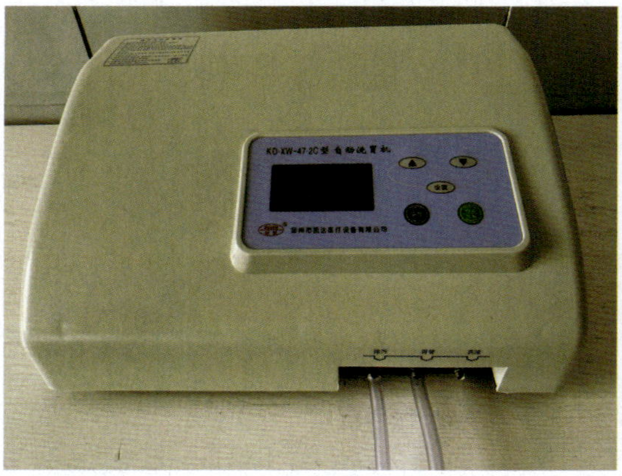

图 16-9 全自动洗胃机

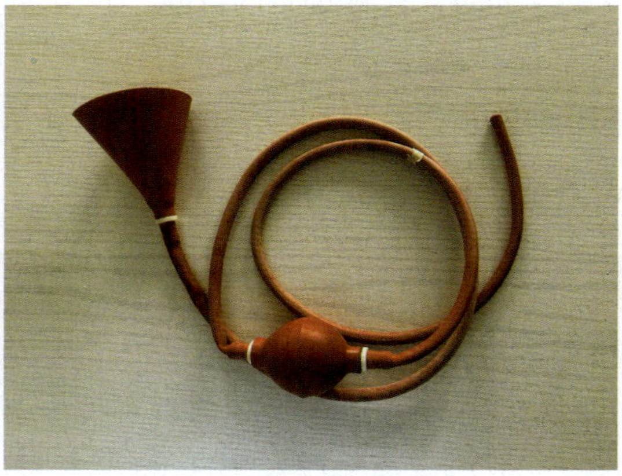

图 16-10 漏斗胃管

2. 注意事项

（1）急性中毒患者应迅速采取口服催吐法，必要时进行洗胃，每次洗胃前应先吸尽胃内容物，再洗胃，以减少毒物的吸收。洗胃插管时动作要轻快，切勿损伤食管或误入气管。

（2）当中毒物质不明时，应抽出胃内容物送检，以明确毒物性质。先用温开水或生理盐水洗胃，待确定毒物性质后，再选用对抗剂洗胃。

（3）吞服强酸、强碱等腐蚀性药物，禁忌洗胃，以免造成胃穿孔。可遵医嘱给予药物解毒或给予牛奶、豆浆、蛋清水等，以保护胃黏膜。

（4）肝硬化伴食管胃底静脉曲张、近期曾有上消化道出血、胃穿孔的患者，禁忌洗胃；食管堵塞、消化性溃疡、胃癌等患者不宜洗胃；昏迷患者洗胃应谨慎，可采用去枕平卧位，头偏向一侧，以防窒息。

（5）洗胃过程中密切观察患者面色、生命体征、意识、瞳孔变化、口腔黏膜情况、鼻腔黏膜情况及口中气味等。洗胃并发症包括急性胃扩张、胃穿孔、大量低渗液洗胃致水中毒、水电解质紊乱、酸碱平衡失调、昏迷患者误吸或过量胃内液体反流致窒息、迷走神经兴奋致反射性心搏骤停，及时观察并做好相应的急救措施，并做好记录。如有血性液体流出或出现休克、腹痛等现象，应立即停止洗胃，及时采取措施，并通知医生进行处理。每次灌入量以 300 ～ 500ml 为宜，不超过 500ml，并保持灌入量与吸出量平衡，以免造成窒息或急性胃扩张。

（6）幽门梗阻的患者洗胃，宜在餐后 4 ～ 6h 或空腹进行，应记录胃内潴留量，以了解梗阻情况，供补液参考。

（7）电动洗胃时，动作要轻快，负压不可过大（保持在 100mmHg 即 13.3kPa） 以免造成食管及胃黏膜的损伤。

（8）小儿洗胃灌入量不宜过多，婴幼儿每次以 100 ～ 200ml 为宜。小儿胃呈水平位，插管不宜过深，动作应轻柔。

（9）注意患者的心理状态、合作程度及对康复的信心。向患者讲述操作过程中可能会出现的不适，如恶心、呕吐等，希望得到患者的配合。告知患者和家属有误吸的可能与风险，取得理解；向其介绍洗胃后的注意事项，对自服毒物者，耐心劝导，做针对性的心理护理，帮助其改变认知，要为患者保守秘密与隐私，减轻其心理负担。

（10）洗胃后注意患者胃内毒物清除情况，中毒症状有无得到缓解或控制。

考点 洗胃的注意事项

【评价】

1. 动作轻巧，插管及灌洗顺利，达到洗胃目的。
2. 爱护患者，患者无创伤或其他并发症。
3. 护患沟通有效，患者及家属理解洗胃的目的，愿意接受并主动配合。

五、人工呼吸器使用法

人工呼吸器是进行人工呼吸最有效的方法之一。分为两种：一种是简易呼吸器，另一种是人工呼吸机，分别通过人工和机械装置产生通气，从而对无呼吸的患者进行强迫通气，对通气障碍的患者可进行辅助呼吸，达到维持和增加机体通气量，纠正低氧血症的目的。常用于各种原因所致的呼吸停止或呼吸衰竭的抢救及麻醉期间的呼吸管理。

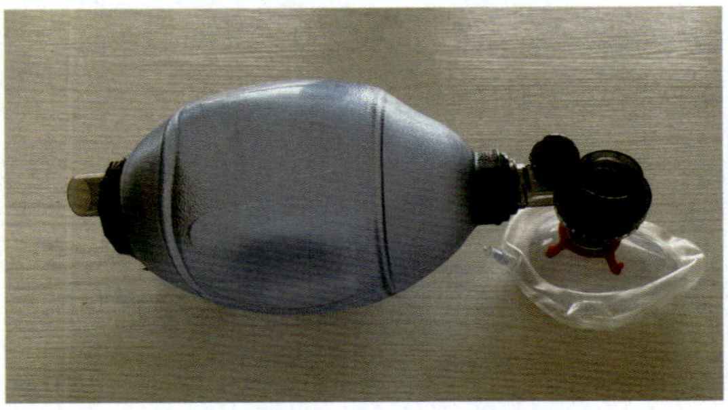

图 16-11 简易呼吸器

（一）人工呼吸器的构造及原理

1. 简易呼吸器　是一种结构最简单的、借助器械加压的人工呼吸装置。它由呼吸囊、呼吸活瓣、面罩及衔接管组成，需通过手工挤压呼吸囊来完成（图 16-11）。

2. 人工呼吸机　是一种能代替、控制或改变人的正常生理呼吸，增加肺通气量，改善呼吸功能，节约心脏储备能力的装置。借助机械动力建立肺泡与气道通口（即肺泡与大气压）的压力差，使肺泡充气和排气。可分为定压型、定容型、混合型。

（二）人工呼吸器使用法

【目的】　维持并增加机体通气量，纠正低氧血症。

考点　人工呼吸器使用目的

【评估】

1. 患者的年龄、意识状态、生命体征、呼吸状况（频率、节律、深浅、有无自主呼吸等）。
2. 呼吸道是否通畅，有无义齿。
3. 患者心理状况及配合程度。

【准备】

1. 护士准备　着装整齐、修剪指甲、洗手、戴口罩。
2. 用物准备

（1）简易呼吸器、适宜患者的面罩、固定带及衔接管等。必要时，备氧气装置。

（2）人工呼吸机、电源等。

3. 环境准备　病室整洁、安静、空气新鲜。

4. 患者准备　了解人工呼吸器使用的目的及配合要点。患者取仰卧、去枕、头后仰位，如有活动义齿取下；解开领扣、领带及腰带；清除上呼吸道分泌物或呕吐物，保持呼吸道通畅。

【实施】

1. 操作步骤　见表 16-7。

表 16-7　人工呼吸器使用法

操作流程	操作要点
核对、解释	核对患者床号、姓名，解释人工呼吸器使用的方法及如何配合
使用人工呼吸器	
简易呼吸器：在未行气管插管建立紧急人工气道的情况下及辅助呼吸机突然出现故障时使用	
衔接呼吸器各管道	连接简易呼吸器、面罩。必要时，连接氧气管道
打开气道、体位正确	戴上一次性无菌手套，清除呼吸道分泌物，有义齿者取下；解开衣领、腰带，患者去枕仰卧，头后仰

续表

操作流程	操作要点
扣紧面罩	操作者站在患者头侧，面罩紧扣患者口鼻部
挤压气囊	有节律地挤压气囊，每次挤压 500ml 左右空气进入肺内，频率是 10 次 / 分
人工呼吸机：用于危重患者，长期循环、呼吸支持者	
连接、设置、开机检查	开机前连接电源、呼吸机各管道、湿化瓶等，设置好呼吸机各个参数，启动机器，检查呼吸机性能
连接呼吸机与患者气道	（1）面罩法：面罩盖住患者口、鼻后与呼吸机连接
	（2）气管插管法：气管内插管后与呼吸机连接
	（3）气管切开法：气管切开放置套管后与呼吸机连接
观察	观察胸廓起伏，判断通气量是否合适，患者呼吸是否改善，呼吸机工作是否正常。有无漏气，管路连接处有无脱落，定期进行血气分析和电解质测定
调节呼吸机参数	根据患者症状表现，调节呼吸机参数
使用呼吸机中记录	记录呼吸机参数、使用时间、效果、患者反应及测得的血气分析值
撤离呼吸机 / 停止挤压简易呼吸器	根据医嘱执行，分离面罩或拔出气管内插管，关闭呼吸机或停止挤压简易呼吸器
整理、记录	整理用物及床单元，清洁患者口鼻及面部并协助患者取舒适体位。记录呼吸机使用参数、时间、停用时间、患者情况等

考点 简易呼吸器操作要点

2. 注意事项

（1）严密观察病情变化　观察生命体征、尿量、意识状态、心肺功能、是否有自主呼吸，呼吸机是否与之同步等，了解通气量是否合适。通气不足：因二氧化碳潴留，患者皮肤潮红、烦躁不安、多汗、血压升高、脉搏加快、表浅静脉充盈消失。通气过度：患者出现昏迷、抽搐等碱中毒的症状。通气合适：吸气时能看到胸廓起伏、肺部呼吸音清晰，生命体征较平稳。

（2）保持呼吸道通畅　保持气道通畅，湿化吸入的气体，防止气道干燥，分泌物堵塞；多鼓励患者咳嗽、咳痰、深呼吸，协助翻身、拍背，促进痰液排出；必要时吸痰。

（3）观察呼吸机工作情况　检查呼吸机各管道连接是否紧密，有无脱落、漏气等，各参数是否符合患者需要，遵医嘱定期监测血气分析及电解质的变化。

（4）加强呼吸机的管理　调节呼吸机悬背（支架）或给患者翻身时，应妥善固定好人工气道，防止因管道牵拉，造成气管插管或套管脱出，导致患者窒息；长期使用呼吸机的患者，应每日更换雾化器、呼吸机各管道、螺纹管、呼吸机接口等，并用消毒液浸泡消毒；呼吸机上的过滤网应每天清洗；及时添加湿化瓶内的蒸馏水；保持集水杯在管道的最低位，及时倾倒集水杯和管道内的冷凝水。

（5）使用简易呼吸器时，患者如有自主呼吸，应注意与人工呼吸同步，当患者吸气时，顺势挤压呼吸囊，达到一定的潮气量后完全松开气囊，让患者自行完成呼气动作。

（6）做好生活护理　患者生活不能自理，帮助患者做好口腔护理、皮肤护理、眼睛护理，保证安全，加强营养和水分的摄入，必要时给予鼻饲或静脉营养。

考点 使用人工呼吸器的注意事项

【评价】

1. 患者呼吸功能改善，患者和家属都能理解、配合操作。
2. 操作方法正确，通气量适宜，无不良反应发生。

自测题

A_1/A_2 型题

1. 下列瞳孔变化对诊断颅内压增高有意义的是（　　）
   A. 双侧瞳孔散大　B. 双侧瞳孔缩小
   C. 双侧瞳孔无变化　D. 瞳孔等大等圆
   E. 针尖样瞳孔
2. 意识障碍包括（　　）
   A. 昏睡　B. 嗜睡
   C. 意识模糊　D. 昏迷
   E. 以上均有
3. 护理危重患者，下列哪项措施是错误的（　　）
   A. 眼睑不能自行闭合，覆盖凡士林纱布
   B. 定时帮助患者更换体位
   C. 为患者定时作肢体被动运动
   D. 牙关紧闭、抽搐患者的病室光线要暗
   E. 发现患者心搏骤停，首先通知医生
4. 重度缺氧的患者动脉血氧分压低于（　　）
   A. 4.6kPa　B. 6.6kPa
   C. 9.3kPa　D. 12.0kPa
   E. 13.3kPa
5. 下述用氧方法正确的是（　　）
   A. 氧气筒应至少距火炉 1m、暖气 5m
   B. 氧气筒及螺旋口上应涂油润滑
   C. 用氧时，先插入鼻导管再调节氧流量
   D. 停用氧时，先拔出鼻导管再关闭氧气开关
   E. 以上均正确
6. 吸氧浓度为 33%，每分钟氧流量为（　　）
   A. 1L　B. 2L
   C. 3L　D. 4L
   E. 5L
7. 每次吸痰时间不应超过（　　）
   A. 5s　B. 10s
   C. 15s　D. 20s
   E. 25s
8. 洗胃目的不包括（　　）
   A. 清出胃内刺激物
   B. 减轻胃黏膜水肿
   C. 用灌洗液中和毒物
   D. 手术或检查前准备
   E. 排出肠道胀气
9. 在不知毒物名称和性质的情况下，护士的正确处理方法是（　　）
   A. 请家属立即查清毒物名称后洗胃
   B. 抽出胃内容物送检，再用温开水洗胃
   C. 用生理盐水洗胃、灌肠，减少毒物吸收
   D. 鼻饲牛奶或蛋清水，以保护胃黏膜
   E. 禁忌洗胃，待清醒后用催吐法排出毒物
10. 下列哪种药物中毒忌用碳酸氢钠溶液洗胃（　　）
    A. 敌百虫　B. 敌敌畏
    C. 乐果　D. 1605 农药
    E. 1059 农药
11. 治疗盘内吸痰用物更换的时间为（　　）
    A. 每次吸痰后　B. 每日 1～2 次
    C. 每日 1 次　D. 每周 1 次
    E. 每周 2 次

12. 使用简易呼吸器前，首要的步骤是（　　）
A. 清除呼吸道分泌物
B. 俯卧，人工呼吸
C. 将面罩紧扣患者的口鼻部
D. 氧气吸入
E. 使用呼吸中枢兴奋剂

13. 患者，女，65 岁。因肺源性心脏病收住院治疗。T 38.1℃，P 110 次 / 分，R 24 次 / 分，口唇发绀。家属来探视时见患者在吸氧，询问为什么吸氧，护士的正确回答是（　　）
A. 吸氧后病很快好起来
B. 因为患者有缺氧表现
C. 只要是肺炎就得吸氧
D. 请去问主管医生
E. 吸氧只有好处没有坏处

14. 患者，男，20 岁。急性中毒，但意识清楚，可采用的洗胃方法是（　　）
A. 口服催吐法
B. 电动吸引器洗胃法
C. 漏斗胃管洗胃法
D. 注射器洗胃法
E. 全自动洗胃机洗胃法

15. 患者，女，26 岁。因感情纠纷服毒自杀入院。入院后能被唤醒，能正确而简单地回答问题，但很快又入睡，该患者的意识为（　　）
A. 嗜睡　　B. 意识模糊
C. 昏睡　　D. 昏迷
E. 定向力障碍

A_3/A_4 型题

（16、17 题共用题干）

患者，女，62 岁。病情危重，嗜睡，呈潮式呼吸，T 35℃，P 56 次 / 分，R 12 次 / 分，BP 80/50mmHg。

16. 为其实施支持性护理措施，下列哪项不正确（　　）
A. 保持引流管通畅
B. 注意安全
C. 保持呼吸道通畅
D. 积极配合抢救
E. 准备后事

17. 护士为患者做口腔护理，下列说法正确的是（　　）
A. 每日 1 次　　B. 每日 2 ～ 3 次
C. 每日 4 次　　D. 每日 5 次
E. 无须做口腔护理

（杨　娜）

第17章 临终患者的护理

人生的自然发展过程包括生、老、病、死几个阶段，而临终和死亡则是生命的最后阶段。每个人都期望在此时能得到悉心的关心和照护。因此护理人员应了解临终患者的心身变化，提供必要的帮助，以减轻患者的痛苦，提高生存质量，使患者无痛苦地接受死亡。同时，护理人员还应对临终患者家属给予安抚，以保持其心身健康。

第1节 临终患者的心身反应及护理

案例 17-1

患者，男，98岁。肝癌晚期。患者神志清楚，精神较差，呼吸困难，肝区疼痛剧烈，并伴有恶心呕吐，夜间睡眠时常被痛醒。患者住院期间情绪不稳定，经常抱怨医护人员不尽力，谩骂家人不关心。

问题： 护士应如何调整患者的心理状态？护士如何减轻患者的身体不适？

一、临终概述

临终是指严重疾病和损伤造成人体主要器官功能趋于衰竭，医疗技术无法治愈，生命活动趋于终止，濒临死亡的过程。对于生命即将结束的患者来说，生理和心理上都会发生巨大的改变，护理人员应提供全面的帮助使患者尽快适应这些变化。

二、临终患者的心理反应及护理

临终患者因疾病的长期折磨及对生命的渴望、对死亡的恐惧，心理反应十分复杂。美国医学博士伊丽莎白·库勒·罗斯经过长期观察研究，提出临终患者的心理反应通常经历五个阶段，即否认期、愤怒期、协议期、忧郁期与接受期。但五个阶段并非完全按顺序发生和发展，某一阶段可以提前或推后，也可能重叠，各阶段的持续时间因人而异，也可因疾病不同而异。因此护理人员应仔细观察患者的心理和行为反应，提供适当的帮助。

（一）否认期

1. 心理反应　患者得知病情后，通常表现为震惊与否认，不承认自己患有绝症或病情正在恶化，认为医生误诊，要求复查、转院治疗。他们会说："不，不是我！你们搞错了！这不是真的！""否认"是患者得知自己的生命即将结束后的第一反应，在一定程度上可缓解心理上的应激。多数患者能很快停止否认，而有些患者会将此期延续到死亡。

2. 护理

（1）护理人员应理解和接受患者的反应，不轻易揭穿患者的防卫机制，应以真诚的态度，保持与患者坦诚沟通。

（2）对患者的病情解答，医护人员及家属应注意保持说法一致，避免患者怀疑自己病情的严重程度。

（3）认真倾听患者的诉说并顺势诱导，进行人生观和死亡观的教育，使患者逐步面对现实。

（4）经常陪伴患者，注意非语言交流技巧的使用，尽量满足患者心理方面的需求，让患者感受到护理人员的关爱。

（二）愤怒期

1. 心理反应　当得知自己的疾病严重时，患者情感上难以接受，表现为生气、愤怒、怨天尤人。常会愤愤地想："为什么是我，这不公平！"气愤命运作弄自己。有的人甚至迁怒于家属和医务人员，以谩骂或破坏性行为发泄心中的不满。愤怒在一定程度上可缓解患者内心的紧张与痛苦，但持续的愤怒不利于疾病的治疗。

2. 护理

（1）护理人员耐心倾听患者的抱怨，允许患者发泄不满，避免意外事件发生。

（2）给患者提供合适的发泄环境，以宣泄心中的愤怒和恐惧。

（3）做好患者家属及朋友的思想工作，避免冲突，给予患者关心和爱护。

（三）协议期

1. 心理反应　患者愤怒的心理逐渐消失后，开始接受事实，他们常会表现出："如果让我好起来，我会……"的心理，希望尽可能延长生命，以完成未尽心愿，并期望奇迹的出现。此时的患者变得非常和善、宽容，对生命抱有期望，能够积极配合治疗。

2. 护理

（1）护理人员积极与患者进行沟通，鼓励说出内心感受，积极教育和引导，使其更好地配合治疗，减轻痛苦。

（2）尽量满足患者的合理需求。

（四）忧郁期

1. 心理反应　随着病情的恶化，患者已认识到协商无法改变死亡的事实，自己将不久于人世。主要表现为悲伤、失落、抑郁、绝望、哭泣、沉默寡言、反应迟钝等，此期患者希望有喜爱的人陪伴，并开始交代后事，少数患者有轻生的念头。

2. 护理

（1）护理人员尽量多陪伴患者，给予同情和照顾，允许患者表达其悲哀的情绪。

（2）安排家属朋友陪伴，多给予鼓励和支持，尽量满足患者的合理要求。

（3）密切观察患者，给予心理疏导和合理的死亡教育，并加强安全保护，预防意外的发生。

（4）创造舒适环境，鼓励患者保持自我形象和尊严。

（五）接受期

1. 心理反应　此期患者对自己即将面临的死亡已有所准备，“好吧，既然是我，那就去面对吧。”患者情绪稳定、安详，不再抱怨命运，喜欢独处，情感减退，睡眠时间增加。有的进入嗜睡状态，平静等待死亡的到来。此时所有的事情已安排妥当，等待与亲人的最终告别。

2. 护理

（1）护理人员帮助患者完成心愿，满足合理需求。

（2）提供安静、舒适环境，不强迫与其交谈，减少外界干扰。

（3）加强基础护理，继续提供关心支持，使患者保持安静、安详。

考点 临终患者的心理反应及护理

三、临终患者的生理反应及护理

临终患者的生理变化是一个渐进的过程，各器官功能均趋于衰竭。护理人员应让患者在临终期间生理需要得到基本满足，症状得以控制，疼痛减轻，提高生存质量。

（一）临终患者的生理反应

1. 循环衰竭　表现为心音低弱，脉搏细速且不规则，血压逐渐下降或测不到，心律出现紊乱，皮肤苍白、湿冷、出现淤血或斑点，大量出汗，口唇或指甲呈灰白色或青紫色。

2. 呼吸衰竭　表现为呼吸频率变快或变慢，呼吸深度变浅，出现鼻翼呼吸、张口呼吸等呼吸困难症状或有潮式呼吸、间断呼吸。由于分泌物在支气管内潴留无法咳出，出现痰鸣音或鼾声呼吸。

3. 胃肠道功能减弱　表现为恶心、呕吐、食欲不振、腹胀、呃逆、口干，严重者可出现脱水、便秘或腹泻。

4. 肌张力丧失　表现为大小便失禁，吞咽困难，肢体软弱无力，无法维持良好、舒适的功能体位，不能进行自主躯体活动，呈希氏面容（表现为面容消瘦，面色铅灰，眼眶凹陷，目光呆滞，嘴微张，下颌下垂）。

5. 感知觉改变　表现为视觉逐渐减退，从视物模糊到只有光感，最后视力消失，眼睑干燥，分泌物增多。听觉常是人体最后消失的一个感觉。

6. 意识改变　表现为睡眠障碍或淡漠、嗜睡、昏睡、昏迷，也可产生幻觉等。

7. 疼痛　多数临终患者都会出现疼痛，表现为烦躁不安，血压改变，心率和呼吸变快，大声呻吟，甚至出现五官扭曲、眉头紧锁、眼睛睁大或紧闭、双眼无神、咬牙等痛苦面容。

（二）护理

1. 观察病情　定期观察意识状态，监测生命体征、重要脏器功能，观察肢端循环状况。如有异常，及时进行处理。

2. 改善呼吸功能

（1）定期通风换气，保持室内空气新鲜。

（2）昏迷患者取仰卧位，头偏向一侧，利于呼吸道分泌物排出，防止出现窒息或肺部并发症。清醒患者如病情允许，可采取半坐卧位或抬高头胸部，扩大胸腔容量，改善呼吸困难。

（3）选择合适药物雾化吸入，并配合拍背，有利于痰液咳出。必要时吸痰，保持呼吸道通畅。

（4）根据患者情况给予氧气吸入，改善呼吸功能。长时间用氧时，注意观察氧疗的不良反应。

3. 饮食护理

（1）解释恶心、呕吐的原因，以减轻患者的焦虑。

（2）定期漱口，保持口腔清洁舒适，注意观察口腔情况，口唇干裂者涂液体石蜡，有溃疡或其他感染者可酌情用药。

（3）给予流质或半流质饮食，便于患者吞咽，注意饮食多样化，增进患者食欲。

4. 皮肤护理

（1）保持皮肤及床单元的整洁、干燥。大小便失禁或大量出汗者，及时擦洗干净，勤换衣裤及床单。

（2）定时更换卧位，避免局部组织长期受压。按摩受压部位，促进血液循环，防止压力性损伤的发生。

5. 减轻感知觉改变的影响

（1）提供安静整洁、空气清新、光线适当的环境，增加患者的安全感。

（2）做好眼睛的清洁，及时用湿纱布擦去眼部分泌物。眼睑不能闭合者，定期涂眼药膏或覆盖凡士林纱布，防止角膜干燥发生溃疡或结膜炎。

（3）听觉是患者最后消失的感觉，护理人员应语气柔和，语言清晰并辅以非语言沟通方式，消除患者孤独感。切忌在床旁窃窃私语或讨论病情，避免不良刺激。

6. 注意安全　患者神志不清、躁动不安时，可使用床挡、约束带等加以保护。

7. 减轻疼痛

（1）注意观察患者疼痛的部位、性质、程度、持续时间及发作规律。

（2）非药物的方法也可以缓解疼痛，如松弛疗法、音乐疗法、按摩等。

（3）帮助患者选择最有效的减轻疼痛方法，一般采用 WHO 推荐的三阶梯疗法止痛，注意观察用药后的反应。

考点 临终患者的护理

四、临终关怀

随着医学模式和护理模式的改变，人口老龄化的趋势加快，临终关怀已被社会广泛认可和重视，享受临终关怀是人的一项基本权利。临终关怀不仅是一种服务，也是以临终患者的生理、心理发展和为临终患者提供全面照料，减轻患者家属精神压力为研究方向的一门新兴学科。

（一）临终关怀概念

临终关怀（hospice care）是指由社会各层次人员组成的团队（医务工作者、社会志愿者、慈善人士等）向临终患者及家属提供生理、心理、社会等全面的照护，其目的是提高患者生存质量，使患者能够无痛苦、安详地走完人生最后旅程，并给家属提供慰藉，维护其身心健康。

（二）临终关怀的理念

1. 以照护为主　临终关怀是针对各种疾病的末期、肿瘤晚期，治疗不再生效，生命即将结束者进行的照护，一般在死亡的前 3 ～ 6 个月给予临终关怀。对这些患者不是通过治疗使其免于死亡，而是通过全面的身心照护，提供姑息性治疗，控制症状，减轻痛苦，消除焦虑、恐惧，获得心理、社会支持，使其在人生最后的旅途上得到安宁。

2. 尊重患者的尊严和权利　临终患者是临近死亡而尚未死亡者，只要没有进入昏迷状态，就仍有思维、意识、情感，仍有个人的尊严和权利。医护人员应注意维护和保障其个人的价值和尊严，在临终照料中应允许临终患者保留原有的生活方式，尽量满足其合理要求，保留其个人隐私权利、参与医护方案的制订等。

3. 提高生存质量　临终关怀不以延长生命时间为目的，而以提高其临终阶段生存质量为宗旨。让患者在有限的时间里，在可控制的病痛中，接受关怀，享受人生的余晖。

4. 加强死亡教育　帮助患者及家属科学、人道地认识死亡和对待死亡，耐心地倾听并与患者交流，注意沟通技巧，让患者对死亡持乐观、顺应的态度，使其安详、舒适地离开。

5. 整体照护　一是指服务的对象包括患者和家属；二是指提供的服务是连续 24h；三是对患者的照护包括生理、心理、社会照护等；四是指整个临终过程。

6. 注重临终患者家属的心理支持　临终护理的效果与临终患者家属的积极配合密切相关，因此，对临终患者全面照护的同时，也要向临终患者家属提供心理疏导和精神支持，及时发现他们的需求，建立温暖的人际关系。

考点 临终关怀的概念、理念

第 2 节　死亡的概念和分期

一、濒死及死亡的概念

（一）濒死

濒死即临终，指患者已接受治疗性或姑息性的治疗后，虽然意识清楚，但病情加速恶化，各种迹象显示生命即将终结，是生命活动的最后阶段。

（二）死亡

死亡是指个体生命活动和新陈代谢的永久终止，是不可逆的。呼吸、心搏停止是传统的判断死亡的标准。事实证实，通过及时有效的心脏起搏、心肺复苏等技术可使部分患者恢复呼吸、心跳，“死而复生”。因此，“呼吸、心跳的停止”已失去作为死亡标准的权威性。目前医学界提出以脑死亡作为判断死亡的标准。脑死亡即全脑死亡，包括大脑、中脑、小脑和脑干的不可逆死亡，提示人的生命已经结束。目前医学界基本沿用 1968 年美国哈佛大学提出的脑死亡诊断标准：①对刺激无感受性及反应性。②无运动、无呼吸。③无反射。④脑电波平坦。

上述四条诊断标准于 24h 内反复复查后结果无改变，并排除体温过低（< 32.2℃）以及没有中枢神经抑制剂的影响，才可诊断脑死亡。

考点 脑死亡的标准

二、死亡过程的分期

死亡不是生命的骤然结束，是一个逐渐进展的过程。医学上一般将死亡分为三期：濒死期、临床死亡期及生物学死亡期。

（一）濒死期

濒死期又称临终期，是生命活动的最后阶段。机体主要器官生理功能趋于衰竭，脑干以上的神经中枢功能处于抑制或丧失状态，脑干功能依然存在。表现为意识模糊或丧失，反射迟钝，肌张力减弱或消失，循环功能减退，四肢发绀，皮肤湿冷，心跳减弱，血压下降，出现潮式呼吸或间断呼吸。濒死期的持续时间可随患者机体状况及死亡原因而异，猝死、严重的颅脑损伤等患者可直接进入临床死亡期。年轻者及慢性病患者较老年体弱者及急性病患者濒死期长。濒死期是可逆阶段，此期若能得到及时、有效的治疗及抢救，生命可复苏。反之进入临床死亡期。

（二）临床死亡期

临床死亡期又称躯体死亡期，此期中枢神经系统的抑制过程由大脑皮质扩散至皮质下部位，延髓也处于深度抑制状态。临床表现为：心跳、呼吸完全停止，各种反射消失，双侧瞳孔散大固定，但各种组织细胞仍有短暂而微弱的代谢活动。此期持续时间一般为 5 ～ 6min，超过这个时间，大脑将发生不可逆的变化，但在低温条件下可能延长。此期由于重要器官代谢过程尚未停止，如能给予积极有效的抢救治疗，仍有复苏的可能。反之，则进入生物学死亡期。

（三）生物学死亡期

生物学死亡期又称细胞死亡期，是死亡过程的最后阶段。此期整个中枢神经系统和机体各器官的新陈代谢相继终止，出现不可逆变化，已无复苏可能。随着此期的进展，会相继出现一些尸体现象，如尸冷、尸斑、尸僵、尸体腐败等。

1. 尸冷　死亡后最先发生的尸体现象。死亡后，机体产热停止，散热继续，尸体温度逐渐下降。一般死亡 10h 内，尸温下降约为每小时 1℃，10h 后约为每小时 0.5℃，大约 24h 后，尸温与环境温度相同。

2. 尸斑　死亡后由于血液循环停止，加之地心引力的作用，血液向身体最低处坠积，致该处皮肤呈暗红色斑块或条纹，称该斑或纹为尸斑。尸斑出现时间为死亡后 2 ～ 4h。

3. 尸僵　死亡后肌肉中的三磷酸腺苷不断分解却不能再合成，使肌肉收缩变硬。尸僵一般在死后 1 ～ 3h 出现，12 ～ 16h 达到高峰，24h 后肌肉逐渐变软。

4. 尸体腐败　死亡后机体的蛋白质、脂肪和糖类因细菌的分解而发生尸臭、尸绿等现象。死后 24h 最先在右下腹开始出现，然后波及至全身。

考点 死亡的分期及表现

链接

安宁疗护

安宁疗护是以终末期患者和家属为中心，以多学科协作模式进行实践。主要内容包括：疼痛及其他症状控制、舒适照护、精神抚慰、心理及社会支持等。安宁疗护并非放弃对患者的积极救治，也不是“安乐死”，而是用专业的方法帮助患者，确保其拥有最佳的生存质量，同时，帮助患者的家庭和亲属能够平静面对亲人的离世。

第3节　死亡后的护理

患者死亡后的护理主要包括尸体护理和丧亲者的护理。做好尸体护理不仅是对死者的尊重，也是对家属最大的安慰。

一、尸体护理

尸体护理是医生开具死亡诊断书后，护理人员尽快对尸体进行的一系列清洁、整理工作，是临终关怀的重要内容之一。护理人员在操作时，应持唯物主义的死亡观和严肃的态度。

【目的】

1. 使尸体整洁、面容安详、姿势良好，易于辨认。
2. 尊重死者、给家属以安慰，减轻哀痛。

【评估】

1. 患者的诊断、死亡原因及时间、死亡诊断书，是否有传染病。
2. 尸体的清洁程度，有无伤口、引流管等。
3. 死者的民族习惯、宗教信仰，以及家属对尸体护理的态度。

【计划】

1. 护理人员准备　着装整齐、洗手、戴口罩、戴手套。
2. 用物准备

（1）治疗盘内备　血管钳、剪刀、弯盘、松节油、绷带、棉签、不脱脂棉球、梳子、尸体识别卡（图 17-1）3 张。

（2）治疗盘外备　衣裤、尸单、擦洗用具。死者有伤口者备敷料，有传染病时备隔离衣。

3. 环境准备　安静、肃穆。必要时，屏风遮挡。

【实施】

1. 操作步骤　见表 17-1。
2. 注意事项

（1）尸体护理必须在医生开出死亡证明，并得到家属许可后实施。

（2）患者死亡后应及时进行尸体护理，以免尸僵造成护理困难，以及尸斑影响尸体外观。

（3）操作时，态度应严肃、认真，动作要轻柔，尊重死者。

尸体识别卡

姓名：______　住院号：______　年龄：______　性别：______

病室：______　床　号：______　籍贯：______　诊断：______

住址：____________________________________

死亡时间：______年______月______日______时______分

护士签名：________

____________医院

图 17-1　尸体识别卡

表 17-1　尸体护理

操作流程	操作要点
填卡通知	填写 3 张尸体识别卡，并通知家属探视遗体
劝慰家属	携用物至床旁，屏风遮挡，劝家属节哀并离开病室
撤去用物	撤去一切治疗用物
安置体位	将床平放，尸体仰卧，头下垫枕，防止面部淤血变色。撤去被褥，用大单遮盖尸体
处理伤口	有引流管者，拔出后缝合或用蝶形胶布封闭并包扎；有伤口者更换敷料
清洁全身	洗脸，有义齿者将其装上，闭合眼、口。眼睑不能闭合者，用毛巾湿敷或按摩眼睑使其闭合。口不能闭合者，按摩下颌或用四头带使其闭合。脱去衣裤，擦净全身，有胶布痕迹可用松节油擦净
填塞孔道	用血管钳夹棉球，填塞口、鼻、耳、阴道、肛门等孔道，以免体液外溢，注意棉球不外露
更衣系卡	穿衣裤，梳发。系一尸体识别卡于死者右手腕上
包尸系卡	尸单斜放在平车上，移尸体于尸单上，先用尸单遮盖下肢，再包裹左右两侧，最后遮盖头部。用绷带分别固定颈、腰、踝部，固定后系第二张尸体识别卡于腰部尸单上
运送系卡	盖大单于尸体上，送往太平间，置于停尸屉内，将第三张尸体识别卡系于停尸屉外
整理记录	取回大单与其他被服一并消毒处理，清洁消毒床单元及用物，传染病患者按终末消毒处理 按出院手续整理病历，在当日体温单 40 ～ 42℃横线之间用红钢笔，纵向填写死亡时间，办理出院手续
处理遗物	清点遗物交给家属。家属不在，需由两人共同清点，并列出清单交护士长保存

（4）如为传染病患者，应用消毒液擦拭尸体，并用 1% 氯胺溶液浸泡的棉球填塞孔道，包裹尸体用一次性尸单，并装入不透水的袋子中，外面记传染标志。

考点　尸体护理的操作方法和注意事项

【评价】

1. 尸体整洁、表情安详、易于辨认。
2. 家属对尸体护理表示满意。

二、丧亲者的护理

死亡对患者来讲是痛苦的结束，对亲属来说是悲哀的延续，甚至丧亲者承受的痛苦在患者逝去后相当一段时间内都持续存在。护理人员应予理解和同情，尽量给予方便和帮助，使丧亲者能从悲伤中尽快解脱出来，恢复身心健康，回归正常的生活。护理内容主要有以下几个方面。

（一）心理疏导

护理人员创造适当的环境，耐心倾听丧亲者的诉说，鼓励发泄，哭泣是其最常见的情感表达方式。

（二）解决实际困难

了解丧亲者的家庭实际困难，尽量满足合理需要，对于无法满足的要求，可提出建议和教会处理问题的方法。

（三）协助建立新的人际关系

鼓励丧亲者参加各种社会活动，培养新的兴趣爱好，逐渐淡化悲伤。

自 测 题

A_1/A_2 型题

1. 当患者因沮丧而哭泣时，护士不恰当的沟通行为是（　　）
   A. 制止她哭泣，告诉她要坚强面对
   B. 坐在她身边，轻轻递给她纸巾
   C. 轻轻地握住她的手，默默陪伴她
   D. 在她停止哭泣时，鼓励她说出悲伤的原因
   E. 当她表示想独自一人安静一会儿时，为她提供一个适宜的环境
2. 目前医学界主张判断死亡的诊断标准是（　　）
   A. 瞳孔散大固定　B. 各种反射消失
   C. 呼吸停止　D. 心跳停止
   E. 脑死亡
3. 尸体腐败常见的表现有（　　）
   A. 大量细菌繁殖　B. 尸臭、尸绿
   C. 出现尸斑　D. 产生腐败气体
   E. 肌肉僵硬
4. 临终患者最后丧失的感觉是（　　）
   A. 视觉　B. 嗅觉
   C. 味觉　D. 听觉
   E. 触觉
5. 尸斑多出现在死亡后（　　）
   A. 1 ～ 3h　B. 2 ～ 4h
   C. 4 ～ 6h　D. 6 ～ 8h
   E. 8 ～ 12h
6. 对否认期患者实施护理，下列哪项不妥（　　）
   A. 根据患者对病情的认识程度进行沟通
   B. 与其他医务人员及家属保持一致
   C. 维护患者的心理防御
   D. 承诺患者疾病是可治愈的
   E. 经常陪伴患者
7. 尸体护理时，将尸体放平，头下垫一软枕的目的是（　　）
   A. 保持良好姿势
   B. 防止下颌骨脱位
   C. 便于进行尸体护理操作
   D. 防止面部淤血变色
   E. 接近自然状态

8. 对于愤怒期的患者护理措施不妥的是（　　）
   A. 认真倾听患者的心理感受
   B. 要求患者尽量克制自己的愤怒
   C. 必要时辅以药物，稳定患者情绪
   D. 做好患者家属的工作
   E. 给患者机会以宣泄心中的恐惧
9. 一位临终患者向护士叙述："我得病不怪别人。拜托你们尽力治疗，有什么新疗法，可以在我身上先试验，奇迹总是有的啊。"该患者处在心理反应的（　　）
   A. 否认期　　B. 愤怒期
   C. 协议期　　D. 忧郁期
   E. 接受期
10. 患者，男，70 岁。因脑出血急诊入院。目前患者各种反射消失，瞳孔散大，心跳停止，呼吸停止，脑电波平坦。目前该患者处于（　　）
   A. 生物学死亡期　　B. 深昏迷期
   C. 濒死期　　D. 临床死亡期
   E. 接受期
11. 患者，男，45 岁。当天上午被诊断为肝癌。在与患者沟通中，下列表述提示其处于否认期的是（　　）
   A. "我身体那么好，得肝癌是因为酒喝得太多吗？"
   B. "你看我能吃能睡，癌症患者有这样的吗？再查查吧！"
   C. "我的孩子还没毕业，我这一病怎么办啊？"
   D. "能帮我打听一下哪里治肝癌的效果特别好吗？"
   E. "你们去忙吧，别管我了。"

A_3/A_4 型题

（12、13 题共用题干）

患者，男，27 岁。车祸伤及内脏出现循环衰竭症状，经抢救无效死亡。

12. 护士进行尸体护理的前提是（　　）
   A. 患者的心跳呼吸停止后
   B. 患者的意识丧失之后
   C. 抢救工作效果不显著时
   D. 在家属的请求之后
   E. 医生开具死亡证明之后
13. 尸体护理时，为了防止面部淤血，易于辨认。护士应采取的护理措施是（　　）
   A. 洗脸，闭合眼睑
   B. 头下垫枕头
   C. 擦洗身体，填塞身体孔道
   D. 第一张尸体识别卡系于右手腕部
   E. 第二张尸体识别卡别在尸单外面的腰部

（徐　琍）

第18章 医疗护理文件的书写与保管

医疗护理文件是医院和患者的重要档案资料，也是教学、科研、管理及法律上的重要资料。它记录了患者在住院期间疾病的诊断、治疗、护理、发展及转归过程。其中一部分由护士负责书写。

护理记录是护士对患者进行病情观察和实施护理措施的原始文字记载，是临床护理工作的重要组成部分。因此，在临床护理工作中，必须认真做好医疗护理文件的书写并妥善保管，以保证其原始性、完整性、正确性和规范性。目前全国各医院医疗与护理文件记录的方式不尽相同，但遵循的基本原则是一致的。

第1节　医疗护理文件的重要性及书写和保管要求

案例 18-1

患者，男，35岁。诊断为大叶性肺炎，无青霉素过敏史，护士遵医嘱给患者做青霉素过敏试验，20min后判断试验结果为阴性，遵医嘱静脉滴注青霉素，约半分钟患者突然出现胸闷、气促、呼吸困难。主管医生对护士说："立即停止输液，马上皮下注射0.1%盐酸肾上腺素0.5ml。"护士执行医嘱后，完善医疗护理文件书写。

问题：1. 医疗护理文件的作用是什么？

2. 护士将如何处理医生的口头医嘱？

3. 如何记录患者护理记录单？

医疗与护理文件包括病历（medical record）、医嘱单、体温单、护理记录单、病区交班报告、特别护理记录单等内容。护士必须明确规范、准确记录的重要意义，做到认真、细致、负责，并遵守专业技术规范要求。

一、医疗护理文件的重要性

（一）提供患者的信息资料

医疗与护理文件是对患者病情变化、诊断治疗和护理全过程的客观、全面、及时、动态的记录，是医护人员进行正确诊疗、护理的依据，同时便于加强各级医护人员的合作与协调。如护理记录内容的体温、脉搏、呼吸、血压、出入量、病情观察记录等，是医生了解患者的病情进展、明确诊断、制订和调整治疗方案的重要参考依据。

（二）提供教学与科研资料

1. 标准、完整的医疗护理记录，反映住院患者疾病的发生、发展及转归过程，也反映了医疗护理干预效果，是认识疾病和健康最好的原始教学资料，为理论教学和实践教学提供了资源。

2. 完整的医疗护理记录是科研的重要资料，尤其是对回顾性研究具有重要的参考价值。同时，也为流行病学研究、传染病管理、防病调查等提供统计学方面的资料，是卫生管理机构制订和调整政策的重要依据。

（三）提供评价依据

完整的医疗护理文件，可反映医院的医疗护理服务质量，是衡量医院管理、学术和技术水平的重要标志之一。因此，其也作为医院等级评定、医护人员考核评定的参考资料。

（四）提供法律依据

完整的医疗护理文件，具有重要的法律作用，是为法律所认可的证据。其内容反映了患者在住院期间接受治疗与护理的具体情形，在发生医疗纠纷、保险索赔及进行伤残处理等调查过程中，必须依据医疗护理文件记录加以判断，以明确医院及医护人员有无法律责任。因此，只有认真对待各项记录的书写，对患者住院期间的病情、治疗、护理做好及时、完整、准确的记录，才能为法律提供有效的依据，保护医务人员自身的合法权益。

考点 医疗护理文件的重要性

二、医疗护理文件的书写要求

及时、准确、完整、简要、清晰是书写各项医疗与护理记录的基本要求。

（一）及时

医疗护理文件记录必须及时，不得提早或拖延，更不能漏记、错记，以保证记录的时效性，维持最新记录。如因抢救急重症患者或手术时未能及时记录的，相关医护人员应在抢救结束后 6h 内，据实补记，并注明抢救完成时间和补记时间。

（二）准确

医疗和护理记录的内容必须准确、真实，不可主观臆断，描述应详细、客观，采用法定的计量单位。记录者必须是执行者。记录的时间应为实际给药、治疗、护理的时间，而不是事先安排的时间。有书写错误时应在错误处划线删除或修改，并在上面签全名及修改时间。

（三）完整

医疗和护理文件的眉栏、页码、各项记录必须逐项填写完整，避免遗漏，记录应连续，不留空白，记录者签全名，以明确职责。如患者出现病情变化、拒绝接受治疗护理、有自杀倾向、请假外出、并发症先兆等特殊情况，应详细记录，并及时汇报和做好交接班等。对收入的急诊抢救患者及留察期间患者，应当书写护理观察记录。

（四）简要

医疗和护理文件记录的内容应尽量简明扼要，语句通顺，重点突出，使用规范的医学术语，并使用公认的缩写，避免过多修饰、笼统及含糊不清的描述，以方便医护人员快速获取所需信息。

（五）清晰

医疗和护理文件应书写字迹清晰，字体端正，保持表格整洁，不出格，不跨行，也不得涂改、剪贴，或滥用简化字。如有错误，应在相应文字上画双横线，就近书写正确文字并签全名。

考点 医疗护理文件的书写要求

三、医疗文书的保管要求

医疗与护理文件是医院重要的档案资料。由门诊病历和住院病历两部分组成。门诊病历包括首页、副页和各种检查报告单；住院病历包括医疗记录、护理记录、检查记录和各种证明文件等。由于医疗与护理文件是医护人员临床实践的原始文件记录，对医疗、护理、教学、科研、执法等方面都至关重要，所以无论是在患者住院期间，还是出院后均应妥善管理。门诊病历一般由患者自行保管。

（一）管理要求

1. 医疗和护理文件应按规定放置，记录或使用后，必须放回原处。

2. 注意保持医疗和护理文件的清洁、整齐、完整，防止破损、污染、拆散和丢失，收到化验单等检查报告单应及时放入病历。

3. 患者及家属有权复印和复制部分病历资料，如检验报告单、检查报告单、入院记录单、出院记录单等，医疗机构应当提供服务，并在复印和复制的病历资料上加盖证明印记。

4. 医疗和护理文件应妥善保存。住院期间由病房负责保管，未经护士同意患者和家属不得随意翻阅，不得将病历带出病区；出院或死亡后，按要求整理好交病案室，并按卫生行政部门规定的保存期限保管。

5. 发生医疗事故纠纷时，应于医患双方同时在场的情况下，封存或启封死亡病例讨论记录、疑难病例讨论记录、上级医生查房记录、会诊记录、病程记录、各种检查报告单、医嘱单等，封存的病历资料可以是复印件，封存的病历由医疗机构负责医疗服务质量监控的部门或者专（兼）职人员保管。

链接

病案的保存期限

根据《电子病历应用管理规范（试行）》第十九条规定，医疗机构的门（急）诊电子病历的保存时间自患者最后一次就诊之日起不少于15年，住院电子病历的保存时间自患者最后一次出院之日起不少于30年。

（二）病历排列要求

1. 住院病历的排列顺序

（1）体温单（按时间先后顺序）。

（2）医嘱单（按时间先后顺序）。

（3）入院记录。

（4）病史及体格检查单。

（5）病程记录（手术、分娩记录单及特殊治疗记录单等）。

（6）各项检验和检查报告单。

（7）护理病历。

（8）住院病历首页。

（9）住院证。

（10）门诊病历。

2. 出院病历的排列顺序

（1）住院病历首页。

（2）住院证（死亡者加死亡报告单）。

（3）出院记录或死亡记录。

（4）入院记录。

（5）病史及体格检查单。

（6）病程记录。

（7）会诊记录。

（8）各项检验和检查报告单。

（9）护理病历。

（10）医嘱单（按时间先后顺序排）。

（11）体温单（按时间先后顺序排）。

门诊病历一般由患者自行保管。

四、电子护理文件记录基本要求

电子护理文件是护士在护理活动过程中，使用医院信息系统所生成的文字、数据、符号、图表、图形、影像等数字化信息，能实现存储、管理、传输和重现的病历资料，是护士根据医嘱、病情及护理级别，对患者住院期间护理过程的客观记录。

1. 电子病历系统应当为护理人员设置相应权限，设置护理人员书写、审查、修改的权限和时限，护理人员对本人身份标识的使用负责。

2. 护理人员采用身份标识登录电子病历系统，完成各项记录等操作，并予以确认后，系统会显示护理人员电子签名。

3. 实习 / 进修护士、规培 / 试用期护士记录的病历，应当经过在本医疗机构合法执业的护理人员审阅、修改，并予电子签名确认。

4. 上级护士有审阅修改下级护士病历的责任和权限，修改时电子病历系统应当进行身份识别、保存历次修改痕迹、标记准确的修改时间和修改人信息。

5. 其余电子护理文件记录要求和传统书写一致。

第 2 节　医疗护理文件书写

案例 18-2

患者，男，30 岁。因“淋巴瘤术后化疗后 1 年余，腹痛腹胀 7 日余”于当日 16：30 由门诊入院。患者 T 38.3℃，P 128 次 / 分，R 26 次 / 分，BP 125/86mmHg；右腹可见一纵行长约 15cm 陈旧性手术瘢痕，右下腹可见一肠造口袋，内有粪便涌出。右侧腹壁压痛，右下腹可触及一约 12×15cm 肿物，质硬，不可推动。入院后予禁食、抗感染、护胃、营养支持等对症支持治疗。遵医嘱予持续心电监护，记 24h 出入量。严密观察患者腹痛、腹胀及发热情况。此外，护士指导患者记录尿量等出入液量的正确方法，告知其重要性，并向患者讲解肠造口护理等相关知识。

问题： 1. 如何绘制入院患者的体温单？

2. 记录患者出入液量时应注意哪些问题？

3. 针对该患者，护士交班报告中应重点书写的内容是什么？

医疗和护理文件书写包括处理医嘱、绘制体温单、记录出入液量记录单和特别护理记录单、书写病区交班报告等，这些文件的记录形式包括手工记录和电子记录两种。随着医院信息系统的应用，人们越来越认识到其操作简单便捷、节省时间和费用等诸多优势，医疗护理文件将从手工记录逐步过渡到电子记录。医疗和护理文件是护士执行、核对工作的依据，认真、客观地填写各类医疗护理文件是护理人员必须掌握的基本技能。

一、体　温　单

体温单是护理文件的重要组成部分，所以为了便于查阅，体温单排列在患者住院期间住院病历的最前面。体温单的绘制是护理人员必须掌握的实践技能之一。内容包括患者的姓名、年龄、性别、科别、床号、入院日期、住院号、住院日数、手术后或产后日数，出入院、手术、分娩、转科或死亡时间，体温、脉搏、呼吸、血压、出入量、大便次数、体重、身高、过敏试验结果、其他及页码等（表 18-1）。

（一）眉栏

1. 眉头部分　用蓝（黑）笔填写患者姓名、年龄、性别、科别、病室、床号、入院日期及住院号等项目，数字均使用阿拉伯数字表示。

2. “日期”栏　用蓝（黑）笔填写。每页体温单第 1 天应填写年、月、日（如 2023-07-05），其余 6 天只写日。如在 6 天中遇到跨年或跨月，则应填写年、月、日或月、日。

3. “住院天数”栏　以入院当日为第 1 日连续填写至出院。用阿拉伯数字“1、2、3……”表示。

4. “手术（或产后）日数”栏　自手术次日开始计数，连续书写 14 天，若在 14 天内进行第 2 次手术，则将第 1 次手术天数作为分母，第 2 次手术天数作为分子填写（如 1/3，表示第 1 次手术后的第 3 天，第 2 次手术后的第 1 天）。有医院的电子体温单在记录 14 天内的第二次手术是：术日是“Ⅱ -0”，之后和第一次手术一样依次填写“1，2，3……”。

（二）体温单 40 ～ 42℃横线之间

1. 用红笔在 40 ～ 42℃横线之间相应的时间格内，纵向填写患者入院、转入、手术、分娩、出院、死亡等时间，除了手术不写具体时间外，其余均采用 24 小时制，精确到分钟。

2. 填写要求

（1）入院、转入、分娩、出院、死亡等项目后写“于”或划一竖线，其下用中文书写时间。如“入院于九时三十分”。

（2）手术不写具体手术名称和具体手术时间。

（3）转入时间由转入病区填写，如“转入于十九时三十五分”。

（三）体温、脉搏曲线的绘制和呼吸的记录

1. 体温曲线的绘制

（1）体温符号：口温以蓝点“●”、腋温以蓝叉“×”、肛温以蓝圈“○”表示。

（2）每小格为 0.2℃，按实际测量的数值，用蓝色笔绘制于体温单 35 ～ 42℃横线之间，相邻体温用蓝线相连，相同两次体温间可以不连线。

（3）体温不升，低于 35℃者，在 35℃线以下相应时间纵格内，用红笔写“不升”，不再与相邻温度相连。

（4）药物降温或物理降温 30min 后测得的体温，以红圈“○”表示，划在物理降温前温度的同一纵格内，并用红虚线与降温前的体温相连，下次测得体温仍用蓝线与降温前的体温相连。

（5）若体温与上次体温差异较大，或者与病情不符时，需重新测量，确认无误后在体温符号上用蓝（黑）色钢笔写一小写英文字母“v”（verified，核实）。

（6）若患者拒测、外出进行诊疗或请假等未能测量体温，则在体温单 40 ～ 42℃横线之间，用红钢笔在相应时间纵格内，填写“拒测”“外出”“请假”等，前后两次体温断开不相连。

（7）需密切观察体温的患者，如医嘱为“每 1h 测体温 1 次”，遵医嘱每小时测量，并记录在护理记录单上，并且体温单上规定时间的体温需描记在体温单上，要求和护理记录单上的体温记录保持一致。

2. 脉率（心率）曲线的绘制

（1）脉搏、心率符号：脉率以红点“●”表示，心率以红圈“○”表示。

（2）每一小格为 4 次 / 分，将实际测量的脉率或心率，用红笔绘制于体温单相应时间格内，相邻脉率或心率以红线相连，相同两次脉率或心率间可不连线。

（3）脉搏与体温重叠时，先画体温符号，再用红笔在外画红圈“○”。如测肛温，则先以蓝圈表示体温，其内以红点表示脉搏。

（4）脉搏短绌时，相邻脉率或心率用红线相连，在脉率与心率之间用红笔画线填满。

3. 呼吸的记录

（1）将实际测量的呼吸次数，以阿拉伯数字表示，免写计量单位，用红笔填写在相应的呼吸栏内，相邻的两次呼吸上、下错开记录，每页首记呼吸从上开始写。

表 18-1 体温单

体　　温　　单

姓名××　性别　男　年龄　56岁　科别 普外　床号　15　入院日期　2020-12-27　住院病历号　3721

日期	2020-12-27	28	29	30	31	2021-01-01	2
住院天数	1	2	3	4	5	6	7
手术后日数			1	2	3	1/4	2/5
时间	2 6 10 14 18 22	2 6 10 14 18 22	2 6 10 14 18 22	2 6 10 14 18 22	2 6 10 14 18 22	2 6 10 14 18 22	2 6 10 14 18 22

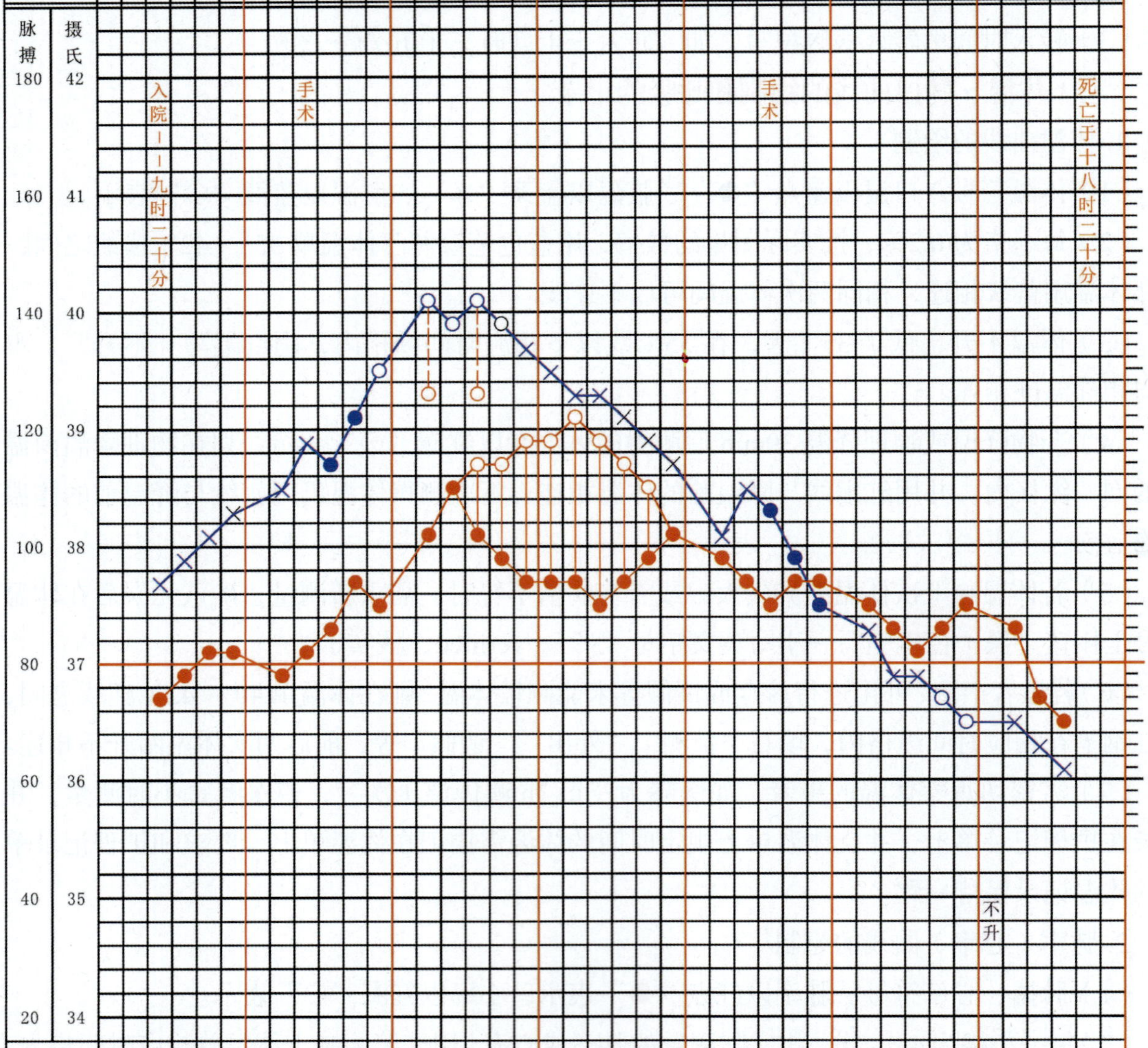

呼吸(次/分)	19 19 20 22	19 20 20 22 20	23 25 24 24 25	24 23 23 22 22 23	23 22 23 20 19	18 19 18 17 18	17 16 17
血压(mmHg)	120/82	110/86	110/85	100/80	100/78	95/66	80/50
身高(cm)	178						
体重(kg)	78	卧床					
大便次数	1	0	0	1/E	0	0	0
入量(ml)		2000	2000	2000	2200	2200	1500
出量(ml)	1500	1800	1600	1650	1800/C	1700	1000
过敏史	青霉素（+）						

第　1　周

（2）使用呼吸机的患者，呼吸以 ® 表示，在体温单相应时间内顶格用黑笔画 ®。

（3）有医院是绘制呼吸曲线记录呼吸。根据体温单的设计，一般每一小格为 2 次 / 分，将实际测量的呼吸，用蓝笔绘制于体温单相应时间格内，相邻呼吸以蓝线相连。

（四）底栏填写

底栏的内容包括血压、入量、尿量、大便次数、体重、身高、过敏史及其他等，需观察和记录的内容。用蓝（黑）钢笔填写，数据以阿拉伯数字记录，不写计量单位。

1. 血压　新入院患者应测量和记录血压，住院期间根据患者病情及医嘱测量并记录。记录方式为收缩压 / 舒张压，以毫米汞柱（mmHg）为单位，如为下肢血压应当标注。1 天内连续测量血压时，则上午血压写在前半格内，下午血压写在后半格内；术前血压写在前面，术后血压写在后面。如每日测量次数大于 2 次，应记录在护理记录单上。

2. 入量　以毫升（ml）为单位。将前一日 24h 的总入量记录在相应日期栏内，每天记录 1 次。包括每天所进食的食物、饮水量、经静脉输注的各种药物剂量等。也有的体温单中将出入量合并在一栏内记录，则将前一日 24h 的入量为分母、出量为分子，记录在相应日期栏内。

3. 尿量　尿量以毫升（ml）为单位记录。记前一日 24h 的尿液总量，每天记录 1 次。导尿以“C”表示，例“1000/C/6”表示导尿患者 6h 共排尿 1000ml；尿失禁以“※”表示。

4. 大便次数　记前一日的大便次数，每天记录 1 次。未解大便以“0”表示；大便失禁以“※”表示；人工肛门以“☆”表示；灌肠以“E”表示，灌肠后排便次数以“排便次数 /E，即 E 作分母、排便次数作分子”表示，例如，“2/E”表示灌肠后排便 2 次；“1 ^{3}/E”表示自行排便 1 次，灌肠后又排便 3 次；“3/2E”表示灌肠两次后排便 3 次。

5. 体重　以千克（kg）为单位填入。一般新入院患者当日应测量体重并记录，其他根据患者病情及医嘱测量并记录。病情危重或卧床不能测量的患者，应在体重栏内注明“卧床”。

6. 身高　以厘米（cm）为单位填入，一般新入院患者当日应测量身高并记录。

7. 其他　作为机动栏，根据病情需要填写，如特殊用药、腹围、记录管路情况等。使用医院信息系统（hospital information system，HIS）的医院，可在系统中建立可供选择的项目，在相应空格栏中予以体现。

8. 页码　用蓝（黑）色钢笔逐页连续填写。

随着现代科学技术的飞速发展，医院信息化的普及，医院陆续开始使用电子体温单。护士可在临床信息系统（clinical information system，CIS）中新建体温单。电子体温单具有版面完整、清晰、美观、绘制规范等的优点。只要键入的信息准确无误，系统会自动生成准确的绘图结果，而且具有预警系统。避免了手绘体温单出现的绘图不准确、字迹不清、涂改、错填、漏填、信息不符、续页的时间序号错误等问题。医生和护士可以从 CIS 系统中查阅患者体温单，也可以根据需要打印体温单。电子体温单上相应项目的记录呈现形式，同手工绘制法形式。

二、医　嘱　单

医嘱是医生根据患者病情需要，为达到诊断、治疗的目的而拟定的书面嘱咐，由医护人员共同执行。目前，医嘱有纸质医嘱和电子医嘱两种方式，纸质医嘱写在医嘱单上，电子医嘱则直接输入电子病历系统（表 18-2，表 18-3）。

表 18-2 长期医嘱单

姓名：李 ××		科别：骨科		床号：16 号		住院病历号：970000		第 1 页
开始					停止			
日期	时间	医嘱	医生签名	护士签名	日期	时间	医生签名	护士签名
2023-9-11	11：22	骨科常规护理	李强	丁华				
2023-9-11	11：22	二级护理	李强	丁华				
2023-9-11	11：22	糖尿病饮食	李强	丁华				
2023-9-11	11：22	葡萄糖测定	李强	丁华	2023-9-22	11：00	李强	张丽
2023-9-11	11：22	低流量吸氧	李强	丁华	2023-9-22	11：00	李强	张丽

表 18-3 临时医嘱单

姓名：李 ××	科别：骨科		床号：16 号	住院病历号：970000	第 1 页
日期	时间	医嘱	医生签名	执行护士签名	执行时间
2023-9-11	11：22	胸正侧位片	李强	丁华	11：30
2023-9-11	11：22	心电图检查	李强	丁华	11：30
2023-9-11	11：22	全血细胞计数五分类	李强	丁华	11：30
2023-9-11	11：22	肝功能全套	李强	丁华	11：30

（一）医嘱内容

1. 医嘱眉栏　患者姓名、科别、床号、住院病历号。

2. 医嘱内容　日期、时间、护理常规、隔离种类、护理级别、饮食、卧位、药物及剂量和用法、各种治疗、检查、术前准备、医生和护士的签名。

3. 护士每天执行长期医嘱的给药单、输液单、治疗单等，由执行护士签名，不归入病历。

（二）医嘱的种类

1. 长期医嘱　指从医生开出医嘱起，至医生注明停止时间，有效时间在 24h 以上的医嘱。如护理级别、饮食种类、药物使用方法、各种特殊体位等。

2. 临时医嘱　有效时间在 24h 内，应在短时间内执行，一般仅执行一次。有的临时医嘱有限定执行时间，如会诊、手术、检验及各项特殊检查等；有的临时医嘱需立即执行（st），如曲马多注射液 100mg im st。另外，出院、转科、死亡等也列入临时医嘱。

3. 备用医嘱　根据病情需要分为长期备用医嘱和临时备用医嘱两种。

（1）长期备用医嘱（prn）　医生开出医嘱的有效时间在 24h 以上，必要时使用，由医生注明停止时间方为失效。如地佐辛注射液 5mg im q6h prn。

（2）临时备用医嘱（sos）　医生开出的医嘱仅在 12h 内有效，必要时使用，只执行一次。如安痛定 2ml im sos。

考点　医嘱的种类

（三）医嘱的处理原则

1. 先急后缓　处理多项医嘱时，应首先判断需执行医嘱的轻重缓急，合理、及时地安排执行顺序。

2. 先临时后长期　先执行临时医嘱，再执行长期医嘱；临时需立即执行的医嘱，应尽快安排执行。

3. 医嘱执行者须在医嘱单上签全名。

（四）医嘱的处理方法

1. 医嘱的录入　医生通过医生工作站直接录入医嘱，护士登录护士工作站进入医嘱界面。

2. 医嘱的处理程序与方法

（1）核对医嘱　处理医嘱前先双人核对医嘱，核对内容包括医嘱类别、内容及执行时间等，无误后进行医嘱确认。对有疑问的医嘱应及时和医生沟通，严防盲目执行医嘱。

（2）生成医嘱　医嘱确认汇总生成后，中心药房根据网络信息摆药，分发针剂等；处理医嘱的护士，通过自己的终端机直接打印当天各种药物治疗单，包括注射、口服、输液等长期、临时医嘱执行单。

（3）执行医嘱　护士再次双人核对医嘱无误后执行。执行医嘱护士执行后，注明执行时间，并签全名。

1）长期医嘱的执行：长期医嘱确认生成后，主班护士打印各种执行单（如服药单、注射单、治疗单、输液单、饮食单等），定期执行的长期医嘱应在执行单上注明具体的执行时间。责任护士执行长期医嘱后，应在长期医嘱执行单上注明执行的时间，并签全名。

2）临时医嘱的执行：需立即执行的医嘱，护士执行后，在临时医嘱执行单上，注明执行时间并签上全名。有限定执行时间的临时医嘱，护士应及时转录到临时治疗本或交班记录本上。会诊、手术、检查等各种申请单，应及时送到相应科室。

3）备用医嘱的执行：①长期备用医嘱，护士每次执行后，在临时医嘱单内记录执行时间并签全名，以供下一班参考。②临时备用医嘱，临时备用医嘱 12h 内有效，过时未执行，则自行失效。

（4）停止医嘱　停止医嘱时，由医生在原医嘱的停止日期栏内注明停止日期、时间，在末日次数栏注明末日执行的次数；护士核对确认后，把相应执行单上的有关项目注销，同时注明停止日期、时间及末日次数。

（5）手术、分娩或转科后医嘱　当患者手术、分娩或转科后，需重开医嘱，由医生在原医嘱最后一项下面录入“术后医嘱”“分娩医嘱”“转入医嘱”等，然后再开写新医嘱，原医嘱自行停止。

（五）医嘱处理的监控

1. 在医嘱录入、核对、汇总生成、查对、执行、退回、删除等每一个处理环节中，实行操作码管理。操作码与操作人员一一对应，由操作人员自行管理，操作人员只有凭借操作码才能进入住院护士系统处理医嘱，操作人员的姓名在总台显示。

2. 医院相关管理部门可通过监控系统浏览、查阅住院患者或出院患者的全部医嘱，从而监控各个科室医嘱处理的过程质量和终末质量。

（六）医嘱处理的注意事项

1. 在一般情况下不执行口头医嘱，在抢救或手术过程中医生下达口头医嘱时，执行护士应先复述一遍，双方核对无误后方可执行，事后医生及时补开医嘱。

2. 处理医嘱时，应先急后缓，即先执行临时医嘱，再执行长期医嘱。

3. 对有疑问的医嘱，必须核对清楚后方可执行。

4. 医嘱应做到班班查对，每天总查对，护士长每周组织医嘱查对两次，核对后签全名。

5. 凡需下一班执行的临时医嘱要交班，并在护士交班记录上注明。

6. 因病情变化未执行的医嘱，由医生登录医生工作站后直接做删除或停止。

考点 医嘱的处理方法及注意事项

三、特别护理记录单

特别护理记录单是护士根据医嘱和病情需要，对危重、抢救、大手术后、特殊治疗或需严密观察病情变化的患者，所做的客观记录。目的是及时掌握患者的病情动态变化，观察治疗、抢救、护理后的效果（表 18-4）。

（一）记录内容

包括患者的生命体征、神志、瞳孔、出入液量、用药情况、病情动态变化、给予的各种检查、治疗和护理措施及其效果等。

（二）记录方法和要求

1. 眉栏填写用蓝（黑）色钢笔填写。

2. 及时准确地记录患者的体温、脉搏、呼吸、血压、出入液量等，常规时间测量生命体征的数值还应绘制在体温单上。计量单位写在标题栏内，记录栏内只填写数字。记录出量时，除填写量外，还应将颜色、性状记录于病情栏内，并将 24h 总量记录在体温单的相应栏内。

3. 病情及处理栏内，要详细记录患者的病情变化、治疗、护理措施以及效果，并签全名。不能转抄医生的记录。

4. 12h 或 24h 对患者的总入量、总出量、病情、治疗、护理等作一次小结或总结，以便于下一班快速、全面地掌握患者的情况。

5. 患者出院或死亡后，特别护理记录单应随病历留档保存。

表 18-4　特别护理记录单

日期	时间	入量		出量						体温（℃）	心率（次/分）	呼吸（次/分）	血压（mmHg）	血氧（%）	神志	体位	特殊情况记录	签名
		项目	实入量（ml）	小便（ml）	大便（g）	胃液（ml）	腹腔（ml）	胸腔（ml）	其他									
2023-09-13	09：00	琥珀酰明胶注射液	500	200						36.3	81	18	156/91	99	清醒	平	患者于 2023-09-12 16：30 送手术室在全身麻醉下行胸椎肿瘤切除术。手术结束后转重症监护室复苏，于今日 09：00 安返病房。患者神志清醒，术部切口敷料固定好，无渗血、渗液。留置胸腔引流管通畅，引出暗红色血性液；留置尿管通畅，引出淡黄色尿液；留置右侧颈静脉置管通畅，现持续止痛药泵入。术后遵医嘱予心电监护 24h，双侧鼻导管吸氧 2L/min 12h	张 ×
	09：30										83	19	160/93	99	清醒	平	患者血压情况已报告主管医生，遵医嘱继续观察血压变化情况	张 ×
	10：00										77	18	151/82	99	清醒		患者自诉无头晕头痛症状	张 ×
	11：00									36.5	71	17	139/78	99	清醒	左	患者自诉无头晕头痛症状	张 ×
	12：00										76	19	155/78	99	清醒		输液结束	张 ×
	13：00										75	19	136/80	98	清醒	右	呼吸平稳，无胸闷气促	张 ×
	14：00										78	20	145/83	98	清醒		呼吸平稳，无胸闷气促	张 ×

续表

日期	时间	入量		出量						体温（℃）	心率（次/分）	呼吸（次/分）	血压（mmHg）	血氧（%）	神志	体位	特殊情况记录	签名
		项目	实入量（ml）	小便（ml）	大便（g）	胃液（ml）	腹腔（ml）	胸腔（ml）	其他									
	15：00									36.5	73	19	135/72	98	清醒	平	呼吸平稳，无胸闷气促	张×
	16：00										76	19	139/76	99	清醒		伤口敷料干燥，无渗血、渗液	张×
	17：00										80	20	140/75	99	清醒	左	呼吸平稳，无胸闷气促	张×
	18：00			300							81	20	133/71	99	清醒		尿管通畅，引出淡黄色尿液	张×
	19：00									36.6	83	19	131/75	99	清醒	右	呼吸平稳，无胸闷气促	张×
	20：00							100			82	20	136/76	98	清醒		胸腔引流管通畅，引出暗红色血性液	张×
	21：00										79	18	133/71	98	清醒	平	患者生命体征正常，已入睡	张×

注：神志，清醒　模糊　嗜睡　昏睡　浅昏迷　深昏迷　谵妄；体位，平（平卧位）　半（半卧位）　左（左侧位）　右（右侧位）　坐（端坐位）。

四、病区交班报告

病区交班报告又称交班记录，是由值班护士对值班期间病区的情况及患者的病情动态、治疗和护理情况等所作的书面交班记录。通过阅读和交接班，使医护人员能快速了解病区内患者的情况，使治疗和护理工作能够连续、有计划地进行（表 18-5）。

表 18-5　病区交班报告

病区：一病区　　科室：骨科　　时间：2023 年 9 月 15 日　　第 1 页

	上午八时至下午六时 患者总数 50 人	下午六时至午夜十二时 患者总数 50 人	午夜十二时至上午八时 患者总数 50 人
患者总报告 病情 床号 姓名 诊断	总数：50　入院：1　转出：1	总数：50　入院：0　转出：0	总数：50　入院：0　转出：0
	出院：1　转入：0　死亡：0	出院：0　转入：0　死亡：0	出院：0　转入：0　死亡：0
	手术：1　分娩：0　危重：0	手术：0　分娩：0　危重：0	手术：0　分娩：0　危重：0
"出院" 5 床　李 ×× 股骨颈骨折	于 10：00 出院		
"转出" 12 床　梁 ×× 左股骨骨肉瘤	于 16：00 转放疗一病区		
5 床　刘 ×× 左足黑色素瘤 "新"	患者，男，56 岁，因"左足部肿物 3 月余，破溃渗出 15 天"于 10：00 步行入院。入院时生命征正常。明晨空腹抽血	22：00 体温 38.8℃，遵医嘱予布洛芬 2 片口服，半小时后复测体温 38.2℃，嘱多饮水	夜间可安静休息，无咳嗽气促，已采集血标本，07：00 体温 36.5℃
"今日手术" 3 床　王 ×× 左足肿物性质待查	今日 08：00 送手术室，在全身麻醉下行左足病损切除术，术后于 13：00 由麻醉复苏室安全返回病房，尿管通畅，引出淡黄色尿液，伤口敷料干燥无渗血。遵医嘱予心电监护 12h，中心吸氧 12h，双侧鼻导管给氧 3L/min	20：00 主诉手术部位伤口疼痛，遵医嘱予盐酸曲马多注射液 100mg 肌内注射，疼痛已缓解	夜间生命征平稳，可安静休息，病情详见术后护理记录单
"明日手术" 10 床　钟 ××	明日 08：00 送手术室在全身麻醉下行颈椎椎体减压 + 钉棒内固定术	无不适主诉	夜间安静休息，术晨生命体征正常，已送手术室

（一）交班内容

1. 出院、转出、死亡患者　出院者写明离开时间；转出者注明转往的医院、科别及转出时间；死亡者简明扼要记录抢救过程及死亡时间。

2. 新入院及转入患者　应写明入院（转入）时间、方式（步行、轮椅、平车）、主要症状及体征、既往重要病史、过敏史，存在的护理问题及接班后需重点观察及注意事项，给予的治疗、护理措施及效果等。

3. 危重、有异常情况及做特殊检查治疗的患者　应写明生命体征、神志、病情动态、抢救、治疗、护理措施及效果，下一班需重点观察和注意的事项。

4. 手术患者　准备手术患者需写明术前准备和术前用药情况等。当天手术后患者需写明麻醉种类、手术名称及过程，麻醉清醒时间，回病室后生命体征、伤口、引流、排尿及镇痛药使用等情况等。

5. 产妇　应写明胎次、产式、产程、分娩时间、会阴切口及恶露等情况，自行排尿时间，新生儿性别及评分。

6. 老年、小儿及生活不能自理的患者　应报告生活护理情况，如口腔护理、皮肤护理、饮食护理、排泄护理等。

此外，还应报告上述患者的心理状态和需要接班者重点观察及完成的事项。夜间记录应注明患者睡眠情况。

（二）书写要求

1. 用蓝墨水笔填写眉栏各项　包括病区、日期、时间、患者总数、入院、出院、转入、转出、病危、分娩、手术、死亡的人数等，如无则写“0”。

2. 交班报告书写顺序

（1）先写当日离开病区的患者，即出院、转出、死亡的。

（2）再写进入病区的新患者，即新入院、转入。

（3）最后写病区内重点护理的患者，即手术、分娩、危重、特殊情况的患者。

3. 对新入院、转入、手术、分娩的患者，在诊断的下方分别用红色钢笔注明“新”“转入”“手术”“分娩”，危重患者用红笔注明“危”或做红色标记“※”。

4. 应在经常巡视和了解病情的基础上，于交班前 1h 书写，写完后注明页数并签全名。

五、护理病历

护理病历是护理人员在临床护理活动过程中，对患者病情的动态变化、医疗护理过程的记录，具有法律效力，并有保存价值。目前，各医院护理病历的设计不尽相同，一般包括入院评估表、住院评估表、护理计划单、护理记录单和健康教育记录单等。

1. 入院评估表（表 18-6）　用于患者入院后首次进行初步的护理评估，并通过评估找出患者的健康问题，明确护理诊断。

2. 住院评估表　为及时、全面掌握患者病情的动态变化，护士应对其分管的患者视病情每班、每天或数天进行评估。评估内容可根据病种、病情不同而有所不同。

3. 护理计划单　即护理人员对患者实施整体护理的具体方案。根据患者入院护理评估的资料，按先后顺序将患者的护理诊断列于计划单上，并设定各自的预期目标，制订相应的护理措施，及时评价。

表 18-6　入院评估表

科室：骨软组织外科护理　　姓名：张三　　性别：男　　年龄：31 岁

床号：54　　住院号：97000　　入院方式：●步行○扶行○轮椅○平车

入院诊断：椎管内占位性病变

一、信息调查：●首次○复入

1. 了解并决定前来就诊渠道（可多选）：□网络　□广播　□电视　□报纸　□杂志　□慕名

☑医生介绍　□朋友熟人介绍　□其他

2. 到我院就诊前，是否在其他医院就诊过：☑是　□否　既往肿瘤手术史：□有　☑否

3. 医保类别：来自：梧州市　□区直　□市直　□柳铁医保　☑外地医保　□新农合　□离休　□自费　□其他

二、护理评估

1. 基本情况评估

意识状态：☑清醒　□模糊　□嗜睡　□昏睡　□浅昏迷　□深昏迷

体位：☑主动　□被动　□被迫（□端坐位　□半坐位　□侧卧位　□俯卧位）

文化程度：□文盲　□小学　☑初中　□中专 / 高中　□大专　□本科及以上

过敏史：药物：☑无　□有：________　□不详　食物：☑无　□有　________　□不详

皮肤黏膜：☑正常　□水肿　□破损　□黄疸　□瘀斑　□其他　________

饮食：☑普食　□半流质　流质　□禁食　□鼻饲　□治疗饮食　□其他

排尿：☑正常□尿频□尿失禁　□尿潴留　□排尿困难　□血尿　□留置尿管　□其他

排便：☑正常　□便秘（1 次 /____日，辅助排便：□无　□有）　□血便　□腹泻（____次 / 日）　□人工肛（能否自理：□能　□否）　□大便失禁

目前吸烟：☑无　□有　　饮酒：☑无　□偶尔　□经常　□每天

生活自理能力：□完全自理　☑部分自理　□完全不能自理

2. 疼痛评估

有无疼痛：□无　☑有　（☑ 1～3　□ 4～6　□ 7～9　□ 10）　部位：颈部　　性质：麻痛

3. 跌倒风险评估

有无风险：□无　☑有（☑跌倒史　□活动异常　□辅助用具）

4. 压力性损伤评估

有无风险：☑无　□有（Braden 压疮危险因素评分　□ 18～15　□ 14～13　□ 12～10　□≤ 9）

三、入院宣教

☑医院及科室情况　☑入院须知　☑病房环境　☑主管医生及责任护士

四、护理重点

☑心理护理　□眼护理　□口腔护理　☑皮肤清洁护理　□防压力性损伤护理　□会阴清洁　□失禁护理

□排痰护理　☑疼痛护理　□化疗护理　□放疗护理　□免疫治疗护理　☑防跌倒护理　☑防坠床护理

□伤口护理　□引流管护理　☑深静脉护理　☑防走失护理　☑防自杀护理　□其他：

责任护士签名：杨 ××　　评估日期：2023.09.18

护士长 / 责任组长签名：韦 ××　　审阅日期：2023.09.18

4. 护理记录单　护理记录单是护士运用护理程序的方法为患者解决问题的记录。其内容包括患者的护理诊断 / 问题、护士所采取的护理措施及执行措施后的效果等。

5. 健康教育记录单　是为了保证患者出院后，能获得有效的自我护理能力，以恢复和促进患者健康而制订的帮助患者掌握健康知识和技能的计划（表 18-7）。主要内容如下。

（1）住院期间的健康教育计划　①入院宣教、病房环境介绍、医护人员概况；②疾病的诱发因素、发生与发展过程及心理因素对疾病的影响；③可采取的治疗护理方案；④有关检查的目的及注意事项：⑤饮食与活动的注意事项；⑥疾病的预防及康复措施等。

（2）出院指导　出院前要针对患者现状，告知患者出院流程和出院后的相关注意事项，包括饮食指导、功能锻炼、用药指导、复诊时间等。必要时可为患者或家属提供有关的书面或者线上资料，帮助维护和促进健康。

护理专家已经编制了标准健康教育计划和标准出院指导。护士可参照其进行健康教育。使用时，应当充分发挥患者的主观能动性，采用灵活有效的方法、进行针对性的指导。

表 18-7　健康教育记录单

姓名 覃×× 　床号 3 　住院号 873123 　入院时间 2023-09-18

教育项目		教育对象		护士签字	效果评价			患者 / 家属签字
		患者	家属	日期	理解	部分	不理解	日期
入院	医院环境、医务人员	√		杨××	√			覃××
宣教	病区生活设施使用方法及规定（床头铃、微波炉、轮椅、平车、空调等）	√		2023-09-18	√			2023-09-19
	规章制度（陪护、探视、离院）	√			√			
	作息、开饭、诊疗时间	√			√			
	标本留取方法、放置地方	√			√			
	评估患者心理状态，指导情绪调节方法	√			√			
	评估患者及家属接受健康教育的需求	√			√			
	安全指导（防跌倒、防坠床、防火灾、防烫伤等）	√			√			
	介绍疾病相关知识	√			√			
	特殊检查的目的及注意事项	√			√			
术前	禁饮、禁食							
宣教	皮肤准备							
	术前用物准备（护理垫、翻身枕、便盆、尿壶等）							
	深呼吸、咳嗽、排痰训练、床上排泄训练							
	疼痛处理方法							
	麻醉方式及配合							
	康复训练方法							
	深静脉血栓的预防及护理							

续表

教育项目		教育对象		护士签字日期	效果评价			患者 / 家属签字日期
		患者	家属		理解	部分	不理解	
术后宣教	氧疗、雾化吸入、监护仪使用的注意事项							
	体位指导及其意义							
	导管放置位置、作用、时间及防护							
	记尿量意义及方法							
	静脉输液的意义及注意事项							
	饮食及营养指导							
	术后活动及康复指导							
化疗宣教	评估患者心理状况、指导保持良好心态							
	化疗药物的名称、用法及注意事项							
	化疗药物的毒副反应和对策							
	深静脉置管的护理							
	饮食及营养指导							
出院指导	生活指导（饮食、健康行为）、用药指导							
	引流管的管理 / 深静脉导管的居家护理							
	功能锻炼与自我训练							
	化疗后相关检验的目的、意义							
	病理报告、随访、复诊时间							
	出院办理流程							

注：完成打√。

自 测 题

A_1/A_2 型题

1. 住院期间排在病历首页的是（　　）
   A. 住院病历首页　B. 长期医嘱单
   C. 临时医嘱单　D. 入院记录
   E. 体温单
2. 体温单的用处是（　　）
   A. 绘制体温、脉搏、呼吸曲线
   B. 记录出入液量
   C. 记录大小便、体重
   D. 记录分娩、手术、出入院、转科、死亡等
   E. 以上都是
3. 下列属于临时医嘱的是（　　）
   A. 病危　B. 转科
   C. 一级护理　D. 半流质饮食
   E. 氧气吸入 prn
4. 下列不符合护理文件书写要求的是（　　）
   A. 文字生动、形象　B. 记录及时、准确
   C. 内容简明扼要　D. 医学术语准确
   E. 记录者签全名
5. 护士处理医嘱时，应先处理（　　）
   A. 停止医嘱　B. 临时医嘱
   C. 临时备用医嘱　D. 长期备用医嘱
   E. 新开的长期医嘱
6. 患者谢某，肠道术前行清洁灌肠。灌肠前自

行排便1次，灌肠后排便5次，正确的记录方法是（ ）

A. 1/E B. 5/E

C. 6/E D. 1/5E

E. 1^{5}/E

7. 患者，男，55岁。肺癌晚期，诉胸部疼痛，医嘱为哌替啶50mg im prn，该医嘱为（ ）

A. 长期医嘱 B. 临时医嘱

C. 长期备用医嘱 D. 临时备用医嘱

E. 口头医嘱

8. 患者张某，因甲型病毒性肝炎，须行消化道隔离，此项内容属于（ ）

A. 长期医嘱 B. 临时医嘱

C. 长期备用医嘱 D. 临时备用医嘱

E. 即刻执行的医嘱

9. 患者，男，45岁。因患“病毒性心肌炎”收住院，今日上午康复出院。出院后其医疗护理文件整理后应保管于（ ）

A. 住院处 B. 收费室

C. 护理部 D. 病案室

E. 医务处

10. 患者李某，胆结石术后感到疼痛，为减轻患者疼痛，10am医生开出医嘱：地佐辛5mg im sos，此项医嘱失效时间为（ ）

A. 当天2pm B. 当天10pm

C. 第二日10am D. 第二日10pm

E. 医生开出停止时间

A_3/A_4 型题

（11、12题共用题干）

患者，男，60岁。以“冠心病”收住院，医生为其开医嘱：地高辛0.25mg po qd

11. 此医嘱属于（ ）

A. 临时医嘱 B. 长期备用医嘱

C. 临时备用医嘱 D. 长期医嘱

E. 指定时间的医嘱

12. 此医嘱有效时间为（ ）

A. 只执行一次

B. 12h必要时使用

C. 24h以上，医生注明停止时间后失效

D. 24h内有效

E. 12h内有效

（13、14题共用题干）

患者，男，30岁。10am在硬膜外麻醉下行胆囊切除术，12am安返病房。患者一般情况好，血压平稳，7pm患者主诉伤口疼痛难忍，医嘱：哌替啶50mg im q6h prn。

13. 此医嘱属于（ ）

A. 长期医嘱 B. 临时医嘱

C. 长期备用医嘱 D. 临时备用医嘱

E. 即刻执行的医嘱

14. 护士处理此项医嘱时，不正确的是（ ）

A. 执行前了解上一次的执行时间

B. 前后两次的执行时间应间隔6h以上

C. 将其转抄于治疗单上，注明“prn”字样

D. 每次执行后，在长期医嘱执行单内记录执行时间并签名

E. 24h内有效，过时未执行，护士用红笔在该项医嘱栏内写“未用”

（韦荣泉）

主要参考文献

陈丽，王冬梅，2020. 护理学基础 . 2 版 . 北京：人民卫生出版社 .

陈云飞，赵卿，2019. 护理学基础 . 北京：人民卫生出版社 .

付能荣，吴姣鱼，2017. 护理学基础 . 4 版 . 北京：科学出版社 .

贾丽萍，王冬梅，2022. 基础护理 . 4 版 . 北京：人民卫生出版社 .

李玲，蒙雅萍，2015. 护理学基础 . 3 版 . 北京：人民卫生出版社 .

李小寒，尚少梅，2022. 基础护理学 . 7 版 . 北京：人民卫生出版社 .

李晓松，2012. 护理学基础 . 2 版 . 北京：人民卫生出版社 .

邢爱红，2018. 基础护理学 . 北京：人民卫生出版社 .

张连辉，邓素珍，2019. 基础护理学 . 4 版 . 北京：人民卫生出版社 .

张美琴，刘美萍，2018. 护理学基础 . 2 版 . 北京：科学出版社 .

中国高血压防治指南修订委员会，高血压联盟（中国），中华医学会心血管病学分会，等，2019. 中国高血压防治指南（2018 年修订版）. 中国心血管杂志，24（1）：24-56.

中华人民共和国国家卫生健康委员会，2020. 静脉血液标本采集指南 . 中国实用乡村医生杂志，27（5）：7-11.

周葵 . 2022. 护理学基础 . 3 版 . 北京：科学出版社 .

附录1　NANDA 护理诊断一览表（2021～2023）

领域1：健康促进

娱乐活动减少

有健康素养改善的趋势

久坐的生活方式

有逃脱的危险

老年综合征

有老年综合征的危险

有体育锻炼增强的趋势

社区保健缺乏

有风险的健康行为

健康维护行为无效

健康自我管理无效

有健康自我管理改善的趋势

家庭健康自我管理无效

家庭维护行为无效

有家庭维护行为无效的危险

有家庭维护行为改善的趋势

防护无效

领域2：营养

营养失调：低于机体需要量

有营养改善的趋势

母乳分泌不足

母乳喂养无效

母乳喂养中断

有母乳喂养改善的趋势

青少年进食动力无效

儿童进食动力无效

婴儿喂养动力无效

肥胖

超重

有超重的危险

婴儿吮吸吞咽反应无效

吞咽障碍

有血糖不稳定的危险

新生儿高胆红素血症

有新生儿高胆红素血症的危险

有肝功能受损的危险

有代谢综合征的危险

有电解质失衡的危险

有体液失衡的危险

体液不足

有体液不足的危险

体液过多

领域3：排泄／交换

残疾相关尿失禁

排尿障碍

混合性尿失禁

压力性尿失禁

急迫性尿失禁

有急迫性尿失禁的危险

尿潴留

有尿潴留的危险

便秘

有便秘的危险

感知性便秘

慢性功能性便秘

有慢性功能性便秘的危险

排便功能障碍

腹泻

胃肠动力失调

有胃肠动力失调的危险

气体交换受损

领域4：活动／休息

失眠

睡眠剥夺

有睡眠改善的趋势

睡眠型态紊乱

活动耐力下降

有活动耐力下降的危险

有废用综合征的危险

床上移动障碍

躯体移动障碍

轮椅移动障碍

坐位障碍

站立障碍

转移能力受损

步行障碍

能量场失衡

疲乏

漫游

低效性呼吸型态

心输出量减少

有心输出量减少的危险

有心血管功能受损的危险

淋巴水肿自我管理无效

有淋巴水肿自我管理无效的危险

自主呼吸障碍

有血压不稳的危险

有血栓形成的危险

有心脏组织灌注不足的危险

有脑组织灌注无效的危险

外周组织灌注无效

有外周组织灌注无效的危险

呼吸机依赖

成人呼吸机依赖

沐浴自理缺陷

穿着自理缺陷
进食自理缺陷
如厕自理缺陷
有自理能力改善的趋势
自我忽视

领域 5：感知 / 认识

单侧身体忽视
急性意识障碍
有急性意识障碍的危险
慢性意识障碍
情绪失控
冲动控制无效
知识缺乏
有知识增进的趋势
记忆功能障碍
思维过程紊乱
有沟通增强的趋势
言语沟通障碍

领域 6：自我感知

无望感
有信心增强的趋势
有人格尊严受损的危险
自我认同紊乱
有自我认同紊乱的危险
有自我概念改善的趋势
长期低自尊
有长期低自尊的危险
情境性低自尊
有情境性低自尊的危险
体像紊乱

领域 7：角色关系

养育障碍
有养育障碍的危险
有养育增强的趋势
照顾者角色紧张
有照顾者角色紧张的危险
有依附关系受损的危险
家庭身份认同紊乱综合征
有家庭身份认同紊乱综合征的危险
家庭运作过程失常
家庭运作过程改变
有家庭运作过程改善的趋势
关系无效
有关系无效的危险
有关系改善的趋势
父母角色冲突
角色行为无效
社会交往障碍

领域 8：性

性功能障碍
性生活型态无效
生育进程无效
有生育进程无效的危险
有生育进程改善的趋势
有孕母与胎儿受干扰的危险

领域 9：应对 / 压力耐受性

有复杂的移民过渡危险
创伤后综合征
有创伤后综合征的危险
强暴创伤综合征
迁徙应激综合征
有迁移应激综合征的危险
活动计划无效
有活动计划无效的危险
焦虑
防卫性应对
应对无效
有应对改善的趋势
社区应对无效
有社区应对改善的趋势
妥协性家庭应对
无能性家庭应对
有家庭应对改善的趋势
对死亡的焦虑
无效性否认
恐惧
适应不良性悲伤
有适应不良性悲伤的危险
有悲伤加剧的趋势
情绪调控受损
无能为力感
有无能为力感的危险
有能力增强的趋势
心理弹性受损
有心理弹性受损的危险
有心理弹性增强的趋势
持续性悲伤
压力负荷过重
急性物质戒断综合征
有急性物质戒断综合征的危险
自主反射失调
有自主反射失调的危险
新生儿戒断综合征
婴儿行为紊乱
有婴儿行为紊乱的危险
有婴儿行为调节改善的趋势

领域 10：人生准则

有精神安适增进的趋势
有决策能力增强的趋势
决策冲突
独立决策能力减弱
有独立决策能力减弱的危险
有独立决策能力增强的趋势
道德困扰
宗教信仰减弱
有宗教信仰减弱的危险
有宗教信仰增强的趋势
精神困扰
有精神困扰的危险

领域 11：安全 / 保护

有感染的危险
有术区感染的危险
清理呼吸道无效
有误吸的危险
有出血的危险
牙齿受损
有干眼症的危险

干眼症自我管理无效
有口干的危险
有成人跌倒的危险
有儿童跌倒的危险
有受伤的危险
有角膜损伤的危险
乳头乳晕复合伤
有乳头乳晕复合伤的危险
有尿道损伤的危险
有围手术期体位性损伤的危险
有热损伤的危险
口腔黏膜完整性受损
有口腔黏膜完整性受损的危险
有周围神经血管功能障碍的危险
有躯体创伤的危险
有血管损伤的危险
成人压力性损伤
有成人压力性损伤的危险
儿童压力性损伤
有儿童压力性损伤的危险
新生儿压力性损伤
有新生儿压力性损伤的危险
有休克的危险
皮肤完整性受损
有皮肤完整性受损的危险
有新生儿猝死的危险
有窒息的危险
术后康复迟缓
有术后康复迟缓的危险
组织完整性受损
有组织完整性受损的危险
有女性割礼的危险
有对他人实施暴力的危险
有对自己实施暴力的危险
自残
有自残的危险
有自杀的危险
受污染
有受污染的危险
有职业性损伤的危险
有中毒的危险
有碘造影剂不良反应的危险
有过敏反应的危险
有乳胶过敏反应的危险
体温过高
体温过低
有体温过低的危险
新生儿体温过低
有新生儿体温过低的危险
有围手术期体温过低的危险
体温失调
有体温失调的危险

领域 12：舒适

舒适度减弱
有舒适度增加的趋势
恶心
急性疼痛
慢性疼痛
急性疼痛综合征
分娩痛
有孤独的危险
社交孤立

领域 13：生长／发展

儿童发育迟缓
有儿童发育迟缓的危险
新生儿运动发育迟缓
有新生儿运动发育迟缓的危险

附录 2　住院护士工作站系统

一、作　用

住院护士工作站是协助病区护士对住院患者完成日常的护理工作的计算机应用程序。其主要任务是协助护士核对并处理医生下达的长期和临时医嘱，对医嘱执行情况进行管理。同时协助护士完成护理及病区床位管理等日常工作。

二、功能概述

1. 病区管理　患者基本信息管理；患者接诊、转科、出院、变更等信息管理；病区床位使用情况一览表（显示床号、病历号、姓名、性别、年龄、诊断、病情、护理等级、陪护、饮食情况）。病区一次性卫生材料消耗量查询，卫生材料申请单打印。患者一日清单管理；欠费管理。

2. 医嘱处理　医嘱录入。审核医嘱（新开立、停止、作废），查询、打印病区医嘱审核处理情况。记录患者生命体征及相关项目。打印长期医嘱及临时医嘱单（具备续打功能），重整长期医嘱。打印、查询病区对药单（领药单），支持对药单分类维护。打印、查询长期、临时医嘱治疗单（口服、注射、输液、辅助治疗等），支持治疗单分类维护。打印、查询输液记录卡及瓶签。长期医嘱及临时医嘱执行确认。填写药品皮试结果。打印检查化验申请单。打印医疗与护理文件首页。医嘱记录查询。

3. 护理管理　护理记录、护理计划、护理评价单、护士排班、护理质量控制。

4. 费用管理　采用到点计费方式。停止及作废医嘱退费申请。病区（患者）退费情况一览表。住院费用清单（含每日费用清单）查询打印。查询病区欠费患者清单，打印催缴通知单。

5. 对特殊病区的全面支持　支持对重症监护室、手术室、母婴同室转入转出的特殊处理；支持在转床、转区、转重症监护室时自动生成相关医嘱。

自测题参考答案

第 1 章

1. A 2. D 3. E 4. B 5. D 6. E 7. E 8. A

第 2 章

1. C 2. B 3. A 4. B 5. D 6. E 7. C 8. D 9. E 10. D 11. C 12. E 13. C 14. D 15. B

第 3 章

1. A 2. B 3. A 4. A 5. A 6. A 7. C 8. B 9. E 10. D 11. A 12. D 13. E 14. B 15. D

第 4 章

1. B 2. E 3. B 4. B 5. C 6. E 7. A 8. C 9. E 10. D 11. B 12. A 13. D 14. B 15. A 16. B

第 5 章

1. C 2. E 3. D 4. D 5. B 6. A 7. E 8. A 9. E 10. B 11. B 12. C 13. D 14. A 15. E

第 6 章

1. B 2. B 3. A 4. D 5. E 6. C 7. E 8. A 9. A 10. B 11. C 12. B 13. A 14. E 15. D

第 7 章

1. E 2. B 3. D 4. E 5. C 6. E 7. A 8. C 9. D 10. B 11. A 12. C 13. C 14. B 15. D 16. B 17. D 18. D 19. E 20. C 21. A 22. D 23. C 24. E 25. C 26. C 27. E 28. A 29. E 30. C 31. E 32. C 33. D 34. A 35. B 36. D 37. B 38. C 39. D 40. E

第 8 章

1. E 2. E 3. C 4. D 5. D 6. E 7. D 8. E 9. B 10. C 11. C 12. E 13. D 14. E 15. B 16. B 17. E 18. D 19. E 20. D 21. E 22. D 23. E 24. A 25. E 26. C

第 9 章

1. A 2. C 3. E 4. A 5. D 6. E 7. B 8. B 9. D 10. E 11. D 12. D 13. D 14. E 15. E 16. C 17. C 18. C 19. C 20. B 21. B 22. A 23. C 24. E 25. A 26. E 27. E

第 10 章

1. A 2. E 3. B 4. E 5. B 6. E 7. D 8. C 9. E 10. D 11. B 12. D 13. D 14. C 15. C 16. C 17. E 18. C 19. D 20. D 21. B 22. C 23. A 24. D 25. C 26. A 27. C 28. D 29. E 30. C 31. E 32. C 33. C 34. A

第 11 章

1. D 2. A 3. C 4. C 5. B 6. D 7. C 8. D 9. C 10. E 11. B 12. E 13. A 14. E 15. E 16. D 17. B 18. B 19. C 20. D 21. D 22. C

第 12 章

1. C 2. D 3. C 4. E 5. A 6. C 7. A 8. A 9. B 10. C 11. D 12. C 13. B 14. E 15. D 16. A 17. D 18. E

第 13 章

1. C 2. C 3. D 4. D 5. C 6. C 7. D 8. C 9. D 10. E 11. B 12. C 13. A

14. E　15. A　16. C　17. D　18. A　19. C
20. D　21. D　22. A　23. D　24. B　25. C
26. A　27. E　28. D　29. D　30. E　31. D
32. D　33. A　34. E　35. E　36. A　37. B
38. D　39. A　40. D　41. D　42. D　43. B
44. A　45. B

第 14 章

1. D　2. C　3. E　4. C　5. A　6. B　7. D
8. C　9. C　10. A　11. B　12. D　13. E
14. D　15. A　16. D　17. A　18. C　19. E
20. E　21. D　22. C　23. E　24. C　25. E
26. A

第 15 章

1. C　2. C　3. B　4. E　5. C　6. E　7. B
8. C　9. D　10. A　11. B　12. A　13. E
14. A　15. E　16. D　17. E　18. C

第 16 章

1. A　2. E　3. E　4. A　5. D　6. C　7. C
8. E　9. B　10. A　11. B　12. A　13. B
14. A　15. A　16. E　17. B

第 17 章

1. A　2. E　3. B　4. D　5. B　6. D　7. D
8. B　9. C　10. D　11. B　12. E　13. B

第 18 章

1. E　2. E　3. B　4. A　5. B　6. E　7. C
8. A　9. D　10. B　11. D　12. C　13. C
14. E